대사치료
암을 굶겨 죽이다

초판 1쇄 발행 2018년 8월 20일
2판 5쇄 발행 2023년 9월 25일

3판 1쇄 인쇄 2024년 9월 5일
3판 1쇄 발행 2024년 9월 10일

지은이 나샤 윈터스, 제스 히긴스 켈리
옮긴이 메디람한방병원
감 수 김태식
발행인 안유석
편 집 고병찬
표지디자인 박무선
펴낸곳 처음북스, 처음북스는 (주)처음네트웍스의 임프린트입니다.

출판등록 2011년 1월 12일 제 2011-000009호
전화 070-7018-8812 팩스 02-6280-3032
이메일 cheombooks@cheom.net
홈페이지 cheombooks.net
인스타그램 @cheombooks
ISBN 979-11-7022-288-0 13510

* 본 책은『대사치료 암을 굶겨 죽이다』의 전면 개정판입니다.
* 잘못된 서적은 교환해 드립니다.
* 가격은 표지에 있습니다.

케톤 식이와 심층 영양 개인 맞춤 치료의 통합

대사치료 암을 굶겨 죽이다

나샤 윈터스·제스 히긴스 켈리 지음

메디람한방병원 김지호, 구자일 외 옮김, 김태식 감수

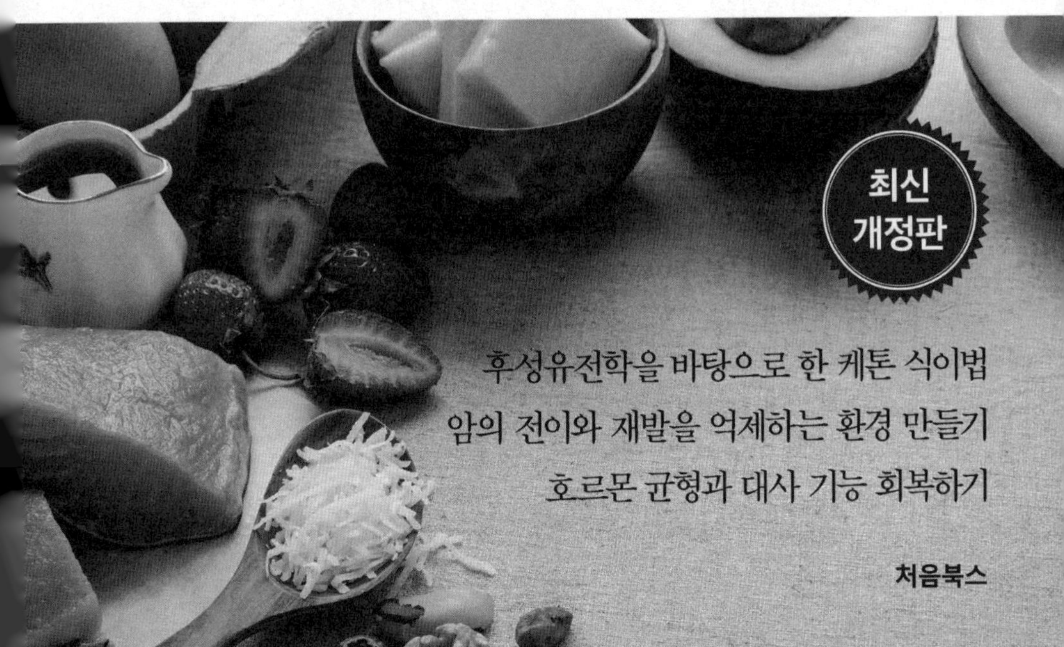

후성유전학을 바탕으로 한 케톤 식이법

암의 전이와 재발을 억제하는 환경 만들기

호르몬 균형과 대사 기능 회복하기

처음북스

추천사 1

의료인에게 명확한 답을 줄 수 있는 필독서

'암을 어떻게 이길 것인가?'

이와 같은 물음에 수십 년 전부터 수많은 연구와 임상을 통해 방법을 찾고자 수많은 노력을 해왔다. 그러나 아직도 암의 치료법은 물론이고 암의 원인을 정확히 규명조차 못하고 있다.

최근에 암의 5년 생존율이 높아지고 있는 것은 사실이지만 그 내막을 들여다보면 진단 기술의 발달로 암을 조기에 발견하는 비율이 높아져 이룬 성과라 할 수 있다. 실제적인 암 치료 방법이나 항암 약물이 발전해 커다랗게 개선하지 않았다는 것이다. 특히 항암 방사선 치료는 완전하게 암 세포를 제거하지 못한다는 결론이 나와 있으며, 오히려 장기간 투여 시 내성을 유발하고 암 줄기세포를 유도하는 등 암을 악화시키는 요인으로 작용할 수도 있다.

표적 치료제도 마찬가지다. 암이 발생하려면 최소한 20개 이상의 유전자가 변이를 일으켜야 한다. 그런데 이러한 변이를 일으키는 모든 유전자를 찾는 표적치료제를 만들기도 어렵거니와 이러한 표적치료제 몇 가지만 투여해도 암을 치료하기 전에 암 환자의 목숨이 위험해질 수 있다. 그리고 표적 치료제를 장시간 투여하면 암 세포는 새로운 유전자 변이를 일으켜 세포 신호 전달 기능을 회복하기 때문에 결국 약물에 반응하지 않고 내성이 생기므로 근본적 치료를 어렵게 만든다.

서양의학에서는 세포 유전자의 돌연변이에 의해 암이 발생한다고 정의해 왔다. 이러한 돌연변이 탓에 발생한 암은 수술, 항암, 방사선으로 제거해야 한다는 의미를 내포하고 있다. 그래서 현대의학에서는 이 3대 치료에만 매진한다.

그러나 최근에는 유전자 돌연변이를 동반하지 않고도 형질 발현에 문제가 야기돼 암이 발생하는, 후성 유전학적인 영향인 경우가 훨씬 많다고 밝혀지고 있다. 돌연변이에 의한 경우가 10퍼센트에서 20퍼센트밖에 안 되고 80퍼센트 이상이 오히려 후성 유전학적인 영향에 의한다고 보고되고 있다.

이는 현대의학만이 답이 아니고 유전자 발현에 영향을 주는 요소를 제거하거나 발현을 조절하는 방법을 통해 암을 치료할 수 있다는 것을 의미한다. 즉, 음식을 조절하고, 환경을 조절하고, 스트레스를 줄이고, 생활습관 등을 교정함으로써 원인 요소를 제거하는 것이 우선이다. 유전자 발현을 조절하는 치료야말로 직접 암에 영향을 줄 수 있으며 먼 미래의 암 치료는 이러한 방향이 주가 되지 않겠나 생각한다.

이러한 후성 유전학적 영향에 의해 암이 발생하는 과정은 많은 과학 연구가 뒷받침하고 있다. 특히 이런 후성 유전학적인 영향은 세포 대사에 영향을 주고, 대사 문제는 만성질환을 야기한다. 현대 문명이 발달해서 생활이 편리해졌지만 우리는 편리함의 그늘에 가린 대가를 치르고 있다. 이 대가가 바로 만성 대사질환이다. 당뇨, 고혈압, 고지혈증, 심혈관질환, 자가면역 질환 그리고 암 등이 여기에 해당한다.

여기에 소개하는 『대사치료 암을 굶겨 죽이다』는 이러한 만성 질환 중에 암 발생에 영향을 주는 대사 기능을 자세히 설명하고 있으며 어떤 요소가 관여하며, 어떤 기전으로 이루어지는지를 자세히 알려준다, 또한 어떻게 대사 기능을 조절해야 암을 치료할 수 있는지 상세히 분석해 설명하고 있다.

암을 치료하고 암을 깊이 이해하고자 노력하는 김지호, 김대경, 구자일 3인의 한의사가 암과 대사와의 관계의 중요성을 알리는 나샤 윈터스 박사와 제시 히긴스 켈리의 저서 『대사치료 암을 굶겨 죽이다』를 번역해 출간함을 진심으로 축하하고 이 분야에 관심을 갖는 의료인의 한 사람으로서 감사를 드린다. 이 번역서는 암과 대사와의 관계를 공부하고자 하는 의료인에게 명확한 답을 줄 수 있는 필독서가 되리라 생각한다.

- 임상통합의학암학회장 문창식

추천사 2

대사적 접근에서 종합적 접근으로

암과 함께 15년 이상을 싸워온 나로서도 서자의 이 말에 전적으로 동의한다. 나는 한국에서 드물게 현대의학, 소위 표준치료에 한계가 있다고 생각하고 자연치유법을 고집해온 의사인데, 이 자연치유법은 많은 의사들이 오해하는 것처럼 비과학이 아닌 과학이다. 그 이유는 인체의 해독재생능력인 자연치유력을 향상시켜 질병을 극복하는 방법이기 때문이며 이 방법은 모든 만성질환, 대사질환에 효과적이다.

2~3년 전에 『암은 대사질환이다』라는 책이 나와서 암에 대한 새로운 접근법을 알려줬다. 암을 연구하고 치료하는 입장에서 나 역시 이를 탐독하고 이에 동의하며, 자연치유법에 더해 암치료법을 강화하는 계기가 되었다. 한국에서 처음으로 소개하는 『대사치료, 암을 굶겨죽이다』 역시 암에 대해 동일하지만 더욱 발전된 접근법을 사용하고 있다. 현대의학의 표준치료법은 암세포를 공격하는 치료법으로 일관하고 있다. 그러나 암세포는 만만하지 않다. 수술과 항암화학요법, 방사선치료를 비웃으며 보란 듯이 재발하고 전이된다. 그 이유는 암에 대해 잘 모르고 공격적인 치료법을 고집하기 때문이다.

암을 이기려면 암을 잘 알고, 즉 암이 발생하고 증식하는 원인을 잘 알아야 한다. 이 책은 암의 원인과 증식과정을 잘 설명하고 있으며 이를 억제하고 사멸하는 방법도 잘 나와 있다. 그 초점을 세포 안의 미토콘드리아에 맞추고 있는데, 미토콘드리아의 손상은 대사질환의 원인이며 역시 암이 생기는 원인이다. 또한 암세포의 미토콘드리아(에너지 대사)와 정상세포의 미토콘드리아의 대결에서 어느 쪽이 승리하는가에 따라 암이 증식하는지 억제되는지 결판이 나게 된다. 이를 통해 우리는 암을 이길 수 있는 길을 찾을 수 있다.

이 책은 또한 최근의 과학적인 성과, 후생유전학과 장내세균에 대한 접근과 함께 암치료 분야에서 빠져서는 안 될 독소와 면역, 산화와 염증, 그리고 정신적 문제와 음식까지 영·혼·육을 함께 다루는 전인치료와 통합의학적 접근으로 '암의 대사적 접근'에서 '암의 종합적 접근'에 이르고 있다고 말할 수 있다. 따라서 이 책은 암을 연구하는 의료인뿐 아니라 암과 싸우고 있는 암환우들에게 꼭 필요한 지침서가 될 것이다.

이 책을 암대사연구회의 한의사 선생님들이 번역했다는 데 또 하나의 의미가 있다고 생각한다. 한국의 한의학과 통합의학발전에 좋은 일이라 기쁜 마음으로 이 책을 추천하는 바다.

- 자연의원 원장 조병식

감수의 글

환자 자체를 보는 것

나는 20여 년간 2만7천여 명의 환우를 돌본 경험을 바탕으로 병원에서 포기하거나 난치인 암을 연구하면서 통합의학적 암치료를 지향하는 의료인이다.

암을 치료할 때는 암과 사람 모두에 관심을 가져야 한다. 암 환자를 치료하는 의료 1선에 있다 보면 참으로 안타까운 경험을 많이 한다. 사람은 본래 흙에서 와서 흙으로 돌아간다고 한다지만 환우 개개인의 이야기를 듣다 보면 눈시울이 붉어질 때가 부지기수다. 어찌 개개인의 목숨이 소중하지 않은 경우가 있겠는가. 진료실에 앉아 환자의 이야기를 한참 듣다 보면, 그들이 정작 원하는 바가 무엇인지 알 수 있다. 그들은 몸에 암을 담고 사는 암 환자가 아니라 일평생 짊어진 삶의 애환을 풀어 놓는 평범한 사람일 뿐이다. 암과의 사투를 벌이다 지쳐 목을 축이려고 나에게 찾아온 환자를 보면, 의사로서 그들에게 무엇을 해줘야 하는지 분명해진다. 더 이상 환자의 몸속에 있는 암덩어리만 볼게 아니라 환자 자체를 보는 것이다.

최근의 연구 동향을 보면, 암 치료의 성공 여부가 5년 생존률 향상에서 삶의 질 개선 쪽으로 무게중심이 이동하고 있다. 암의 정의도 "유전자 돌연변이에 의한 통제 불능의 세포성장"에서 "200개 이상의 다양한 증상을 보이는 복합 질환"으로 바뀌고 있다. 과거에는 세포 핵 속의 DNA 변화에 연구 초점을 맞췄다면 현재는 세포 주위의 광범위한 환경에 대한 연구가 주를 이룬다. 이러한 암 치료 패러다임의 변화를 잘 살펴보면, 진정한 암 치료란 무엇인가라는 물음에 답할 수 있다.

이 책은 그 물음에 정답에 가까운 답을 제시한다. 단순히 나무를 보느라 숲을 보지 못하는 우를 범하지 않도록, 구체적인 방법론을 독자가 이해하고 실행에 옮기기 쉽게 제시한다. 기존의 암 치료가 의사 중심이었다면, 이 책은 환자가 치료의 선택권을 가지고 치료의 중심이 되는 환자중심의 방법론을 제시한다. 환자 스스로 암의 원인 요소를 제거하고 몸에 무리가 가지 않는 치료 방법을 개인에 맞게 선택할 수 있도록 힌트를 제시한다.

사람은 평생을 먹고 싸고 자고 관계하면서 사는 동물이다. 암도 먹고 싸고 자고 관계하는 과정에 문제가 생겨서 발생한다. 그렇다면 치료는 어떻게 해야 할까. 정답은 항상 가까운 곳에 있는 법이다. 암이라는 어두운 터널 안에 갇혀 있는 환자에게, 저 멀리 보이는 밝은 점 하나가 있다. 그것은 내가 살아온 주위환경과 나 자신을 돌이켜 보는 것이다. 내가 나를 바꾸지 않은 채 남이 나를 바꾸기를 기대한다면 밝은 빛이 점점 작아질지도 모른다. '사람의 몸 안에는 100명의 의사가 산다'는 말처럼 나를 고치는 자는 나라는 사실을 잊지 않도록 하자.

이 책은 암 환자에게 희망의 동반자가 되어줄 것으로 믿어 의심치 않는다. 이 책을 읽는 독자는 책 곳곳에 숨어 있는 암 치료의 실마리를 잘 엮어 자신만의 암 극복 목걸이를 만들길 바란다.

마지막으로, 수많은 논문 리뷰와 근거 중심의 자료를 논리적으로 풀어낸 저자와 이를 이해하기 쉽게 한글로 풀어 옮긴 역자의 노고에 진심으로 경의를 표한다.

- G샘통합암병원 고문 김태식

우리의 생각과 가장 잘 맞는 책

암환자들을 치료하면서 느낀 점은 다른 질병과 달리 암은 '완치'라는 말을 쓰기 힘들다는 것이다. 항암치료를 받을 때는 암이 줄어들다가 두세 달만 항암치료를 안 받아도 다시 크는 경우를 아주 많이 봐왔다. 심지어 완치 사례로 미디어에까지 소개된 분이 재발돼 돌아가시는 경우도 많다.

암은 환자 스스로 암이 자라기 어려운 몸을 만들어 평생 관리할 수밖에 없는 질병이라고 생각한다. 어떤 이론에 기초해 어떤 방법으로 관리해야 암이 자랄 수 없는 몸을 만들 수 있을까?

암에 대한 이론서부터 암환자 본인이 쓴 경험서까지, 서점에 가면 암에 대한 책이 너무도 많다. 하지만 확실한 기준(이론)에 기초해 실천법까지 망라한 책은 거의 찾아볼 수가 없었다. 부족한 능력에도 불구하고 우리가 『대사치료, 암을 굶겨 죽이다』를 번역해 소개한 것은 이런 고민이 있었기 때문이었다.

암의 원인을 바라보는 관점은 크게 보면 두 개밖에 없다. 하나는 주류 종양학이 주장하는 핵DNA변이론이며 다른 하나는 자연의학자들이 주장하는, 오토 바르부르크의 미토콘드리아 변이론이다. 이 책은 바르부르크의 이론에 기초해 저자 본인이 경험하고 치료사로서 환자를 치료하고 관리해온 방법을 체계적으로 정리한 책이다. 바르부르크의 이론이 궁금하신 분은 이 책의 이론서라 할 수 있는 『암은 대사질환이다(Cancer as a Metabolic Disease)』라는 도서를 읽어보길 권한다.

암은 기본적으로는 미토콘드리아가 변이하여 생기는 질병이며 그 변이의 원인은 정말 다양하다. 『대사치료, 암을 굶겨 죽이다』는 미토콘드리아 변이에 영향을 줄 수 있는 우리 몸의 건강 영역을 10가지로 나눠 각 영역에 대해 스스로 평가하고 체계적으로 관리하는 방법을 소개한다. 이미 미국에서 수만 명이 활용하고 있는 이 책의 관리법을 이용해 많은 암환자가 평생 전이재발 없이 암을 치료하고 관리하길 바란다. 암환자 본인뿐 아니라 같이 생활하는 보호자도 읽어 두면 많은 도움을 받을 수 있는 책이다.

암환자를 치료하며 암을 이해하기 위해 역자들이 '암대사연구회'를 만들어 수년간 연구를 해오던 차에, 이 책이 우리의 생각과 가장 잘 맞는 책이기에 첫 번째로 소개하게 되었다.

번역에 도움을 주신 우리 가족을 포함해 여러 분에게 감사드린다. 또한 역자들의 공부에 많은 도움을 주신 임상통합의학암학회의 회장님, 부회장님 이하 여러 원장님들께도 감사드린다. 책의 이해를 돕기 위해 본인 블로그의 자료를 인용하도록 기꺼이 허락해주신 도쿄 긴

자클리닉(Tokyo Ginza Clinic)의 후쿠다 카즈노리(Fukuda Kazunori) 선생님께도 큰 감사를 드린다.

- 역자 일동

| 목차 |

일러두기:

본문에 사용된 모든 도판과 표 번호가 없는 표는 역자주입니다.

서문: 암 치료의 관한 보석 같은 책

5분 정도만 대화해보면 나샤 윈터스Nasha Winters 박사가 통합 의학[역주: 동서양 의학을 종합한 대안의학]의 걸어 다니는 백과사전이라는 사실을 깨닫게 된다. 처음 나샤 박사를 만났을 때, 나는 그녀가 극적인 암 관해[역주: 암이 부분적으로 소멸된 것을 부분관해partial remission, 완전히 소멸된 것을 완전관해complete remission라 한다] 방법을 연구했다는 데에만 관심이 있었다. 관해법이란 환자로 하여금 모든 악조건을 극복하고 암을 치유하게 하는 것이다. 5분 후, 나는 25년간의 임상경험이 있는 나샤 박사가 통합 종양학 부문의 훌륭한 자연 요법 의사이며, 수십 명의 환자가 그녀의 지도하에 극적인 관해를 겪었다는 사실을 알았다.

첫 만남부터 우리는 할 얘기가 많았다. 나샤 박사는 “암 치료에서 가장 중요한 것은 근원적인 조건이다”라고 말했다. 암을 대사적으로 접근하는 필수적인 근원적 조건을 ‘건강 영역terrain’이라 일컫는데, 이는 여러분의 몸을 정원으로 비유해 보면 쉽게 이해할 수 있다. 정원의 나무와 꽃이 잘 자라지 않을 때, 초보 정원사는 단지 제초제만 뿌리면서 식물이 잘 자라기를 기대한다. 하지만 생태학에 통달한 정원사는 더 많은 것을 고려할 것이다. 토양에 적절한 미네랄이 있을까? 토양이 식물에 해를 입히는 독소를 함유하고 있진 않을까? 식물이 충분한 햇빛을 받고 있을까? 깨끗하고 풍부한 물이 있을까? 씨앗은 건강할까? 강풍과 같은 외부 힘이 식물에 과도한 스트레스를 줄까? 등등.

즉, 정원 안의 식물이 건강하게 잘 자라도록 하는 데 필요한 조건이 건강영역이며, 이 책은 암 환자가 갖추어야 할, 육체-정신-영혼을 아우르는 10가지 건강영역을 면밀히 분석했다. 또한 이러한 분석을 기반으로 한 인상적인 임상결과도 충분히 갖추고 있다.

현대의학이 지난 50년간 암에 대해 배운 것이 있다면, 그것은 암이 단순한 질병이 아니라는 것이다. 사실, 암은 '하나'의 질병이 아닌 백 개 이상의 서로 다른 질병의 집합이다. 이 집합 안의 각 질병의 중심에는 미토콘드리아 기능장애를 공통적으로 포함하고 있다. 또한 모든 사람의 몸은 다른 사람의 몸과는 상당히 다르다는 점도 잊어서는 안 된다. 이는 독소에의 노출 정도, 면역계, 신진대사, 또는 장내 세균총이 사람마다 다르다는 것을 의미한다. 이를 이해한다면 암에 대해 왜 이렇게 고도로 개별화된 접근을 해야 하는지 이해할 수 있을 것이다.

암의 복잡성에도 불구하고, 나와 필자들은 암을 한 아이디어로 요약한 간단한 이론(노벨생리의학상을 받은 이론, 일반적으로 바르부루크

이론이라고 부른다)에 동의한다. 그 이론은 '세포 내의 미토콘드리아가 고장 나면, 그 세포는 암으로 변한다'는 것이다.

오토 바르부르크Otto Warbug가 1920년대에 처음 소개했고 노벨상까지 받은 암의 신진대사이론은, 세포 내 소기관인 미토콘드리아의 기능 부전이 암을 일으키는 원인이라고 주장한다. 미토콘드리아는 산소 호흡을 통해 에너지 생산하는 세포의 '공장'이며, 세포가 언제 죽을지, 언제 재생할지를 결정하는 중요한 역할을 담당한다. 암세포로 바뀐 세포는 정상세포와 정반대로 행동한다. 재생되지 않아야 할 때 재생되고, 죽어야할 때 죽지 않으며, 무산소 호흡으로 산소 없이 포

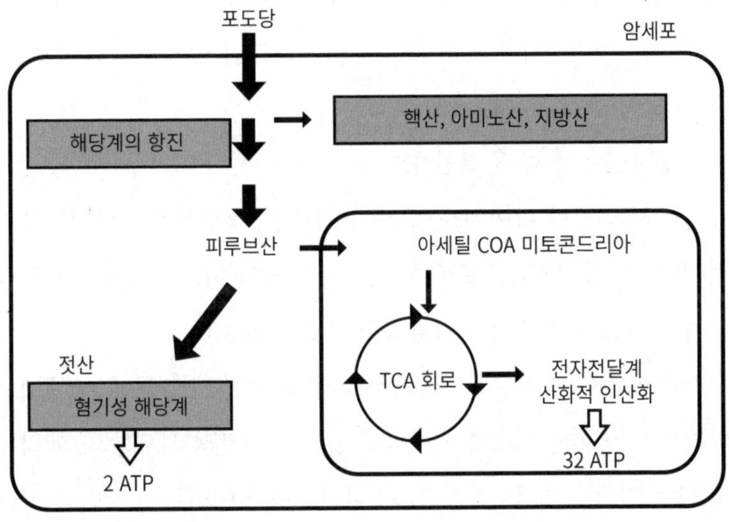

[암세포는 포도당을 받아들이는 작용과 해당계에서의 ATP 생산이 항진돼 있다. 산소가 충분히 사용될 수 있는 상황에서도 미토콘드리아에서 TCA회로와 산화적 인산화에 의한 ATP 생산은 감소하고 있다.
('후쿠다 카즈노리, 『미토콘드리아를 활성화하면 암세포는 자멸한다』, 채도사, 2017, p.64에서 인용)]

도당을 이용해 에너지를 얻는다.

만약 미토콘드리아 고장이 암으로 이어진다면 그 다음의 논리적 인 질문은 “그래서 무엇이 미토콘드리아를 고장 나게 했을까?”다. 이에 대한 답은 무수히 많다.

오늘날 암 연구자들은 암의 원인을 밝히다가 상반된 결과를 얻기도 하기 때문에 종종 좌절감을 느낀다. 예를 들어, 몇몇 연구자들은 인체 유두종 바이러스HPV와 자궁경부암 같은 바이러스가 암을 유발할 수 있다는 것을 증명했다. 다른 연구자들은 위암을 일으키는 헬리코박터균처럼 특정 박테리아가 암을 유발할 수 있다는 사실을 입증했다. 또 다른 연구자들은 독성물질이 암을 유발할 수 있다는 것을 보여 주거나, 체르노빌처럼 방사선이 암을 유발할 수 있음을 증명했다. 유전적 변이, 외상 또는 만성 스트레스 또한 암을 유발할 수 있다는 걸 보여줬다.

그렇다면 누가 옳단 말인가?

위에서 언급한 바이러스, 박테리아(세균), 독성물질, 방사선, 유전적 변이, 외상, 만성 스트레스 등의 사건들이 미토콘드리아를 고장 낼 수 있다고 가정한다면 그들 모두가 옳은 것이다.

여러 사건들이 미토콘드리아를 고장 낼 수 있기 때문에 이 책에서 말하는 ‘개별화된 치료법’이야말로 암을 이해하려 시도할 때 메워지지 않던 간극을 메울 수 있다. 왜 여러분이나 여러분이 사랑하는 사람의 미토콘드리아가 고장 나는 것일까? 더 중요하게는, 그 고장 나버린 미토콘드리아를 어떻게 고칠 수 있을까? 이 책에서 배우겠지만 과거와 현재의 생활습관을 먼저 평가함으로써 그 질문에 답할 수 있으며 그런 다음 건강 전문가에게 특정 혈액 검사 및 유전자 검사를 받고 확인할 수 있다. 이 책에서 나샤 박사와 제스 켈리는 암의 근본 원인을 어떻게 찾고 어떻게 '고쳐나갈지'를 알려준다. 암과 비슷하게 행동하는 모든 세포를 단순히 죽여 없애려 하는 현대의 보편적인 표준 암치료와 사뭇 다름을 알 수 있다.

'건강 영역 10'이란 검사하고 측정해야 할 여러분의 몸과 마음의 10가지 영역을 말하는데, 일단 '건강 영역 10'을 통해 여러분의 건강 영역을 철저하게 평가하고 측정하고 나면, 이 책은 몸과 마음의 균형을 맞출 수 있는 해결책을 제공한다. 그것은 바로 음식이다. 음식은 최고의 치료사다. 히포크라테스는 "여러분의 음식이 약이 되도록 하고, 약이 여러분의 음식이 되도록 하라"고 말했다. 나는 그 말을 강하게 믿지만, 불행하게도 현대 의학은 그 말을 거의 무시하고 있다. 감사하게도 동료 기능의학자들과 통합의학자들의 노력으로, 이 책은 현대의학이 간과한 엄청난 오류를 바꾸기 시작하고 있다.

변화는 정말 간단하다. 우리 몸이 음식과 물 그리고 에너지로 작동한다는 사실을 인정하기만 하면 된다. 만약 몸에 건강한 음식과 물을 공급하고 풍부한 에너지 흐름으로 이어지는 감정적인 조건을 만든다면 여러분의 건강에 도움이 되는 것은 당연한 이치다.

음식과 관련하여 이 책은 케톤생성 식이요법을 권장한다. 여러분이 먹는 탄수화물의 양을 엄격히 제한하는 동시에 소비하는 지방의 양을 늘리는 것이다. 이는 암세포가 좋아하는 포도당 대신 지방에서 에너지를 얻도록 강제하는 방법이다. 많은 채식주의자 및 비건 채식주의자들은 케톤생성 식이요법의 일부 측면에 동의하지 않겠지만,

나는 채식주의와 케톤생성 식이요법의 공통점에 초점을 맞추고 싶다. 즉, 채소를 충분히 많이 먹고 생활에서 독소의 원인을 제거하는 방식 말이다. 채소를 많이 먹고 동시에 독소를 줄인다면 인체는 자연스럽게 치유되기 시작한다는 점에 모두 동의할 것이다.

내가 이 책에서 주장하는 식이요법에서 가장 중요하다고 본 것은 환자 각자의 생리와 암의 종류, 그리고 암의 진행 상태에 따라 서로 다른 식단이 필요하다는 저자의 믿음이다. 그들에게는 '일률적인' 식이요법 같은 것은 없다. 어떤 영양 치료는 단식처럼 일시적으로 사용되지만 다른 것은 장기간에 걸쳐 몸에 효과를 줄 것이다. 이 책이 주장하고 내가 동의하는 바는, 사람은 모두 다르기 때문에 어디서 균형을 잃었는지 알려주는 메신저로 증상과 검사결과를 활용하라는 것이다.

일단 균형을 잃은 곳을 알고 나면, 이 책이 건강을 회복하는 데 필요한 도구를 제공한다. 맛있는 요리법부터 구체적인 운동제안과 스트레스를 줄이는 권장 사항에 이르기까지, 이 책은 고려해야 할 생활습관 변화에 대한 강력한 가이드라인을 제공한다. 이 책에서 저자는 여러분이 '몸-마음-정신 시스템이라는 정원'의 수석 정원사로서 본연의 역할을 잘 수행하고 있는지를 더 깊이 질문하라고 권장한다. '지금 시기의 몸에 딱 맞는 음식을 주고 있는가?', '정서적 혹은 육체적으로 어떤 증상이 있는가?', '어떤 변화가 스트레스를 줄이고 기쁨을 늘릴 수 있게 할 것인가?', '어떤 변화가 몸을 완전히 다시 균형 잡히게 할까?'

이런 질문들에 대한 대답이 이 책에서 말하는 '암 치료에 대한 대사적인 접근'에 담겨 있다. 그것이 이 책의 보석 같은 부분이다. 진정으로 개인에게 맞춘 의학 세계로 뛰어 들어갈 준비를 하라. 이것이야말로 헬스케어의 미래라 하겠다.

켈리 터너Kelly Turner 박사,

『하버드 의대는 알려주지 않는 건강법Radical Remission』의 저자 질병에 걸리면, 도움이 되거나 적어도 해를 끼치지 않는 습관을 들여라.

- 히포크라테스

우리가 생각하는 것과는 반대로, 암세포를 죽이기 시작하면 암세포는 생존하려고 몸부림치며 더 멀리 퍼진다는 사실을 알았다.

- 패트릭 순시옹 박사

소개

암 위기

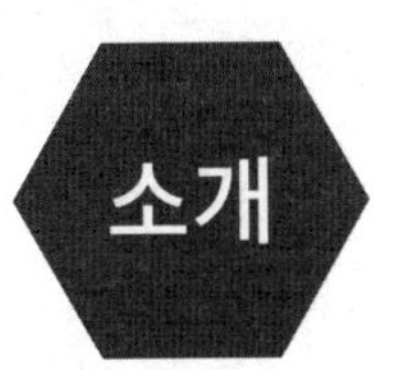

암은 역사상 가장 규정하기 어렵고 교활하며, 적응력이 뛰어나고 영리하고, 변화무쌍한 질병이다. 암은 오랜 세월 동안 의학이 정복하지 못한 질환으로 남고 있다. 지금까지 가장 앞선 암 발병 사례는 약 160만 년 전의 것으로 확인되었다. 사람들은 암의 원인 및 궁극적 치료법을 찾으려고 많은 노력을 기울여왔다. 기원전 3000년부터 암에 대한 기록을 확인할 수 있는데, 그 기록에는 안타깝게도 "치료법은 없다"[1]고 선언돼 있다. 그리고 수천 년이 지난 지금까지도 궁극적인 치료법은 없다.

현재의 의학적 사고는 혈액, 점액, 황담액, 흑담액이 균형을 잃었을 때 암이 발생한다는 과거의 의학적 발상[역주: 4체액설]으로부터 겨우 몇 걸음 진보해왔을 뿐이다. 오늘날 서구의학의 일반적 견해는 암이 유전적 돌연변이에 의해 야기되거나 혹은 단지 불운에 의해 유발된다는 것이다.

체세포 돌연변이 이론은 유전자 변형 물질인 디옥시리보핵산 DNA이 광범위한 피해를 입으면 결국 의도한 기능에서 벗어나 악성이 된다고 주장한다. 지금까지 개발된 암치료제와 치료술은 75년 전 체세포 돌연변이 이론에 기초해 고안되었다. 문제는 이 낡은 돌연변이 이론에 초점을 맞추기 때문에 지금까지 암을 예방하거나 치유하지 못한다는 것이다. 우리가 새로운 접근법을 택해야 하는 이유는 현재 암과의 전쟁에서 이기지 못하고 있고 승리 근처에도 못 갔기 때문이다. 요즘은 러시아 룰렛이 암보다 살아날 확률이 높다 해도 과언이 아니다. 현재의 암 모델에는 심각한 문제가 있다.

지금 이순간에도 암은 미국 인구의 거의 절반에 직접 영향을 미치고 있다. 절반! 소름 끼칠 정도로 끔찍한 수치다. 오늘 약 1,600명의 암 환자가 죽을 것이고 내일과 그 다음 날도 1,600명씩 사망할 것이다. 2015년에 150만 명이 넘는 사람이 새롭게 암진단을 받아(1,665,540명으로 추정됨) 50만 명이 사망하였다(정확히는 585,720명). 암 발병률은 지난 150년 동안 꾸준히 증가해 왔다. 19세기 초에는 20명 중 한 사람만 암으로 진단받았다. 1940년대에는 16명 중 한 명 꼴로 증가했고 1970년대까지 10명 중 한 명이 되었다. 1960년에 유방암은 여성 20명 중 한 명에게 영향을 미쳤고, 2016년에는 8명 중 한 명으로 늘어났다.

오늘날 미국 남성의 절반과 여성의 3분의 1이 평생에 한 번은 암을 앓게 될 것이다.[2] 유방암을 포함한 특정 암 위험을 증가시킬 수 있는 유전자 돌연변이인 BRCA[역주: BRCA는 암 억제 유전자 중 하나로,

DNA 수선에 관여하는 유전자 중 하나이다. BRCA1 혹은 BRCA2에 변이를 갖고 있을 경우 유방암, 난소암에 걸릴 확률이 매우 높아짐이 알려져 있다. - 위키백과 참고]가 있으며 1940년 이전에 태어난 사람들은 50세까지 유방암에 걸릴 위험이 24퍼센트였지만, 살충제가 소개된 1940년 이후 태어난 사람들은 67퍼센트로 거의 3배가 되었다.[3] 살충제와 암의 관계는 뒤에 상세히 설명할 것이다. 1973년에서 1991년까지 전립선암 비율은 126퍼센트 증가했다. 여러 유럽 국가에서 암은 이제 가장 큰 사망 원인이며 미국에서는 2020년까지 심혈관 질환을 추월해 첫째가는 사망 원인이 될 것이다.

암은 전염성이 없는 현대의 흑사병과 같으며 노인 질환이 아니다. 1980년대 초반부터 1990년대 초반까지 10세 미만 미국 어린이의 암 발병률은 37퍼센트 증가했다.[4] 또한 암은 어린이 사망 빈도에서 사고 다음의 원인이며, 2016년의 연구에 따르면 암에 관련해서 사망한 15세에서 19세 사이의 미국 청소년 중 첫 번째 원인이 악성 뇌종양이었다.[5] 지난 16년 동안 암에 걸린 어린이의 수가 40퍼센트가량 증가했을 뿐만 아니라 원래 생긴 암과 관련 없는 새로운 암인 2차암 발생률도 급증하고 있다. 미국 신규 암 발생 5건 중 거의 1건이 재발암인데, 이는 1970년 이래로 약 300퍼센트 비율로 증가된 수치다.

암 치료로 인한 합병증 또한 점점 더 심각해지고 있다. <종양학 저널Journal of Oncology>의 2016년 3월호 기사에 따르면 청소년 암 생존자는 암이 안 걸린 청소년들보다 심혈관질환 발병 위험이 두 배 이상 높다.[6] 2006년 UCLA(캘리포니아 대학교 로스앤젤레스 캠퍼스)의 연구에 따르면 항암 화학 요법 탓에 치료 후 최소 10년 동안 뇌의 신진대사 장애와 혈류가 유발된다(이 현상을 '화학요법 뇌'라고 한다). 만약 암 환자가 표준 암치료를 받고 생존한다 하더라도, 이전보다는 삶의 질이 떨어지고 훨씬 일찍 사망할 가능성이 높다.

항암 화학 요법 및 방사선 치료와 같은 주류 암 치료법은 사실상 발암성이다. 이는 이런 치료가 실제로 암을 유발한다는 의미다. 실제로, 유방암 치료에 사용되는 타목시펜을 포함한 몇몇 항암제는 국제암연구소IARC가 1군 발암물질로 지정했다. 방사선 치료도 마찬가지다. 그럼에도 암 진단을 받으면 수술과 방사선, 화학요법 또는 이들 조합이 일차 치료 옵션이 된다.

이러한 치료 방식을 종양학 분야의 사람들은 암세포를 죽이기 위해 '베어내고, 태우고, 독살시킨다'고 말한다(초기 화학 요법은 실제로 전쟁 화학무기인 겨자 가스로부터 나왔다). 문제는 표준 치료법이 건강한 세포를 함께 파괴하고, 태우고, 독살한다는 것이다. 뿐만 아니라 표준 치료는 면역계를 파괴하고, DNA를 손상시키고, 위장관의 중요한 미생물을 제거하며 염증과 산화 스트레스를 유발한다. 이 모두가 암을 촉진하는 요인으로 이 책에서 각각 더 자세히 설명할 것이다. 하지만 안타깝게도 아직까지는 표준 치료법 이외의 효과적인 치료법이 거의 없다. 이 책에서 우리는 부작용 없이 제대로 '기능'하는, 암에 대한 통합적이고 독성 없는 식이요법과 생활습관 접근법을 조명해보고자 한다.

표준 암치료는 암세포를 죽이는 공격적인 전략을 펼치지만 환자는 그로 인해 발생한 부작용 탓에 상당한 피해를 입는다. 환자가 겪는 육체적 심리적 고통은 삶의 질을 매우 떨어뜨리기에 암에 대한 새로운 접근법이 절실히 필요하다. 암에 걸리기 전에는 자가면역질환을 앓지 않았더라도, 표준 치료법을 받은 후에 자가면역질환을 앓을 수도 있다(자세한 내용은 7장, '면역계 손상의 원인' 참고). 표준치료법이 면역계를 손상하거나 억제했기 때문이다. 몇몇 환자들은 치료 후 회복하는 반면, 대부분의 환자는 회복하지 못한다. 이러한 치료법은 장 투과성 증가, 심혈관 질환, 우울증, 신경계 기능 저하, 신경 쇠약, 면역계 파괴, 심지어 죽음까지 이르는 심각한 악영향을 줄 수 있다. 반면에 식료품점에서 간단히 사서 먹을 수 있는 놀랍게 효과적인 암 치료법이 있다. 바로 음식이다.

수많은 연구를 거듭한 결과 암의 5퍼센트에서 10퍼센트만이 손상된 DNA에 의한 것으로 밝혀졌다. 게다가 이러한 돌연변이가 미토콘드리아 기능을 변화시키는 경우에만 암을 유발했다. 나머지 암의 90퍼센트에서 95퍼센트는 나쁜 식습관과 미토콘드리아의 기능을 해치는 건강하지 못한 생활 습관에 기인한다.[7] 우리는 여기에 초점을 맞춘다.

암은 인간의 생리, 심리, 그리고 생태와 연관된 미토콘드리아 질환이다. 손상된 유전자를 검사하는 것은 차가 충돌한 후 안전벨트를 매는 것과 같다. 암은 유전질환이 아니라, 우리가 먹고 마시고 생활하는 과정에서 발생하는 대사질환이다. 인류의 현대적인 식단과 생활습관은 우리의 진화과정에 비추어볼 때 완전히 어긋나 있다. 3장에서 배울 후성유전학에 따르면 식습관과 생활습관 그리고 생각이 미토콘드리아에 긍정적 혹은 부정적인 영향을 줄 수 있다. 즉, 식습관, 생활습관 그리고 생각은 세포건강과 관련하여 강력한 약물로 작용한다.

인류가 먹어온 식단을 연대별로 노트에 써내려 가면, 우리의 기본 식단이 야생 동식물에서 상용곡물, 콩과 식물, 유제품으로 바뀐 부분을 가장 마지막 페이지에서 찾을 수 있을 것이다. 마지막 페이지의 가장 마지막 부분에는 지난 250년 동안 발생한 식단과 환경 변화가 다음과 같이 나열될 것이다. 에어컨, 비행기, 항생제, 인공 식용색소, 인공 감미료, 자동차, 휴대전화, 만성 스트레스, 컴퓨터, 전기 조명, 유화제, 고과당의 옥수수 시럽, 유전자 조작 식품, 인터넷, 살충제, 처방약, 인공 방부제, 정제 식품, 자외선 차단제, 합성 화학 물질, 합성 지방, 텔레비전, 화장실, 백신 등등이며 이러한 변화는 더 많이 있다.

이는 우리의 고대 유전체가 단기간에 적응하기에는 너무 다르고 많은 목록이며, 실제로 잘 적응하지 못하고 있는 것이 분명하다. 우리가 옛날로 돌아가 동굴에서 살 수는 없지만, 우리의 고대 유전자와 신진대사 체계에 더 잘 맞는 식이 및 생활습관을 회복시킬 수는 있다. 고대의 신진대사 체계는 수백만 년 동안 변하지 않았으나 현대 생활이 방해하고 있다. 이 책에서 여러분은 어떻게 이런 혼란이 암을 유발하고 어떻게 그것을 바로잡을 수 있는지 배울 것이다.

신진대사란 무엇인가? 신진대사는 생명 유지에 필요한 에너지를 만들기 위해 신체에서 발생하는 물리적, 화학적 과정의 결합이다. 간단히 말해서 신진대사는 신체가 에너지를 얻으려고 음식을 이용하는 방식이다. 따라서 암에 대한 신진대사적 접근은 영양 중심적이다. 식량과 공기, 물 그리고 성sex은 지난 260만 년 동안 인류를 지탱해 온 변하지 않는 축이다. 음식이 신체의 가솔린이라면, 세포 내부의 미토콘드리아는 음식을 에너지로 전환시키는 작은 엔진이다. 따라서 신진대사가 일어나는 곳은 미토콘드리아 내부다. 암의 근본 원인이 미토콘드리아의 기능부전에서 기인한다는 사실은 수백 년 동안 알려져 왔지만 의학계에서는 철저히 무시당해 왔다.

이렇게 생각해보자. "설탕을 엔진에 넣는다면 엔진은 고장 나고 차는 달릴 수 없다." 동일한 개념을 사람에 적용할 수 있다. 이 책에서 우리가 설명하는 것은 대부분의 현대식 식단과 생활습관이 미토콘드리아 손상을 일으키고 그 때문에 암이 유발된다는 것이다. 따라서 심층 영양deep nutrition, 치료 식단(저혈당, 단식 및 케톤 생성 식이)과 독성 없는 생활습관 접근법으로 암을 고칠 수 있다.

우리의 몸과 마음은 주위 환경과 상호작용을 하고 있으며 균형이 깨지는 순간 암이 발병한다는 사실을 반드시 인식해야 한다. 오늘날 발생하는 암은 인간이 스스로 만들어낸 질병이며, 신진대사 접근법으로 암을 예방하고 막을 수 있다. 간단하게 들리지 않는가? 왜 이렇게 명백한 치료법이 아직 시행돼지 않았는지 이해할 수 없다. 한 가지 설명은 음식 연구에 투자되는 돈이 없고, 연구 결과로 특허를 낼 수 없기 때문이다. 다행히 추출된 항암식물영양소로는 특허를 받을 수 있어 돈을 벌 수 있다. 식품 추출 화합물이 여러 가지 암에 항암효과가 있다는 것을 입증하는 수십 가지의 유용한 연구들이 있다(우리는 이 책에서 이런 많은 '슈퍼 푸드'를 다룬다).

지금부터 대사적 접근의 세부 사항으로 들어가기 전에 암이란 무엇인지를 알아보기로 하자.

암이란 정확히 무엇인가?

미국 암 학회는 암이 100가지가 넘는 다양한 질병과 불균형의 집합체라고 주장하지만, 최근 연구에 의하면 암은 여러 질병의 집합체가 아니라 에너지 대사라는 단 하나의 질병임을 보여준다. 조직이건 세포이건 관계없이 모든 암은 에너지 생산에 발효[역주: 미토콘드리아를 통하지 않고 포도당을 분해해 2개의 ATP를 생산하는 에너지 대사]로 에너지를 생산하는데 이는 건강한 세포가 에너지를 생산하는 방식과는 다르다. 이를 바르부르크 효과Warburg effect라 부른다. 이 에너지 생산 장애는 모든 암에서 발견되는 공통적인 결함이다. 이 때문에 암을 대사적 관점으로 바라보면 모든 암의 근본 원인을 이해할 수 있다. 이것이 이 책의 기반 이론이다.

보다 넓게는, 암은 비정상적인 세포의 통제 불가능한 분열이며 신체 여러 부위로 비정상적인 세포들이 퍼져나가는 것으로 정의된다. 종양은 이런 비정상적이고 변형된 세포의 덩어리로서, 종양을 이루는 각각의 세포는 폭발적이고 빠르게 분열한다. 세포 덩어리가 성장하고 주변조직으로 확장함에 따라 간이나 장과 같은 주변의 정상 조직이나 기관에 영향을 줄 수 있다.

대부분의 일반적인 암은 탐지 가능한 덩어리로 크기까지 몇 달, 때로는 몇 년이 걸린다는 것이 중요하다. 사실, 건강한 성인도 하루에

500~1000개의 새로운 암세포를 만들어 내고, 1000명 중 한 명만이 암이 없다.[8] 우리가 아무리 건강할지라도 우리 몸속에는 수많은 암세포가 생겼다가 사라진다. 암세포가 사라지지 않고 남아서 암이 유발되는 것을 막으려면 이 책에서 자세히 설명하는 10가지 요소에 집중하면 된다. 미토콘드리아 결함을 고치고, 면역 체계를 활성화하며 염증을 줄이고, 장내세균총을 재편하며, 호르몬과 혈당 균형을 유지하도록 고안된 영양식단을 갖춘다면 우리 몸에서 암은 더 이상 자라지 않을 것이다.

이미 알려진 암 유형이 200가지가 넘지만 모든 암의 공통된 10가지 특성이 확인되었다. 이러한 암의 특징은 정상세포가 암세포로 변하는 과정 중에 반드시 나타나는 공통된 현상이다. 2000년, 더글러스 하나한Douglas Hanahan과 로버트 와인버그Robert Weinberg는 <셀Cell>지에 암의 공통특징 6가지를 다룬 획기적인 평론을 발표했으며, 2011년에는 4가지를 추가해 10가지 암의 특징을 발표했다.[9] 물론 몇몇 과학자나 임상의들은 그들의 주장을 비판하기도 하지만, 일반적으로 현대의학은 암의 10가지 특징에 대한 이론을 정론으로 받아들인다.

이 책에서 우리는 그들 중 몇몇을 신진대사 관점에서 검토한다. 서양의학이 치료약물이나 치료법을 만들기 위해 발전해 왔다면, 우리는 애초부터 암이 발생하지 않도록 예방하는 데에 초점을 맞춘다. 그럼에도 만약 발생하면, 우리는 인체에 해를 끼치는 화학약물 대신에 영양보완과 신진대사적인 중화제를 처방한다. 암의 10가지 특징은 매우 복잡하다는 것을 명심하라. 다음 박스는 매우 기본적인 개요만을 제공한다.

암의 10가지 공통 특징

1. **지속적인 증식** : 암세포는 폭발적인 성장을 촉진하는 단백질을 생성함으로써 통제 불능 상태에서 증식한다.
2. **항성장 신호에 대한 무감각** : 암세포는 신체가 원치 않는 세포 분열을 막는 과정을 무력화한다.
3. **세포 자살 회피** : 정상 세포는 복구할 수 없는 오류(돌연변이)를 감지하면 자가 파괴되지만 암세포는 이러한 오류에도 불구하고 번성한다.
4. **무제한 복제 가능성** : 정상 세포는 일정한 분열 횟수 후에 사망한지만 암세포는 불멸이다.
5. **지속적인 혈관 신생(혈액 공급의 발달)** : 암세포는 새로운 혈관 생성을 조율하여 성장에 필요한 산소와 영양분을 공급받는다.
6. **전이 능력** : 암세포는 공간과 산소 그리고 영양소가 풍부한 다른 신체 부위로 퍼질 수 있다.
7. **에너지 대사의 재 프로그래밍(바르부르크 효과라고도 함)** : 암세포는 급속한 성장을 유지하기 위해 에너지 생성 방법을 변경하고 신진대사 속도를 높인다.
8. **면역공격의 회피** : 암세포는 자연살해세포(NK 세포)를 포함해 주요 면역세포의 기능을 억제하고 면역 감시 시스템을 회피한다.
9. **종양을 촉진시키는 염증** : 종양은 염증 반응을 활성화해 성장 인자 및 혈액 공급에 대한 접근성을 높일 수 있다.

10. **유전체 불안정성과 돌연변이** : 거의 모든 암세포는 돌연변이 세포를 재생하는데 DNA를 복구하는 능력에 결함이 있다.

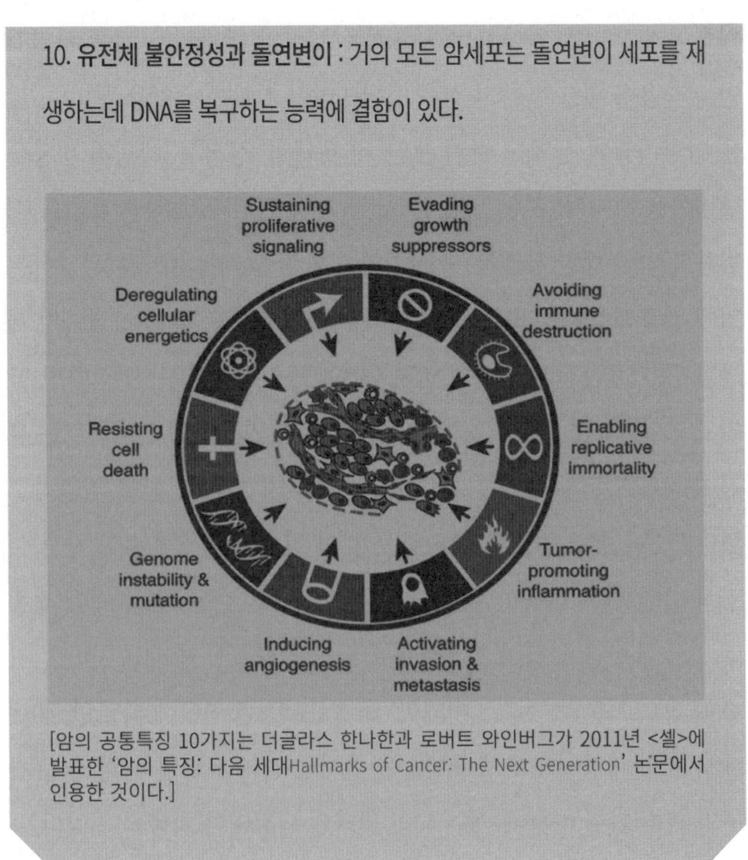

[암의 공통특징 10가지는 더글라스 한나한과 로버트 와인버그가 2011년 <셀>에 발표한 '암의 특징: 다음 세대Hallmarks of Cancer: The Next Generation' 논문에서 인용한 것이다.]

표준의학은 이 정보를 어떻게 활용할까

현대과학이 암의 메커니즘을 규명하는 중요한 역할을 했다는 점은 누구도 부정할 수 없을 것이다. 그러나 불행히도 암의 10가지 공통특징에 기초한 연구에 막대한 투자를 했음에도 아직까지는 뾰족한 치료법을 개발하지 못 하고 있다. 그나마 지금까지 개발된 소위 표준

의학이라 불리는 화학요법과 표적치료는 암 환자의 신체에 치명적인 부작용을 일으켜 삶의 질을 떨어뜨리는 결과를 낳았을 뿐이다. 많은 암환자들이 성과도 보지 못한 채 육체적, 정서적, 재정적 비용을 낭비했을 뿐이다. 지난 75년 동안, '암과의 전쟁'은 표적 치료법을 개발하고 암에 대한 유전적 단서를 찾고자 인간 게놈 지도를 완성하는 일에 집중해 왔다. 하지만 과학자가 기대한 바와는 달리 지금까지 개발된 암 치료는 실패했으며 암환자에게 돌이킬 수 없는 부작용만 남기고 있다. 그럼에도 불구하고, 아직까지 암 연구비의 95퍼센트는 유전 연구에 할당돼 있으며, 암 예방에는 단지 5퍼센트만을 지출하고 있다.[10] 5퍼센트! 원인을 치료하는 것이 아니라 질병을 치료하는 서양식 방법이다. 더욱이 예방 모델은 아스피린 같은 약물, 예방 접종 및 암을 유발할 위험이 있는 유방촬영술을 포함한 방사선 기반 검사를 중심으로 한다. <헬스 어페어>의 2015년 4월 연구에 따르면, 40세에서 59세 여성에게 유방촬영술을 실시한 결과를 보면 허위 양성 진단과 과다 진단 때문에 매년 40억 달러의 의료비가 지출되고 있다.[11]

암 연구와 약물 개발 분야는 큰 돈이 되는 사업이다. 2014년 한 해에만 세계 암 치료제 시장 규모가 1000억 달러를 돌파했다.[12] 예를 들어, 일부 약품인 베바시주맙(상품명은 아바스틴)을 사용한 환자는 월 8000달러를 지불한다. 새로운 암 치료제의 평균 비용은 연간 10만 달러 이상이며, 암 관련 의료비는 많은 가정에 심각한 경제적 손실을 입힌다. 2010년에 조사된 바에 의하면, 암환자의 40퍼센트가 저축한 돈을 모두 소비하였으며 30퍼센트는 외부로부터 치료비를 빌려야 했고 54퍼센트는 더 이상 치료비를 감당하지 못해 치료를 포기했다.[13] 암은 경제적으로는 엄청난 고 부가가치 사업일 수 있지만, 환자에게는 심각한 경제적 타격을 입히는 질환이다.

암의 특징 중 하나인 혈관 신생을 억제하고자 개발된 생물학적 약물인 베바시주맙을 더 자세히 살펴보도록 하자. 베바시주맙은 혈관 내피 성장 인자VEGF 유전자가 인코딩하는 VEGF 단백질을 차단함으로써 작동한다. VEGF 단백질은 종양 세포의 먹이가 되는 새로운 혈관 형성을 촉진한다. 이 메커니즘을 바탕으로 베바시주맙은 미국 식품의약국FDA이 제공하는 '가속 승인 프로그램'에 따라 2008년 2월 전이성(4기) 유방암 치료제로 승인됐다. 이 프로그램은 정식 승인되기 전에 약물을 사용할 수 있도록 허용해서, 최종 확인 임상 시험이 진행되는 동안 심각하거나 생명이 위험한 환자가 신약을 공급받도록 해준다.[14] 초기 3기 무작위 연구(E2100)에서 베바시주맙을 다른 약제인 파클리탁셀paclitaxel과 병용 투여한 환자는 파클리탁셀을 단독 투여한 환자보다 종양 진행 없이 6개월 이상 오래 살아남았다. 6개월. 이것은 암의 세계에서는 큰 성공을 의미한다. 그러나 VEGF는 26가지 혈관 신생 경로 중 하나일 뿐이며, 다른 경로에 비해 과학자에게 보다 더 알려졌을 뿐이다. 이 예는 우리가 단일 단백질에 작용하는 단일 약물을 발견했다는 사실을 보여주지만, 신생혈관을 유발할 수 있는 25개의 다른 경로를 무시했다는 점도 동시에 보여준다.

그러나 2011년 2월 <미국의학협회지>는 베바시주맙을 복용하는 5608명의 환자에 대한 16가지 확증 연구 결과를 발표했는데, 치료 관련 부작용으로 사망할 위험이 단독적인 항암치료보다 50퍼센트 증가한 것으로 나타났다. 베바시주맙을 특정 종류의 항암 화학 요법 약물, 특히 백금 및 탁산taxane 기반 약물[역주 : 카보플라틴, 시스플라틴 등이 대표적인 백금기반 항암제이며 도세탁셀, 파클리탁셀 등이 대표적인 주목나무 추출물인 탁산 기반 항암제이다]과 함께 사용했을 때 출혈과 혈전, 장천공 같은 치명적인 문제의 위험이 세 배 이상 증가했다.[15] 그 때문에 FDA는 유방암 치료에서 베바시주맙 사용 승인을 철회했지만 다른 암에는 계속 사용하고 있다. 이 이야기에서 최악인 부분은 이미 암으로 죽어가고 있는 수백만 명의 여성에게 베바시주맙이 유일한 희망이었다는 것이다.

이것이 기존 종양학이 제공할 수 있는 모든 것일까? 실제로 수술, 화학 요법 및 방사선은 정원에서 잡초의 꼭대기만을 찢고 뿌리는 토양에 남겨두는 것과 같다. [역주: 이 뿌리를 암줄기세포라 한다. 암세포중 1~2퍼센트 정도 존재하는 암줄기세포는 분열속도가 늦기 때문에 항암치료나 방사선치료로는 사라지지 않으며, 몸에 잠복하고 있다가 발암환경이 만들어지면 재발을 유발하게 된다.] 결과적으로는 더 강하고 회복력 있는 잡초가 되어 자라난다. 물론 우리는 경우에 따라 이 치료법이 효과적일 수 있다는 것을 부정하지는 않는다. 하지만 대학병원에서 암치료 계획을 수립할 때, 환자의 모든 면을 보고 광범위한 접근 방법을 취하지 않는 것은 비판받아 마땅하다. 비록 우리가 기존의 치료법에 비판적인 자세를 취하고 있지만, 이 책이 말하고자 하는 바는 단순히 서양 의학을 혹평하는 것이 아니라, 모든 암치료 모델에 치유의 기초로서 음식도 주의 깊게 살피라는 뜻이다. 암 치료법은 '양자택일'이 될 필요가 없다. 대사적 접근법을 사용하는 것은 그 자체로 효과적일 수 있으며, 표준치료와 병용해 적용하면 기대하지 않은 시너지 효과를 낼 수 있다.

우리 주위에는 표준치료보다 효과적인 영양치료 옵션이 많다는 것을 알게 될 것이다. 영양에 대한 잘못된 인식 탓에 기존 종양학 분야에서는 암환자에게 필요한 영양치료의 중요성을 간과해왔다. 사실, 일반적으로 새로 암을 진단받은 환자가 기존 종양 전문의에게 자신의 건강을 지키려면 무엇을 먹어야 하는지 묻는다면, 그 반응은 다음과 같을 것이다. "중요하지 않습니다. 원하는 것을 드세요. 체중이 줄어들지 않게만 하십시오." 이것을 알아야 한다. 모든 의과 대학의 25퍼센트 미만이 영양학 과목을 개설하며, 이들 대부분은 선택 과목이다. 의사는 영양학을 거의 이해하지 못하고 심층 영양이나 통합 영양을 염두에 두지 않으므로 이 주제에 대한 조언을 제공할 자격이 없다. 그리고 의사뿐 아니라 암을 치료한다는 많은 대체의학 전문가도 영양에 대해서는 무지한 게 사실이다. 이 책 전반에 걸쳐 우리는 현재 대체의학계에서 주도하고 있는 몇몇 잘못된 영양식단을 과학적이고 논리적으로 비판할 것이다. 다행스러운 부분은, 점점 더 많은 종양 학자와 의학 전문가들이 환자들의 건강에 대사 영양소가 미치는 영향을 인식해가고 있다는 점이다. 하지만 전혀 충분하지 않다.

미국암협회ACS의 영양 권장 사항은 식품 피라미드(거대 농업기업을 말한다)에서 교육받은 등록 영양사가 만든다. 그들의 기업 스폰서는 미국낙농협회American Dairy Association, 에벗 뉴트리션Abbott Nutrition(계절성 백신 및 이부프로펜 제조업체) 및 펩시다. 암 치료를 받는 사람들에게 그들은 '빠르고 간편한' 간식인 에인절 케이크(달걀흰자로 만드는 고리 모양의 케이크), 쿠키, 도넛, 아이스크림, 전자레인지용 스낵을 권장한다(농담이 아니다. 웹 사이트를 방문해 직접 확인해 보라).[16] 이러한 권장 사항은 당분이 암을 유발하거나 적어도 자극할 수 있음을 입증한 많은 중요한 연구결과를 무시하고 있다(암의 대사 이론 분야를 연구한 오토 바르부르크 의학박사와 토마스 세이프리드Thomas Seyfried 의학박사의 연구결과가 은폐된 것은 말할 것도 없다. 우리는 이를 4장 '암세포가 얼마나 포도당을 게걸스럽게 먹는지 : 바르부르크 효과'에서 자세히 설명할 것이다). 텍사스 대학교 앤더슨암 센터MD Anderson Cancer Center의 2016년 주류 연구도 특정 유형의 암, 특히 유방암에서 당분 섭취가 '주요 위험 요소'라고 결론지었다. 식습관과 생활습관이 암 예방이나 암의 진행에 끼치는 역할을 무시하는 태도는 정말로 바꿔야 한다. 왜냐하면 식습관과 생활습관의 변화가 우리의 유일한 희망일 수도 있기 때문이다.

신진대사, 심층 영양 및 무독성 접근법은 암 예방과 관리에 대한 해답이다. 이 책은 우리의 전시 대비책이다. 우리는 미국식 식습관과 독소가 많은 환경에 노출되는 바람에 유발된 90에서 95퍼센트의 암에 초점을 맞춰야 한다. 우리가 사랑하는 사람들이 암 진단을 받았는데 더 이상 어깨를 움츠리고 있을 수만은 없다. 만약 신종 바이러스에 감염된 사람 중 4분의 1이 사망한다면, 당장이라도 비효과적인 기존 방법론을 고수하는 게 아니라 새로운 치료 방법을 찾기 시작할 것이다. 기존의 서양의학이 DNA와 분자레벨에 사로잡혀 숲은 보지 못하고 나무만을 보는 우를 범하고 있다면, 암에 걸린 여러분은 그 굴레에서 벗어나 자신의 건강을 챙길 다른 방법을 선택해야 한다. 다시 말하지만, 암은 대사적이고 환경적이며 감정적인 질병이다. 암은 단순한 종양덩어리가 아니다. 암은 우리 몸 안팎에서 발생하는 수정 가능한 불균형을 의미한다. 이제는 암이라는 무서운 질병으로부터의 관해를 이야기할 때다. 지금이야말로 진정한 희망을 품을 때이고 가장 치명적인 현대 질병을 무력화시킬 때다. 어떻게 가능한가? 암에 대한 신진대사 접근법으로 가능하다.

질병은 매일 반복되는 일상의 작은 잘못으로부터 기인한다. 일상의 잘못이 충분히 쌓이면, 질병은 어느 날 갑자기 나타날 것이다.

- 히포크라테스

질병을 치료하는 진정한 힘은 자연 안에 있다.

- 히포크라테스

1장

해결책은 대사적 접근이다

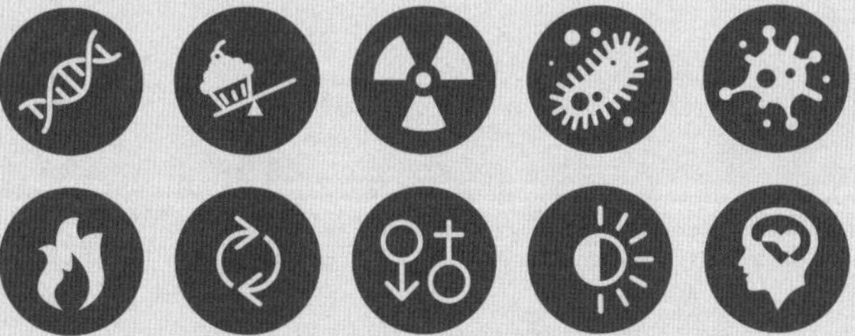

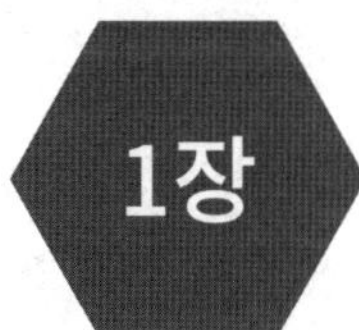

1장

암에 대한 대사적 접근법이란 전통음식, 치료적 식이, 독성이 없는 생활환경 등을 아우르는 자연친화적 프로그램을 의미한다. 우리는 자연 요법, 동양의학, 침술, 영양학, 그리고 통합 종양학 분야에서 30년간 공동 연구함으로써 이 프로그램을 개발했다.

나샤 박사는 25년 이상 암을 예방하고 치료하는, 매우 색다르면서도 효과적인 접근법을 연구해왔다. 그녀의 접근법은 일반적인 종양학과 상당히 다르며, 수십 년간 자신을 포함해 여러 생명을 구했다. 나샤 박사의 개인적인 암 연구는 그녀가 난소암 4기 진단을 받으면서 시작됐다. 그녀는 스스로의 목숨을 살리기 위해 기존 의학이 아닌 자연요법으로 눈을 돌렸다. 그녀는 자신의 암을 극복하고자 현대의학이 제공하는 표준치료를 포기하고 전통적인 자연 식단과 친환경 생활습관을 융합한 접근법을 사용했다. '대체의학'을 사용한 것이 나샤 박사가 오늘날 암 생존자가 되고, 암 진단을 받기 전보다 더 건강하고 생기 넘치게 된 이유다. 그녀의 개인적인 경험은 대사질환에 기초한 암치료법의 기초를 형성하는 데 도움을 주었으며, 그녀의 요법을 다른 수천 명의 다른 환자가 실천할 수 있도록 했다. 환자들은 암을 극복했을 뿐만 아니라 전보다 더 건강해졌다.

암 환자는 표준 치료를 받다가 원하는 결과를 얻지 못하면, 다른 선택지로서 나샤 박사의 치료법을 선택한다. 어떤 사람에게는 마지막이자 유일한 희망이다. 나샤 박사의 보살핌 아래 표준 의학 모델을 엄격히 준수하는 환자보다 훨씬 나은 임상 결과(몇 케이스는 진짜 '기적'이라 할 수 있다)를 보이고 암과 함께 살아가는 삶의 질도 더 좋아졌다. 전통적인 음식, 유기농 완전식품, 영양이 풍부하고 치유적인 식이요법에 중점을 두고 있기 때문에, 나샤 박사는 환자를 치료하고 더 많이 교육시키고자 마스터 영양 치료사인 제스 히긴스 켈리Jess Higgins Kelley와 협력했다. 우리는 함께 암에 접근하는 더 좋은 방법이 있어야 한다는 것을 알았고, 그 방법을 발견했다.

다양한 분야의 전문가들과 함께한 수년간의 연구와 임상 실습 끝에, 우리는 성공적으로 암을 예방하고 관리하려면 반드시 유지해야 하는 '10가지 건강 영역'을 확인했다. 자연요법 분야에서 일반적으로 사용하는 용어인 '건강 영역'은 사람의 내부 및 외부의 생물학적 생태계를 의미한다. 신체는 완전한 생물체며, 모든 것이 서로 소통하고 상호 작용하는 시스템과 네트워크로 가득한 정원과 같다. 신체, 정원, 영역 등 여러분이 뭐라고 부르든 모두 같은 의미다. 모든 인간은 스트레스나 독소 노출, 감염 등과 같은 외부 사건에 반응하는 내부 시스템(혈액을 내뿜는 심장, 공기를 호흡하는 폐)을 가지고 있다.

인체의 생물학적 복잡성과 다양성을 이해한다는 것은 정원사가 각기 다른 채소를 기르는 데 필요한 환경 조건이 무엇인지 정확히 알고 있는 것과 비슷하다. 훌륭한 정원사는 채소를 풍부하게 수확하려면 토지와 씨앗 이상의 것이 필요하다는 것을 안다. 토양 생화학 지식, 다양한 종자에 필요한 요구 사항, 적절한 영양분 균형, 비료 및 물과 햇빛의 적절한 양 등을 알아야 한다. 또한 해충, 곤충, 잡초, 곰팡이, 균류가 토양이나 식물에 어떤 영향을 미치는지를 정확히 알아야 한다.

우리가 확인한 10가지 건강 영역은 정원 안에서 독립적으로 혹은 상호 관계를 유지하며 돌아가는 시스템과 유사하다. 주요 영양소 및 미량 영양소, 비타민과 미네랄이 적당량 들어 있는 식단을 섭취하고, 적절한 운동, 수면, 신선한 물, 햇빛, 사랑, 관심을 주면 몸은 건강한 정원과 같이 생명력을 채울 것이다. 반대로, 영양 대사를 방해하는 독성 물질과 화학 약품을 섭취하고 햇빛을 덜 받고 많은 스트레스를 받으면 몸은 생명력을 잃어버릴 것이다.

요점은 이것이다. 암은 오랜 시간 동안 좋지 않은 음식을 섭취하고 외부의 독성 환경에 노출돼 나타나는 질환이다. 따라서 우리는 암세포 하나하나와 끝없이 전쟁하는 대신 이미 망가진 10가지 시스템을 정상화하는 전략을 택해야 한다. 우리는 암을 공격하는 대신에 몸을 더 강하게 만들어야 한다. 신진대사 접근법의 유일한 부작용은 기분이 좋아진다는 것뿐이다. 훨씬 좋아진다. 실제로, 나샤 박사는 이 모델을 따라 해서 '기대 여명'을 훨씬 넘긴 수백 명의 4기암 환자들을 10년간 봐왔다. 앞으로 설명하겠지만, 건강 영역의 각 요소는 건강한 음식을 섭취함으로써 최적화된다.

건강 영역 10가지

대사적 관점에서 바라본 암치료의 핵심은 식이요법을 이용해 신진대사에 긍정적인 영향을 미침과 동시에 암을 유발하는 잘못된 식이 습관과 환경을 막는 것이다. 믿기 어렵겠지만 식이요법이 암의 10가지 특징ten hallmarks 각각에 영향을 미치는 것으로 밝혀지고 있다.[1] 음식은 성장인자의 발현을 억제하고 암세포의 전이를 막으며 궁극적으로는 암세포를 사멸시키는 가장 강력한 무기다. 2015년에 암 전문의인 키이스 블록Keith Block 박사는 180명의 과학자로 구성된 국제 위원회와 함께 '암 예방 및 치료를 위한 광범위한 통합 접근법 설계Designing a Broad-Spectrum Integrative Approach for Cancer Prevention and Treatment'라는 제목의 논문을 발표했다. 그는 이 논문에서 음식이 암의 발생 원인과 증식 및 전이에 미치는 영향을 구체적으로 규명했다. 또한 그는 암의 10가지 특징에 긍정적 영향을 끼칠 수 있는 식물 영양소 수십 가지를 확인했다.[2]

이것이 의미하는 바는 잘 먹는 것은 좋은 생각일 뿐만 아니라, 이 책 전체에서 논의할 특정 식물영양소phytonutrients가 암에 대해 입증된 약리 작용을 발휘한다는 것이다. 그리고 암에 관련한 식이요법이 많이 있지만, 몇 가지만 얘기하면 채식주의와 완전 채식주의, 산-알칼리 식이 및 부드비히 요법[역주: 코티지 치즈와 아마씨를 기본으로 하는 식이요법] 등이 틀렸음을 이 책에서 밝힐 것이다. 물론 이런 식이요법의 의도는 칭찬할 만하지만 근본적으로 결함이 있으며, 왜 그런지를 설명할 것이다. 특정 음식은 강력한 항암제 역할을 하지만 어떤 음식은 암이 성장하는 데 필요한 영양소로 작용할 수도 있다. 이 책은 여러분에게 이 두 종류 음식의 차이점을 가르쳐줄 것이다. 우리가 개발한 10가지 건강 영역을 이 책에서 권장하는 무독성 생활습관 접근법과 통합하면 여러분의 암 예방 또는 암 생존 능력은 기하급수적으로 늘어날 것이다.[3] 우리가 확인한 10가지 건강 영역은 암의 진행을 중단하고 예방하기 위해 우리가 균형을 회복하고 최적화를 해야 하는 인간의 생리적, 정서적 요소다.

건강 영역 10가지 (Terrain Ten™)

1. 유전적, 후성유전적, 영양유전적인 변이
2. 혈당 균형
3. 독성 축적 관리
4. 장내세균총의 재배치 및 균형 조정
5. 면역 체계 극대화
6. 염증과 산화스트레스의 조절
7. 혈액 순환을 좋게 하면서 혈관 신생 및 전이 억제하기
8. 호르몬 밸런스 확립
9. 스트레스 수준과 정상 바이오리듬 되찾기
10. 정신적, 정서적 웰빙 향상시키기

이 책에서는 건강 영역 10가지의 요소가 개별적으로 그리고 선형으로 제시되지만, 건강과 질병에 관한 역동적인 과정 속에서 10가지가 모두 함께 엮여 있음을 알게 될 것이다. 10가지는 개인의 건강 영역으로서 완전한 생태계를 구성하며, 각각은 서로에게 긍정적 혹은 부정적 영향을 끼친다. 모든 시스템이 연결돼 있어서, 정지된 호수에 돌을 던지면 표면 전체에 잔물결이 생기듯이, 하나의 건강 영역이 파괴되면 다른 영역에도 부정적인 영향을 미친다.

예를 들자면 높은 수준의 스트레스는 혈당 조절에 문제를 일으키고, 다음으로 높은 혈당 수준은 면역체계를 혼란시킨다. 요점은 10개의 건강 영역 요소 중 하나에서 문제가 발생할지라도 암은 이를 알아채고 증식하는 데 활용할 수 있다는 것이다. 따라서 우리의 치료 모델은 종양뿐 아니라 완전한 사람 전체whole person를 다룬다. 암은 건강 영역에서 균형을 잃었을 때 일어나는 부작용일 뿐만 아니라, 너무 많은 바위가 고요한 연못에 던져지면서 생기는 부작용이기도 하다. 우리가 전에 말했듯, 암은 하루아침에 마구잡이로 나타나지는 않으며, 갑자기 '발생'하는 것도 아니고, 운이 없는 것도 아니다. 정원에 있는 많은 잡초가 정원사에게 미네랄이나 토양에 잘못된 점이 있다는 경고이듯이 암은 감정적인, 정신적인 또는 육체적인 요소가 조화를 이루지 못하고 있다고 말하는 메신저다.

건강 영역을 다루는 각각의 장chapter에서는 현대 생활과 미국의 식품 피라미드, 당분 과다 섭취, GMO 식품, 현대 농업 관행, 가공된 콩, 곡물과 글루텐, 살충제, 항생제, 저지방 식단, 완전 채식, 가공식품, 영양결핍, 앉아서 일하는 생활방식, 스트레스와 더 많은 것들이 건강 영역의 불균형과 암의 진행에 어떻게 기여하는지 보여줄 것이다. 우리는 매일 건강 영역에 큰 손상을 받고 있다. 우리의 목표는 그 손상을 피하거나 적어도 최소화하는 방법을 알려주는 것이다. 비록 '완벽하게' 막을 수는 없지만 외부 환경을 바꾸지 않으면 손상된 내부 건강 영역을 정상으로 돌이킬 수 없다. 서양의학에 종사하는 의사조차 음식, 공기, 물, 공산품, 항생제, 살충제, 스트레스 요인 등이 우리의 건강영역에 큰 영향을 끼친다는 사실을 크게 고려하지 않는다. 우리는 이에 대한 경각심을 일깨우고자 한다. 암과 관련된 정확한 지식을 쌓는 것이야말로 암을 치료하는 가장 빠른 지름길이다. 그리고 그 지식 중 95퍼센트는 우리가 이 책에서 소개할 식이요법과 생활습관과 관련이 있다!

초점을 바꾸기

지구상의 모든 유기체는 살고 번식하기 위해 음식을 먹어 에너지를 만든다. 음식은 우리 몸이 도로를 따라 운전하는 데 드는 연료다. 에너지, 유전자, 건강 영역의 구조를 만들고 조절하는 재료 모두는 영양분에서 나온다. 간단히 말해, 음식과 음식으로부터 얻은 영양분은 생명을 유지하는 데 필요하다. 영양 상태가 불량해지면 증상(예: 두통, 피로, 체중 증가, 통증)이 나타나고 그 뒤엔 질병이 생긴다. 비타민D가 부족하면 구루병에 걸리며, 비타민C가 부족하면 괴혈병에 걸리고, 어머니가 엽산을 적게 섭취하면 아이에게 척추 이분증spina bifida이 생긴다. 음식이 없으면 우리는 대략 40일에서 180일 사이에 죽는다(이는 사람의 체중에 달려 있으며 일부 비만인은 5개월 이상 음식 없이 건강하게 생존할 수 있다!). 우리는 올바른 음식으로 치료할 수 있다. 신뢰가 다한 곳에 신뢰를 다시 주기 시작할 시점이다. 특정 음식 및 식습관은 우리를 260만 년 동안 살아남게 해주었다. 심층 영양과 신진대사적 접근법은 암에 대한 해답이다. 서양 의학이 식품에서 성분을 분리해 특허를 받을 만한 합성물을 만들려고 노력하는 동안 우리는 수백만 년째 우리를 유지하게 해준 유기농 완전식품과 단식 같은 식습관을 추천할 것이다. 그렇다. 먹지 '않는' 것도 강력한 약이다. 모든 식품에는 하나 이상의 유효 성분이 포함돼 있으며, 우리는 여러 성분의 시너지에서 치료적 힘이 나온다고 강하게 믿고 있다.

당분, 가공 곡물, 소다, 방부제, 첨가제, 트랜스 지방, 합성 오일, 살충제, 제초제, 유전자 변형 옥수수와 콩, 정크 푸드 등을 유기농, 자연 및 발효 채소, 골수 및 장기, 건강한 지방, 특정한 허브 및 적절한 수분 공급으로 바꾼다면, 건강 영역은 며칠 만에 변화한다. 암을 치료하는 수년 동안 우리는 그런 일이 일어나는 것을 수백 번 봐왔고 테스트해왔다. 후성유전학적 마커가 변하고, 혈당 수준이 떨어지고, 면역이 강화됐으며, 우울증이라는 안개가 제거됐다. 스트레스, 내분비와 수면 방해물, 그리고 환경 및 정서적 독소가 제거되고 평화와 목적성, 영양소, 독성 없는 제품, 휴식, 운동 그리고 건강한 관계로 대체된다면 신체는 믿을 수 없을 만큼 탄력적이 된다. 이 모든 요소는 DNA에 영향을 줄 만큼 강력하며, 좋은 약이다. 암은 그런 것을 좋아하지 않는다.

전에 들어봤겠지만 "우리는 우리가 먹는 것으로 만들어진다"란 말은 사실이다. 물론 우리는 한걸음 더 나아나갈 것이다. "모든 것은 단지 먹는 것으로 만들어질 뿐만 아니라, 음식 그 자체가 된다." 식품의 영양소에 대해 말하자면, 식품이 재배되는 토양의 품질 또한 중요하다. 동물에게 독성 식품을 먹이면 그 자체가 독성이 된다.

만약 동물에게 항생제, 호르몬, 유전자 변형 곡물 및 콩류를 먹이면, 항생제 내성이 높아지는 것은 물론이며 건강한 상태였다가도 의료 연금을 받아야 할 정도로 건강이 나빠진다. 우리의 접근 방식은 식품의 품질과 생체 적합성과도 깊이 연관된다. 모두에게 맞는 음식은 없으며, 있을 수도 없고, 있어서도 안 된다. 예를 들어, 음식을 계절에 따라 바꿔야 하며, 이는 여러분의 유전자가 우리에게 얘기해 준 것을 기반으로 한다. 우리는 각 장에 걸쳐 많은 영양유전학적 요소(유전자가 음식에 어떤 영향을 미치는지, 그리고 음식이 유전자에 어떤 영향을 미치는지를 의미한다)를 살펴볼 것이다.

이 책의 제목에서 알 수 있듯이, 우리는 암의 신진대사 이론을 지지한다. 신진대사 이론은 입증된 사실로, 암세포는 당을 연료로 삼으며 변형된 미토콘드리아 대사가 암의 궁극적인 원인이라는 이론이다. 실제로, 2016년 12월에는 1934년에서 2016년 사이에 실시된 200개가 넘는 연구를 메타분석한 뒤 정상세포와 암세포의 가장 중요한 차이점은 호흡과 에너지 생성 방법이라고 결론지었다.[4] 암세포는 원시적인 발효를 사용해 탄수화물을 비효율적으로 포도당으로 전환함으로써 급속한 성장을 유지하는 데 필요한 에너지를 만든다. 이는 4장에서 자세히 설명한다. 그러나 가장 중요한 발견은 지방산(식이성 지방)은 암세포가 발효시킬 수 없다는 사실이다. 따라서 케톤생성 식이요법은 현재까지 확인된, 암에 대한 가장 강력한 식이 접근법이다. 의사와 과학자인 오토 바르부르그와 토마스 세이프리드Thomas Seyfried, 도미닉 디아고스티노Dominic D' Agostino 그리고 발터 디 롱고Valter D' Longo와 떠오르는 몇몇의 학자들이 백여 년 동안 연구한 덕분에, 우리는 저혈당, 케톤생성 식이요법과 간헐적인 단식이 효과적인 항암 식이 프로그램이라고 확신할 수 있다.

우리는 10개의 건강 영역 요소 모두와 관련해 이를 논의한다. 우리는 우리 의견에 이끌리는 많은 사람이 있고, 그렇지 않은 사람도 많다는 것을 알고 있다. 우리의 접근법은 사람들에게 권한을 주는 것이 목표다. 슬프게도, 많은 암 환자가 식료품점 목록보다 새로운 자동차를 보는 데 더 많은 시간을 보낸다. 암을 예방하고 관리하기 위해 식이요법을 시행하려면 과정에 참여해야 하며 참여한다는 것이 쉬운 일은 아니다.

일반적인 의학은 환자를 수동적으로 만든다. 의사는 수술하거나 화학요법을 관리하고 환자는 시험 결과를 기다린다. 재래식 모델에서는 치유 권한이 의사에게 있고 궁극적으로 의사를 신뢰해야 했다. 하지만 우리는 환자가 그 과정에 적극적으로 참여할 때 진정한 치유가 된다고 믿고 있고 이를 반복적으로 목격했다. 우리가 제안하는 과정은 자신의 건강을 책임지고 생활습관을 바꾸려는 동기가 있는 사람을 위한 것이다. 자기 자신을 알게 될 것이고, 아마도 상상할 수 없던 것을 바꿀 수도 있을 것이다. 우리의 과정은 질문하는 것이지 대답을 회피하는 것이 아니다. 우리의 과정은 여러분이 암의 희생자이며, 그 과정에 통제권을 가지고 있지 않다는 관념을 되돌리는 것이다. 당신은 실제로 통제권을 가지고 있기 때문이다.

인식은 변화의 가장 큰 계기이다.

\- 에크하르트 톨레

적을 알고 너를 알라. 그러면 백번의 전투에서 결코 위태롭지 않을 것이다.

\- 손자

2장

여러분의 건강 영역 평가하기

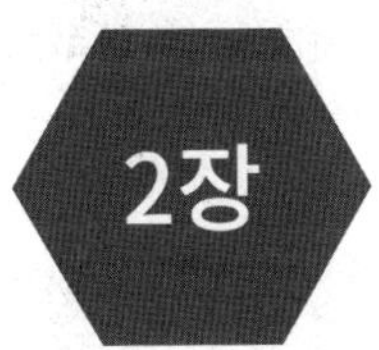

여러분이 암을 예방하기 원하거나, 최근 암 진단을 받았거나, 암에 걸렸다 나았다 하더라도, 암 발병에 영향을 주었거나 줄 수 있는 요소를 알아봐야 한다. 암을 진행시키는 잠재적인 핵심 원인을 식별하고 우선순위를 매기면 탈주트럭 같은 암에 제동을 걸 수 있다. 암 발병을 다스리는 메커니즘은 이름, 나이, 그리고 증상을 넘어서서 훨씬 다면적이며 서로 연결돼 있다. 긍정적인 견지에서 볼 때, 암 또는 암에 대한 걱정은 여러분의 삶이 얼마나 균형을 잃었는지를 알려주는 경고등 역할을 할 수 있다. 경고등을 확인한 후 삶을 바꿀지는 여러분이 결정해야 한다.

이 장에서는 건강역역 10가지와 연관된 질문에 답함으로써, 건강 영역 요소 중 어디에서 균형을 벗어났는지 확인하기 시작한다. 이 설문지는 암을 진단하거나, 치료하기 위한 것이 아니며, 단순히 여러분에게 균형의 중요성을 인식시키려는 목적이 있다. 종종 환자들은 "나는 암에 걸리기 전에는 정말 건강했어"라고 말한다. 그래서 암이라고 진단받으면 훨씬 큰 충격을 받는다. 그러나 이 설문지를 작성한 후 핵심을 주의 깊게 살펴보고 나면, "아하" 하는 순간이 시작될 것이다. 이 연습은 여러분이 어디에 먼저 집중해야 할지, 다음 단계는 무엇일지를 결정하는 데 도움을 줄 것이다. 이 질문지를 여러분을 강화하는 계획이라 여기도록 하라.

10개의 질문지에 있는 모든 질문에 답하는 것부터 시작하라. 그런 다음 각 섹션별로 "예"라고 답변한 수를 합하고, 어느 건강 영역이 가장 높은지를 기록하라. "예" 답변이 가장 많은 건강 영역은 우선 중점을 둬야 하는 영역이다. 모든 영역에서 점수가 높다고 해도 크게 당황하지는 마라. 많은 사람들이 그렇다. 목표는 단지 신체나 생활의 어떤 영역에 도움이 필요한지에 주목하고, 통제할 수 있는 것과 없는 것을 인식하도록 하는 것이다. 이 10가지 영역 중 하나를 다루기 시작하면, 전통 치료법에 더 잘 반응하도록 하고 치료로 발생하는 부작용을 줄일 수 있는 신체 능력을 크게 향상시킬 뿐만 아니라 처음부터 암을 더 강력하고 더 잘 예방할 수 있도록 도와준다. [역주: 표2.1의 1~4번은 유전자검사를 받아본 환자에게만 해당한다. 유전자검사를 받아본 적이 없는 환자들은 모르는 문항은 아니요를 체크하면 된다.]

표 2.1 유전 및 후성유전

1. BRCA1 이나 BRCA에 양성 반응을 보인 적이 있는가(유전자가 있는가)?	예	아니요
2. CPCAM을 비롯한 다른 유형의 유전자 돌연변이에 양성 반응을 보인 적이 있는가? MU 11 MSI12. MSX16 PMF2 RD 아니면 TPY53에 양성반응을 보인 적이 있는가? 모르면 '아니오'에 체크하라.	예	아니요
3. MTHFR 돌연변이에 이종 혼합 접합 또는 동형접합인가?	예	아니요
4. VDR, COMT 또는 CYP1D1에 이종혼합 또는 동형 접합인가?	예	아니요
5. 암에 대한 가족력이 있는가?	예	아니요
6. 여러분의 조부모님이 대공황, 다른 유형의 기근, 자연 재해 또는 거대한 스트레스에 영향을 받았는가?	예	아니요
7. 여러분의 부모님이 많은 양의 스트레스나 환경 독소에 노출되어 있었는가?	예	아니요
8. 여러분을 임신한 동안에 어머님이 담배나 마약, 약을 복용한 적이 있는가?	예	아니요
9. 어렸을 적에 정신적 외상(trauma)을 경험한 적이 있는가?	예	아니요
10. 처방전 없이 구입 가능한 약을 포함해 의약품을 복용하고 있는가?	예	아니요
"예" 의 총 숫자:		

이 분야의 점수가 높으면 3장을 주목하라.

표 2.2 혈당 균형

1. 단 것을 좋아하는가?	예	아니요
2. 야식을 먹지 않고는 잠들기가 어려운가? 밤에 배가 고파서 깨는가?	예	아니요
3. 식사를 건너뛰거나 연기되면 배고파서 짜증나는가?	예	아니요
4. 정기적으로 아침 식사를 건너뛰는가?	예	아니요
5. 당분 기반의 음식(예 : 사탕, 쿠키, 케이크, 탄산음료, 빵, 와플)을 가장 좋아하는가? 이런 음식이 자신에게 '위안을 주는 음식'이라 생각하는가?	예	아니요
6. 하루에 25g 보다 많은 당을 먹는가(한 잔의 탄산음료, 초코바 또는 향료첨가 요구르트)?	예	아니요
7. 체지방 함량이 25퍼센트 이상인가?	예	아니요
8. 피곤할 때나 식사 후에 당분을 먹고 싶은가?	예	아니요
9. 가족 구성원 중 대사증후군, 저혈당, 당뇨병 전기, 인슐린 저항성, 다낭성 난소증후군(PCOS), 췌장염, 췌장암 또는 1형/2형 당뇨병 병력이나 진단을 받은 적이 있는가?	예	아니요
10. 주 3회 이상 음주를 하는가?	예	아니요
"예" 의 총 숫자 :		

이 분야의 점수가 높으면 4장을 주목하라.

표 2.3 독성 부하

1. 독성 폐기물 처리 부지 또는 공장부지, 군사 기지, 산업 단지, 농업 지역 또는 공항 근처에서 지금 살고 있거나 예전에 살았는가?	예	아니요
2. 향수나 경유의 냄새 같은 것에 환경 민감성이 있는가?	예	아니요
3. 전자레인지, 휴대전화 또는 컴퓨터를 총 하루 3시간 이상 사용하는가?	예	아니요
4. 집이나 정원 또는 애완동물에게 살충제나 제초제를 사용하는가?	예	아니요
5. 유기농이 아닌 바디케어나 가정용 세제(샴푸 또는 세탁 세제)를 사용하는가? 전문적으로 염색을 하는가?	예	아니요
6. 옷을 드라이클리닝하거나 눌음방지 코팅된 조리 기구를 사용하거나, 여과되지 않은 물을 마시거나, 플라스틱 용기에 담긴 음료를 마시거나 음식을 플라스틱 용기에 저장하는가?	예	아니요
7. 1차, 2차 또는 3차 담배 연기 노출 기록이 있는가?	예	아니요
8. 수은 충전재를 가지고 있거나, 치과 업계에서 일하거나, 일주일에 3번 이상 생선을 먹거나, 납을 포함한 중금속에 노출 된 적이 있는가?	예	아니요
9. 석면이나 중금속 같은 독성 화학 물질에 노출된 적이 있는가?	예	아니요
10. 땀을 잘 흘리지 못하는가?	예	아니요
"예" 의 총 숫자 :		

이 분야의 점수가 높으면 5장을 주목하라.

표 2.4 장내세균총 및 소화기능

1. 제왕 절개를 통해 태어났는가?	예	아니요
2. 1살 이전에 분유를 먹었는가?	예	아니요
3. 이제까지 손 소독제나 항균 비누를 사용 했는가?	예	아니요
4. 소장세균 과증식(SIBO), 궤양성 대장염. 크론병, 또는 결장암으로 진단받은 적이 있는가? 가스, 더부룩함, 설사나 변비 같은 소화기 증상이 있는가?	예	아니요
5. 평생 동안 한 가지 이상의 항생제를 복용한 적이 있는가? 또는 대장 내시경 검사를 위해 권장되는 준비를 완료한 적이 있는가? (둘 중 하나라도 맞으면 대답하라.)	예	아니요
6. 비유기농 고기나 비유기농 유제품을 섭취하는가?	예	아니요
7. 항암 화학 요법을 받은 적이 있는가?	예	아니요
8. 아세트아미노펜(타이레놀), 아스피린 또는 이부프로펜(모트린 또는 애드 빌)과 같은 비스테로이드계 항염증제(NSAID)를 1년에 2번 이상 복용하는가?	예	아니요
9. 일반적으로 하루에 여러 종류의 채소를 6접시 이하로 섭취하는가?	예	아니요
10. 파스타, 빵 또는 쿠키 같은 가공된, 유기농이 아닌 곡물을 한 달에 한 번 이상 먹는가?	예	아니요
"예" 의 총 숫자		

이 분야의 점수가 높으면 6장을 주목하라.

표 2.5 면역기능

1. 비타민D 수치가 50ng/mL 미만이라고 들었는가?	예	아니요
2. 류마티스 관절염과 같은 자가면역질환에 걸렸었거나 가족력이 있는가?	예	아니요
3. 열을 내리려고 처방전 없이 구입할 수 있는 의약품을 사용했는가?	예	아니요
4. 다음 중 하나의 병력이 있는가? 엡스타인 바 바이러스(전염성 단핵구증을 일으킬 수 있음), 인간 유두종 바이러스 (HPV), 거대 세포 바이러스(CMV), 성병(STI 또는 STD), 대상 포진, 라임병, 효모 감염, 또는 기생충.	예	아니요
5. 다음 중 하나에 해당하는가? (1) 결코 아픈 적이 없다. (2) 항상 감기를 달고 산다.	예	아니요
6. 알러지가 있는가(계절성 알러지, 천식, 두드러기 또는 특정 음식 알러지)?	예	아니요
7. 셀리악병이나 글루텐 불내증 진단을 받았는가?	예	아니요
8. 계절 인플루엔자, 대상포진 또는 여행에 필요한 백신 접종을 포함한 예방 접종을 받은 적이 있는가? 또는 어떤 유형이라도 면역 요법을 처방받았는가?	예	아니요
9. 스테로이드를 복용한 적이 있는가?	예	아니요
10. 다섯 살 미만의 자녀가 집에 살고 있는가? 학교, 병원 또는 의료 환경에서 일하는가?	예	아니요
"예" 의 총 숫자		

이 분야의 점수가 높으면 7장을 주목하라.

표 2.6 염증

1. 습진, 건선, 여드름, 홍조, 뾰루지 등의 병력이 있는가?	예	아니요
2. 관절염 진단을 받은 적이 있는가? 아니면 관상 동맥 질환이 의심되는가?	예	아니요
3. 허리 통증이나 엉덩이 통증을 포함해 지속적이거나 간헐적인 통증 패턴이 있는가?	예	아니요
4. 염증성 장질환(크론병이나 궤양성 대장염)이 있는가?	예	아니요
5. 튀김이나 패스트푸드를 먹는가?	예	아니요
6. 알려진 음식 알러지가 있는가? 역류성 위염이 있는가?	예	아니요
7. 통증 관리를 위해 비스테로이드 항염증제(NSAID)에 의존하는가?	예	아니요
8. 지금껏 스트레스를 많이 경험했는가?	예	아니요
9. 일주일에 5일 이상 고강도 운동을 하는가?	예	아니요
10. 과체중이거나 술을 마시는가? 하루에 6종류 이하의 채소를 섭취하는가?	예	아니요
“예” 의 총 숫자		

이 분야의 점수가 높으면 8장을 주목하라.

표 2.7 혈액순환과 혈관신생

1. 쉽게 멍드는 편인가?	예	아니요
2. 혈액 응고장애로 진단받은 적이 있는가?	예	아니요
3. 혈색소 침착증이나 높은 페리틴 수치(높은 철분 저장 수치)로 진단받은 적이 있는가?	예	아니요
4. 심부정맥 혈전증(DVT) 병력이 있는가?	예	아니요
5. 폐색전증(PE)의 병력이 있는가?	예	아니요
6. 혈압이 높거나 낮은가?	예	아니요
7. 하루에 약 2리터 이하의 물을 마시는가?	예	아니요
8. 항응고 약물(예를 들어, 와파린〔쿠마딘〕, 이녹사파린〔러브녹스〕)을 복용하는가?	예	아니요
9. 혈압을 조절하는 약물 치료를 받고 있는가? 매일 아스피린을 복용하는가?	예	아니요
10. 일주일에 3번, 30분 미만으로 운동하는가?	예	아니요
"예" 의 총 숫자		

이 분야의 점수가 높으면 9장을 주목하라.

표 2.8 호르몬 균형

1. 피임약을 복용한 적이 있는가? 인체 동일형 호르몬이나 표준 호르몬 대체 요법, 스테로이드 치료, 불임 치료 및 호르몬 차단 요법을 받은 적이 있는가?	예	아니요
2. (여성) 월경전증후군(PMS) 병력이 있는가? 생리주기가 불규칙하거나 섬유질 유방인가? 갱년기 증상이 있는가?	예	아니요
3. (남성) 성기능에 변화가 있었거나 발기 부전 진단을 받았었는가?	예	아니요
4. 성욕이 낮은가?	예	아니요
5. 유산을 포함한 불임 문제를 겪은 적이 있는가?	예	아니요
6. 갑상선 장애로 진단받은 적이 있는가?	예	아니요
7. 부신 피로 진단이나 코티솔 수치가 낮다는 진단을 받은 적이 있는가?	예	아니요
8. 정기 검진에서 4.5kg 이상의 체중 변동이 있었는가?	예	아니요
9. 가게에서 영수증을 취급하거나, 플라스틱 병으로 음료를 마시거나, 파라벤에 노출되거나, 동물성 단백질을 섭취하거나, 한 달에 한 번 이상 비유기 동물성 단백질을 섭취하는가?	예	아니요
10. 저지방 다이어트를 시도한 적이 있는가?	예	아니요
"예" 의 총 숫자		

이 분야의 점수가 높으면 10장을 주목하라.

표 2.9 스트레스와 바이오리듬

1. 스트레스가 많이 받은 후에 증상이 타나나거나 나쁜 검사 결과를 받은 적이 있는가? 암 진단을 받았다면 스트레스를 많이 받은 기간 후에 진단을 받았는가?	예	아니요
2. 밤늦게 활동하는 야행성향이 있는가? 밤에 일하는 직장에 다녔거나 밤늦게까지 아이를 돌본 적이 있는가?	예	아니요
3. 여러 시간대를 걸쳐서 자주 여행하는가? (시차가 많은 여행)	예	아니요
4. 밤에 잠잘 때 빛에 노출되는가 ? (예 : 가로등이나 TV)	예	아니요
5. 쉽게 피로감을 느끼는가?	예	아니요
6. 종종 짠 음식을 먹고 싶은가?	예	아니요
7. 밤에 8시간미만으로 자거나 밤 11시 이후에 잠자리에 드는가?	예	아니요
8. 오후 5시 이후에 컴퓨터나 TV 화면을 보는 시간이 있는가?	예	아니요
9. 야외활동에 하루 15분미만을 쓰고 있는가?	예	아니요
10. 매일 높은 스트레스를 경험한다고 생각하는가?	예	아니요
"예" 의 총 숫자		

이 분야의 점수가 높으면 11장을 주목하라.

표 2.10 정신적 및 정서적 건강

1. 과민증, 감정기복, 불안감을 경험한 적이 있는가?	예	아니요
2. 정신장애로 진단받았는가(양극성 장애, 우울증, 불안증 등)?	예	아니요
3. 쉽게 화를 내는가?	예	아니요
4. 다른 사람들의 에너지나 반응에 민감한가?	예	아니요
5. 경쟁해야 하는 상황이거나 경쟁에 대해 반복적으로 생각해 본 적이 있는가?	예	아니요
6. 특정 상황에서 진실을 말하기가 어려운가?	예	아니요
7. 마약이나 술, 섹스, 쇼핑, TV, 도박, 게임에 빠진 적이 있는가? 약을 인터넷에서 찾아 자가 처방해 먹은 적이 있는가?	예	아니요
8. 좋은 지원 체계가 부족하다고 느끼는가(예를 들어, 지지하는 배우자, 친구, 영적인 공동체)?	예	아니요
9. 목적이 없다고 느끼는가?	예	아니요
10. 감사와 기쁨을 느끼기 어려운가?	예	아니요
"예"의 총 숫자		

이 분야의 점수가 높으면 12장을 주목하라.

종양 전문의에게 물어볼 10가지 질문

질문하는 것을 두려워하지 마라. 기억하라, 여러분은 의사에게 돈을 지불하고 그들은 여러분을 위해 일한다. 여러분 스스로를 암 치료 과정의 CEO라 생각해보라. 여러분의 의사나 치료사는 이사회의 멤버다. 다음은 어떻게 삶을 돌볼지를 주제로 의사와 상담할 때 물어 볼 수 있는 10가지 질문의 예시다.

1. 화학 요법, 방사선 및 수술이 암줄기세포를 목표로 삼지 않으며 사실상 암줄기세포의 증식을 자극할 수 있는데, 암줄기세포를 치료하기 위해 무엇을 할 계획입니까?
2. 건강한 세포의 DNA 또는 미토콘드리아 손상을 어떻게 막을 계획입니까?
3. 이 치료를 왜 기대하고 있고, 기대하는 근거는 무엇입니까?
4. 이 치료 과정에서 전반적으로 기대하는 바는 무엇입니까? 완화(삶의 질 향상)인가요?
5. 가능한 위험은 무엇이며 의료팀은 예측 가능하지만 나쁜 결과가 나온다면 어떻게 처리할 건가요?
6. 의사 선생님께서 제공할 수 없는 치료법이 있습니까? 의사 선생님이 저와 같은 암에 걸렸다면 어떻게 할 것입니까?
7. 제가 만약 선생님이 권하는 것을 선택하지 않으면 암이 진행되는 과정은 어떻게 됩니까? (예를 들어 제 생존 기간은 어떻게 되겠습니까?)
8. 선생님은 암의 통합 요법에 개방적이신가요? 그리고 저를 돌보고 있는 통합 종양학 전문가와 함께 일할 용의가 있으십니까?
9. 통합 종양학, 영양학 또는 통합의학에 대한 경험이 있거나 교육을 받으신 적이 있습니까?
10. 선생님은 저를 치료하고 있는 팀 전체와 의사소통하면서 제 개인적인 선택을 지지할 의향이 있습니까?

이제 암 진행을 촉진할 수 있는 각 건강 영역의 요소에 대한 정보를 얻었기에, 어떻게 변화하고 싶은지 계획할 차례다. 건강관리를 계획하는 측면에서는 자신이 주인이라 걸 기억하라. 보통 암과 관련한 응급상황은 진단받았을 때의 쇼크 때문에 일어난다. 암과 관련한 응급의료 상황도 발생하지만 이는 매우 드물다. 예후가 나쁘다 하더라도 대부분의 경우, 건강 영역을 탐색해 어떤 치료가 가장 적합한지 그리고 모든 단계에서 신체 건강을 어떻게 유지할 수 있을지 선택할 시간이 있다.

암을 진단받으면 두려움 때문에 자신을 신뢰하기 어렵다는 것을 이해한다. 특히 환자들은 종종 암과 싸우는 개인적인 전쟁에 놀라운 속도로 휩쓸린다. 의사들은 여러분은 즉시 치료를 받아야 하고 치료 거부는 곧 사형선고라고 말할 수도 있다. 게다가, 인터넷에서 찾은 엄청난 양의 정보와 가족과 친구로부터 받은 제안은 좋은 의도라도 모두 큰 스트레스와 혼란으로 귀결될 수 있다. 암 진단을 받은 사람들 대부분은 모두 7가지 단계의 슬픔을 경험하게 된다. 충격이나 불신으로 시작하고 그 다음엔 부정, 협상, 죄책감, 분노, 우울을 거쳐 마침내는 암을 받아들이며 희망을 갖는다. 우리가 제시하는 최선의 충고는 삶의 속도를 늦춰 여유를 갖고 심호흡을 하면서, 이 책을 읽고 자신을 신뢰하고 빨리 희망으로 가득 차도록 하는 것이다!

암은 종종 마라톤과 같아서 자신의 페이스대로 가야 한다. 암에 걸린 것은 아마도 여러분이 항상 원하던 휴가를 가져야 할 때이거나, 여러분이 사랑하는 일에 더 많은 시간을 쏟을 기회일지도 모른다. 우리는 암이 인생 최고의 선생님이 되고 평생 동안 경험한 최고의 여행이 되는 경우를 수백 번씩 봐왔다. 그리고 기억하라. 어떤 진단을 받았든 간에 '암은 사형선고가 아니다'. 따라서 의사가 여러분에게 예상 수명을 말하더라도 결코 믿지 마라. 기적은 매일 발생하므로 결코 희망을 잃지 마라.

이제 각 건강 영역 요소와 암에 대한 특정한 신진대사 접근법을 자세히 살펴볼 시간이다. 우리가 직접 치료한 환자들이 받은 영감과 성공을 여러분도 얻기 바란다.

유전자는 환경에 의해 켜지거나 꺼지거나 변경된다. 우리가 먹는 것, 우리를 둘러싼 사람들 그리고 우리가 삶을 어떻게 영위하는가에 달려 있다.

—린 맥타가트(Lynne McTaggart),

『생각의 힘을 실험하다(The Intention Experiment)』의 저자

후성유전은 유전자 코드를 바꾸는 게 아니라 그 발현에 영향을 미친다. 완벽하게 정상적인 유전자라도 암이나 죽음을 불러올 수 있다. 반면 올바른 환경에서는 돌연변이 유전자라도 발현되지 않을 수 있다. 유전자가 설계도라면 후성유전은 실행하는 하청업자다.

—브루스 립턴 박사,

『당신의 주인은 DNA가 아니다(The Biology of Belief)』의 저자

3장

유전학, 후성유전학, 영양 유전학

– 물려받은 것, 조절할 수 있는 것

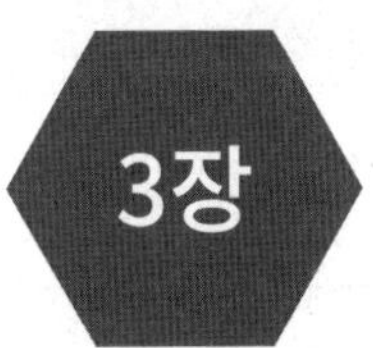

3장

유전자로 미래의 건강을 예측할 수 있다는 이론은 지난 20년간 점점 오류임이 드러나고 있다. 더 이상 DNA가 우리의 운명이라고 할 수 없다. 오히려 유전자가 전등 스위치 같은 역할을 한다는 것을 알아냈다. 예를 들어, BRCA가 있다는 것이 미래에 유방암이 생기리라는 것을 의미하지는 않는다. 우리 유전자는 식습관, 생활양식, 스트레스를 아우르는 환경 요인에 따라 켜지거나 꺼진다. 후성유전학 분야의 연구진은 유전자 스위치를 켜고 끄는 환경적 '손가락'을 연구해 우리 게놈이 실제로 어떻게 작동하는지를 알아냈다. 인간의 완전한 DNA 세트인 게놈은 우리 몸 곳곳에 퍼져 있는 수십억 개의 크리스마스 전등이라고 생각할 수 있다. 열악한 식단이나 발암성 독소에 노출되는 등 후성적 요인이 그런 '손가락' 역할을 해 반짝이는 전등처럼 발현된 유전자를 꺼뜨려 침묵하게 만든다. 운동을 너무 많게 하거나 적게 하는 것, 트라우마,

감염, 식품 알레르기, 가공식품 같은 화학적 스트레스 요인, 불소나 중금속 같은 환경독소, 정서적 또는 경제적 스트레스, 자녀나 배우자 또는 사랑하는 사람과 관련된 문제 등 모든 것이 유전자 발현에 영향을 미친다. 생각할 때마다, 음식을 먹을 때마다, 라이프스타일을 선택할 때마다 유전자는 조절된다. 우리는 웃을 수도 있고 찡그릴 수도 있는 입을 가지고 있다. 우리가 어떤 표정을 지을 것인지는 우리가 처한 환경에 달려 있는 것이다.

인간의 진화는 우리 유전자가 지난 몇 백만 년 동안 환경에 적응함으로써 이루어졌다. 이런 진화 덕분에 현재 우리 몸이 침팬지나 유인원과는 달리 털로 덮여 있지 않다. 우리 유전자는 환경에 따라 변화할 수 있고 항상 그래왔다. 착한 아이라도 부정적인 영향에 노출되면 나쁜 성향을 띨 수 있는 것처럼 우리 유전자도 어떤 요인에 노출되느냐에 따라 유해한 유전자를 발현할 수도 있고 이로운 유전자를 발현할 수도 있다. 열악한 식단은 미토콘드리아에 손상을 줘 암을 촉진하는 종양유전자를 활성화할 수 있다. 하지만 200만 년 이상 인간이 영위해 온 식단, 즉 유전학적으로 적응된 식단은 종양유전자를 잠재우고 미토콘드리아를 건강하게 해주었다. 기존 의학에서 암의 근본원인으로 간주되는 유전자 돌연변이는 '후성유전학적 요인으로 변경'할 수 있다.[1] 실제로 유전자는 전체 암 가운데 5퍼센트에서 10퍼센트의 원인이고 그러한 원인이 되는 유전자 대부분은 미토콘드리아의 호흡과 관계돼 있다. 암을 유발하는 것은 유전자가 아닌 미토콘드리아 손상이다. 암 유전자를 물려받았더라도 미토콘드리아가 손상되지 않는다면 암은 발생하지 않는다.[2]

게다가 유전자 건강은 전적으로 우리가 먹는 음식과 그것이 신체에서 어떻게 대사되는지에 달려 있다. 최근 떠오르는 분야인 영양유전체학nutrigenomics이라는 학문은 식단과 유전자 사이의 상호작용을 연구한다. 이 분야에서 지금까지 밝혀진 사실은 상당히 의미심장하다. 예를 들면, 짙은 녹색 채소는 메틸화 같은 후성 변형 과정을 통해 유전자 발현에 영향을 줄 수 있다(이 장의 뒷부분에서 설명한다). 즉 엽산, 비타민 B_{12}, 차의 폴리페놀, 십자화과 식물[역주: 배추과라고도 한다. 배추, 무, 겨자, 양배추, 브로콜리, 케일 등이며 항암성분이 가장 많은 채소로서 암 환자들에게 추천하는 식물 종류다] 같은 식이화합물이 DNA에 작용해 항암 기능을 한다는 것이 점점 확실해지고 있다.[3] 식습관과 유전자 건강 사이에 부인할 수 없는 연관성이 밝혀지고 있으며, 이제는 우리가 이 지식을 활용할 때가 됐다.

이 장에서는 유전자, 후성유전자 개념을 쉽게 이해할 수 있도록 설명하고 인류가 수렵채집생활에서 농경생활로 진화함에 따라 변화된 식이습관이 어떻게 우리 게놈에 부정적인 영향을 끼쳤는지 알아볼 것이다. 이것을 이해하는 것이 매우 중요하다. 그 이유는 BRCA 유전자 돌연변이 양성 판정을 받은 사람 중 일부가 암을 예방하고자 자신의 유방을 제거하는 극단적인 선택을 하고 있기 때문이다. [역주: 어머니를 난소암으로 잃은 영화배우 안젤리나 졸리는 BRCA 유전자 양성으로 진단받고 나서 예방 차원으로 유방, 난소 절제술을 받았다.] 자신의 건강과 생명을 지키고자 내린 결정이 옳은지 그른지 말하려는 것이 아니다. 우리는 이 장에서 BRCA1이나 MTHFR(잠시 후에 설명할 것이다) 같은 SNPs[역주: DNA 염기서열에서 하나의 염기서열(A,T,G,C)의 차이를 보이는 유전적 변화 또는 변이를 단일 핵산염기 다형현상Single Nucleotide polymorphism, SNP라고 하며, 스닙 혹은 스닙스라고 읽는다. 개인의 유전적 차이는 SNPs의 차이에서 온다고 할 수 있다. 위키백과 참고] 등 악명 높은 유전자가 양성이더라도 올바른 식이와 다른 건강 영역을 조정한다면 죽음으로 내몰리지 않을 수 있다는 것을 보여줄 것이다. 그러나 BRCA1 유전자가 양성임에도 건강 영역을 최적화하는 식이요법과 생활습관을 실천하지 않는 사람은 경우에 따라 암 발병 확률이 85퍼센트나 높아진다. 반대로, 암을 예방하고 건강을 지키는 실천에 집중하면 암을 피할 가능성을 현저히 높일 수 있다. 이 책은 심층 영양과 독성에 대한 이해를 높여서 스스로 참여 가능한 접근법을 제시하고자 한다. 우리가 살아가는 방식이 유전자의 운명을 결정한다. 심층 영양, 운동, 수면, 스트레스 관리, 건강한 관계 같은 긍정적인 후성유전인자에 노출된다면, 우리 유전자는 찡그림과 질병이 아니라 미소와 건강을 발현할 것이다. 그렇게 단순한 문제였나? 여러 면에서 그렇다. 하지만 먼저 DNA와 유전자를 가능한 한 간단명료하게 설명해보자. 유전학의 아주 복잡한 개념을 쉽게 이해하려면 말이다.

유전자를 만나다

유전학은 유전자, 유전자 변이 및 유전이라는 현상에 관한 학문이다. 유전자는 부모가 아이에게 물려주는 DNA의 분절이다. DNA는 분자들이 이중 나선 구조로 배열돼 있는데 그 모양이 나선형 계단과 비슷하다. 이 나선형 계단의 각 층계는 유전자의 알파벳이라고 하는 아데닌(A), 티민(T), 시토신(C) 및 구아닌(G)의 네 가지 핵염기 중 두 개가 짝을 이뤄 염기쌍이 돼 있다. 네 가지 염기가 특정한 순서로 배열된 시퀀스(예를 들어, ATCGTT 또는 ATCGCT)는 세포가 단백질을 합성하는 데 필요한 레시피를 담고 있다. 세포는 이 시퀀스의 지시대로 효소, 항체, 호르몬 같은 단백질을 만들어낸다. 이처럼 DNA 코드에 담긴 유전적 정보를 단백질로 코딩하는 과정을 유전자 발현이라고 한다. 하지만 DNA에 어떤 유전자가 담겨 있다고 해서 그 유전자에 해당하는 단백질이 반드시 발현되는 것은 아니다. 유전자가 발현되려면 이 과정을 활성화할 무엇인가가 필요하다.

머리카락이나 피부 색깔같이 겉으로 보이는 특성을 '표현형phenotype'이라고 하며 유전자와 환경 간 상호작용의 결과로 나타난다. 예를 들면, 적도 지역에서 이주해 온 선조들은 수백 세대에 걸쳐 피부 색깔이 점점 옅어졌는데 이는 비타민 D를 더 잘 흡수하게끔 인체가 적응한 것이다. 이러한 적응은 수천 년이 걸리는 과정이다. 하지만 지금은 여태껏 겪어보지 못한 엄청난 양의 환경요인과 가공음식에 날마다 노출되고 있기 때문에 우리 DNA가 적응할 여유가 없다. 인류가 갑자기 달에 이주해 완전히 다른 환경에 놓인 것과 다름없는 상황이다. DNA가 손상되면 돌연변이가 발생할 수 있다(DNA를 손상시키는 요인들을 이 책에서 논의할 것이다). 돌연변이는 DNA 코드의 일부를 삭제하거나 대체하므로 DNA 서열을 영구적으로 바꿔놓는다.

유전자 돌연변이는 두 종류로 나뉜다. 하나는 생식계열 돌연변이로서, 부모로부터 물려받은 돌연변이는 자식 몸의 모든 세포에 평생 동안 존재한다. 또 다른 하나는 체성 돌연변이로서 태어난 이후 발생한 돌연변이다. 체성 돌연변이가 발생했더라도 그것이 항상 암을 유발하는 것은 아니다. 체성 돌연변이는 식단, 라이프스타일(스트레스, 수면, 운동 등), 담배연기나 농약과 같은 발암물질에 대한 노출, 바이러스, 영양결핍, DNA 복제나 세포분열 결함과 같은 다양한 요인의 결과물이다. 세포가 분열할 때마다 돌연변이가 발생할 가능성이 항상 존재하는데 자주 분열하거나 돌연변이를 유발하는 독소에 노출될수록 가능성은 더 커진다. 인체는 일생동안 평균 1경(10억×100만×10)번 이상 세포분열을 겪는다. 하루에도 어마어마한 수의 세포분열이 일어나는데 이 와중에 수천 번의 체성 돌연변이가 발생한다. 이 돌연변이는 경우에 따라 건강한 세포를 암세포로 바꾼다.

날마다 발생하는 DNA 돌연변이가 항상 암으로 발전하는 것은 아니다. 그 이유는 우리 세포에는 DNA 돌연변이를 수리할 수 있는 점검과 안정화라는 내장 시스템이 있기 때문이다. 이 시스템은 게놈 감시 시스템으로서 종양(형성)유전자를 침묵시키는 역할도 한다. 거의 모든 암세포는 게놈 감시 시스템이 잘못돼 있다. 이 결함 때문에 발생한 돌연변이 세포 가운데 정상세포보다 생존과 분열을 더 잘하는 비정상세포가 곧 암세포다. 암세포에서 발견되는 가장 흔한 돌연변이 유전자는 TP53[역주: 암 억제 단백질인 p53의 암호화된 유전자 형태]이다. TP53은 p53 단백질을 인코딩하는 종양억제유전자로서 정상상태에서는 돌연변이가 있는 불량한 세포가 성장하거나 분열하지 못하게 한다. 이 종양억제유전자에 돌연변이가 발생하면 감시 시스템이 작동하지 않아 무한증식이 시작된다. 이러한 무한증식은 암을 규정하는 특징 중 하나다.

나아가서 TP53 돌연변이는 세포 대사까지 바꿔 세포생존에 필요한 에너지 대사를 발효 경로에 의존하도록 한다. 세포의 호흡이 발효로 대체되면 이상 세포는 암 발생의 특징인 조절되지 않는 성장을 한다.

가장 잘 알려진 암 관련 유전자인 BRCA1과 BRCA2는 유전자 복구와 미토콘드리아 기능에서 중심적인 역할을 한다. 돌연변이가 발생해 BRCA1과 BRCA2의 기능이 상실되면, DNA 복구에 필요한 단백질 복합체가 형성되지 못한다. 이 때문에 우리 몸의 세포는 식품이나 개인 위생용품 등에 존재하는 화학적 발암물질같이 DNA에 손상을 일으키는 물질에 취약해진다(발암물질은 5장에서 자세히 설명한다). 다행스럽게도 십자화과 식물처럼 DNA와 미토콘드리아의 손상을 수리하는 기능이 있는 음식이 많이 있다. 하지만 먼저 앞서 말한 생식계열 돌연변이와 체성 돌연변이와는 또 다른 유형의 유전자 돌연변이를 살펴봐야 한다. 단일염기다형성Single-nucleotide polymorphisms은 SNPs('스닙스'라고 발음한다)라고 불리며 부모로부터 물려받는 유전자 변이다. 개인의 SNPs

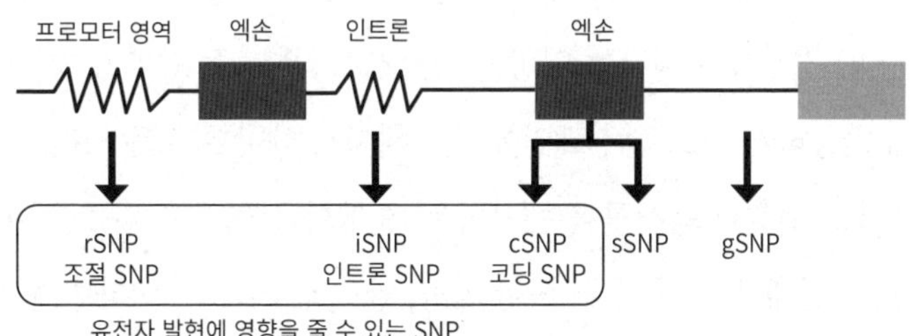

[• 프로모터 영역: 전사(DNA에서 RNA를 합성하는 단계)의 시작에 관여하는 유전자의 상위 영역.
• 엑손: DNA 염기서열 중 단백질의 구성정보를 담고 있는 부분
• 인트론: 단백질을 만드는 데 관여하지 않는 DNA 부분]

에 대한 분석은 개인화된 의학에서 중요하다. 많은 4기 암 환자를 상대하며 나샤 박사가 거둔 성과와 우리가 수년간 경험한 바에 의하면 각 개인의 SNPs 평가가 핵심 요소라고 할 수 있다.

단일염기다형성이란

하나의 세포가 두 개의 동일한 세포로 나뉘는 것을 유사분열 또는 세포분열이라고 한다. 낡은 세포를 교체하고 성장하려고 유사분열이 일어난다. 세포는 유사분열에 앞서 자신의 DNA를 복제함으로써 이후 분리된 각 세포는 완전한 유전정보를 유지한다. 하지만 DNA를 복제하는 과정에서 종종 오류가 발생하는데 DNA 서열의 특정 지점에서 원래의 정보와는 다른 변이가 일어난다. 이를 SNP이라고 한다(세포가 딸꾹질했다고 표현하는 사람도 있다). 인간 게놈에 약 천만 개의 SNP이 있을 것으로 추정된다. DNA 서열의 특정 지점에서 변이가 일어났음에도 불구하고 세포 기능에 아무런 영향을 미치지 않는 경우가 있는 반면, 어떤 경우에는 심각한 영향을 끼치기도 있다. 즉, 인체가 약물에 다르게 반응하게 하고 환경요인에 민감해지게 하며 호르몬 처리 능력을 저하하고 섭취한 음식물을 대사하는 데 영향을 미치고 우울증이나 질병에 더 쉽게 걸리게 한다. 또한 지방, 알코올, 카페인, 비타민D, 유황, 젖당의 대사에도 영향을 준다. 이와 관련된 특정 SNPs를 이 책의 뒤에서 다룰 것이며 지금은 암과 관련해 광범위한 영향을 미치는 SNP인 MTHFR를 알아보자.

MTHFR은 메칠렌테트라히드로엽산 환원효소를 코딩하는 유전자인데 인구의 약 50퍼센트에 MTHFR 유전자 서열에 변이가 발생한 MTHFR SNP가 유전되는 것으로 알려져 있다. 연구자들은 이 MTHFR 유전자 돌연변이가 유방암, 대장암 및 여러 암의 발생 위험을 높이므로 BRCA 유전자 돌연변이와 마찬가지로 주목해야 한다고 말한다. MTHFR 유전자 돌연변이가 있는 사람은 정상 MTHFR 유전자가 있는 사람보다 MTHFR 효소의 활동이 40~70퍼센트 정도 저하된다. 이 때문에 메틸화와 항산화물질 생성이 느려지고 인체의 해독작용이 방해받는다. 메틸화는 일차적인 후성유전학적 조절 시스템으로서 돌연변이 유전자를 침묵하게 만드는 데 결정적인 역할을 한다. 이 메틸화 과정에 미치는 MTHFR의 역할을 알아보자.

메틸화 메커니즘

DNA 메틸화는 몇 가지 중요한 후성유전학적 과정 중 하나로서 유전자에 꼬리표를 달아놓는 것과 같다. 이 후성유전학적 꼬리표는 일련의 복잡한 절차를 거쳐 일어나는 세포의 전사transcription[역주: DNA를 주형으로 삼아 RNA를 합성하는 과정] 과정에서 유전자를 읽을지 말지를 안내한다. DNA 메틸화는 탄소원자 하나와 수소원자 세 개로 구성된 메틸기가 DNA에 결합하는 것을 말하는데 이를 통해 해당 유전자가 활성화되거나 불활성화된다. 이런 방식으로 DNA의 행동은 메틸화에 의해 조정되는데 메틸화가 이루어지지 않으면 유전자 전사가 제한 없이 발생할 수 있다. 또한 메틸화 과정은 면역계와 신경계, 해독 시스템에도 영향을 미친다. 진화적 관점에서 메틸화의 의미를 찾아보면, 게놈에 외부 DNA가 들어와서 발현되면 심각한 문제를 일으킬 수 있으므로 꼬리표를 달아 쉽게 잠재울 수 있다는 것이다(유전자 조작 식품을 섭취하는 경우에도 직면할 수 있는 문제이며 이 책 뒤에서 다룰 것이다[6]). 암세포에서는 DNA 메틸화의 패턴이 바뀐다는 것이 일관되게 관찰된다. DNA 메틸화가 줄어드는 저메틸화가 일어나면 DNA가 불안정해지고 반대로 과메틸화가 일어나면 소중한 종양억제유전자를 잠재우고 유전자가 과다 발현된다.[7]

메틸화 과정에서 가장 중요한 유전자가 바로 MTHFR이다. MTHFR 유전자는 메칠렌테트라히드로엽산 환원효소methylenetetrahydrofolate reductase를 만들 수 있는 설계도다. 엽산(비타민B_9)을 함유한 식품을 섭취하면 MTHFR 효소가 엽산을 생체에서 이용 가능한 활성형인 메틸엽산methylfolate으로 전환한다. 메틸엽산은 DNA 메틸화 과정에서 복합적인 역할을 수행하는데 간단히 말하면 메틸기 생성에 필요한 탄소분자의 주요 원천이 된다. 엽산 섭취가 부족하거나 MTHFR 돌연변이가 있는 사람은 메틸화 과정이 40퍼센트에서 70퍼센트 정도 감소한다. 이러한 저메틸화는 사실상 종양유전자에게는 기회로 작용해 암 발생을 유도할 수 있다. MTHFR SNP를 극복하고 메틸화를 증강하는 손쉬운 방법은 엽산이 풍부한 음식을 충분히 섭취하는 것이다.

엽산: 메틸화에 필요한 훌륭한 영양원

건강에는 어떤 영양소도 빼놓을 수 없지만 유전자 건강에 엽산은 절대적으로 필요하다. 엽산은 수용성 비타민B_9으로서 대사와 적혈구 생성뿐 아니라 다양한 유전학적 과정에 필수 영양소다. 임신 중 엽산이 결핍되면 척추이분증과 같이 태아의 신경관이 손상될 수 있으므로 임신부에게 엽산 보충제를 섭취하라고 권유한다. 엽산은 DNA 염기인 아데닌, 구아닌 생성에 필요하고 DNA 합성과 세포 형성, 재생에 필요하다. DNA를 복제하는 동안 엽산이 부족하면 돌연변이가 발생할 위험이 커진다. 역학 연구에 따르면 DNA의 저메틸화와 유방암 위험성 증가, 일반적으로 암이 촉진되는 데 엽산 결핍이 밀접히 관련돼 있다.[8] 우리 몸의 건강뿐 아니라 유전자 수준에서의 건강도 영양에 달려 있으며 엽산은 이를 보여주는 한 가지 사례일 뿐이다.

엽산은 인체에서 합성하지 못하기 때문에 음식으로 충분히 섭취해야 한다. 엽산이 풍부한 음식으로는 시금치, 꽃상추, 청경채, 로메인 상추, 아스파라거스, 겨자, 순무의 어린 잎, 거위, 오리 간, 에파조테epazote 등이 있다. 에파조테는 잘 알려지지 않았지만 회향처럼 자극적인 향이 나며 약초로 재배되는 식물이다. 에파조테를 정유한 아스카리돌ascaridole은 쥐를 대상으로 한 실험에서 육종을 30퍼센트 이상 억제했다.[9] 약초를 잘 활용하면 강력한 효능을 경험할 수 있다. 멕시코 음식처럼 고수cilantro를 음식에 곁들일 수 있고 수프의 풍미를 더해주는 토핑을 만들 수도 있다.

엽산 섭취가 부족하면 건강에 문제가 일어난다. 피로, 불안, 유산, 갑상선 이상, 적혈구 감소로 인한 빈혈 등을 겪는다. 매일 엽산을 풍부히 섭취해야 하고 필요하다면 활성형[역주: 몸에 바로 작용할 수 있는 화합물]인 메틸엽산 보충제도 사용해야 한다. 합성 엽산은 곡물이나 임산부용 비타민제 같은 보충제에 들어 있지만, MTHFR 유전자에 돌연변이가 있으면 이 합성형 엽산을 대사할 수 없다. 엽산이 대사되지 못해 농도가 과도하게 증가하면 오히려 이미 존재하는 암세포를 자극할 수도 있다. 일반적으로 말해서 합성형 비타민은 항상 피하는 것이 좋다.

엽산은 또한 호모시스테인의 혈중 농도를 지속적으로 유지해준다고 해서 최근 주목을 받았다. 아미노산인 호모시스테인은 심혈관계 질환을 알려준다고 충분히 입증된 마커이며, 과도한 경우에는 암의 위험인자가 된다. 인구의 약 20퍼센트가 엽산 결핍을 겪고 있다. 그리고 약 50퍼센트의 사람들이 MTHFR 유전자 돌연변이가 있는 점을 감안하면 우리의 게놈이 얼마나 발암에 취약한지, 암 유전자가 얼마나 자유롭게 만연돼 있는지 가늠할 수 있다. 그렇다면 서양 의학은 게놈의 건강 문제에 어떻게 접근하고 있는가? 많은 연구와 결과가 있지만, 간단히 살펴보도록 하자.

유전자와 암: 서양의학의 접근

안타깝게도, 우리는 1971년 '암과의 전쟁'이 선포된 이래 전이성 암을 앓고 있는 환자의 생존 문제에서 거의 진전을 이루지 못했다. 유방암이나 췌장암 같은 고형 종양이 먼 곳으로 퍼졌을 때의 생존률은 매우 드물게 예외는 있지만, 50년 전과 거의 같다. 미 연방 정부는 유전자에 초점을 둔 연구에 1050억 달러 이상을 쏟아 부었지만 1990년이 돼서야 공공기금을 바탕으로 인간 게놈 프로젝트가 시작됐고 13년 후 인간 게놈의 완전한 DNA 서열이 밝혀졌다. 이러한 성과를 바탕으로 다양한 유전자 돌연변이를 표적으로 하는 '스마트' 신약이 개발됐다. 현재는 8백 개가 넘는 표적치료제가 임상 개발되고 있는데, '정밀의학'의 토대가 되는 트라스투주맙trastuzumab(허셉틴)과 같은 단일클론항체[역주: 단일클론항체는 하나의 항원에 의해 동일한 면역세포가 만든 항체다. 하나의 항원에만 반응하기 때문에 변화하는 암세포에서는 더 이상 반응하지 않는 내성 문제가 생기곤 한다]가 하나의 예다. 표적 치료는 말 그대로 세포의 성장, 분열, 전이를 촉진하는 암세포의 특징을 표적으로 하는 치료다. 크게 10가지 암의 특징에 근거해 표적을 만든다. 비록 표적 치료가 암세포와 정상세포를 가리지 않는 전통적인 세포독성 화학치료보다 한 단계 발전한 것이지만 '하나의 돌연변이, 하나의 표적, 하나의 약'이라는 표적치료의 접근법은 효과를 내지 못하고 있다. 트라스투주맙 같은 약은 심부전을 일으키는 부작용뿐만 아니라 1년에 6만 달러 비용이 듦에도 불구하고 10년 무병 생존율disease-free survival rates을 겨우 12퍼센트 정도 높였을 뿐이다.[10]

전형적인 폐암환자의 게놈에서 5만 개 이상의 유전자 돌연변이가 발견되는 점을 감안하면 '하나의 표적, 하나의 약'이라는 접근이 왜 효과를 볼 수 없는지 이해할 수 있다(또한 이 책에서 표적 치료의 한계에 대한 추가적인 근거를 제시할 것이다). 이것은 마치 심리학자가 환자가 왜 우는지 알아보려고 하지도 않은 채 웃기려고 드는 꼴과 같다. 단순히 하나의 돌연변이 유전자만을 문제 삼아 접근하는 방식은 무엇 때문에 이런 돌연변이가 발생했는지 알 수 없게 만든다. 암을 예방하고 관리하려면 여러분이 만나는 의사와 MTHFR 유전자 검사나 엽산 섭취를 상의해야 한다. 만약 이러한 돌연변이의 근본 원인을 살펴보지 않는다면, 기존 표준 치료법은 잠시 암을 멈추겠지만 결국 더 악화돼 돌아오게 할 것이다. 진정으로 암을 극복하려면 치료가 이루어져야 할 곳은 암이 아니라 우리 몸의 건강 영역이다.

암은 유전자가 현대 생활방식에 따라오지 못해서 발생하는 유전자 질환이다

과거를 알지 못하고는 미래를 변화시킬 수 없다. 현대인은 삶이 정상적이라고 쉽게 생각하곤 한다. 하지만 지난 1만5000년 동안 식생활과 생활양식에서 일어난 변화, 특히 지난 200년간의 변화는 너무 커서 우리 조상은 지금의 생활 모습을 예상하기 어려워했을 것이다. 마찬가지로 우리의 유전자 또한 이런 변화에 준비돼 있지 않았다. 1만5000년 전 농업의 출현으로 수백 개의 DNA 돌연변이가 처음 나타났다. 피부색, 뼈 구조 및 우유, 육류, 곡물을 포함한 새로운 음식은 대사에 관계된 유전자에 강한 압력으로 작용했다.[11] 농업은 아주 옛날부터 해오던 일처럼 느껴지지만 실제로는 비교적 최근에 일어난 일이다. 작물 재배와 동물의 가축화는 이제 겨우 300세대 미만으로 이어져 왔고 당연하게도 대부분의 유전적 돌연변이도 이 기간 내에 발생한 것이다. 불행하게도 이러한 돌연변이의 86퍼센트 이상이 이 시기에 이루어진 변화의 부정적인 효과 때문에 발생한 것으로서, 이는 긍정적인 선택 때문이 아니라 우리의 유전적 건강이 위협받자 이에 대응하려고 발생했음을 의미한다.[12]

인간은 농경을 시작하기 오래전부터 다양하고 영양 밀도가 높은 식품을 섭취해왔고 인간의 유전학적 시스템은 이러한 식이에 맞춰 형성돼 왔다. 그러나 농경 이후 이 유전자 체계는 이전과는 완전히 다른 식이 요소에 노출됐다. 가솔린 엔진을 장착한 차량의 연료탱크에 당분을 부어서 달리게 할 수 없듯이 인간도 마찬가지다. 녹색 채소 한 그릇과 시리얼 한 그릇이 우리의 게놈에 주는 메시지는 다르다. 표준적인 미국 음식 때문에 세포의 엔진인 미토콘드리아가 덜덜거리면서 고장 나고 있다. 암뿐 아니라 심장질환, 당뇨 같은 비전염성 질환이 전체 미국인의 절반 이상에 영향을 끼치고 있다. 슬프게도 우리 사회는 아픈 상태다. 하지만 왜 그런지 알아야 한다. 우선, 농업의 부상은 모든 면 중에서 식단에 가장 큰 변화를 일으켰다. 농작물과 가축을 키우면서 더 이상 사냥, 낚시, 야생식물 채집에 의존하지 않게 됐다. 이 때문에 영양의 프로필이 바뀐다. 밀, 보리, 수수, 쌀, 옥수수, 사탕수수, 콩, 얌 고구마, 감자 등을 포함한 곡물 및 기타 작물 재배 덕분에 우리의 신석기 조상은 영구적인 주거지를 만들고 마을에 모일 수 있었다. 하지만 그러한 진전은 영양학적으로 엄청난 결과를 낳았다. 인간이 소화 체계와 게놈에 완전히 낯선 음식을 더 좋아하면서부터 이전까지는 삶의 방식이던 전통적인 사냥과 채집은 사라졌다. 많은 전문가가 농업 발전을 '인간 역사상 가장 큰 실수'로 간주한다.[13]

고인류학자들 또한 농업의 부정적인 영향을 밝히고 있다. 그리스와 터키에서 발견된 빙하기말 수렵채집인의 골격은 남자는 175cm, 여자는 165cm였다. 농업을 채택한 이후 평균 키는 줄어들어 기원전 3,000년경 남자는 160cm, 여자는 152cm 정도가 됐다. 메사추세츠 대학의 인류학자인 조지 아멜라고스George Armelagos의 연구진에 의하면, 초기 농부들은 수렵채집인에 비해 영양결핍의 지표가 되는 치아 법랑질의 결함이 50퍼센트 많았고 철 결핍성 빈혈이 네 배 정도 많으며(골형성과다증을 보여주는 뼈 상태로 뒷받침된다) 감염과 영양결핍에 의한 뼈 병소는 세 배 정도 많았다.

수렵채집인은 매우 다양하고 영양이 풍부한 음식을 섭취했다. 그들은 일 년에 수십 종의 야생 식물을 먹었다. 평균적인 수렵채집인은 오늘날의 평균적인 미국인보다 더 많은 단백질, 적은 탄수화물, 10배 이상의 섬유질, 그리고 실질적으로 더 많은 식물영양소를 섭취하고 콜레스테롤을 두 배로 먹었다. 구석기인의 식단에서 농부의 식단으로 식습관이 바뀌면서 곡물 기반의 탄수화물 섭취가 급격히 증가했다. 평균적인 미국인은 이제 밀, 쌀, 감자 등 탄수화물에서 일일 칼로리의 52퍼센트를 얻는다. 반면 평균적인 수렵채집인은 채소 위주의 탄수화물에서 일일 칼로리의 35퍼센트 정도를 얻었다.

아주 최근까지도 인간은 밀, 쌀, 옥수수, 보리, 감자, 콩을 먹지 않았다. 수렵채집과 유목생활에서 농업과 정착생활로 변화한 신석기 시대 이후의 기간은 인류의 역사 중 1퍼센트도 차지하지 않는다. 지방, 고기 그리고 가끔씩 먹는 뿌리, 열매, 기타 식물로 구성된 '구석기 식단'에서 곡물이 지배하는 식단으로의 전환이 최근 짧은 시간에 이루어졌기 때문에 대사경로에 관계된 유전자가 이를 수용하지 못하고 있다. 사실, 연구 결과에 따르면 현재 우리의 고탄수화물 식이는 특정 암을 유발하는 몇 가지 유전자를 자극한다.[14]

초기의 농부는 비타민C 결핍 때문에 괴혈병, 비타민B_3인 나이아신 결핍 때문에 펠라그라, 비타민B_1인 티아민 결핍 때문에 각기병, 비타민B_9인 엽산 결핍 때문에 빈혈, 요오드 결핍 때문에 갑상선종 등 영양 결핍에 의한 질병에 자주 시달렸다. 이런 영양소는 세포의 DNA가 손상 받지 않게 지켜주고 미토콘드리아가 잘 기능하게 해주는데 특히 엽산과 강력한 항산화제인 비타민C가 중요하다. 이런 영양소가 제대로 충족되지 않을수록 유전자 돌연변이가 발생해도 수리되지 못할 가능성이 커진다. 곡물, 당분 같은 새로운 음식을 계속 소비하면서 암 발병 연령대는 점점 낮아졌다. 1973년부터 1991년까지 뇌암과 육종이 미국 어린이 사이에서 각각 25퍼센트 증가했다. 수명이 연장돼 암이 발병하는 것이 아니다. 환경독소, 열악한 식단, 내분비계 교란물질에 날마다 노출되고 이 때문에 미토콘드리아가 손상됨으로써 암 발병이 증가하는 것이다. 사람들 대부분은 암을 예방하는 음식을 먹기보다 암 성장을 조장하는 음식을 너무 많이 먹고 있다.

농업을 시작하면서 바뀐 식생활이 몇몇 유전적 돌연변이를 일으켰고 이제 암의 발병률을 높이고 있다. 특히 포도당, 과당, 자당과 같은 당분 소비량이 증가하면 관련한 유전자의 돌연변이 위험성이 증가한

다. 포도당 대사는 자유라디칼free radical을 더 생성해 DNA 돌연변이와 염증을 일으킨다.[16] 혈당이 높아질수록 DNA 손상이 유발되고 DNA 복구 능력이 떨어진다는 연구결과도 보고됐다.[17] 2011년에 <치료 표적에 대한 전문 의견Expert Opinion on Therapeutic Targets>이라는 학술지에 발표된 '정제과당과 암Refined Fructose and Cancer'이라는 제목의 논문에 따르면, 과당을 더 많이 섭취할수록 DNA 손상 정도가 더 커진다. 포도당과 과당 대사에 관련된 단백질인 GLUT에 대한 연구에 따르면, 생식계열 DNA와 체성 DNA 모두 후성유전학적 변화와 미토콘드리아 손상이 있었다.[18] 우리 유전자는 당분 섭취 탓에 고통받고 있다. 당분 섭취를 중단하는 것은 우리의 유전자를 위한 일이면서 '암에 대한 대사적 접근법'의 핵심이기도 하다. 암은 유전자 질병이 아니라, 우리가 먹고 있는 것이 야기하는 질병이다.

농업적 식이, 즉 과다한 당분은 영양 다양성이 감소한다는 문제 외에도 성장과 활동에 필요한 에너지를 초과하는 칼로리를 섭취한다는 문제도 야기한다. 당뇨병이 그런 문제다. 어떻게 고대로부터 이어온 게놈이 고과당 옥수수 시럽, 가공된 곡물, 정제된 오일, 인공 및 합성 성분, 크리스피 크림 같은 지난 100년간의 변화에 적응할 것으로 기대할 수 있을까. 곡물, 콩과 식물, 가공된 유제품 및 당분은 인간이 살아온 긴 시간에서 한 점에 불과한 시간 이전까지는 인간의 식단에 포함되지 않았으나 이 식단이 도입되자마자 우리의 건강은 무너지기 시작했다. 오늘날 태어나는 아이 중 3분의 1은 당뇨병을 얻게 될 것이고 어른의 절반은 암을 겪게 될 것으로 예측하고 있다. 식습관이 우리 건강에 미치는 영향을 제대로 바라보는 일부터 시작해야 한다. 영양문제는 유전자의 건강에 심대한 영향을 미친다는 사실은 영양유전자학nutrigenetics, 영양유전체학nutrigenomics, 영양후성유전학nutritional epigenetics 등 최근 떠오르는 분야에서도 증명하고 있다.

식이와 DNA

영양유전자학, 영양유전체학, 영양후성유전학은 유전자 조절에 음식이 영향을 주는 방식과 인간 게놈, 영양과 건강 사이의 관계, 이전 세대의 식이가 현재 우리에게 미치는 영향 등을 연구하는 학문이다. 이 분야에서 발견한 사실들은 충격적이며 몇 가지를 언급하면 다음과 같다.

- 거대영양소macronutrients와 미량영양소micronutrients는 DNA에 메틸기를 붙여주는 효소의 활동을 변화시킬 수 있다.
- 녹차와 같은 특정 식물영양소에는 DNA를 수리하는 능력이 있다.
- 음식 속의 분자들은 DNA에 붙는 분자의 종류와 수에 영향을 미친다.
- 일반적인 식물성 화학물질(식물영양소)은 직간접적으로 인간 게놈에 작용하며 여러 가지 메커니즘을 통해 유전자 발현 또는 구조를 변경할 수 있다(예를 들어, 셀레늄 섭취는 BRCA 돌연변이를 조절할 수 있는 주요 후성유전 스위치다[19]).
- 식이로 조절할 수 있는 일부 유전자는 암의 발생과 진행, 심각성

과 관련돼 있다.

이런 사실이 던져주는 의미는 명확하다. 영양 요구사항, 영양 상태, 유전자 유형에 대한 지식을 바탕으로 한 식이요법은 암을 예방하거나 완화하는 데 도움이 된다. 식이요법과 DNA 그리고 질병 사이의 연관성이 지속적으로 드러나고 있다. 예를 들어, 오메가6 지방산을 많이 함유한 식사는 항염증 작용을 하는 오메가3 지방산을 함유한 식사보다 DNA를 40배나 더 많이 손상시킬 수 있다(더 많은 정보는 8장 '프로스타글란딘 및 필수 지방산' 참조).[20] 여러 영양소가 암의 성장을 억제하고 종양 억제 유전자를 활성화하며, 세포 사멸을 촉진할 수 있기 때문에 '화학적 보호능력'이 있다. 한 암 예방 연구에서는 DNA 복구를 포함해 세포 내 주요 신호 전달 경로가 모두 영양소에 의해 보호되고 있음을 보여 주었다. 유전적 변이를 예방하는 식이를 고려하지 못했기 때문에, 영양과 건강 상태는 크게 악화됐다. 맞춤형 영양 섭취는 암 치료의 중심이어야 한다. 곡물, 콩, 염증을 일으키는 지방, 당분을 함유한 식품을 피하기는 암 발병 여부에 상관없이 게놈을 최적화하는 확실한 방법이다. 여러분은 이 책 전반에 걸쳐 이 모든 음식을 좀 더 자세히 알게 되겠지만, 유전자 변형 식품은 지금 바로 알아볼 필요가 있다.

유전자 변형 식품과 인간 DNA

건강 영역이란 정원에서 가장 큰 잡초는 유전자 변형 식품(GMO 또는

GM 식품)이라고 불리는 음식이다. 이것은 인간 식단에 도입된 최신 식품을 대표하며, 도입 이후 우리 건강에 혼란을 가져 왔다. GMO는 항생제 내성 유전자를 위험하게 수평 이동시킴과 동시에 DNA 메틸화를 줄여 암 유전자 발생을 걷잡을 수 없게 한다. 암 발병율의 추세가 이를 증명한다. 1990년대에 GMO가 공급되기 시작한 이후 유방암이 두 배 많이 발생했다.[22] 다른 질병의 발병률도 증가했다. 밀과 곡물의 글루텐 단백질 때문에 유발되는 소장의 면역 매개 질환인 셀리악 병celiac disease은 지난 50년간 네 배 증가했다. 이 질환은 HLA-DQ2와 HLA-DQ8 유전자에서 발견된 돌연변이와 연관돼 있다. MIT의 연구진인 안소니 삼셀Anthony Samsel과 스테파니 세네프Stephanie Seneff는 '라운드업Roundup'이라는 제초제의 주요 성분인 글리포사이트glyphosate가 셀리악 병이 퍼져 나가는 가장 중요한 원인일 수 있다고 밝혔다.[23]

국제 암연구기구인 IARCInternational Agency for Research on Cancer는 글리포사이트를 발암물질로 분류한 바 있다. 그들의 2015년 보고서를 보면 글리포사이트에 노출되면 비호지킨 림프종의 위험이 두 배로 증가하고 다발성 백혈병이라고 불리는 암에 걸릴 가능성을 높인다고 결론 내리고 있다.[24] 게다가 2013년, 퍼블릭 라이브러리 오브 사이언스Public Library of Science가 발간한 <플로스원PLOS ONE>에 실린 '유전자 전체가 음식에서 혈류로 이동할 수 있다Complete Genes May Pass from Food to Human Blood'라는 제목의 논문에서는 유전자 조작 DNA가 인간의 순환계에 들어갈 수 있다는 사실을 밝혀냈다.[25] 이것은 유전자 변형 옥수수, 콩 등을 먹을 때마다 조작된 유전자가 우리 게놈에까지 침투한다는 의미다. 또한 여러 연구 보고를 보면 라운드업이라는 제초제에 들어간 보조 성분이 미토콘드리아의 호흡을 방해함으로써 독성을 나타낸다고 한다.[26] GMO 제외 식이는 대사 건강 영역을 개선하는 데 결정적인 역할을 한다. 콩, 카놀라(유채), 감자, 사과, 알팔파[역주: 콩과에 속하는 여러해살이 속씨식물이며, 미국, 캐나다, 아르헨티나, 프랑스, 오스트레일리아, 중동, 남아프리카 등의 수많은 나라에서 중요한 여물 작물로 경작된다. 위키백과 참고], 가지, 토마토, 사탕무, 사탕수수, 자두, 파파야, 멜론, 아마 등 유기농이 아닌 모든 곡물(옥수수 포함)을 피해야 한다.[27]

유전학자인 허버트 보이어Herbert Boyer와 스탠리 코헨Stanley Cohen이 1973년에 박테리아 균주에서 항생제 내성을 나타내는 유전자를 다른 유전자로 옮겨 항생제 내성을 부여하는 방법을 개발한 연구는 현대 유전자 변형 기술의 획기적인 성과였다. 그 이후로 혈당 조절에 사용되는 생합성 인슐린인 휴물린Humulin을 포함해 종간 DNA를 변이한 식품 및 의약품이 안전성 검사를 거의 또는 전혀 받지 않고 시장에 들어왔다. 지난 수십 년간, 유전자 변형 농산물과 다른 물질이 건강과 환경에 끔찍한 영향을 준 탓에 호주, 오스트리아, 중국, 프랑스, 독일, 그리스, 헝가리, 인도, 이탈리아, 멕시코, 러시아, 스위스를 포함한 26개국에서 모든 GMO 식품이 금지됐다. 그러나 이 글을 쓰는 순간에도 미국에서는 GMO 식품이 표시되지도 않은 채 빠른 속도로 소비되고 있다. 암을 유발하는 원인을 알고 싶다면 부엌을 살펴보라. 증거는 어디에나 있다. 옥수수유와 대두유는 실제로 거의 모든 가공식품의 공정에 사용되는 것으로서 널리 유통되고 있다. 제품이 '유기농' 또는 검증된 'Non-GMO' 표시가 없는 한 식품에 GMO가 포함돼 있고 글리포세이트에 노출됐다고 가정해야 한다.

[역자 노트: 한국, GMO 식품 수입 세계 1위]

우리나라의 GMO 문제는 매우 심각한 수준이다. 세계에서 GMO식품을 가장 많이 수입하고 있으며, 2016년 기준 1인당 GMO 소비량은 45kg으로, 1인당 쌀 소비량인 63kg 대비 매우 많은 양을 소비하고 있다. 이에 대해서는 『한국의 GMO 재앙을 보고 통곡하다』라는 책을 참고할 만하다. 이 책은 두 가지 독을 이야기하는데 첫 번째는 우리책에서도 이야기하듯이 변형된 유전자 자체다. 두 번째 독으로 이야기 하는 것은 대부분의 GMO 농산물의 생산에 쓰이는 2A등급 발암물질인 글리포세이트이다.

특히 GMO표시제가 제대로 시행되지 않고 있는 한국에서 암환자가 GMO를 조금이라도 덜먹으려면 GMO 검사를 시행해 식품을 유통하는 '한살림' 같은 생활협동조합을 이용해 집에서 조리해 먹을 필요가 있다.

유전자 SNPs 시험하기

유전자 테스트는 먼 길을 왔다. 이 테스트는 수천 달러가 들지만 오늘날 많은 의료기관이 MTHFR 테스트를 수행할 수 있으며 대부분 보험에 가입돼 있다. www.23andme.com 또는 제노바 다이아그노스틱스Genova Diagnostics 를 포함해 자신의 유전자 SNPs를 평가할 수 있는 몇몇 테스트 옵션이 있다. 자신의 유전자 지도를 알고 있는 사람이든, 이런 테스트에 관심이 없는 사람이든 유전자의 건강을 장려하는 신진대사 접근법을 시작할 때다.

이 데이터를 가져 와서 분석하는 3단계 과정이 있다. 제노바 다이아그노스틱스와 23앤드미는 원시 데이터를 제공한다. 이 데이터는 스트래티진Strategene, 제네틱 지니Genetic Genie 및 MTHFR서포트MTHFR Support 같은 회사가 처리한다. 그런 다음, 보건 의료 기관이 정보를 해석하고 SNPs를 해결하는 방법을 결정한다.

유전자 건강을 최적화하는 대사 접근법

곡물, 당분, 살충제, GMO 식품 같이 현대적인 생활에 빠질 수 없는 식품과 성분이 유전자 돌연변이를 일으키기 때문에 다소 절망적으로 보일 수 있다. 그러나 절대 그렇지 않다. DNA 손상을 방지하고 보호하고 수리할 수 있는 여러 가지 식이요법이 발견됐다. 케톤 식이, 단식, 균형 잡힌 아미노산 섭취, 메틸 공여자와 엽산이 풍부한 식품의 증가, B_{12} 수준 최적화, 특정 식물성 영양소 섭취가 유전자 강화 전략의 초석이다. 뒤에 오는 아홉 개 장에서 단식과 케톤 식이라는 치료적 접근법이 10개의 건강 영역 각각에 어떻게 긍정적인 영향을 미치는지 알게 되고 유전자 복구도 예외가 아님을 이해하게 될 것이다.

케톤 식이는 암에 대한 대사적 접근법에서 필수적인 역할을 한다. 개인적으로 우리는 암 환자들에게 케톤 식이가 기적과 같이 작용하는 것을 매번 보아 왔다. 케톤 식이는 포도당을 일차적인 연료로 사용하는 기전을 멈추고 대신 지방산 분해의 부산물인 케톤을 이용하게 하는 저탄수화물 고지방 치료식이다. 케톤은 암세포가 포도당보다 섭취하기 어려운 연료원이다. 케톤 식이는 암의 근본 원인인 변화된 대사를 표적으로 삼아 암세포의 에너지를 고갈시킨다. 이 책에서 케톤 식이를 더 자세히 볼 것이다.

지난 200년 전까지 인간은 긴 시간 동안 늘 식량 부족을 겪었다. 케톤 식이는 실제로 유전자를 보호하는 진화적 생존 메커니즘이다. (물과 녹차 외에는 아무것도 먹지 않는) 간헐적 단식이 신경세포의 DNA 복구 능력을 높이고 항암 화학치료에서 DNA를 보호하며 많은 수의 DNA 복구 유전자의 스위치를 켜주는 작용을 한다는 연구결과가 있다.[28] 단식이나 고지방식품에 의존한 식이는(동물의 지방 외에는 거의 먹을 게 없던 겨울을 생각해보라) 수백만 년 동안 인간이 해온 방식이며 우리의 DNA에 정말 좋은 효과가 있음이 증명됐다.

이제 유전자의 건강을 유지하는 음식을 더 자세히 살펴보자. 단식과 케톤 식이는 4, 7, 11장에서 더 자세히 볼 것이다.

단백질은 DNA 합성에 필수적이다

암 환자에게서 자주 받는 질문 하나는 동물성 단백질을 섭취해야 하는지 여부다. 이것은 항암 식단을 만들 때 가장 혼란스럽고 논란이 많은 주제 중 하나다. 하지만 대답은 섭취해야 한다는 것이다. 어느 정도의 동물성 단백질 섭취는 절대적인 필요에 의한 것이다. 사실, 일반적인 항암치료를 받는 환자들은 평소보다 50퍼센트 더 많은 단백질을 섭취할 필요가 있으며 하루 필요량이 80mg을 초과할 수도 있다.[29] 게다

[역자 노트: 한국, GMO 식품 수입 세계 1위]

수입업체	품목	수입내역		
		건수(건)	중량(톤)	금액(천달러)
CJ제일제당(주)	대두	139	1,665,807	865,766
(주)사조해표	대두	109	929,605	484,233
(주)삼양제넥스	옥수수	67	901,897	264,164
대상(주)	옥수수	60	1,360,476	441,276

자료: 식품의약품안전처

위 4개 대기업에서 GMO콩의 98.8퍼센트, GMO 옥수수 73.7퍼센트를 수입하고 있음을 경실련에서 정보공개를 통해 밝혔다.

우리나라의 경우 이렇게 수입된 GMO 원료가 어떤 제품에 얼마만큼 사용되는지에 대한 통계가 정확하지 않으므로 소비자들은 다음의 가공식품들은 주의해서 살펴보고 구매할 필요가 있다.

GMO 콩 가공식품들
식용유(대두유), 콩나물, 두부류(두부, 유부), 장류(간장, 된장, 고추장, 쌈장, 나또 등), 과자, 시리얼, 두유, 커피크림(탈지대두) 등 가공식품들
GMO 유채 가공식품들
카놀라유(유채유), 샐러드드레싱, 과자류, 마가린, 땅콩버터, 스낵류, 참치통조림 등 가공식품들
GMO 옥수수 가공식품들
액상과당, 올리고당, 물엿, 과당, 포도당, 콘샐러드(옥수수 통조림), 콘스낵, 팝콘, 옥수수유, 시리얼, 빵, 떡, 음료, 조미식품, 된장, 인스턴트 식품, 아이스크림, 주류 등 가공식품들
GMO 면화 가공식품들
면실유, 참치캔, 마가린, 샐러드드레싱 등 가공식품들

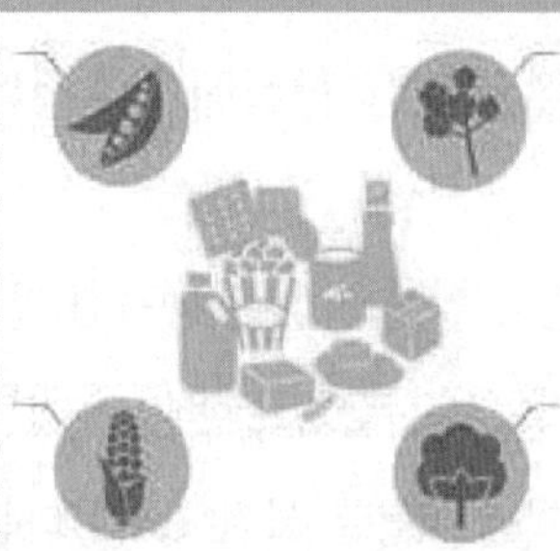

[한살림, 안돼요 GMO 참고]

가, 코넬 대학의 최근 연구에서는 특정 유전자 유형을 가진 사람이 채식주의 식단을 하면 오히려 암과 다른 염증성 질환의 발병 위험이 증가한다는 것을 발견했다.[30] 장기간 이러한 식이요법을 하려면 먼저 유전적 요인을 고려해야 한다. 암 환자에게는 면역체계의 최적 기능, 악액질cachexia(근육소모와 심각한 체중감소로서 8장에서 자세히 다룬다) 예방과 치료, DNA 합성, 유전자 발현의 조절이 중요하다. 이를 위해서는 9가지 필수 아미노산이 모두 필요하며 이 아미노산이 모두 갖춰진 완전 단백질은 육류, 생선, 유제품에 풍부하다.

우리 유전자가 만들어낼 수 있는 단백질을 기억하는가? 그것이 실제로 어떻게 만들어지는지 궁금한가? 자, 우리의 음식에서 나오는 20개의 아미노산을 다양한 순서로 배열함으로써, 리보 핵산RNA의 도움을 받아 우리의 DNA는 거의 4만 개의 서로 다른 단백질을 만들 수 있다. 단백질은 당연히 '생명의 빌딩 블록'과 같다. 이러한 20개의 아미노산을 적절히 공급하지 않는다면, 인체는 유전적 불균형을 일으키고 암을 야기한다. 하지만 중요한 것은 세부적인 부분에 있다. 동물로부터의 단백질 섭취는 전적으로 동물이 어떻게 길러지는지, 무엇을 먹이는지, 어떻게 가공되고 소비되는지에 달려 있다. 품질과 수량이 가장 중요하다. 영양이 풍부한 단백질은 목초지(100퍼센트 풀만 먹인)에서 길러진 유기농 쇠고기, 가금류, 달걀, 야생 동물, 야생 물고기, 야생 동물에서 얻을 수 있다. 반대로, 비자연적이고 독성이 강한 재료로 상업적으로 사육된 동물을 섭취하는 것은 완전히 위험하며, 발암물질을 먹는 것과 다름없다.

"고기가 암을 유발한다"는 식의 기사는 육류 섭취가 암의 원인인 양

착각하게 만든다. 대다수 사람이 먹고 있는 고기는 건강한 육류가 아니라 환경독소와 위험물질이 축적된 상업적 동물 제품이다. 상업적 제품으로 가공한 동물들은 매우 독성이 강한 식단으로 길러지고(5장에서 자세히 논의한다) 합성 방부제로 처리되고 포장된다. 강한 염증을 일으키는 오메가6 지방산이 많은 반면 영양소는 적다. 이렇게 만들어진 육류는 추천하지 않는다.

한편, 식물 위주의 식단이 항암 식단으로서 많은 관심을 받고 있다. 채식주의vegetarian 또는 절대채식주의vegan(동물 뿐 아니라 우유와 같은 동물의 부산물도 일체 먹지 않는 엄격한 채식주의) 식단에는 탄수화물이 너무 많고 단백질이 부족하다. 항암 식단으로서 채식주의는 그 자체로 결함이 있음에도 코넬대학, 옥스퍼드대학과 중국예방의학 아카데미Chinese Academy of Preventive Medicine의 공동연구, 이름하여 중국연구China Study가 이를 지원하고 있다. 이 연구는 두부를 먹는 동양의 암 발병률이 서양보다 낮다는 데서 이유를 찾았으나 나중에 이는 한계를 드러냈다. 해조류sea vegetables, 발효음식(6장에서 자세히 설명한다)과 콩이 가지고 있는 항암 기능을 활용할 수 있는 아시아인의 유전자적 능력(미국인 40퍼센트는 이런 능력이 없다)을 고려하지 못한 것이다.

채식주의와 절대채식주의의 주요 문제는 두 가지다. 첫째, 이미 언급했듯이, 과일, 채소, 곡물 및 콩 등 주로 탄수화물로 구성돼 있다는것이다(고구마 한 개에는 탄수화물 약 26g이 포함돼 있는데, 이는 케톤 식이를 하는 사람에게 하루치에 해당하는 양이다). 둘째, 이 식단은 건강을 최적화하는 아미노산을 균형 있게 제공하지 못한다.

단백질을 의미하는 '프로틴protein'이라는 표현은 "최고로 중요하다"

라는 뜻을 지닌 '프로토스protos'에서 유래했다. 단백질은 인체에서 일어나는 거의 모든 생화학 반응을 통제하고 탄수화물, 지방과 더불어 인체가 대량으로 필요로 하는 영양소다. 몇 개의 글자가 모여 한 단어를 구성하듯이 모든 단백질은 20개 아미노산 중 선택된 아미노산이 특정 순서로 연결돼 만들어진다. 이 아미노산의 순서가 곧 단백질의 기능을 결정한다. 예를 들어, 어떤 단백질은 효소가 되며 또 다른 단백질은 항체 또는 특정 유형의 호르몬으로 작용한다. 이러한 아미노산 중 9개는 인체에 필요하지만 스스로 만들어 낼 수 없는 필수 아미노산으로서 음식으로 섭취한다. 나머지 11개의 아미노산은 인체 내에서 합성할 수 있기 때문에 비필수 아미노산으로 불리며 식이에 의존적이지 않다. 비필수 아미노산 중 몇 가지는 조건적으로 필수 아미노산이 될 수 있는데, 비필수 아미노산 생성에 필요한 전구체인 다른 필수 또는 비필수 아미노산이 부족한 경우에 그렇다.

이 시스템은 완전무결하지 않으며, 비필수 아미노산은 장내 미생물의 불균형(이 불균형은 전통적인 항암치료에 의해 발생하는데 6장에서 살펴볼 것이다)이나 비타민, 미네랄의 부족 때문에 충분히 생산되지 않을 수 있다. 또한 필수 아미노산을 음식으로 섭취하지 못한다면, 조건에 따라 비필수 아미노산이 만들어지지 않는다. 예를 들어, 갑상선 호르몬과 신경 전달 물질을 만들려면 비필수 아미노산인 타이로신이 필요하다. 타이로신은 고기, 생선, 닭고기, 달걀에서 발견되는 필수 아미노산인 페닐알라닌으로부터 만들어진다. 페닐알라닌을 섭취하지 못하면 인체는 타이로신을 만들 수 없으므로 타이로신은 조건적으로 필수 아미노산이 된다. 이는 인체의 특수한 상황과도 관련된다. 20개의 아미노산 중 하나라도 존재하지 않으면 인체는 부족한 아미노산을 얻고자 뼈나 근육같이 단백질이 풍부한 조직을 분해한다. 일부 전문가는 이 현상이 아미노산이 고갈된 후 몇 시간 내에 발생하기 시작한다고 생각한다. 즉, 단백질을 형성하려면 20개의 아미노산 각각이 풍부하게 균형 잡고 있어야 한다.

9개의 필수 아미노산을 모두 포함하는 음식을 완전 단백질이라고 한다. 만약 하나의 필수 아미노산이라도 빠졌다면, 그것은 불완전한 단백질이다. 육류, 닭, 달걀, 그리고 물고기는 완전 단백질의 원천이다. 채소, 콩, 그리고 곡물과 같은 식물은 불완전 단백질이다. 채식주의와 절대채식주의를 하며 완전 단백질을 만들기 위해 식물성 식품을 결합할 수 있지만 이는 칼로리 섭취량과 탄수화물 섭취량을 크게 증가시키므로 저혈당, 칼로리 제한 및 케톤 생성을 지향하는 식이에서는 금기사항이다. 예를 들어, 절대채식주의를 하면서 완전 단백질 식사를 하려

표 3.1. 아미노산 분류

비필수(Nonessential)	필수(Essential)
알라닌(alanine)	히스티딘(histidine)
아르기닌(arginine)*	이소류신(isoleucine)
아스파라긴(asparagine)	류신(leucine)
아스파트산(aspartic acid)	라이신(lysine)
시스테인(cysteine)*	메티오닌(methionine)
글루탐산(glutamic acid)	페닐알라닌(phenylalanine)
글루타민(glutamine)*	트레오닌(threonine)
글라이신(glycine)	트립토판(tryptophan)
프롤린(proline)	발린(valine)
세린(serine)*	
타이로신(tyrosine)*	

* 조건적으로 필수(Conditionally essential)

고 검은 콩 2분의 1컵과 현미 2분의 1컵을 합친다면 420칼로리, 단백질 22g, 탄수화물 80g을 섭취하는 셈이다. 이 탄수화물의 양은 케톤 식이를 하는 사람의 일일 탄수화물 허용치의 네 배를 넘는 양이다(그뿐 아니라 7장에서 보게 될 곡물과 콩의 반反영양소antinutrients 작용은 실제로 면역체계에 결정적으로 중요한 영양소의 흡수를 방해한다). 한편 3온스(약 85g)의 연어에는 177칼로리, 단백질 22g과 탄수화물 0g 정도가 있으며 항염증성인 오메가3 지방산이 풍부하다. 야생 연어라면 더 나은 단백질을 얻을 수 있다.

고기를 얼마나 먹어야 할까?

육류 섭취는 양에 주의를 기울어야 하는데 너무 많이 먹는 것도 문제이기 때문이다. 미국에서는 전 세계 평균보다 세 배나 많은 육류가 소비된다. 모잠비크나 방글라데시의 평균치에 비해 10배에서 12배나 많은 고기를 먹는다. 미국농무부USDA, US Department of Agriculture에 따르면 2012년에 보통 미국인이 32kg의 붉은색 육류와 25kg의 가금류를 소비했다. 사람들이 흔히 찾는 스테이크 가게는 24온스(약 680g)의 포터하우스 스테이크를 제공한다. 이 정도면 너무 많은 양인가, 아니면 적당한 양인가? 사람마다 다르지만 한 가지는 분명하다. 저 스테이크는 육류의 질에 상관없이 현대를 살아가는 사람에게 너무 많은 양이라는 점이다.

케톤 식이의 원리에서는 하루 소비되는 칼로리의 20퍼센트 정도를 동물 단백질로 충당한다. 하루 1600칼로리를 소비하는 68kg의 여성을 기준으로 하면 약 80g 또는 320칼로리를 동물 단백질에서 얻으면 된다(단백질은 g당 4칼로리다). 하지만 어떤 사람에게는 80g도 많은 양일 수 있다. 참고로 달걀 두 개와 송어살 한 조각이 40에서 50g의 단백질에 해당한다. 가이드라인을 제시하면 동물 단백질은 주 메뉴가 아닌 곁들이는 음식으로 봐야 하고 붉은색 육류를 전혀 먹지 말아야 하는 사람도 일부 있다(9장 참조). 단백질을 과다하게 섭취하면 단백질이 포도당으로 전환돼 혈당을 올릴 수 있기 때문에 실제로는 케톤산증[역주: 케톤산증이란 당뇨병 환자의 체내 인슐린 결핍으로 혈당이 상승되며 나타나는 급성 대사성 합병증이다. 인슐린 부족으로 혈당이 상승하면서 주로 1형당뇨의 경우 체내 지방 분해를 촉진시켜 케톤산이 증가되는 케톤산증이 나타나고, 2형당뇨의 경우 케톤은 상승되지 않으나 혈당이 상승되어 탈수증상이 일어나는 비케톤성 혼수가 나타난다. 삼성서울병원 참고]을 억제할 수 있다. 우리는 자신의 검사 수치, 유전자, 몸무게, 성별, 나이 및 치료 목표를 고려해 자연요법 종양학자나 영양 치료사와 상의해볼 것을 권한다. 또한 자신의 건강 상태에 따라 단백질 요구량이 달라진다는 점도 알아야 한다. 때에 따라 단백질 요구량이 적거나 많을 수 있으며, 유전자의 건강에는 단백질의 양과 질뿐 아니라 조리방법도 매우 중요한 영향을 준다.

단백질에 적합한 조리방법

빨리 식사 준비를 하려고 고기를 높은 온도에서 가열하거나 심지어 바비큐처럼 불길에 노출하기도 한다. 다시 생각해보자. 고기를 300°F(148℃) 이상에서 조리하거나 불기에 노출하면 발암물질이 형성되고 중요한 영양소 대부분이 파괴된다. 식당 그릴 대부분 약 400°F(204℃)로 설정돼 있으며, 홈 그릴은 약 350°F(176℃)로 설정돼 있다. 헤테로사이클릭아민HAS과 다환방향족탄화수소PAH는 육류가 고온에서 조리될 때 형성되는 화학 화합물이다. 이 화합물은 DNA 돌연변이를 유발하고 다양한 메커니즘으로 유방암 위험을 높이는 것으로 밝혀졌다. 게다가 고온에서 조리된 육류의 부산물인 최종당화산물AGEs, advanced glycation end products은 DNA를 손상시키는 산화 스트레스와 염증을 증가시킨다. 이러한 사실은 아무리 작은 차이라도 영양에 매우 다른 결과를 미친다는 것을 보여준다.

분명히 육류에 적합한 조리법이 있다. 천천히 조리하는 방법으로는 스튜잉stewing(뭉근한 불에 끓이는 방법 또는 크록팟Crock-Pot과 같은 요리용 전기냄비를 이용해 장시간 저온 가열하는 방법), 스티밍steaming(증기로 찌는 방법), 포칭poaching(원형을 상하게 하지 않은 채 뜨거운 물에서 삶거나 70℃에서 80℃ 사이의 온도로 데치는 방법) 등이 있다. 브레이징braising도 훌륭한 방법이다. 먼저 기름에서 고기를 살짝 익힌 다음(갈변화) 단단히 덮은 냄비에 소량의 액체를 넣고 스토브 위 또는 오븐 안에서 조리한다. 저온에서 느리게 로스팅roasting하는 것도 좋은 방법이다. 영양소가 보존되도록 항상 고기가 뼈를 감싸고 있는 채로 두는 게 좋다. 만약 고기를 굽는다면, 로즈마리 같은 적절한 허브를 사용해 앞서 언급한 화합물의 발암 효과를 상쇄할 수 있다. 레몬주스, 블랙체리, 양파, 마늘, 유기농 레드와인도 고기가 고온에서 조리될 때 발생하는 발암성 화합물을 줄여준다.

메틸화에 도움이 되는 음식을 가리지 말고 먹자

앞서 논의한 엽산이 풍부한 음식 외에도, 유전자 스위치를 켜고 끄는 메틸화에 도움이 되는 다른 화합물이 있다. 비타민B_6와 B_{12}는 매우 중요하며 곧 설명할 것이다. 메틸화 대사경로에서 핵심 요소인 베타인, 콜린, 메티오닌은 음식에서 얻을 수 있는 세 가지 물질이다. 이러한 메틸 공여 영양소가 많은 식단은 유전자 발현 여부를 빠르게 변화시킬 수 있는데, 특히 후생유전자가 처음 확립되는 초기 발달 과정에서 그렇다. 메틸화 대사경로에는 콜린, 메티오닌, 메틸테트라히드로엽산(엽산의 활성형), 비타민B_6, B_{12}가 동시에 존재해야 한다. 따라서 이 물질은 모두 인간이 식단으로 충분히 제공해야 하는데 1500년 전까지는 이러한 식단을 유지했다. 그리고 이 영양소 사이의 관계는 유전자 메틸화와 후성유전학적 조절에 관여하는 역할을 넘어서 에너지 대사와 단백질 합성에까지 영향을 미친다.[31]

베타인Betaine은 글라이신이라는 아미노산의 유도체다. 인간은 베타인이 들어 있는 음식 또는 콜린과 그 전구체를 함유한 화합물이 들어 있는 음식에서 베타인을 얻는다. 베타인은 세포 기능을 보호하고 혈관 위험 인자 개선과 암 예방에 중요한 영양소이기도 하다.[32] 가장 좋은 베타인 공급원으로는 시금치, 사탕무, 명아주가 있다. 명아주는 강력한 항염증 기능이 있는 야생 식물이다. 또한 암세포 억제 효과가 있는 '사포닌'이라는 식물영양소의 좋은 공급원이기도 하다.

콜린은 비타민 같은 필수 영양소이며 주요 메틸 공여자다. 콜린 결핍은 (자연) 간암 발병 증가 및 발암성 화학물질에 대한 민감성 증가와 관련이 있다. 이를 여러 가지 유전자 메커니즘으로 설명하는데, 부적절한 DNA 메틸화 탓에 세포 증식과 분화, DNA 복구 및 세포 사멸을 조절하는 수많은 유전자의 발현이 변화한다는 해석이다. 또한 콜린이 풍부한 식품을 섭취하면 베타인 생산이 촉진된다. 베타인을 공급하는 가장 좋은 식품은 야생 새우, 가리비, 유기농 닭고기, 칠면조, 달걀 등이 있다. 참고로, 최근 연구에 의하면 동물성 단백질 섭취가 부족한 채식 위주의 식단은 콜린 부족을 일으켜 전립선암을 추동하는 잠재 요인이다.

달걀은 전형적인 슈퍼푸드다. 필수 아미노산을 제공하는 것 외에도, 잘 육성된 닭이 낳은 달걀에는 오메가3 지방산(노른자에서 발견), 인지질, 셀레늄, 비타민D 및 비타민B_{12}가 풍부하다. 달걀이 높은 콜레스테롤을 유발하기 때문에 제한해야 한다고 믿던 시절은 지나갔다. 이는 최근 몇 년 동안 여러 차례에 걸쳐 근거 없는 믿음으로 밝혀졌다. 우리는 이제 높은 콜레스테롤 수치가 지방이 아닌 당분 섭취 때문에 발생한 결과라는 것을 알고 있다(더 자세한 내용은 다음 장의 '당분이 인간 식단에 어떻게 침투 하는가'를 참조). 대두를 먹이지 않고 목장에서 기른 유기농 닭에서 얻은 달걀이라면 매일 즐겨도 된다. 분명히 오늘날 달걀의 질은 예전과는 확연히 다르다. 인간은 수백만 년간 달걀을 먹어 왔다. 질 좋은 달걀 대신 합성엽산이 첨가된 밀가루 토스트를 먹어야 할 이유가 있을까?

달걀에 비해 오리알에 단백질, 칼슘, 철, 칼륨 및 다른 주요 미네랄이 함유돼 있다. 메추라기, 칠면조, 거위의 알도 영양가가 훌륭한 선택이다. 달걀 껍데기의 색깔은 품종에 따라 다르며 영양 성분과는 아무런 관련이 없다. 중요한 것은 알을 낳은 암탉이나 오리가 무엇을 먹었느냐이며 이는 노른자 색깔에 반영된다. '목장에서 자란', '유기농' 및 '동물복지 인증' 같은 라벨이 달린 것을 찾아야 한다. 이렇게 기른 닭의 달걀 노른자는 상업용으로 대량생산한 달걀의 연노랑 노른자에 비해 아주 진한 주황색일 것이다. 삶거나 가볍게 끓이는 조리법이 달걀의 영양을 가장 잘 유지해준다.

유기농 육류:
메티오닌의 균형을 잡아주는 유전자를 위한 슈퍼푸드

우리 조상은 근육조직 뿐 아니라 내장조직, 뼈의 젤라틴 같은 조직 및 기타 결합조직을 함께 먹었다. 동물의 부위를 나누지 않고 전체를 먹었다고 볼 수 있다. 근육조직에서 메티오닌, 장기조직에서 비타민B, 연골조직에서 콜라겐 등 동물의 모든 부위는 조합되었을 때 영양소와 아미노산 균형이 완벽히 맞는다. 대조적으로, 현대 식단은 메티오닌이 많은 근육조직만 풍부하게 제공하는 반면, 내장과 결합조직은 쓰레기통에 버린다. 메티오닌은 호모시스테인을 합성하지만, 그 과정은 다른 영양소, 특히 비타민B_{12}와 엽산이 조절한다. 이러한 비타민B군이 결핍되면 호모시스테인 수치가 높아져서 메틸화가 저해된다. 그것이 단지 근육조직만 먹으면 발생하는 복잡한 악순환이다. 반대로 암을 굶기겠다고 모든 육류를 기피한다면 메티오닌이 결핍되므로 이것 또한 바람직하지 않다. 근육조직을 포함해 메티오닌이 함유된 모든 영양가 있는 음식을 피하기보다 간헐적 단식을 치료법으로 사용하는 것이 정답이다. 근육조직 말고도 먹어야 할 부위는 훨씬 더 많다. 내장조직은 태초부터 메뉴에 올라왔는데 여기에는 그럴 만한 이유가 있었다. 동물 전체를 고루 소비해야만 육류가 주는 완전한 영양의 이점을 누릴 수 있다.

지방과 피부가 제거된 닭의 흰 가슴살에는 비타민과 미네랄이 그다지 들어 있지 않다. 4온스(113g) 정도의 닭 가슴살에는 비타민A가 전혀 들어 있지 않고 비타민B_{12} 양은 하루 권장량의 8퍼센트에 불과하다. 반대로 닭의 간 1온스(약 28g)에는 비타민A와 비타민B_{12}가 각각 하루 권장량의 81퍼센트와 99퍼센트가 들어 있다. 내장조직은 근육조직보다 훨씬 더 많은 비타민과 미네랄을 함유하고 있으며, 또한 비타민D와 오메가3 지방산의 함량도 높다. 심장에는 항산화제인 코엔자임 Q10이 풍부하게 들어 있다. 찌꺼기로 취급하는 동물의 내장, 발, 뼈, 혀는 모두 영양가가 높다. 간이 독소를 저장하는 기관이라고 오해해서는 안 된다. 간은 독소를 대사하고 배설하기 때문이다. 독소는 실제로는 지방조직에 축적되며 곡물 사료로 상업적으로 사육된 동물은 이 지방조직의 비중이 높다. 그래서 항상 고품질 식재료를 선택하는 것이 중요하다. 생체역학을 아는 농부나 사냥꾼 친구에게 내장조직을 받도록 하고, 내장조직을 활용한 요리법을 어른들에게 물어보면 좋다.

비타민B_{12}:
DNA의 뼈대와 일차 메틸 공여자

코발아민으로도 불리는 비타민B_{12}는 수용성으로서 내인자intrinsic factor의 도움을 받아 소장에서 흡수된다. B_{12}는 DNA의 합성과 메틸화, 적혈구 생성, 신경기능 등 다양한 생리 작용에 필수적으로 필요하다. 비타민B_{12}가 부족하면 DNA의 이중나선 구조가 유지되기 어려워지고 산화스트레스에 의한 병변이 생겨서 DNA에 손상을 주기 때문에 암의 위험 요인이 된다.[34] 따라서 이 비타민은 또한 유전자 건강을 유지하는 측면에서 주된 역할을 한다.

생체 활성 형태의 비타민B_{12}는 동물에서 발견되고 식물성 식품에는 들어 있지 않다. 이는 채식주의를 하는 사람들이 꼭 알아야 하는 생화학적 사실이다. 비타민B_{12}가 가장 풍부한 식재료는 간, 신장, 달걀 그리고 물고기다. 박테리아, 해조류, 진균류를 포함한 미생물은 비타민B_{12}를 생산하는 것으로 알려져 있다. 그리고 육지 동물과 물고기는 자신의 세포에서 비타민B_{12}를 만들어 낼 수 없지만, 박테리아는 생산된 B_{12}를 세포 안에 저장하고 농축한다. 식물은 동물과 같은 방식으로 비타민B_{12}를 농축하거나 사용하지 않기 때문에 식물성 식품에는 B_{12}가 풍부하지 않다. 발효 음식과 균류 음식(버섯류)의 B_{12} 함량은 매우 낮다. 한 컵의 크리미 버섯은 B_{12} 하루 권장량의 3퍼센트만 제공하는데 이는 빈혈 예방에 필요한 최저치인 2.4μg 정도이다. 한편, 유기농 목장에서 기른 쇠고기의 간 100g에는 약 110μg의 B_{12}가 함유돼 있다. 절대채식주의를 하는 환자에게 기억력 감퇴foggy, 피로fatigue, 허약feeble이라는 전형적인 세 가지 증상three F's이 나타나는데, B_{12} 부족 때문이다.

특정 성분을 첨가한 영양강화fortification 식품을 이용해 이런 채식주의의 문제점을 극복할 수 있는지도 생각해 봐야 한다. 정제된 곡물이나 통곡물 모두 영양분을 강화할 수 있지만 비타민B_{12}와 엽산을 강화한 형태는 독성을 띤다. 엄격한 채식주의 식단에 비타민B_{12}를 공급하기 위해 강화된 제품도 있다. 하지만 특정 영양이 강화된 시리얼이나 빵, 우유, 맥주효모, 보충제 그리고 기타 음식에 첨가된 비타민B_{12}는 시안화칼륨potassium cyanide이라는 시안화물cyanide을 이용해 만든 시아노코발아민cyanocobalamin이다. 시아노코발아민은 B_{12} 결핍증을 임상적으로 치료할 수 있지만 자연적으로 만들어진 B_{12}가 아니다. 이 인공적인 형태의 B_{12}는 미토콘드리아에 독으로 작용한다(덧붙여 말하면, 시안화칼륨은 살구씨에서 발견된 항암제인 시안화수소와 동일한 화학 물질이 아니다. 레이어트릴laetrile 또는 아미그달린amygdalin은 일반적으로 살구 씨에서 추출한 천연물질로 만든, 종래와는 다른 암 치료제다. 인체 내에서 대사되며 시안화수소가 된다).

자연에서 얻을 수 있는 식재료는 독소를 이용해 만드는 것이 아니며 독소가 첨가돼 있지도 않다. 저렴하다는 이유만으로 자연적이지 않은 식품을 선택해야 하는가? 심층 영양 섭취의 중요한 신조는 자연에서 얻을 수 있는 음식을 먹는 것이다. 우리의 유전자가 실험실에서 만들어진 비타민과 미네랄을 다룰 준비가 돼 있지 않기 때문이다.

DNA 복구를 위한 식물영양소

식물영양소phytonutrient는 비타민이나 미네랄이 아닌 식물에서 발견되는 의학적인 활성 화합물을 말한다. 많은 식물영양소가 DNA 손상을 예방하고 복구하며 결함이 있는 DNA 복구 시스템을 개선하는 면에서 유망한 대안이 되고 있다.[35] 우리는 암에 대항할 수 있는 식물영양소와 비타민, 미네랄을 이 책에서 많이 논의했는데, 유전자 건강에 유용한 식물영양소로는 이소티오시아네이트isothiocyanate와 카로티노이드carotenoid를 들 수 있다. 항암에 좋은 음식을 말할 때 모두 식물과 과일을 언급하는 이유가 있다. 유전자 손상을 치유할 수 있는 식물영양소 화합물을 얻을 수 있는 가장 풍부한 원천이기 때문이다. 화학 요법처럼 유전자에 손상을 입히는 폭풍이 온몸을 휩쓸더라도 식물영양소가 투입되면 이러한 혼란을 해결할 수 있다. 브뤼셀 싹(방울양배추) 같은 것을 먹으라고 하면 많은 사람들이 코를 찡그리지만 그런 음식이 왜 당신에게 유익한지 정확히 안다면 좀 더 쉽게 먹을 수 있을 것이다. 사람들에게 '왜'와 '무엇', 즉 암이 왜 발생하는지 그리고 우리가 무엇을 할 수 있는지 알리는 것은 우리의 목표이며 이 책을 쓰는 이유다. 그래서 더 이상 고민할 것 없이 놀라운 항암식물인 십자화과 식물과 이 식물이 DNA를 위해 무엇을 하는지 살펴보도록 하자.

십자화과 식물의 식물영양소는 다양한 방식으로 작용하며 암을 예방해준다. 몸에서 잠재적인 발암물질을 제거하고 종양 억제 유전자의 작용을 강화하는 등 십자화과 식물은 가장 연구가 잘된 항암식물이다. 식재료로는 브뤼셀 싹, 브로콜리 싹, 양배추, 콜리플라워, 양고추냉이,

콜라비, 무 및 물냉이 등이 있다.

이소티오시아네이트는 십자화과 식물에서 발견되는 황 함유 화합물인 글루코시놀레이트glucosinolates의 가수 분해에서 유래한 성분 중 하나다. 많은 형태의 이소티오시아네이트 중 하나인 설퍼라페인Sulforaphane은 살충제 때문에 발생하는 유전자 손상의 위험으로부터 보호하는 것으로 알려졌다.[36] 그러나 대사 효소 내의 특정 SNPs는 이러한 성분의 유용한 보호 효과를 줄일 수 있다. 이 때문에 영양을 연구할 때는 항상 개별 SNPs를 고려해야 한다. 그렇지 않으면 이러한 식물을 섭취해서 얻을 효과를 못 볼 수도 있다. 어쨌든 브로콜리를 먹으면 된다. 브로콜리 싹을 먹을 수 있으면 더욱 좋다. 4분의 1컵에서 2분의 1컵 정도의 십자화과 식물을 적어도 하루 세 번 매일 먹을 것을 권한다.

유전자를 보호하는 식물영양소 중 우리가 두 번째로 주목하는 것은 베타-크립토잔틴beta-cryptoxanthin으로 유기농 빨간 피망, 파프리카, 감(혈당 또한 낮춰준다)에서 발견되는 보편적인 카로티노이드이다. DNA 복구에 현저한 효과가 있는 것으로 알려졌다.[37] 혈중 베타크립토잔틴의 농도가 높으면 폐암 위험이 준다. 하지만 비영리단체인 환경워킹그룹EWG, Environmental Working Group에서 매년 농약 잔류물이 가장 많은 농산물 목록을 발표하는데 피망이 해마다 이 목록에 포함돼 있다는 점은 우려스럽다. 미농무부의 농약 데이터 프로그램에 의하면 붉은 피망에서 발견된 53종의 살충제 중 3종은 발암물질로 알려져 있으며, 21종은 호르몬 교란물질로 의심되고, 10종은 신경독소, 6종은 발달 또는 생식계 독소, 18종은 꿀벌에 독소로 작용하는 물질이다.[38]

유기농 식품은 비싸지만, 암 때문에 소요되는 비용 또한 그렇다. 암을 예방하는 측면에서 제대로된 식품의 중요성은 아무리 강조해도 지나치지 않다. 물론, 기존 방식대로 재배된 피망(숫자 '4'로 시작하는 4자리 바코드가 있는 스티커로 표시)에는 베타-크립토잔틴이 들어 있지만 암을 유발하는 화학 물질도 포함하고 있다. 유기농 또는 바이오다이내믹[역주: 유기농의 일종으로 허브 등을 토양의 질을 높이는 데 사용한다] 방식으로 재배된 것이 가장 좋다. 이것은 식료품점에서 숫자 '9'로 시작하는 5자리 바코드로 식별하거나 지역에서 바이오다이내믹 방식으로 키우는 재배자에게 구입할 수 있다. '8'로 시작하는 5자리 바코드는 해당 품목이 유전자 변형 제품임을 의미한다.

유전자, 이것만 알면 된다

서양 의학에서는 유전자 결함에 불운이 겹쳐 암이 발생한다고 말하지만 이것은 분명히 진실과 거리가 멀다. 유전자와 후성유전자 모두 식이법에서 긍정적 영향과 부정적 영향을 받을 뿐 아니라 이에 크게 좌우된다. 유전자는 독소, 방사선, 살충제, 노화, 스트레스 등에 노출되면서 항상 손상되지만 달걀, 오리 간, 유기농 피망, 시금치, 꽃상추, 아스파라거스, 겨자채소, 순무채소 및 에피자테과 같은 음식은 모두 그 손상으로부터 유전자를 보호하고 복구하는 데 도움을 준다. 한편 현대 미국에서 먹는 모든 식품 중 유전자에 가장 큰 피해를 주는 두 가지는 유전자 변형 식품GMO과 당분이다. 좋은 소식은 단순히 장바구니에 다른 음식을 넣는 것만으로 유전자의 운명을 바꿀 수 있다는 것이다. 평소 자주 먹고 익숙해져 있는 맛과는 조금 다를 수 있다. 다음 장에서는 당분이 우리의 현대 식단에 어떻게 침투했는지, 어떻게 암의 진행에 직접 기여하는지, 그리고 케톤 식이라는 강력하고 오래된 식이요법을 사용해 그 과정을 뒤바꿀 수 있는지 자세히 살펴보자.

당분은 우리에게 축복이었고 행복을 주는 선물과 같았다.

점점 우리의 혀를 달콤함이라는 유혹에 빠지게 했고 결국 우리들의 일상식탁 위에까지 올라오게 되었다.

하지만 한 때 축복이었던 당분이 지금은 우리를 죽이고 있다.

- 로버트 러스티그(Robert Lustig), 『단맛의 저주(Fat Chance)』의 저자

당분은 노예거래를 낳은 원인 중 하나였다.

그랬던 당분이 지금은 우리를 노예로 만들고 있다.

-제프 오코넬(Jeff O'Connel), 『슈거 네이션(Sugar Nation)』의 저자

4장

당분과 암 그리고 케톤 식이

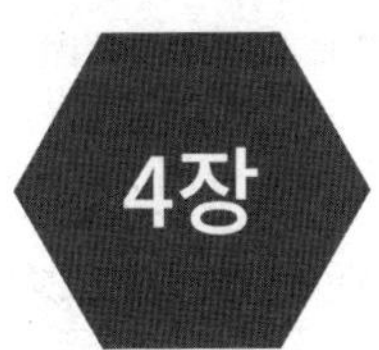

4장

미국 내에서 약물 중독은 심각한 사회문제 중 하나다. 대표적인 중독성 약물로는 아편, 암페타민, 알코올, 헤로인, 니코틴 등을 들 수 있다. 하지만 이보다 더욱 중독성이 높으며 언제 어디서든 쉽게 손에 넣을 수 있는 약물이 있다. 그것은 바로 우리의 식탁에 매일 올라오는 당분이다.

당분은 현대인이 먹고 마시는 거의 모든 요리에 들어가며 삶 속에서 빠질 수 없는 음식 중 하나다. 안전하다고 생각하며 매일 섭취하는 당분이 암을 비롯한 여러 대사질환을 유발한다고 생각해본 적이 있는가? 사람들 대부분은 당분을 장시간 동안 다량 섭취할 경우 당뇨병을 일으키는 물질 정도로만 치부한다. 오히려 당분은 음식의 풍미를 높이고 기분을 좋게 하며 스트레스 해소에 도움이 되는 물질이라고 생각한다. "당분이 무슨 죄가 있어?"라고 반문할지도 모르겠다. 도대체 당분 섭취가 인체 내에서 어떠한 작용을 하기에 마약보다 위험한 물질로 간주되는 것일까? 그 이유는 당분이 암세포의 주 에너지원이기 때문이다. 암세포는 체내에 들어온 당분을 정상세포보다 약 50배 정도 빠르게 먹어치운다. 즉, 당분은 암세포가 자라고 퍼지는 데 필수적인 영양분으로 작용하는 것이다.[1] 하버드 의과대학은 당과 인슐린이 암을 유발하는 데 어떠한 연관성이 있는지 연구보고서를 발표했다. 이에 의하면, 모든 포도당과 인슐린이 약 80퍼센트의 암에서 암세포의 성장과 전이 그리고 침윤에 주된 역할을 한다. 그 이유는 매우 단순한데, 암세포가 가장 좋아하는 영양분이 포도당이기 때문이다. PETPositron Emission Tomography(양전자방사단층촬영) 검사는 이를 잘 설명해준다. PET 검사는 인체 내에 암세포가 존재하는 부위를 영상으로 보여주는 검사다. 환자는 PET 검사를 받기 전 절식을 하고 검사 약 한 시간 전에 방사성 당을 정맥주입 받는데, 이는 절식으로 굶주린 세포에게 포도당을 빠르게 대사시키기 위함이다. 이때 포도당을 대사하면서 방출하는 방사성 동위원소의 위치를 추적해 영상으로 나타내는 것이 PET 영상이다. 즉, PET 검사는 암세포가 정상세포에 비해 포도당 대사를 빠르게 많이 한다는 점을 이용한 검사다. PET 영상에서 진하게 나오는 부위일수록 포도당 섭취가 많은 곳이며 그 부위의 암세포는 다른 부위(연한 영상 부위)에 비해 악성일 가능성이 있다.

혈당과 인슐린 수치의 간헐적 혹은 만성적 상승은 모든 진행성 암과 재발 암의 토대가 된다. 고혈당과 인슐린 상승은 암세포를 성장시키고, 암세포의 죽음을 막으며, 전이를 유발하고, 항암치료와 방사선치료에 내성이 생기게 한다.[2] 또한 당(포도당, 과당, 자당, 꿀, 신선한 과일 주스 등)

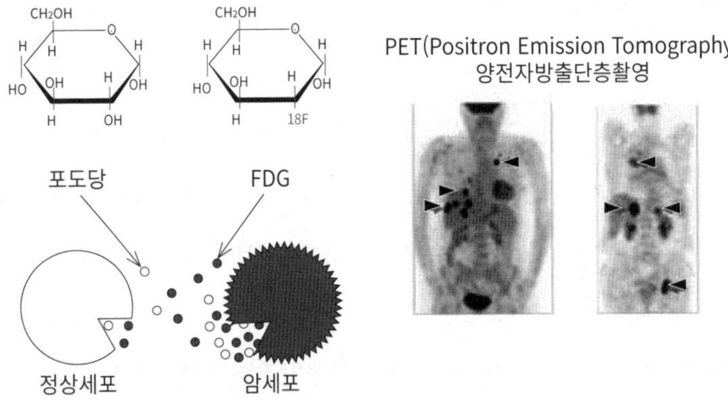

[암세포는 정상 세포에 비해 많은 양의 포도당을 소비하고 있다. 암세포의 특징을 이용한 검사법이 PET(Positron Emission Tomography : 양전자 방출 단층 촬영) 검사다. 18F-FDG의 획득이 많기 때문에 암 조직을 발견할 수 있다. 오른쪽 사진의 화살표로 나타내는 검은 부분이 암 조직. 후꾸다 카즈노리 긴자 도쿄 클리닉 블로그 참고]

을 섭취한 이후부터 어떤 면역세포는 최대 5시간 동안 그 활성도가 절반 이하로 떨어지기도 한다.[3]

당분은 단독으로 전체 면역시스템을 마비시킬 수도 있다. 암이 무슨 종류인지 어디에 위치하는지는 중요하지 않다. 암세포를 악성으로 만들어 침윤과 전이를 유발하는 과정은 암세포가 얼마나 많은 당을 소비했느냐에 달려 있다. 이러한 관점은 더글라스 하나한Douglas Hanahan과 로버트 와인버그Robert A. Weinberg가 발표한 논문 '암의 특징Hallmarks of Cancer'에도 잘 나타나 있다. 노벨상을 수상한 오토 바르부르크는 1920년도에 암세포의 포도당 대사에 대한 연구결과를 발표했다. 바르부르크는 "암은 단순한 유전적 돌연변이에 의해 발생하는 것이 아니라 세포 내 미토콘드리아의 포도당 대사에 문제가 생겨서 발생한다"고 보았다. 그의 이론은 발표 당시에는 학계에서 인정받지 못했으나 후대에 이르러 '바르부르크 효과'라는 이론으로 널리 인정받고 있다. 바르부르크 효과는 다음 장에서 더욱 자세하게 살펴볼 것이며, 이 장에서 꼭 기억해야 할 것은 '암세포는 보다 빠르게 성장하려고 당을 섭취하며, 보다 많은 당을 섭취하고자 스스로 에너지 대사 방식을 변화시킨다'는 점이다. 표적치료제를 비롯해 새로운 항암제가 개발된다 하더라도 암세포가 당을 높은 농도로 섭취하는 한 그 효과는 제한적일 것이다.

미국인은 평균적으로 1년에 68kg 이상의 당분을 섭취하고 있다. 과도한 당분 섭취가 미국인의 건강에 엄청난 악영향을 끼치고 있기 때문에 국민건강과 관련한 정부기관에서는 당분 섭취의 위험성을 경고하고 있다. 그 결과 미국심장학회American Heart Association는 당분섭취와 관련된 질환이 발생할 것을 우려해 하루 권장 당분 섭취량에 대한 가이드라인을 발표했다(이 가이드라인에는 오로지 인공적인 당분 섭취량만 제시돼 있고 자연으로부터 얻는 모든 당분은 포함하지 않았다).[4] 이에 따르면, 여성의 하루 권장 당분 섭취량은 25g(약 6티스푼)을 넘어서면 안 되며 남성는 37g(약 9티스푼)을 넘어서면 안 된다. 8세 이하의 어린이는 하루에 12g(약 3티스푼) 이상의 당분을 섭취하면 안 된다. 그러나 안타깝게도 WHO와 미국심장학회가 제시한 당분섭취에 대한 가이드라인을 미국인은 전혀 지키지 않고 있다.

<미국임상영양학회지The American Journal of Clinical Nutrition>는 미국 내에서 액상과당High Fructose Corn Syrup, HFCS의 소비량이 1970년도와 1990년도 사이에 약 1000퍼센트 상승했다고 보고했다.[5] 탄산음료 소비는 같은 기간에 두 배 이상 상승했다. 560g 들이 탄산음료 1캔에는 약 65g의 당분이 함유돼 있다. 아이가 마신 탄산음료 1캔에는 이미 미국심장학회가 제시한 하루 당분섭취 가이드라인보다 다섯 배 이

상 많은 당분이 들어 있는 것이다. 미국농무부United States Department of Agriculture, USDA의 조사에 따르면, 12세 이하의 어린이는 연평균 49파운드의 당분을 섭취하고 있다. 이를 kg 단위로 바꿔 하루 단위로 계산해 보면 117g의 당분을 하루 동안 섭취하는 격이다. 저명한 고고유전학자인 크리스티나 와리너 박사Dr. Christina Warinner는 2013년 TED에서 열린 '구석기 다이어트Paleo Diet' 강연에서 구석기인이 960g 탄산음료에 들어 있는 당분을 섭취하려면 약 2.6미터의 사탕수수를 먹어야 했다고 말했다. 현대 아이들은 평균 하루 세 번 탄산음료 혹은 주스를 마시는데 이는 구석기인이 7.6미터의 사탕수수를 섭취하는 양과 같다.

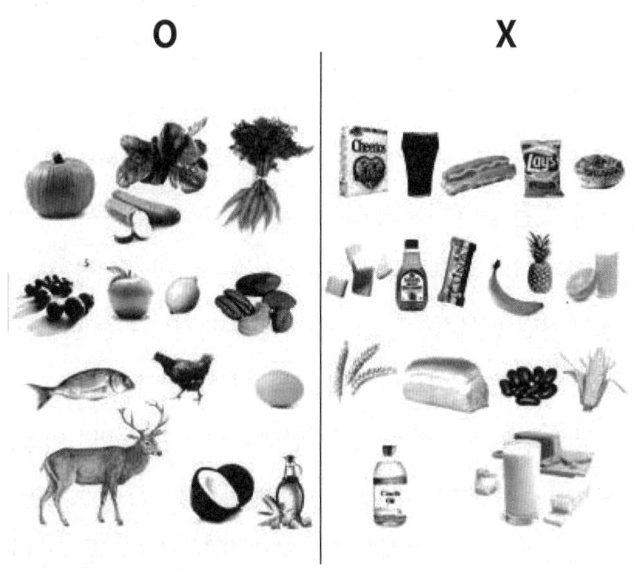

[역주: 구석기 식단에 포함되는 음식으로는 채소, 신 과일, 견과류, 생선, 육류 등이 있으며 포함되지 않는 음식으로는 곡물, 유제품, 단 과일, 설탕, 가공음식 등이 있다. 인간의 고대유전자는 구석기 식단을 가졌을 때 거의 완성된 것으로 알려져 있다. 즉, 구석기 시대에 섭취했던 음식이 현대인의 유전자 중 대부분을 구성하는 원료로 사용되었다. 하지만 빠르게 변하는 현대 식단에 적응하지 못한 고대유전자는 유전자변이가 발생한다. 따라서 변이된 유전자를 정상으로 되돌리는 방법도 현대 식단에서 구석기 식단으로의 회귀에서 찾을 수 있다. 구석기 식단에 대한 자세한 정보는 Loren Cordain의 The Paleo Diet를 참고하기 바란다.]

수치적으로 계산해 보면 현대 아이가 하루 섭취하는 당분 양은 구석기인이 2년 동안 섭취하는 양과 동일하다. 우리는 상상할 수 없을 정도의 많은 당분을 몸속에 넣고 있다. 마치 암세포가 그러는 것처럼.

당분이 식탁을 침범하게 된 역사

농업혁명이 일어나기 전인 1만5000년 전(구석기 시대)까지만 해도 인간은 수렵생활을 했기 때문에 과일과 꿀을 제외하면 당을 얻을 방법이 없었다. 달콤한 당을 얻으려면 수 킬로미터를 걸어야 했고 그 때문에 칼로리 소모도 높을 수밖에 없었다. 지금은 어떠한가? 주차장까지 몇 발자국만 움직이면 자동차로 마트에 가서 수백 g의 당분과 음료수를 손에 넣을 수 있다. 또한 구석기인은 곡류나 콩류처럼 섭취 후에 당분으로 전환될 수 있는 음식을 거의 섭취하지 않았다. 지금으로부터 약 1만 년 전인 신석기 시대가 돼서야 최초로 사탕수수를 심기 시작했다. 뉴기니아 섬에서 살던 신석기인은 섬유질이 풍부한 사탕수수 줄기를 생산해 생으로 씹어 먹는 방식으로 당분을 섭취했다. 바가스Bagasse는 사탕수수에서 당분을 짜내고 남은 찌꺼기인데 사탕수수의 절반 이상을 차지하는 수용성 섬유질이다. 바가스는 장내 미생물Gut Microbiota을 부양할 뿐만 아니라 실제로 당 대사율를 높일 수 있는 것으로 밝혀졌다.[6] 신석기인은 사탕수수에 들어 있는 당분만 섭취한 것이 아니라 바가스를 함께 섭취한 것이다.

신석기시대가 시작되고 나서 수천 년이 흐른 뒤에야 열대 섬에서 재배되던 사탕수수가 점점 이웃 섬으로 퍼지기 시작했다. 기원전 1000년경에 이르러서는 사탕수수 재배가 아시아대륙까지 퍼졌다. 사탕수수가 세상 밖으로 알려지면서 사탕수수를 파우더로 만드는 기술이 비법처럼 여겨졌고 사탕수수 파우더는 두통 등을 치료하는 약으로 사용되기도 했다. 1500년대에 콜럼버스가 신대륙을 발견한 후 서인도 제도의 히스파니올라라는 섬에 사탕수수가 재배되기 시작했다. 그로부터 수백 년이 더 지나서 수십만 명의 노예가 사탕수수 재배를 위해 아프리카로부터 신대륙으로 건너왔다. 노예수입으로 노동력이 늘어나면서 사탕수수 수확량이 크게 늘어났고 그 결과 사탕수수의 가격은 자연스럽게 떨어졌다. 그동안 비싸서 살 수 없던 사람들이 당분을 구매하기 시작했고 그 양은 시간이 갈수록 큰 폭으로 증가했다. 17세기 중반에 이르러 사탕수수는 더 이상 부자만의 소유물이 아니라 일반인도 쉽게 살 수 있는 식료품이 됐다. 그럼에도 1700년대의 성인 1인당 1년간의 당분 소비량은 1.8kg에 지나지 않았다. 하지만 1800년대에는 8kg으로 증가했으며 1870년대에는 거의 세 배에 가까운 21kg까지 증가했다. 1900년대에 이르러서는 평균 미국 성인의 당분 소비량이 약 45kg까지 증가했다.

오늘날에는 사탕수수뿐 아니라 사탕무, 옥수수 등 60종이 넘는 다양한 가공식품을 통해 당을 섭취하고 있다. 자연당, 첨가당, 전분 등 수많은 종류의 당이 곡류, 베이글, 도넛, 와플, 팬케이크, 피자, 주스, 아이스티, 탄산음료, 커피, 케첩, 파스타, 파스타소스, 요구르트, 과자류, 과일, 빵, 쿠키, 사탕 등의 음식에 들어 있다. 당이 들어 있는 음식 품목을 전부 종이에 열거하면 그 길이가 수 킬로미터에 다다를지도 모른다. 최고급 레스토랑에서 나오는 건강수프에도 컵당 첨가당이 18g 이상 들어 있을 것이다.

자연당, 첨가당, 유당(젖당)

당은 그 종류가 다양하지만 크게 두 가지로 나눌 수 있다. 자연당과 첨가당이 그것이다. 자연당은 자연상태로 존재하는 당으로 과일이나 우유, 꿀과 같은 음식에 들어 있다. 첨가당은 음식을 가공하는 과정에서 더해지는 당으로 가공식품 대부분에 포함돼 있다. 가공식품은 한 가지 이상의 재료로 만들어지는 식품을 의미하며 대부분 사탕수수즙, 설탕, 액상과당 등이 첨가돼 있다. 얼핏 생각하면 자연당과 첨가당은 차이가 있을 것 같지만 암세포 입장에서 보면 둘은 동일한 당일 뿐이다. 암세포의 눈에는 자연당이건 첨가당이건 먹음직스러운 에너지원으로밖에 보이지 않는다. 즉, 유기농 사탕수수, 맥아, 과일, 탄산음료, 생과일주스, 꿀, 대추, 바나나 등등 그것이 무엇이든 섭취해서 혈당수치가 오른다면, 그것은 암세포가 좋아하는 에너지원이라고 보면 된다. 단, 식물영양소와 섬유질이 풍부한 채소 및 과일과 같은 음식(자연당이 함유된 음식)은 첨가당보다 혈당을 높이는 속도가 느리기 때문에 첨가당보다 좋은 선택이라고 볼 수는 있다. 그러나 이는 경중의 차이일 뿐이지 결국 당은 당이다.

우리가 먹고 있는 수많은 음식 속에 첨가당이 들어 있다. 캔디나 탄산음료와 같은 달콤한 음식에만 첨가당이 들어 있다고 생각하면 큰 오산이다. 건강식품이라고 생각하던 저지방 요구르트나 그라놀라에도 1인분에 약 55g의 첨가당이 들어 있다. 첨가당이 들어 있지 않는 가공식품을 찾는 것 자체가 불가능에 가깝다고 해도 틀리지 않다. 반면에 자연당은 자연 상태에서 수확한 음식물 자체에 들어 있다. 과일에 들어 있는 과당, 꿀에 들어 있는 포도당, 채소에 들어 있는 갈락토스, 모유나 우유에 들어 있는 유당 등이 그 예다. 바나나 한 개에는 약 14g의 자연당이 들어 있고, 고구마 한 개에는 약 6g의 자연당이 들어 있다. 만약 공복상태에서 많은 양의 과일을 섭취하면 그것이 비록 자연당일지라도 혈당을 급격히 높인다. 암세포에게는 축복과 같은 일이 벌어지는 것이다. 따라서 자연당이 첨가당에 비해 좋은 선택일지라도 가능하면 당 함유량이 낮고 비타민이나 미네랄 같은 영양분이 많이 들어 있는 음식(베리류, 푸른사과, 감 등)을 선택적으로 섭취해야 한다.

무엇을 어떻게 얼마나 먹어야 건강한 식사일까? 저당식이법은 13장에서 상세히 다루겠지만 그 전에 꼭 기억해야 할 것이 1일 섭취 당량이다. 하루에 얼마나 많은 당을 섭취하는지 알아야 건강한 식단을 짤 수 있기 때문이다. 우리가 섭취하는 모든 음식에는 함유성분과 칼로리 양이 적혀 있다. 건강에 신경을 쓰는 사람조차 쉽게 범하는 오류가 전체 칼로리와 지방 함유량은 살펴보면서 탄수화물 함유량은 간과하는 것이다. 음식을 고를 때 반드시 탄수화물과 당이 얼마나 들어 있는지 체크하는 습관을 들여야 한다. 하루에 얼마나 많은 당을 섭취하고 있는지 3일 동안 노트에 체크해 보라. 당신의 몸이 건강해지기 시작하는 첫 단추가 될 것이다.

유제품속에 숨겨진 진실

우유에 대해 알아보자. 저지방 우유 한 컵에는 13g의 유당Lactose 형태의 당이 들어 있다. 유당은 세계 인구의 65퍼센트에서 90퍼센트가 소화하지 못하는 탄수화물이다. 유당을 소화하려면 락테이즈Lactase라 불리는 유당 분해 효소가 필요한데, 성인 대부분에게는 락테이즈가 결핍되어 있거나 불활성화돼 있다.[7] 소화되지 않은 채로 흡수된 유당은 혈관 내를 순환하면서 혈당을 급격히 높여 수많은 질환을 야기한다. 소화불량과 비염, 중이염 같은 면역질환, 불안, 우울증, 편두통, 체중 증가 등이 그 예다(더 자세한 사항은 12장을 참고하기 바란다). 미국국립보건원

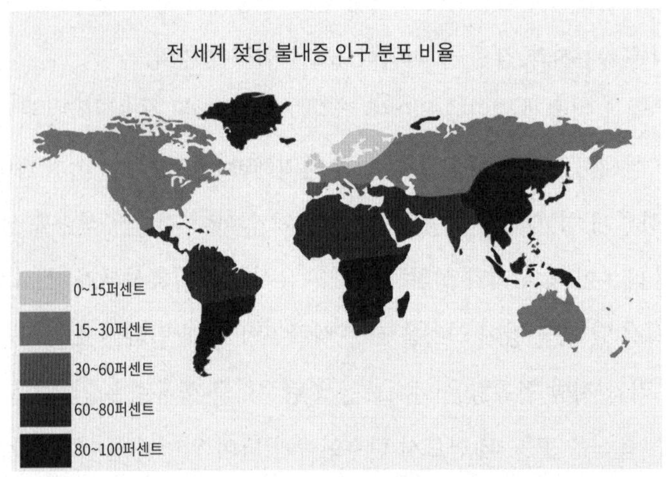

[역주: 젖당 불내증을 보이는 국가를 보면 전통적으로 우유를 섭취하지 않는 민족이 거주하는 곳임을 알 수 있다. 반대로 낙농업이 주인 유럽과 북미지역은 젖당 불내증이 나타나는 비율이 현저하게 낮다. 이는 우유 속 단백질을 분해하는 효소의 발현도가 환경에 따른 진화의 과정에서 결정됨을 알 수 있다. 즉, 전통적으로 우유를 먹지 않은 극동아시아 민족은 우유 속 단백질을 분해시킬 수 있는 효소가 적으며, 체내에 들어온 우유 단백질은 분해되지 않은 채로 Antigen으로 작용할 수 있다. 출처 : 전 세계 젖당 불내증 인구 지도, 위키백과 참조]

National Institutes of Health, NIH은 세계 인구의 약 65퍼센트가 유아기 이후 유당을 소화하는 능력이 결핍된다고 보고했다.

농업혁명 이후부터 우유, 치즈, 요구르트, 아이스크림 등 유제품이 일반적인 식단으로 등장했다. 저지방 우유는 1920년대 이후가 돼서야 새롭게 등장했다. 2004년 <미국임상영양학회지>에 발표된 연구에 따르면, 난소암을 비롯한 여러 암의 발생 원인중 하나가 유제품 섭취였다.[8] 우유 생산량을 늘리려고 젖소에게 성장호르몬Growth Hormone을 투여했고 그 결과 암을 일으킬 위험도 증가했다(더욱 자세한 사항은 10장을 참고하기 바란다). 1만5000년 전부터 가축을 기르기 시작한 인류는 소화하기 어려운 우유를 발효해서 먹는 방법을 찾아내었다. 심지어 7500

표 4.1 일반적인 음식에 들어 있는 당분 함유량

음식	당 포함량(g)
사과 중간 크기 1개	11
바나나 중간 크기 1개	14
바비큐소스 2큰스푼	15
코카콜라 340g	39
클랜베리쥬스 칵테일 225g	33
건조 클랜베리 1컵	26
저지방 허니 디종 샐러드 드레싱 2큰스푼	8
과일잼 1큰스푼	10
레모네이드 225g	29
망고 1컵	24
버섯이 들어간 마리날 소스 1컵	22
오렌지 중간 크기 1개	23
유기농 과일견과류 그라놀라 1컵	15
유기농 캐첩 2큰스푼	8
유기농 우유가 들어간 프랑스식 바닐라 요거트 1컵	29
바닐라 두유 라떼 450g	29

년 전에는 인류에게 락테이즈 지속성Latase Persistence이라 불리는 유전 획득이 일어났고 그 결과 몇몇 종족은 유아기 이후에도 락테이즈를 체내에서 생성해 우유를 소화할 수 있는 능력을 가지게 되었다.[9] 어떤 사람들은 유제품을 섭취해도 소화에 큰 문제가 없는 반면에 어떤 사람은 유제품을 먹으면 설사를 하는 등 소화하지 못한다. 이는 위에서 언급한 바와 같이 유당을 소화하는 효소인 락테이즈가 얼마나 존재하느냐에 달려 있다.

이 장에서 반드시 기억해야 할 것은 '유제품은 자연 상태 그대로의 신선한 제품을 섭취하라'는 것이다. 저지방 유제품은 절대로 건강한 음식이 아니다. 영양 섭취에 관한 절대 불변의 법칙은 "가능한 한 천연 상태에 가까운 음식을 먹어라"다. 자연 상태에 존재하는 음식을 섭취하는 것이 가장 건강하게 먹는 방법이다. 생각해 보라. 젖소, 거위, 양 그리고 사람까지, 그 어떤 동물도 저지방 우유를 만들지 못한다. 저지방 우유는 가공이라는 단계를 거쳐 새롭게 만들어낸 음식이다. 요구르트와 같은 가공음식은 두말할 필요도 없다. 우유에 함유돼 있는 유지방은 건강에 유익하지만 우유에 함유된 당은 그렇지 않다. 우유에서 지방을 제거해버리면 자연적으로 우유에 들어 있는 당의 농도가 증가한다. 지방에 대한 잘못된 선입견이 건강을 망치고 있다. 건강에 악영향을 끼치는 것은 지방이 아니라 당이라는 사실을 잊어서는 안 된다. 계란, 견과류, 아보카도 등과 같은 천연 지방이 당신의 몸을 건강하게 유지해준다는 사실을 꼭 기억하기 바란다. 천연 상태의 지방을 섭취할수록 당신의 몸은 건강으로 보답할 것이다.

[역자노트: 여자가 우유를 끊어야 하는 이유]

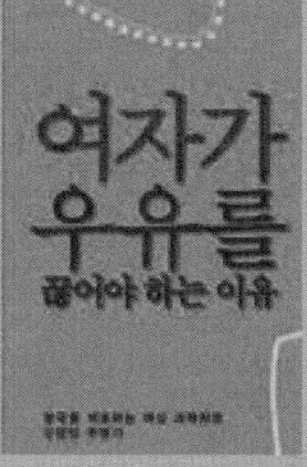

유방암, 난소암, 전립선 암 등과 유제품-우유,치즈,버터 등-의 관계를 밝힌 책으로 『여자가 우유를 끊어야 하는 이유』가 있다. 저자는 독일의 유명한 지질과학자로 7년간 다섯번 유방암 재발을 겪었고, 다섯 번째 재발되었을 때 기존 방식으로는 완치가 불가능하다는 것을 깨닫고 직접 유방암의 원인을 연구했다.

그 당시 영국은 10명당 1명이 유방암이었으며, 중국은 10만명당 1명이 유방암으로 그 차이는 1만 배에 달했다. 저자는 그 원인이 유제품 섭취량 차이에 있다고 결론 내리고 냉장고에 있던 우유, 버터, 치즈 등의 유제품을 치운 후 6주 만에 유방에 생겼던 멍울이 사라지는 경험을 하고 이 책을 쓴다. 유제품에 특히 영향을 많이 받는 암은 호르몬계의 영향을 받는 유방암, 난소암, 전립선암 등을 들 수 있다.

인공감미료

미국 식품의약국은 다섯 가지 인공감미료 사용을 허가했다. 아스파탐Aspartame, 사카린Saccharin, 아세설팜KAcesulfame-K, 수크랄로스Sucralose, 네오테임Neotame이 그것이다. 아스파탐은 현재 가장 널리 사용되고 있는 인공감미료로서 인체에는 신경독성 물질로 작용할 수 있다. 아스파탐의 신경독성은 매우 심각한데 심한 경우 발작을 일으키고 사망에 이르기도 한다. 아스파탐 섭취로 발생했다고 보고된 90여 가지의 증상에는 다음과 같은 질환이 포함된다. 두통, 현기증, 발작, 메스꺼움, 발작, 근육 경련, 체중 증가, 스트레스, 피로, 과민증, 심계 항진, 불면, 시력 장애, 청각 장애, 심장 질환, 떨림, 호흡 곤란, 불안, 발음 부정확, 미각 상실, 이명, 현기증, 기억 상실, 관절 통증.

아스파탐이 체내에서 소화되면 두 개의 아미노산(페닐알라닌과 아스파트산)과 메탄올로 분해된다. 페닐알라닌은 세로토닌이 합성되지 못하도록 하는데 세로토닌은 식욕과 기분을 조절하는 신경전달물질이다. 세로토닌 분비가 줄어들면 뇌와 몸은 당분을 달라고 아우성을 치기 시작한다. 즉, 아스파탐은 당분 중독을 일으키는 원인이 된다.

스플렌다Splenda라는 상표명으로 유명한 수크랄로스는 쥐를 대상으로 한 연구에서 백혈병 발병과 관련 있음이 밝혀졌으며, 독성정보센터는 수크랄로스에 대해 다음과 같은 결론을 내렸다. "수크랄로스의 화학 구조적 측면과 수크랄로스에 대한 사전 승인 연구에 의하면, 수년 혹은 수십 년간 수크랄로스를 장기 섭취하면 만성면역결핍과 신경학적 질환을 일으킬 위험성이 높아진다." 수크랄로스는 사탕수수를 염소 처리해 생산하는데 염소는 신진대사를 조절하는 갑상선에 독성으로 작용한다.

두 가지 인공감미료를 자세히 알아보았다. 이 이외에도 모든 인공감미료는 인체에 독성을 일으킨다는 점을 반드시 기억해야 한다. 1960년대 이후에 처음으로 등장한 인공감미료는 짧은 기간 동안 우리들의 식탁을 점령해 왔다. 그 탓에 인류의 건강은 점점 나락으로 떨어지고 있다.

아가베(Agave)

대체의학을 연구하는 사람들에게 많은 사랑을 받고 있는 아가베 과즙은 용설란이라는 식물에서 추출한 수액이다. 용설란에서 즙을 채취해서 상품으로 만드는 과정에서 유전자변형효소, 가성 산, 여과 화학물질 등의 화합물질이 첨가된다. 아가베 음료는 당분보다 몸에 좋은 당이라고 선전하지만 실제로 액상과당보다 많은 농도의 과당이 함유돼 있다. 의료자문기구인 혈당연구소Glycemic Research Institute는 2009년에 아가베를 이용한 모든 임상 실험을 중단하라도 요구했으며 '아가베의 높은 과당이 혈당에 좋지 않은 영향을 끼칠 수 있다'고 공공기관과 제조사에 경고했다. 그러나 혈당연구소의 이러한 경고에도 불구하고 아가베는 여전히 저 혈당 건강음식으로서 마켓에서 팔리고 있다. 더 이상 속지 마라. 아가베와 같은 고과당 제품은 피하는 게 상책이다.

당알코올의 주의사항

식품, 껌, 치약에 일반적으로 들어 있는 당알코올Sugar Alcohols은 소르비톨, 만니톨, 자일리톨, 이소말트와 HSH(콘 시럽에 수소를 첨가해 만든 가수분해산물)이다. 천연 당알코올은 술에 들어 있는 에탄올과는 다르며 베리류와 같은 식물에 자연적으로 존재한다. 하지만 가공식품 대부분에 들어 있는 당알코올은 천연물에서 추출한 물질이 아니라 유전자 조작된 옥수수를 화학적 가공과정을 거쳐 만든 물질이다. 가공 당알코올은 천연 당알코올과는 달리 높은 독성을 띠며 설사를 유발하고 과민성 장증후군 등을 일으킬 수 있다. 당알코올의 일반적인 부작용으로는 복부팽창, 가스, 복통 등이 있다. 이러한 당알코올은 가능한 섭취하지 않도록 해야 한다.

감미료를 사용해야 한다면 꿀, 나한과Monk Fruit, 치커리뿌리, 스테비아 잎Stevia Leaf을 가능한 소량 사용하는 게 가장 올바른 선택이다(저당식이는 13장을 참고하기 바란다).

모든 탄수화물은 당이다

채소, 과일, 곡식, 협과Legume 그리고 모든 당분에 포함돼 있는 탄수화물은 소화과정을 거쳐 결국 당으로 변환된다. 지난 챕터에서 알아보았듯이 단백질은 아미노산으로 분해되고 지방은 지방산으로 분해된다. 반면에 모든 탄수화물은 췌장효소인 아밀라아제Amylase에 의해 분해되어 당으로 변환된다. 한 연구결과에 의하면, 혈청 아밀라아제 수치가 낮으면 당 대사가 비정상이 되고 인슐린 작용을 방해한다는 사실이 밝혀졌다. 또한 아밀라아제 분비가 적어지면 알레르기, 습진, 천식 등의 질환이 생길 수 있다.[10] 아밀라아제가 결핍되는 주요 원인 중 하나가 고탄수화물 섭취다. 미국인들은 매년 약 90kg의 곡류를 섭취하고 있기 때문에 광범위한 아밀라아제 결핍증까지는 일어나지 않았다. 식물은 당 분자가 사슬처럼 길게 결합된 전분 형태로 당을 저장한다. 전분 농도가 가장 높은 식물로는 곡물, 옥수수, 쌀, 감자, 콩, 완두콩 등이 있다. 전분 형태인 탄수화물을 섭취하면 아밀라아제가 길게 연결된 당 사슬을 끊어 당을 유리시키고 혈당을 올린다.[11] 밀가루처럼 통곡을 도정하여 가루 형태로 만든 탄수화물(정제당)은 체내에 들어온 순간 바로 포도당으로 변환되며 혈당을 급격히 올린다. 크래커 한 조각을 혀 위에 1분 정도 올려놓으면 짠맛이 사라지고 단맛이 느껴짐을 알 수 있다. 만약 통밀을 혀 위에 올려놓으면 어떤 맛이 느껴질까? 단맛을 거의 느끼지 못할 것이다. 정제당(단순당)과 복합당(자연당)의 차이는 섬유질을 포함하는지 여부에 달려 있다. 섬유질은 식물에 존재하며 인체 내에서는 소화가 불가능하다. 섬유질이 많은 음식을 섭취할수록 체내로 흡수되지 않고 대변으로 배출되기 때문에 혈당을 급하게 올리지 않는다(섬유질에 대해서는 6장을 참고하기 바란다)

미국 질병예방건강증진국Office of Disease Prevention and Health Promotion은 매 5년 주기로 건강식단 가이드라인US Dietary Guideline을 발표하는데, 이 가이드라인에 따라 식단을 구성하면 건강해지기는커녕 오히려 당뇨병과 비만이 일어날 수 있다. 참으로 어이가 없는 일이다. 미국 정부는 하루 탄수화물 섭취량을 전체 칼로리의 45퍼센트에서 65퍼센트(약 225g ~ 325g)가 되도록 권고하고 있다. 또한 저지방 유제품, 곡류, 콩, 과일, 야채를 함께 섭취하라고 권하고 있다. 하지만 우리 조상들은 하루에 약 35퍼센트의 칼로리를 탄수화물로 섭취했으며 그것도 가공탄수화물이 아닌 섬유질이 풍부한 자연 상태의 채소로 흡수했다. 흰 빵 한 조각에는 15g의 정제탄수화물이 들어 있는 반면 섬유질은 1g도 들어 있지 않다. 크래커처럼 흰 빵도 섭취하는 즉시 몸속에서 포도당으로 변화돼 혈당을 올린다. 한 컵 분량의 브로콜리에는 6g의 탄수화물과 2.5g의 섬유질이 들어 있으며 항암 성분인 식물영양소가 다량 함유돼 있다. 브로컬리를 먹어도 혈당이 바로 올라가지 않는 이유는 탄수화물에 비해 많은 섬유질과 기타 영양소가 함께 들어 있기 때문이다.

정제탄수화물로 요리된 음식이 식탁을 가득 채울수록 당신의 건강 신호에는 적색등이 켜질 것이다. 섭취한 탄수화물은 소화돼 포도당 형태로 변하고 혈관을 통해 전신을 순환한다. 그 결과 혈당 수치가 상승하면 췌장은 이를 알아채고 혈당조절 호르몬인 인슐린을 분비한다. 인슐린은 혈관 내를 순환하는 당이 세포 내부로 들어가도록 도와주는 작용을 한다. 인슐린이 적게 분비되거나 제 기능을 못하면 혈중 당이 세포 내로 들어갈 수 없다. 즉, 인슐린은 당이 세포 내부로 들어갈 수 있도록 세포의 문을 열어주는 열쇠와 같다. 세포 내부로 들어온 당은 미토콘드리아가 에너지로 전환한다. 지속적으로 탄수화물을 섭취해서 이미 충분한 포도당을 먹은 세포는 더 이상 포도당을 세포 내부로 받아들이지 않는다. 최종적으로 혈관 내에 남은 당은 지방으로 전환돼 몸속에 저장된다. 한 끼 분량의 탄산음료와 캔디바에는 70g의 당분이 함유돼 있는데 이 정도의 당은 몸속에서 처리할 수 있는 정도를 훨씬 넘어선다. 이것은 마치 세포가 물 컵이 아니라 소방차 호스로 물을 마시는 셈이다. 세포가 처리하지 못하고 남은 당은 고스란히 지방으로 변환되고 당신의 몸은 점점 비대해진다. 비만의 대부분은 지방을 많이 섭취해서라기보다 필요 이상으로 섭취한 당이 지방으로 전환돼 발생한다. 당신이 만약 비만이라면 지방을 탓하지 말고 탄수화물을 탓하라.

당과 비만에 관한 연구는 전 세계적으로 이미 수백 건 이상 진행되었고 그 상관관계는 명확히 밝혀졌다. 고지방식이가 비만을 유발한다는 말도 안 되는 논리 아래 저지방 식이요법 열풍이 전국적으로 일어났다. 그로부터 30년이 지난 지금 미국 성인의 3분의 2(68.8퍼센트)가 비만으로 추정되고 있다. 미 보건복지부는 4명 중 3명(74퍼센트)이 과체중 또는 비만이라고 보고했다.[12] 또한 미국 여성의 약 40퍼센트가 비만이며 6세에서 19세에 해당하는 아이와 청소년 중 약 3분의 1이 비만이다. 비만을 예방하자며 저지방식이 운동이 일어났지만 오히려 비만 환자는 더욱 늘어났다. 가히 통제불능이라 할 수 있다. 매년 할로윈데이가 되면 아이들은 600g 이상의 캔디를 어른들로부터 받는다. 과연 우리가 아이들에게 사랑이 담긴 달콤한 캔디를 주고 있는 것인가, 아니면 아이들의 면역시스템을 파괴하고 암에 걸릴 위험성을 높이는 독약을 주고 있는 것인가. 참으로 무서운 현실이다.

슬프게도, 저지방 고탄수화물 식이가 가져온 변화는 비만뿐 아니라 암 발병율 증가로 나타났다. 이미 수많은 연구에서 밝혀졌다시피 당은 암세포가 가장 좋아하는 주 에너지원이고, 당을 많이 공급할수록 암세포가 증식하기 좋은 환경이 된다. 고탄수화물 식이로 몸에 지방이 쌓일수록 지방유래 에스트로겐이 증가한다. 에스토로겐은 암세포가 성장하도록 자극하는 인자 중 하나다(에스트로겐에 대해서는 10장을 참고하기 바란다). 미국에서 제2형 당뇨병을 포함해 혈당조절장애를 겪고 있는 환자가 암 환자의 증가와 비견될 정도로 급격하게 증가하고 있다. 성인 10명 중 1명꼴로 당뇨병을 앓고 있으며 3명 중 1명은 준당뇨병자에 해당된다. 10세에서 19세 사이의 제2형 당뇨병을 앓고 있는 청소년은 2001년과 2009년 사이에 21퍼센트나 증가했다. 대단위로 진행된 코호트 연구에 의하면, 제2형 당뇨병을 앓고 있는 사람이 일반인에 비해 암에 걸릴 확률이 높으며 인슐린 처방을 받고 있는 암환자는 그렇지 않은 암환자에 비해 사망률이 높다.[13] 인슐린은 앞으로 더 자세히 알아보겠지만, 암에 매우 강력한 악영향을 미친다는 사실을 꼭 기억하라.

안타깝게도 탄수화물 섭취를 제한하는 것은 결코 쉬운 일이 아니다. 탄수화물이 암과 비만을 비롯한 여러 가지 대사질환을 일으킨다는 사실을 알고 있더라도 이를 끊기란 쉽지 않다. 당이 뇌에 작용하는 마력은 헤로인이나 코카인 같은 마약이 주는 쾌락과도 견줄 수 있다. 마약에 중독되면 마약이 해롭다는 것을 알더라도 끊을 수 없는 것처럼 당에 중독되면 이를 끊기가 쉽지 않다. 당 중독은 어떤 마약 중독보다 강력하며 이를 끊지 못하면 결국 질병에 걸릴 수밖에 없다.

당과 인슐린: 암을 일으키는 사악한 쌍둥이

포도당과 인슐린 증가는 신체 전체에 걸쳐 대사 불균형을 일으키고 암에 걸릴 위험도를 높인다. 당 대사가 증가하면 암세포의 증식 능력이 배가된다. 세포 과증식, 세포자살 억제신호(암세포가 죽지 않도록 만드는 신호), 세포주기 진행, 신생 혈관 생성 등이 포도당과 인슐린 양의 증가에 의해 빠르게 진행된다.[14] 높은 농도의 당과 인슐린은 단순히 암세포를 성장시킬 뿐 아니라 보다 악성으로 만든다. 2013에 <임상연구저널>에 발표된 연구에 의하면 고혈당은 세포성장인자Growth Factor가 발현되도록 한다.[15] 또한 추가 연구에 의하면 고혈당은 p53 단백질의 기능을 저해한다.[16] (2장에서 살펴보았듯이, p53은 종양 억제 단백질로서 유전자 돌연변이를 막는 역할을 하기 때문에 '게놈의 수호자'로 불린다.) 고탄수화물 식이 탓에 p53 단백질의 기능이 저하되면 더 이상 DNA 변이와 암세포 형성을 막을 수 없게 된다.

이뿐 아니다. 인슐린은 싸이토카인이라고 불리는 염증을 일으키는 화학물질 전구체를 분비하도록 지방 세포를 유도한다. 혈당을 높이는 고탄수화물 식이(예를 들면, 아침식사로 바나나, 점심식사로 샌드위치, 저녁식사로 파스타)를 반복하면 우리 몸은 염증 상태가 되기 쉽고 만성염증은 결국 암을 일으킨다. 고농도의 인슐린 때문에 염증성 분자가 증가하면 IGF-1Insulinlike Growth Factor-1이라 불리는 인슐린 유사 성장호르

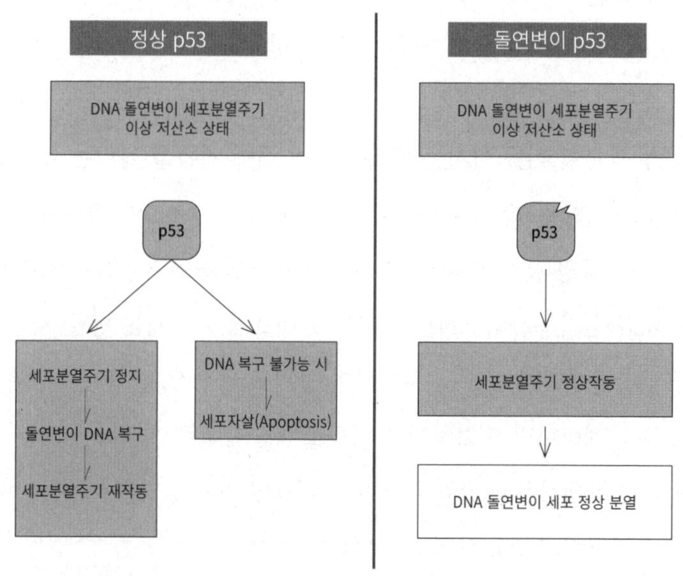

[역주: 정상 p53과 돌연변이 p53. p53은 암 억제 단백질로 인간은 TP53 유전자로 암호화되어 있다. p53은 다세포 생물의 세포 주기에서 암 억제자로서 암을 예방하는 역할을 한다. 또한 게놈의 돌연변이를 예방하기 때문에 게놈의 수호자라고 부르기도 한다. p53의 주된 역할로는 DNA 변이감시, Cell Cycle Arrest, DNA 수선, 세포자살유도 등이 있다. 만약 p53 유전자에 변이가 생기면 더 이상 DNA의 안정성을 보장받지 못하게 되고 이때 세포성장과 관련된 유전자에 변이가 생기면 암이 발생하게 된다.]

몬[역주: 인슐린과 구조적 유사성이 높은 단백질]이 증가하고 NK세포와 같은 면역세포는 활성이 떨어지게 된다. 인슐린 유사 성장호르몬은 암세포의 증식, 세포자살 억제, 혈관신생, 전이, 항암제 내성을 일으키는 강력한 인자 중 하나다.[17]

탄수화물 위주의 식습관 탓에 농도가 높은 당에 장기간 노출되면 인슐린 저항성이 나타난다. 인슐린 저항성은 세포가 인슐린에 반응하지 않는 상태를 일컫는다. 인슐린 저항성이 나타나면 혈관 내에 있는 당은 더 이상 세포 내부로 들어갈 수 없게 되고 지속적으로 고혈당이 유지된다. 또한 인슐린 저항성은 암세포의 특징 중 하나인 악액질Cachexia을 유발하는데, 이는 암환자의 사망 원인 중 50퍼센트에서 80퍼센트에 해당한다(악액질에 대한 더 자세한 사항은 8장을 참고하길 바란다). 식사대용 식품으로 종종 권장되기도 하는 당 함유 음료(부스트Boost나 인슈어Ensure와 같은 음료)를 마시는 행위는 불난 집에 기름을 끼얹는 꼴과 같다. 2014년 9월에 <암과대사Cancer and Metabolism> 저널에 게재된 연구에 의하면 '종양 세포의 대사 변화에 의해 발생하는 악액질은 케톤 식이로 치료가 가능하다'. 케톤 식이는 암세포에 공급되는 당을 차단해 악액질이 형성되지 않도록 유도하며 암세포의 성장, 근육 손실, 체중 감소 등을 예방한다.[18] 하루당 섭취량을 20g 이내로 제한하는 케톤 식이야 말로 악액질을 예방할 수 있는 식이요법이다. 우리는 이것을 수년 동안 암 환자에게 적용해 왔고 증명해 보였다.

책을 읽다 보면 암에 적용되는 모든 것이 대사성 질환 대부분에도 동일하게 적용된다는 사실을 발견할 것이다. 당을 제한하는 식이는 아무리 강조해도 지나치지 않다. 암을 비롯한 당뇨병, 심장병, 뇌혈관질환과 같은 현대 질병으로부터 해방되고 싶다면 당장 당을 그만 먹어라. 그중에서도 암은 매우 강하게 당분에 중독돼 있으니 이를 역이용하면 효과적인 치료방법을 찾을 수 있다.

체중증가 쉐이크

미국인들이 건강을 위한답시고 마시는 대표적인 체중증가 쉐이크의 라벨에 표시된 항목을 소개한다. 체중증가 쉐이크에는 총 열량이 240칼로리밖에 들어 있지 않다. 영양소별로는 단백질 10g, 지방 4g, 당분 20g, 탄수화물 41g이 들어 있다. 아래에 소개한 항목 중 물 이외에는 모두 GMO이며 비타민은 모두 천연이 아닌 합성비타민이다.

재료 :

물, 옥수수시럽, 당분, 우유 단백질 농축물, 식물성 유지(카놀라, 고농도 올레익 해바라기씨, 옥수수) 2퍼센트 이하, 대두 단백질, 아카시아검, 프락토올리고당FOS, 인산마그네슘, 염화칼륨, 셀룰로오스젤, 검Gum, 소금, 탄산칼슘, 소이레시틴, 아스코르빈산 나트륨, 타타르산수소콜린, 천연향료, 인공향료, 알파 토코페릴 아세테이트, 인산칼슘, 아스코르빈산, 카라기난, 황산철, 황산아연, 천연감미료(스테비아 추출물), 레티닐팔미트산, 나이아신아미드, 비타민D_3, 판토텐산 칼슘, 황산망간, 황산구리, 염산피리독신, 염산치아민, 베타카로틴, 리보플라빈, 염화크롬, 엽산, 비오틴, 요오드화칼륨, 파이토나디온, 아셀렌산나트륨, 몰리브덴산나트륨, 비타민B_{12}

건강증진 쉐이크

아래는 우리가 생각하는 건강증진 쉐이크 레시피다. 건강증진 쉐이크에는 단백질 20g, 지방 25g, 탄수화물 18g, 당분 0g이 들어 있다. 체중증가 쉐이크에 들어간 재료를 다시 한 번 살펴보라. 당신이 읽고도 알 수 없는 재료가 얼마나 많은가? 얼마나 많은 첨가물질이 들어가 있는가? 건강증진 쉐이크에 들어가는 재료는 모두 자연에서 얻었으며 무엇보다 당신이 알고 있는 음식으로 구성되어 있다.

재료 :

유청Whey 혹은 달걀 단백질 파우더 또는 콜라겐 파우더 2큰술(15g 단백질)

오일형태가 아닌 통 아마씨 2작은술

중쇄지방산MCT Oil 1큰술

시트러스 펙틴 1작은술

정수된 혹은 녹차 혹은 뚤시Tulsi차 1/2컵

아보카도 1/2개

천연 코코아 파우더 2큰술

시나몬 2작은술

바닐라 추출물 1큰술

얼음

체중증가가 아니라 건강증진을 위한다면 위 재료를 믹서기로 갈아서 수시로 마시기 바란다.

암세포가 당을 대사하는 방법 : 바르부르크 효과

'암세포는 당을 에너지원으로 삼는다'는 주장을 우리가 처음 하는 것이 아니다. 노벨 생리 의학상 수상자인 오토 바르부르크는 1920년도에 암세포 대사에 관한 새로운 이론을 발표했다. 이 이론이 후대에 이르러 바르부르크 효과로 불리고 있다. 바르부르크의 초기 연구는 최근 들어서 보스턴대학의 토마스 사이프리드 박사와 사우스플로리다대학의 도미닉 디 아고스티노Dominic D' Agostino 박사 등 여러 연구자가 더욱 심도 있게 진행했다. 최근 연구 결과를 보면, 암세포는 성장과 전이에 필요한 에너지를 당에서 얻는다는 것이 확인됐다. 이는 바르부르크가 주장한 이론과 다름이 없다. 그럼에도 불구하고 기존 서양의학은 바르부르크 이론을 지난 수십 년간 무시해 왔다. 이에 대해 보다 구체적으로 알고 싶다면 트래비스 크리스토퍼슨Travis Christofferson의 저서인 『진실에 발이 걸리다Tripping over the Truth』를 읽어보기 바란다. 암세포는 정상세포와 다른 방식으로 당을 대사한다. 암세포는 정상세포에 비해 매우 빠르게 당을 대사하는데 이는 모든 암에서 동일하게 드러나는 특징 중 하나다. 암세포가 당을 어떻게 대사하는지 지금부터 알아보도록 하자.

암은 통제를 상실한 채 무한대로 증식한다. 증식은 세포분열 속도가 세포사멸 속도보다 빠름을 의미한다. 세포가 분열하려면 DNA, RNA를 두 배로 복제해야 하며 세포 구성물질도 충분히 있어야 가능하다. 그래야 하나의 세포에서 동일한 두 개의 세포로 분열할 수 있다. 이렇게 해서 만들어진 두 개의 동일한 세포를 자손세포라고 말한다. 세포분열 과정에는 에너지가 필요하다. 에베레스트 산을 등반하는 데 하루에 약 1만 칼로리의 에너지가 필요한 것처럼 암세포도 불열과 증식을 하려면 많은 에너지가 필요하다. 이와 같이 높은 에너지 요구량을 효과적으로 충족시키려고 암세포는 정상세포와는 다른 에너지 생산 방법을 택한다.

우선, 암세포는 몇 가지의 방법을 통해 정상세포보다 50배나 빠르게 당을 섭취한다. 그중에 한 방법으로, 암세포 표면에 인슐린 수용체를 정상세포보다 많이 배치한다. 인슐린이 혈 중 포도당을 세포 내부로 받아들이는 문을 여는 열쇠라면, 인슐린 수용체는 문에 해당한다. 세포 표면에 포도당을 받아들이는 문이 많을수록 많은 당을 섭취할 수 있다. 유방암세포는 인슐린 수용체가 정상세포에 비해 약 세 배 정도 과발현돼 있고, 대장암세포는 약 두 배 정도 과발현돼 있다.[19]

세포가 포도당을 분해함으로써 에너지를 얻는 과정을 세포호흡이라고 한다. 보다 구체적으로는 당이 분해돼 고에너지 저장소인 ATPAdenosine Triphosphate(아데노인 3인산)분자가 만들어지는 과정을 의미한다. ATP는 충전된 건전지라고 생각하면 이해하기 쉽다. 세포가 살아가는 데는 ATP가 필요하고 만일 ATP가 고갈되면(건전지가 방전된 것과 같다) 탄수화물을 우선적으로 분해해 ATP를 합성(건전지를 충전하는 것과 같다)한다. 이러한 호흡 과정은 두 가지 경로로 이루어지는데, 하나는 산소를 필요로 하는 호기성 세포호흡이고 다른 하나는 산소를 필요로 하지 않는 혐기성 세포호흡이다.

산소가 풍부한 정상 세포 내로 포도당 분자 하나가 유입되면 당분해Glycolysis 과정을 거쳐 피루브산Pyrubate 분자 두 개가 만들어진다. 피루브산 분자는 세포 내 소기관인 미토콘드리아 내부로 유입되고 TCA 회로와 전자전달계라 불리는 복잡한 단계의 대사경로를 거친다. 최종적으로 포도당 분자 하나가 분해돼 고에너지인 ATP 분자를 30개 이상 만들고 대사산물로 이산화탄소와 물이 만들어진다. 이 대사 과정에 산소가 필수이기 때문에 호기성 세포 호흡이라 부른다. 반면 미토콘드리아가 정상적으로 작동하지 않는 세포는 한 분자의 포도당을 분해해 피루브산 분자를 두 개 만드는 과정까지는 동일하지만 합성된 피루브산이 파괴된 미토콘드리아 내부로 유입되지 않는다. 대신에 중간생성물인 피루브산은 바로 젖산으로 변환된다. 이 대사 과정에는 산소가 필요하지 않으며 총 두 개의 ATP를 합성하고 대사산물로는 이산화탄소와 물 대신 젖산이 만들어진다. 이를 혐기성 세포호흡이라고 부른다.

암세포는 미토콘드리아가 제 기능을 못하기 때문에 산소 유무에 관계없이 혐기성 세포호흡을 할 수밖에 없다. 앞에서 알아본 바와 같이, 포도당 분자 하나를 분해하면 호기성 세포호흡의 경우 총 30분자 이상의 ATP를 합성하는 반면 혐기성 세포호흡은 총 2분자의 ATP만을 합성한다. 혐기성 세포호흡이 호기성 세포호흡에 비해 얼마나 비효율적인가! 암세포는 혐기성 세포호흡을 통해 비효율적으로 에너지를 얻고 있음에도 엄청난 속도로 세포분열을 한다. 그 비밀이 무엇일까? 비밀은 포도당의 대사 속도에 있다. 암세포는 포도당을 정상세포에 비해 빠른 속도로 대사한다. 정확히 말하면 암세포는 정상세포에 비해 약 100배 정도 빠른 속도로 포도당을 대사한다. 하나의 세포 내에는 수백에서 수천 개의 미토콘드리아가 존재하는데, 미토콘드리아는 음식으로 섭취한 포도당을 세포가 사용 가능한 에너지로 변환해주는 엔진 같은 역할을 한다. 또한 유전적 신호전달 처리와 세포자살도 미토콘드리아의

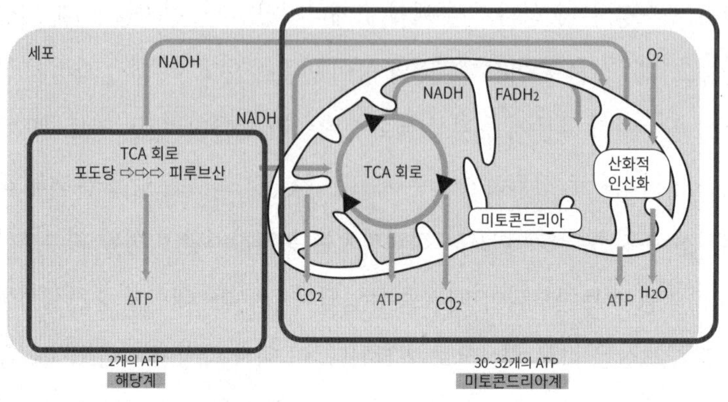

[역주: 세포는 포도당을 받아들여 ATP를 합성하는데, 이를 세포호흡이라고 부르며 해당계와 미토콘드리아계로 나뉜다. 세포질에서 일어나는 해당계는 산소가 필요없으며 총 2ATP를 합성한다. 반면 미토콘드리아계는 산소가 필요하며 총 32ATP의 고 에너지를 합성한다. 정상세포는 미토콘드리아에서 대부분의 에너지를 합성하지만, 암세포는 저산소상태와 미토콘드리아의 기능 부전으로 인해 대부분의 에너지를 해당계에서 합성한다. 후쿠다 카즈노리 블로그 참고]

중요한 역할 중 하나다.[21] 그러나 암세포의 미토콘드리아는 대부분 파괴돼 있어 정상적으로 그 기능을 수행하지 못한다. 왜 암세포 내의 미토콘드리아는 제 기능을 못하게 된 것일까? 현대인의 잘못된 식생활, 독소, 약, 방사선 등등 그 원인을 수도 없이 나열할 수 있다. 그중에서 반드시 기억해야 할 원인 중 하나가 바로 '당분'이다.[22]

미토콘드리아의 기능 부전, 혐기성 세포호흡, 빠른 당 분해가 암세포의 대표적인 특징임을 확인했다. 여기에 한 가지 더 기억해야 할 것은 암세포가 젖산을 생산한다는 점이다. 암세포는 포도당 대사의 결과물로 엄청난 양의 젖산을 생산하여 세포외부로 분비한다. 암세포를 둘러싸고 있는 세포외 미세환경은 점점 젖산으로 가득 차게 되고 pH는 6.0에서 6.5까지 내려가 산성화된다(정상세포의 세포외환경의 pH는 7.4

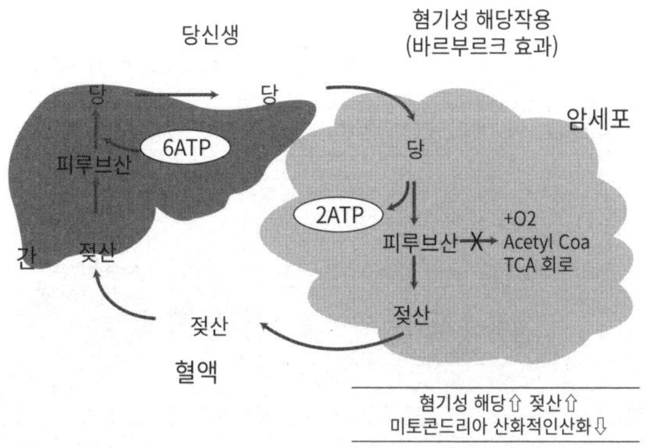

[역주: 암세포는 산소 부족과 미토콘드리아 기능 저하로 인해 피루브산이 미토콘드리아 내부로 진입하지 못 하고 젖산으로 전환되어 세포 밖으로 빠져나간다. 젖산은 혈액을 타고 간으로 유입된 후 당신생 과정을 거쳐 암세포의 에너지원으로 재사용된다. 이 과정에서 2ATP의 에너지를 합성하고 6ATP의 에너지를 소모하기 때문에 진행성암환자는 음식을 섭취해도 에너지 고갈 상태에 빠지게 되어 기력부진이 되는 악순환이 나타난다. 후쿠다 카즈노리 블로그 참고]

다). 암세포를 둘러싼 환경('종양미세환경'이라 칭한다)이 산성화되면 산성혈증Acidosis을 일으키는데, 산성혈증은 암세포 주위로 혈관을 유도하는 작용을 한다. 또한 젖산은 암세포의 제2의 에너지원으로도 작용한다. 포도당의 대사산물로서 세포외부로 분비된 젖산은 간 대사를 거쳐 포도당으로 전환된 후 다시 암세포로 유입되는 과정을 거친다. 마지막으로 젖산은 면역억제를 일으킨다.[23] (여기에 대해서 보다 자세히 알고 싶다면 토마스 사이프리드가 저술한 『암은 대사질환이다Cancer as a Metabolic Disease』을 참고하기 바란다.)

위에서 알아본 바와 같이 암세포는 정상세포와는 다른 에너지 대사 과정을 가지고 있으며 그 대사산물은 암세포가 성장할 만한 환경을 조성한다. 따라서 암을 치료하고 예방하려면 무엇보다 암세포의 에너지 대사를 억제해야 한다. 케톤 식이는 암세포의 대사를 억제하고 암세포를 둘러싼 종양미세환경이 산성화되는 것을 예방하는 암치료법이다. 케톤 식이요법을 자세히 알아보자.

알칼리 식이는 과연 올바른 식이요법인가?

알칼리 식이 지지자들은 암세포가 산성환경에서 증식한다는 점을 근거로 산성 음식 대신 알칼리 음식을 섭취하라고 주장한다. 그들은 동물성 단백질과 같은 산성음식을 철저히 제한하고 채소, 과일 같은 알칼리음식 위주로 섭취하라고 주장한다. 혈중 pH를 높여 몸을 알칼리로 바꾸면 암세포가 더 이상 성장하지 못한다고 믿는다. 그러나 암세포는 그렇게 단순하게 우리 뜻대로 움직이지 않는다. 이미 설명한 대로 암세포는 혐기성 세포호흡 과정을 통해 스스로 종양미세환경을 산성으로 만든다. 다시 말하면 종양미세환경의 산성화는 암세포가 주도하는 혐기성 세포호흡에 의한 결과물이지 우리가 산성음식을 섭취했기 때문에 나타나는 결과물이 아니다. 또한, 혼동하지 말아야 할 점은 암세포가 종양미세환경을 산성으로 만드는 것이지 세포 주위 환경이 산성이 돼서 암세포가 만들어지는 것은 아니라는 점이다.[20]

사실 알칼리 식이는 염증유발식이라고 해도 크게 틀리지 않다. 탄수화물이 풍부한 과일과 곡류를 지속적으로 많이 섭취하면 혈당이 올라가고 인슐린이 과량 분비된다. 이는 암세포의 성장인자 혹은 암 유발인자로 작용한다. 과일이나 곡류가 항암효과가 있는 성분을 일부 함유하고 있다 할지라도 암세포라는 대사적 관점에서 바라보면 알칼리 식이는 근본적으로 항암 식이로서 적절하지 않다.

혈액검사로 알 수 있는 정보

아래에 설명된 혈당마커는 인체가 포도당을 어떻게 처리하는지 보여준다. 이를 통해 내 몸의 혈당조절을 모니터링 할 수 있다.

HbA1C : 당화혈색소라 부르며 적혈구 내의 혈색소가 얼마나 당화되었나를 평가한다. 적혈구의 평균 수명에 따라 다르지만 일반적으로 약 3개월간의 혈당 변화를 반영한다.

공복혈당Fasting Glucose : 최소 8시간 동안 음식을 섭취하지 않은 상태에서 검사를 진행한다. 공복 시의 혈중 포도당 농도가 어느 정도인지 확인할 수 있다.

IGF-1 : '인슐린 유사 성장인자 1'이라 부르며 혈중에서 인슐린과 유사한 작용을 한다.

공복인슐린Fasting Insulin : 공복혈당과 같이 최소 8시간 동안 음식을 섭취하지 않은 상태에서 검사를 진행한다. 공복 시의 혈중 인슐린 농도를 확인할 수 있다. 이 검사는 인슐린저항성을 판가름하는 근거가 된다.

위에 언급된 검사는 반드시 실시하도록 하라. 위 검사를 하지 않았다면 담당 의사에게 검사를 받겠다고 요구하라. 내 몸 속에서 당 대사가 어떻게 일어나고 있는지 확인하라. 고혈당이 암세포의 성장을 자극하거나 기타 다른 질환의 원인이 되고 있는지 정확히 파악해야 한다. 지속적으로 위 검사를 시행해 모든 항목이 정상 수치 이하가 되도록 케톤 식이요법으로 혈당을 관리하라.

대사적 관점에서 바라본 암 치료 – 케톤 식이요법

(주의 : 케톤 식이요법을 시작하기 전에 반드시 전문가에게 상담을 받아야 한다. 환자의 건강 상태에 따라서 임상적으로 고려해야 할 사항이 많으며 지속적인 관찰 또한 필요하다. 케톤 식이요법을 하면서 나타날 수 있는 부작용을 충분히 숙지한 후 본인에게 가장 적합한 케톤 식이요법을 찾아서 행하도록 한다.)

우리는 수 년 동안 저혈당 식이, 칼로리 제한 식이, 단식, 케톤 식이를 암환자에게 적용했고 놀라운 결과를 얻었다. 당분처럼 고혈당을 유발하는 음식을 제한하는 것이 암을 예방하고 성장을 억제하는 면에서 가장 중요한 열쇠임을 확인했다. 케톤 식이야말로 암세포만이 가지고 있는 치명적 약점을 이용한 궁극의 치료 방법이다. 그 어떤 식이요법도 케톤 식이만큼의 치료 효과를 낼 수 없다. 사실 케톤 식이 자체가 암세포를 직접 죽이지는 않는다. 그러나 당분은 앞으로 거론할 아홉 가지 건강 영역에 부정적으로 작용해 암세포의 성장과 전이를 유발하는 큰 역할을 한다. 그렇기 때문에 당분을 제한하는 케톤 식이는 모든 건강 영역에 유익하게 작용하는, 매우 효과적인 치료법이라 할 수 있다. 케톤 식이는 서양의학이 제시하는 여러 암 치료법에 비해서도 높은 치료 효과를 인정받고 있다. 또한 암 치료뿐만 아니라 간질, 알츠하이머, 파킨슨질환과 같은 신경학적 증상의 치료에도 도움이 된다. 단식이나 칼로리제한식이, 케톤 식이는 새로울 것도 없으며 실제로 새롭게 등장한 치료법도 아니다. 오히려 이러한 당 제한 식이는 인류가 이 세상에 태어난 순간부터 무의식적으로 행해온 자가치료법이다.

'인류의 역사는 굶주림의 연속이다'라고 해도 과언이 아니다. 배고픔은 구석기인 혹은 신석기인에게만 해당되는 옛 이야기가 아니다. 불과 수십 년 전까지만 해도 며칠간 먹지 못하고 굶주리는 일이 일상다반사였다. 하지만 지금은 어떠한가? 최근에 한 시간 이상 배고픈 채로 있었던 적이 있는가? 우리는 지금 에너지 풍요의 시대에 살고 있으며 더 이상 굶주릴 필요가 없다. 우리의 몸은 외부로부터 공급되는 고 영양물질에 젖어들었고 그 결과 그동안 예상하지 못한 질병이 폭발적으로 늘기 시작했다. 건강을 위해 단식해본 적이 있는가? 단식을 하면 인체는 자동적으로 케톤대사를 일으키고 대사산물로 케톤증Ketosis이 나타난다. 하루에 탄수화물을 50g 이하로 섭취하면 세포가 필요로 하는 포도당 요구량을 맞추지 못한다. 즉, 외부로부터 공급되는 당의 양이 일정 수준 이하로 줄어들면 인체는 포도당 결핍상태가 된다. 이러한 비상사태를 대비해서 인체는 일정량의 포도당을 글리코겐이라는 분자 형태로 간에 저장해 둔다. 저혈당이 되면 간은 저장해둔 글리코겐을 꺼내 포도당으로 만들고 혈관으로 공급해준다. 간에 저장된 총 글리코겐 양은 외부로부터의 포도당 공급 없이 약 24시간에서 48시간을 버틸 수 있을 정도의 양이다. 그렇다면 48시간 이상 외부로부터 포도당을 공급받지 못한다면 인체는 어떻게 될까? 배고픔을 못 견딘 세포가 죽어버릴까? 이틀 굶었다고 사람이 죽지는 않는다. 그렇다면 간에 저장해둔 글리코겐마저 바닥나면 인체는 어떻게 에너지 공급을 받는 것일까? 해답은 케톤에 있다.

저장해둔 글리코겐마저 모두 소모하면, 간은 음식으로부터 섭취한 지방산 혹은 인체에 저장해둔 지방을 이용해 케톤을 만들어 낸다. 간에서 합성된 케톤은 혈관으로 분비돼 전신을 순환하고 뇌를 비롯한 여러

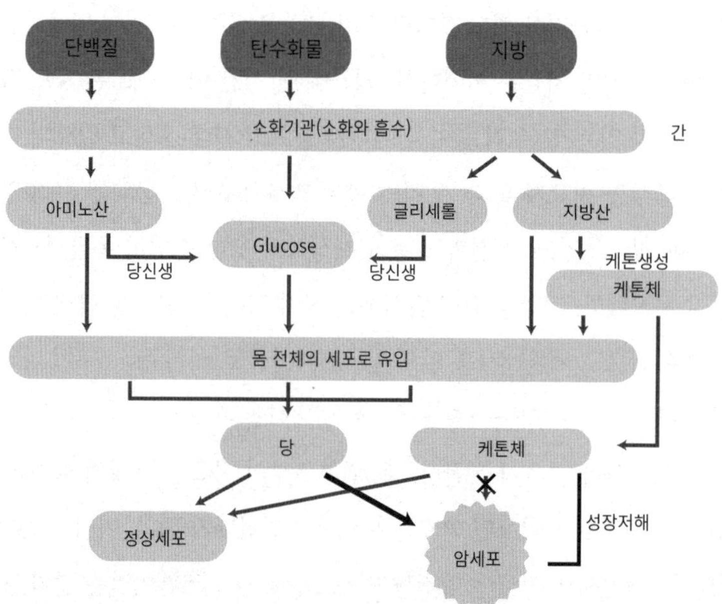

[역주: 케톤식이는 기본적으로 저탄수화물 고지방 식이를 기본으로 한다. 탄수화물은 암세포의 주 에너지원으로 작용한다. 그러나 지방섭취 후 유리된 지방산은 뇌세포를 비롯한 대부분의 세포에 에너지원으로 작용하는 반면 암세포에서는 에너지원으로 작용하지 않는다. 유리지방산의 대사과정은 세포질이 아닌 미토콘드리아에서 이루어지기 때문에 미토콘드리아 기능부전에 빠진 암세포는 유리지방산을 에너지원으로 이용할 수 없다. 후쿠다 카즈노리 블로그 참고]

조직에 에너지 공급원으로 작용한다. 세포 내로 흡수된 케톤은 포도당 대사와 마찬가지로 세포 내 소기관인 미토콘드리아(에너지 공장) 내부로 들어가 대사되고 최종적으로 ATP가 합성된다. 즉, 케톤과 포도당은 세포 내에서 동일한 대사경로를 거치고 동일한 에너지원으로 작용한다. 그렇다면 케톤대사는 포도당 대사와 다를 것이 없지 않는가?

대사적 관점에서 보면 케톤과 포도당을 구분 짓는 중요한 차이점이 있다. 수십 년간의 연구 결과, '정상세포는 혈중 포도당이 결핍되면 케톤을 대체 에너지원으로 사용하지만 암세포는 그렇지 못한다'는 사실이 밝혀졌다. 즉, 암세포는 케톤을 대사할 수 있는 능력이 없다. 포도당 공급을 차단하고 케톤을 지속적으로 공급해주면 암세포는 어디에서도 에너지를 얻을 수 없어 결국 굶어 죽게 되는 것이다.[24] 덧붙여, 케톤의 대사산물인 케톤체는 아래에 열거한 몇 가지 항암효과를 발휘한다.

- 혈관신생 억제(암세포가 성장하는 데에는 혈관신생이 필수적이다)
- 암세포의 세포자멸사 유도
- 암세포의 DNA 불안정화(암세포에 심각한 손상을 입힌다)
- 암세포의 성장 억제
- 인슐린과 IGF-1 수치 감소
- 항암제와 방사선치료의 효과 상승
- 항암제와 방사선치료의 부작용 감소[25]

이처럼 케톤 식이요법은 암을 치료하는 방법 면에서 필수불가결하다. 당분을 비롯한 탄수화물 제한 식이가 일반적인 암 치료(수술, 항암,

방사선)의 효과를 높이고 부작용을 낮춘다는 연구 보고는 수없이 많다. 케톤 식이요법이 뇌종양에만 효과가 있다고 믿는 사람들이 있는데 이는 명백히 무지에서 나오는 발언이다. 전립선암, 대장 점액성 선종 Mucinous adenoma of colon, 기관지폐포암, 흉선암을 제외한 '모든' 암은 성장할 때 포도당에 의존한다.

구체적인 케톤 식이요법

지금까지 케톤 식이요법이 암 치료에 미치는 긍정적 효과를 구체적으로 알아보았다. 케톤 식이요법을 제대로 하고 있는지 확인하려면 내 몸에서 케톤체가 나타나는지 알아보면 된다. 다시 말하면, 케톤체는 혈중 포도당이 고갈돼 케톤을 에너지원으로 쓰고 있는지 실시간으로 보여주는 마커와 같다. 지금부터는 구체적으로 케톤 식이요

케톤 식이: 저 탄수화물 식이+고지방 식이

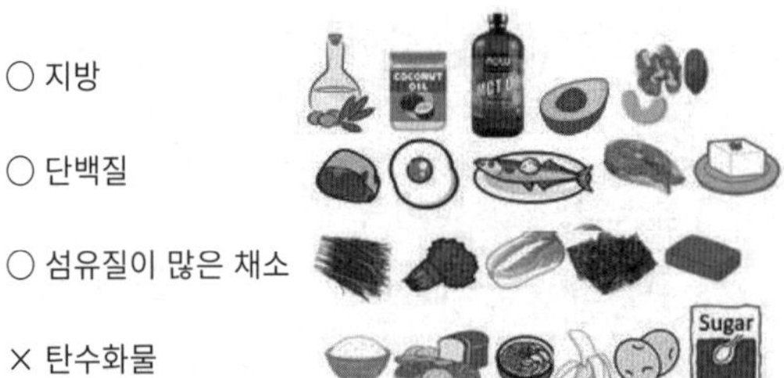

[역주: 케톤식이는 저탄수화물 고지방 식이를 기본으로 한다. 따라서 쌀, 밀 등과 같은 곡물뿐만 아니라 당이 많이 함유된 단 과일이나 감자 같은 채소도 섭취를 삼가야한다. 반면에 코코넛오일, 아보카도, 견과류, 중쇄지방(MCT 오일), 올리브유 등과 같은 지방은 되도록 많이 섭취한다. 채소의 경우는 당이 적은 채소라면 많이 섭취할수록 좋다. 단백질 섭취는 학자에 따라서 의견이 분분한데, 일반적으로 포화지방이 많이 함유된 육류 보다는 불포화지방이 많이 포함된 어류나 콩, 해조류 같은 식물성 단백질을 많이 섭취하도록 한다. 후쿠다 카즈노리 블로그 참고]

법을 어떻게 하는지 알아보도록 하자. 케톤 식이요법은 기본적으로 저탄수화물 고지방 식이를 일컫는데, 일반적으로 지방 70퍼센트에서 75퍼센트, 단백질 20퍼센트에서 25퍼센트, 탄수화물 5퍼센트에 10퍼센트로 구성된 식단을 의미한다. 단, 염증을 유발하지 않는 신선한 지방과 질이 좋은 단백질, 식물영양소를 많이 함유하고 당 함량이 낮은 채소 위주의 탄수화물을 섭취해야 한다.

앳킨스 다이어트Atkins diet는 많은 단백질과 적당한 지방 섭취를 목표로 하는데, 케톤 식이요법은 적당한 단백질과 많은 지방 섭취를 목표로 한다. 암세포의 주 에너지원이 포도당이기 때문에 탄수화물 제한 식이가 암 치료에 효과적이라는 것까지는 이해할 것이다. 그렇다면 앳킨스 다이어트가 아니라 케톤 식이요법을 해야 하는 이유는 무엇인가? 둘 다 탄수화물 제한식이라는 점은 동일한데 말이다. 단백질과 지방을 대사적 관점에서 바라보면 그 이유를 알 수 있다. 지방은 많은 양을 섭취해도 혈당과 인슐린 수치를 높이지 않는다. 반면에 단백질은 필요 이상 많은 양을 섭취하면 혈당과 인슐린 수치를 높인다. 이는 인체 내에서 쓰고 남은 단백질이 포도당으로 전환되고 인슐린 생성을 유도하기 때문이다. 그 결과 지속적으로 혈중 포도당이 유지되기 때문에 지방산을 태워 케톤으로 전환할 필요가 없어진다. 즉, 케톤체가 나타나지 않는다. 사실 앞에서 말한 케톤 식이 비율은 절대적이지 않다. 개인에 따라 3대 영양소를 대사하는 능력이 각각 다르기 때문에 그 최적 비율 또한 다를 수밖에 없다. 하루 2000칼로리 기준으로 계산한 케톤 식이 식단의 예를 소개하겠다.

지방(1g당 9칼로리) = 165g 혹은 1,500칼로리

단백질(1g당 4칼로리) = 100g 혹은 400칼로리

탄수화물(1g당 4칼로리) = 25g 혹은 100칼로리

탄수화물은 혈당을 가장 빠르게 올리는 영양소다. 탄수화물은 가급적 소량만 섭취해야 한다. 또한 비타민과 미네랄 같은 영양소가 풍부하고 GI 수치가 낮은 탄수화물을 선택적으로 섭취해야 한다. 암록색 이파리 채소, 신선한 허브, 십자화과 식물, 버섯류, 마늘, 양파 등이 그 예다. 케톤 식이요법을 비판하는 학자들은 탄수화물에 주로 들어 있는 여

표 4.2 켈리 박사가 제안한 '10가지 식물영양소 섭취 플랜'

음식	제공 양	탄수화물함량 (g)	식물영양소
아르굴라	1/2컵	0.4	글루코시놀레이트
아스파라거스	1개	0.6	사포닌
바질	1/4컵	0.2	오리엔틴, 비세닌
검은나무딸기	10알	2	엘라기타닌
생 브로콜리	1/2컵	2.9	캠퍼롤
마늘	1쪽	1	알리신
김	1장	1	황산다당류
샬롯	1큰술	1.7	티오설핀, 케르세틴
표고버섯	2개	2	글루칸
생근대	1컵	1.4	베타레인
총 단수화물		13.2g	

러 가지의 식물영양소를 이유로 든다. 탄수화물을 섭취하지 않으면 몸에 이로운 수많은 식물영양소를 흡수할 수 없기 때문에 결과적으로 잃는 것이 더 크다고 믿는다. 이러한 합리적인 비판은 레몬, 라임, 바질Basil, 브로콜리, 고수Chilantro, 시금치, 마늘 등의 채소류를 충분히 섭취하면 충분히 극복할 수 있다. GI 수치가 낮으면서도 식물영양소가 풍부한 음식은 이 외에도 수없이 많으니 걱정할 필요가 없다. 케톤 식이요법은 영양소가 풍부하면서도 케톤체가 만들어지는 음식을 선택적으로 섭취하는 것이지 특정 영양소의 결핍을 목적으로 하지 않는다. 수년간의 연구 끝에 '10가지 식물영양소 섭취 플랜'을 완성했다. 열거한 10가지 탄수화물은 주로 채소이면서도 케톤 식이요법을 시행할 때 매일 섭취하도록 권장한다. 섭취 용량은 개인마다 차이가 있으니 본인에게 가장 알맞은 양을 찾도록 한다. 예를 들면, 어떤 사람은 하루에 30g 혹은 그 이상의 탄수화물을 섭취해도 쉽게 케톤체가 생성되는 반면에 어떤 사람은 20g만 섭취해도 케톤체가 쉽게 생성되지 않는다. 따라서 케톤 식이요법을 처음 시작한다면, 하루 섭취한 탄수화물 양과 생성된 케톤체 양을 기록하도록 한다. 그러나 가능하면 하루 탄수화물 섭취량을 20g 이하로 유지하도록 한다.

표 4.2는 켈리 박사가 만든 '10가지 식물영양소 섭취 플랜'으로서 항암 효과를 극대화하는 채소 섭취 레시피다. 표4.3부터 표4.5는 우리가 매일 먹는 음식에 각 영양소가 어떤 비율로 들어 있는지 보여준다. 대부분의 음식은 탄수화물을 포함하고 있다는 사실을 잊지 않도록 한다. 케톤 식이요법을 할 때 반드시 기억해야 할 것은 "식물영양소가 풍부한 채소와 허브를 하루 탄수화물 섭취 제한량(20g 또는 개인에게 최적한

용량)을 초과하지 않는 범위 내에서 충분히 섭취하라. 그리고 가능한 가공이 아닌 천연 유기농으로 섭취하라"다.

주목해야 할 음식

케톤 식이요법의 핵심은 탄수화물은 최소한으로 제한하고 몸에 좋은 지방과 양질의 단백질 위주로 식단을 구성하는 것이다. 지금부터 구체적으로 지방과 단백질에 대해서 알아보도록 하자.

몸에 좋은 지방(75퍼센트)

몸에 좋은 지방에는 견과류와 씨앗류가 있다. 단, 첨가물이 포함되지 않은 천연 상태여야 하며 가루나 오일, 즙 형태로 섭취하는 것은 괜찮다. 브라질너트, 아몬드, 치아씨앗Chia Seed, 아마씨, 헤이즐넛, 마카다미아, 피칸, 잣, 피스타치오, 호박씨, 깨, 해바라기씨, 호두 등을 섭취하라. 단, 땅콩과 캐슈너트Cashew는 콩과 식물에 해당하기 때문에 먹지 않도록 한다. 코코넛도 몸에 이로운 지방에 속한다. 코코넛 오일, 코코넛 크림, 코코넛 우유, 코코넛 파우더 등등 여러 형태의 코코넛 제품을 섭취하도록 한다. 오일류로는 저온압착 엑스트라 버진 올리브오일, 아보카도 오일, 참깨 오일, 호두 오일, 깨끗하게 만들어진 라드Lard, 오리지방 등을 섭취한다. 중쇄지방산Medium Chain Triglyceride Oil, MCT Oil은 일반적으로 코코넛 오일에서 만들어지는데 체내에서 케톤체를 생성하는 데 효과적이다. 유지방도 복용하도록 한다. 목초지에서 유기농으로 자란 젖소로부터 얻은 우유 그대로를 복용하라. 지방을 제거한 저지방 우유는 상대적으로 혈당을 높이기 쉬우므로 삼가도록 한다. 우유를 발효한 제품도 건강에 이로우니 섭취하도록 한다. 치즈, 버터, 기Ghee(버터의 일종), 유기농 사워크림Sour Cream, 크림치즈, 리코타치즈Ricotta Cheese, 플래인 요구르트, 유청Whey 등은 몸에 좋은 지방이니 섭취하도록 한다. 단, 유지방 제품은 동물성 제품이기 때문에 유기농으로 키운 젖소에서 생산된 것인지 확인하도록 한다.

양질의 단백질(20퍼센트)

동물성 단백질은 일반적으로 탄수화물을 적게 함유하는 경향이 있다. 다른 영양소도 마찬가지지만, 동물성 단백질을 선택할 때는 반드시 양질을 골라야 한다. 목초지에서 키운 육고기인지, 자연산 생선인지, 사육 과정에서 성장호르몬은 투여가 안 되었는지, 유기농으로 키운 닭이 낳은 달걀인지, 신선한 패류와 갑각류인지 등등을 반드시 확인하도록 한다(단, 적색육은 무조건적으로 섭취하지 말고 개인의 검사결과에 기초해 결정하도록 한다. 적색육에 대한 부분은 뒤에 자세히 다루도록 한다).

케톤 검사

케톤검사는 내 몸 속에 케톤이 얼마나 생성되는지 알아보는 검사로서 소변, 혈액, 호흡을 통해 확인한다. 소변검사는 스트립에 본인의 소변을 묻혀 색깔 변화를 관찰하는 검사로 비침습적이고 일반인이 집에서 간단히 진행할 수 있기 때문에 가장 널리 쓰인다. 반면에 혈액검사와 호흡검사는 병원에서 검사를 받아야 하는 불편함이 있지만 소변검사보다 정확도가 높다는 장점이 있다. 케톤 식이요법을 올바르게 행하면 몸에서 케톤이 만들어지는데, 정상인은 혈중 케톤 농도가 리터당 0.5밀리몰 혹은 그 이상일 경우 케톤 상태라고 칭한다. 하지만 암환자의 경우는 혈중 케톤 농도를 리터당 3.0밀리몰 이상, 포도당 농도는 리터당 70밀리몰 이하로 유지해야 한다. 집에서 혈중 케톤 농도와 포도당 농도를 동시에 체크할 수 있는 기계가 시중에 판매되고 있으니 참고하길 바란다. 하나는 일반인에게 널리 알려진 프리시젼엑스트라혈당모니터링시스템Precision Xtra Blood Glucose Monitoring System으로 웹 검색을 하면 쉽게 구매할 수 있다. 또 다른 제품으로는 임상적으로도 사용하고 있으며 토마스 사이프리드 박사가 고안한 포도당케톤지수계산기Glucose Ketone Index Calculator가 있으니 참고하길 바란다.

칼로리 제한

체내로 소화돼 들어온 음식은 대사를 통해 에너지 생산과 단백질 합성에 이용된다. 흡수한 칼로리가 적을수록 세포가 대사하는 속도는 줄어든다. 또한 대사 과정에서 발생되는 산화물이 줄어들어 정상세포의 스트레스를 덜어준다. 반면에 암세포는 성장하는 데 필수적인 단백질을 충분히 합성할 수 없어져 증식과 전이 속도가 느려진다.[26] 단식은 앞으로 자세히 다루겠지만, 칼로리 제한 식이가 세포의 대사속도를 늦추고 유전자 결함이 일어날 확률을 낮추며 암세포의 성장을 늦춘다는 사실을 반드시 기억하기 바란다. 칼로리 제한 케톤 식이Calorie Restricted Ketogenic Diet, CRKD는 케톤 식이을 하면서 총 섭취 칼로리를 30퍼센트에서 75퍼센트까지 제한한다. 칼로리 제한 케톤 식이를

표 4.3 케톤 생성에 유리한 음식의 성분 함량 - 야채

채소	양	칼로리	지방(g)	단백질 (g)	탄수화물 (g)	당분 (g)
아티초크	1 개	60	0.2	4.2	13	1.3
루콜라	1/2 컵	3	0.1	0.3	0.4	0.2
아스파라거스	1 컵	27	0.2	3	5	2.5
바질	1/4 컵	1	0	0.2	0.2	0
비트	1 컵	59	0.2	2.2	13	9
피망	1 개	24	0.2	1	6	3
브로컬리	1/2 컵	15	0.2	1.2	2.9	0.8
방울다다기 양배추	1 컵	38	0.3	3	8	1.9
양배추	1 컵	17	0.1	0.9	4.1	2.2
당근	1 개	25	0.2	0.6	6	3
콜리플라워	1 컵	27	0.3	2	5	2
셀러리	1 컵	16	0.2	0.7	3	1.8
고수	9 개	5	0.1	0.4	0.7	0.2
근대	1 컵	7	0.1	0.6	1.4	0.4
골파	1 Ts	1	0	0.1	0.1	0.1
콜라드 그린	1 컵	11	0.2	1.1	2	0.2
오이	1/2 컵	8	0.1	0.3	1.9	1
가지	1 컵	20	0.2	0.8	4.8	2.9
펜넬	1 컵	27	0.2	1.1	6	0
마늘	l 쪽	0	0.2	0	1	0
그린빈	1 컵	31	0.2	1.8	7	3.3
케일	1 컵	33	0.6	2.9	6	0
부추	1 컵	54	0.3	1.3	13	3.5
민트	1/2 컵	20	0	0	4	0
크리미니버섯	1/2 컵	8	0.1	1.1	1.1	0.7
미역	1 장	10	0	1	1	0
포토벨로버섯	1 개	22	0	2	4	2
호박	1/2 컵	42	0	1	10	4
무	1/2 컵	9	0.1	0.4	2	1.1
적상추	1 컵	5	0.1	0.1	0.6	0.1
붉은양파	1 개	44	0.1	1.2	10	4.7
스파게티스쿼시	1 컵	31	0.6	0.6	7	2.8
시금치	1 컵	7	0.1	0.9	1.1	0.1
토마토	1 개	22	0.2	1.1	4.8	3.2
애호박	1 개	33	0.6	2.4	6	4.9

표 4.4 케톤 생성에 유리한 음식의 성분 함량 - 견과류, 씨앗류, 우유, 버터, 오일, 파우더

너트 & 씨앗 우유 / 버터 / 오일	양	칼로리	지방 (g)	단백질 (g)	탄수화물 (g)	당분 (g)
아몬드 버터	2 Ts	180	16	7	7	1
아몬드 밀	3 Ts	90	8	3	3	1
아몬드	1 온스 (23개)	162	14	6	6	1
아몬드	1/4 컵	180	15	6	6	1
브라질 너트	1 온스 (6개)	185	4	4	3	1
카카오 버터	1 Ts	126	14	0	0	0
치아씨드	2 Ts	137	9	4	12	0
코코아 파우더	1 Ts	20	0.5	1	2	0
코코넛 크림	1 Ts	100	9	1	3	1
코코넛 사워	2 Ts	60	2	2	8	1
코코넛 오일	1 Ts	130	14	0	0	0
코코넛 우유	1/4 컵	100	10	0	3	1
아마씨 밀	1 Ts	37	3	1	2	0
헤이즐넛	1/2 온스 (10 개)	88	9	2	2	1
마카다미아 버터	2 Ts	210	20	4	6	2
마카다미아 너트	1 온스 (10-12 개)	203	21	2	4	1
MCT Oil	1 Ts	100	14	0	0	0
골파 오일	1 Ts	120	14	0	0	0
피칸	1 온스 (19개)	196	20	2.6	4	1
피칸 버터	2 Ts	210	20	4	6	1
파인 너트	1 온스	191	19	3.9	17	1
피스타치오	1 온스 (49 개)	159	13	6	8	2
호박씨	1 컵	285	12	12	34	0
참기름	1 Ts	130	14	0	0	0
참깨	1 Ts	50	5	2	1	0
코코넛	1/4 컵	147	13	1.3	5.3	1.3
해바라기씨 버터	2 Ts	220	20	6	5	1
해바라기씨	1 컵	830	76	23	28	0
호두	1 온스 (14 개)	185	18	4	4	1

표 4.5 케톤 생성에 유리한 음식의 성분 함량 – 동물성 단백질

동물성단백질	양	칼로리	지방(g)	단백질 (g)	탄수화물 (g)	당분 (g)
베이컨	2슬라이스	60	5	4	0	0
소고기(목초지산)	3 온스	123	4	21	0	0
소고기 양지	2 온스	156	6	5	0	0
소고기 핫도그	1 개	90	7	6	0	0
들소고기(Bison)	3 온스	202	13	20	0	0
닭	1 컵	306	18	35	0	0
대합조개	20 마리	281	4	49	10	0
대구	3 온스	70	0.6	15	0	0
게	2 온스	40	0	9	0	0
달걀	1 개	78	5	6	0.5	0.5
젤라틴	1 Ts	25	0	6	0	0
해덕(Haddock)	1 마리	136	0.8	30	0	0
넙치(Halibut)	3 온스	94	1.4	19	0	0
양	3 온스	250	18	21	0	0
랍스터	3 온스	76	0.7	16	0	0
고등어	3 온스	174	12	16	0	0
홍합	3 온스	146	3.8	20	6	0
굴	6 개	175	11	8	10	0
폭찹	1 개	505	31	52	0	0
연어	3 온스	177	11	17	0	0
정어리(Sardine)	2 온스	50	3	6	0	0
새우	3 온스	85	1	18	0	0
송어(Trout)	1 마리	215	8	33	0	0
참치	3 온스	99	1	22	0	0
터키 베이컨	1슬라이스	35	1.5	6	0	0
터키 가슴살	1슬라이스	22	0	4	1	1
터키 핫도그	1 개	60	3.5	7	1	0

시작할 경우 반드시 전문가와 상담하도록 한다.

표4.3부터 표4.5는 우리가 식사할 때 섭취하는 100가지 대표 음식이다. 각 음식별로 함유된 영양소 비율과 총 칼로리를 표시했으니 참고하길 바란다. 이 표 이외에도 케톤 식이요법에 대해 자세히 설명된 책을 참고하면 더욱 올바른 케톤 식이요법을 할 수 있을 것이다. 도미니 켐프Domini Kemp와 패트리샤 달리Patricia Daly가 저술한 책 『주방에서 케톤체 만들기The Ketogenic Kitchen』과 미리암 칼라미안Miriam Kalamian이 저술한 책 『암을 위한 케톤Keto for Cancer』를 추천한다.

당분과 탄수화물로부터 벗어나라

현대인들은 과거에 비해 비교할 수 없을 정도로 많은 양의 당분과 탄수화물을 섭취한다. DNA와 미토콘드리아, 호르몬이 지속적으로 고혈당에 노출되면 그 본연의 기능을 잃고 비정상적으로 작동한다. 당분과 탄수화물은 더 이상 축복이 아니다. 오히려 건강한 세포를 병들게 하고 암세포에 불사의 능력을 준다. 당분은 도처에 널려 있으며 호시탐탐 우리의 건강을 위협하고 있다. 고혈당이 몸에 해롭다는 사실을 알았다 하더라도 이미 당분과 탄수화물에 중독됐다면 단번에 저혈당 식이로 바꾸기 쉽지 않다. 차근차근 할 수 있는 것부터 바꾸도록 하자. 당분 같은 첨가당 대신 천연당을 섭취하도록 하자. 천연당에 익숙해지면 베리류 같이 당 함량이 낮은 탄수화물을 선택적으로 골라서 섭취하자. 거기까지 익숙해지면 표4.3부터 표4.5까지 참고해 하루에 섭취하는 총 탄수화물을 정확히 계산하고 최고 20g이 넘지 않도록 식단을 구성하자.

다음 장에서는 암을 일으키는 또 다른 원인인 독성 화학물질과 환경 발암물질을 알아볼 것이다. 강력한 발암성 독소로부터 우리 몸을 어떻게 보호할지 그리고 이미 몸속으로 들어와 버린 독소를 어떻게 제거할지도 자세히 알아볼 것이다. 우리 생활 주변에 얼마나 많은 발암물질이 도사리고 있는지 알면 많이 놀랄 테니 미리 각오하길 바란다.

모든 물질은 독이다. 독이 없는 것은 없다.

독이 될지 약이 될지는 올바른 복용량에 달려 있다.

- 파라켈수스(Paracelsus, 1493-1541)가 만든 화학물질의 독성에 관한 초기 관찰

병든 지구에서 건강한 삶을 살 수는 없다.

- 존 리플로글(John Replogl),

세븐스 제너레이션(Seventh Generation Inc.)의 대표이자 CEO

5장

발암물질, 암 그리고 해독

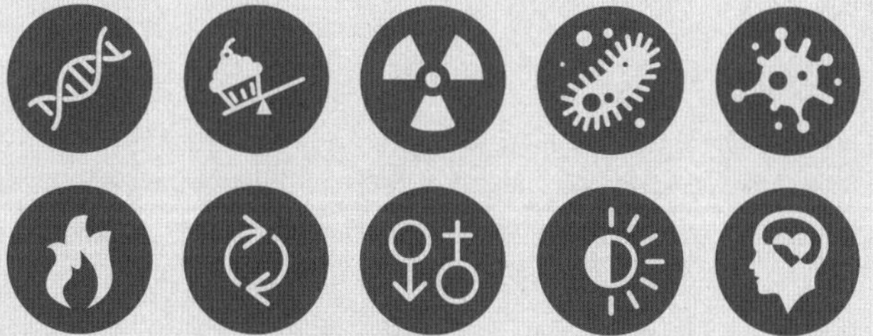

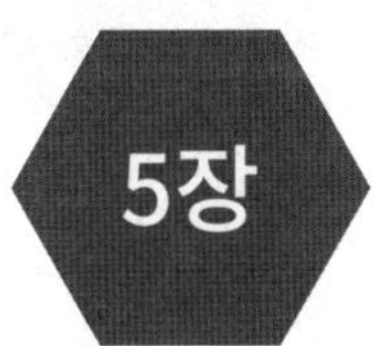

우리는 아무런 눈치를 채지 못한 상황에서도 독성물질에 노출되곤 한다. 독성 화학 물질은 어디에나 존재하지만 대부분은 쉽게 눈치 채기 어렵다. 2차 세계대전 이래 8만 개 이상의 새로운 합성 화학 물질이 상업적으로 사용됐고 2천만 개 이상의 화학 물질이 새롭게 만들어졌다. 대부분은 상업적 용도로 직접 사용되는 것은 아니지만 제조과정에서 발생하는 부산물은 대기와 토양, 물을 오염시킨다. 전 세계적으로 새로운 화학 물질이 매 27초마다 합성되고 있다.[1] 놀랍게도, 이 화학물질을 대상으로 이루어진 안정성 테스트 비율은 5퍼센트 미만이며, 아무도 상호 작용의 효과를 테스트하지 않았다(불활성 화학 물질이 결합되었을 때 발암성이 될 수 있기 때문에 중요하다). 그 사이에, 우리는 이 화학물질을 섭취하고, 흡입하고, 주입하고, 흡수하고, 견디고 있다.

이미 알고 있듯이 발암물질이란 돌연변이 유발 및 종양 성장 촉진

등 암 형성 과정에 기여할 수 있는 물질을 말한다. 발암성 독소에 노출되면 미토콘드리아 손상과 염증, 산화가 일어나고 호르몬 균형이 깨지며 면역 체계가 억제된다. 슬프게도, 우리는 발암물질에 만성적이고 일상적으로 노출되고 있다.

암 발병률은 대략 300년 전 산업혁명 이후 급격히 치솟았다. 그 기간 동안 독소 노출과 암 발병의 연관성에 대한 수십 건의 연구가 이루어졌다. 예를 들어, 제초제와 살충제의 가정 내 사용과 백혈병과 뇌종양의 발병 간에는 일정한 상관관계가 있다.[2] 실제로, 모든 암의 거의 90퍼센트가 환경 발암물질 노출과 관련된 것으로 추정된다. 뿐만 아니라 신체 해독시스템 기능이 저하된 상태에서 높은 수준의 발암물질에 노출되면 암 발병 위험이 더욱 증가한다.[3] 간의 해독 기능과 독소 배설 기능에 큰 영향을 미치는 몇 가지 SNPs를 이 장의 뒷부분에서 살펴볼 것이며, 해독 프로그램을 시작하기 전에 개인에 따른 맞춤형 유전 분석을 주요 고려 사항으로 삼을 것이다.

발암물질에 대한 노출을 너무 안일하게 받아들여서는 안 된다. 우리는 임상에서 새로운 환자를 볼 때마다 그들이 평소 섭취한 음식을 바탕으로 환경 독소를 평가했다. 환자가 매우 청결한 음식으로 케톤식이를 하고 있더라도, 만약 매일 발암물질에 노출된다면, 암세포는 좋은 영양을 섭취하는 것과 상관없이 증식하고 전이할 것이다. 수년간 독소에 노출(재건축 현장에서 흔하다)된 후 바로 암이 발생하거나 재발하는 것을 보면, 우리는 이 건강 영역에 주목해야 한다.

발암물질에 대한 심층 고찰

발암물질은 차, 소파, 잔디 보호 제품, 유아용 잠옷, 유아용 파우더, 공기 청정제, 세탁 세제, 살충제, 드라이클리닝 화학 물질, 조리기구, 특정 식품, 식품 포장지, 예술 및 공예 용품, 어린이 장난감, 건물 용품, 헤어 컬러링, 음료수, 향수, 처방 약품 등 모든 일상생활에서 찾아볼 수 있다. 예를 들면, 저장 곡물에는 아플라톡신이 있으며, 살충제와 동물 사료에 비소가 있고, 화장품이나 실내 페인트와 백신에서는 포름알데히드가 있다. 일반적으로 암을 치료하는 데 사용하는 많은 항암제도 발암물질로 알려져 있다. 아홉 개의 화학요법 약물이 국제암연구소의 1군 발암물질(사람에게 암의 원인)로 지정돼 있다[역주: 2018년 4월 기준으로 총 14개의 항암제가 1군 발암물질로 지정돼 있다]. 백혈병을 치료하는 데 사용되는 클로람부칠chlorambucil, 난소암 치료에 사용되는 멜팔란melphalan도 이에 포함된다. 2차 암이 증가하는 이유는 무엇인가? 서구 모델은 암을 유발하는 약으로 암을 치료한다. 이것을 어떻게 과학이라고 할 수 있는가?

일부 발암물질은 며칠 또는 몇 개월 만에 신체의 해독 시스템이 제거한다. 하지만 어떤 독성 화학 물질은 장기와 지방 세포 사이를 순환하면서 평생 지속될 수 있다. 이것들은 잔류성 유기오염물질persistent organic pollutants, POPs이라 불리며, 화학적, 생물학적 또는 광분리 과정 같은 환경적인 분해에 내성이 강한 화합물이다. 인체에 잔류하는 속성을 가지고 있기 때문에, 잔류성 유기오염물질은 건강에 심각한 영향을 미친다. 살충제인 디클로로디페닐트리클로로에탄dichlorodiphenyltrichloro

종류	발암물질	등급 분류
약물(항암제)	Cyclophosphamide	1
약물(항암제)	hiotepa	1
약물(항암제)	Busulfan	1
약물(항암제)	Melphalan	1
약물(항암제)	Treosulfan	1
약물(항암제)	Azathioprine	1
약물(항암제)	Chlornaphazine	1
약물(항암제)	Sulfur mustard	1
약물(항암제)	Tamoxifen	1
약물(항암제)	Semustine	1
약물(항암제)	Etoposide	1
약물(항암제)	Etoposide in combination with cisplatin and bleomycin	1
약물(항암제)	Cyclosporine	1
약물(항암제)	MOPP and other combined chemotherapy including alkylating agents	1
약물(항암제)	Nitrogen mustard	2A
약물(항암제)	Azacitidine	2A
약물(항암제)	Procarbazine hydrochloride	2A
약물(항암제)	Cisplatin	2A
약물(항암제)	Adriamycin	2A
약물(항암제)	Teniposide	2A
약물(항암제)	Chlorozotocin	2A

[역주: 총 14개의 그룹1 로 지정된 항암제와 총 7개의 그룹2A로 지정된 항암제 목록. 1군과 2A군 중 약 10%가 항암제이다. WHO 산하 국제암연구소(IARC) 홈페이지 참조]

ethane(일반적으로 DDT라고 함)은 아마도 가장 잘 알려진 잔류물질일 것이다. DDT가 건강에 미치는 파괴적인 영향은 생물학자 레이첼 카슨Rachel Carson이 저술한 1962년 베스트셀러 『침묵의 봄Silent Spring』에 자세히 나와 있다.

질병통제예방센터CDC의 '환경 화학 물질 노출에 관한 네 번째 국가 보고서Fourth National Report on Human Exposure to Environmental Chemicals' (2009)에 따르면, 미국에 거주하는 사람은 일상생활 중에 적어도 212개의 합성 화학 물질에 노출된다고 한다. 미국의 많은 신생아가 출생하면서 이미 엄마의 태반을 통해 200가지가 넘는 독성 화학 물질에 노출된다. 인체에서 발견되는 화학 물질의 유형에는 독성 금속, 다환 방향족 탄화수소, 휘발성 유기 화합물, 다이옥신, 유기 인산 농약, 제초제 및 해충 방충제 등이 있다.

많은 사람들이 유독성 화학 물질의 독성을 간과한 채 선크림, 벌레 스프레이, 혹은 미술 용품 등에 기재된 독성 성분목록을 읽으려 하지 않는다. 더욱이 이러한 유독성 화학물질을 관리하는 법적 규제로는 1976년에 의회가 채택한 오염방지법이 유일하다. 가정 및 산업용 재료를 규제하고자 한 이 법률의 핵심 조항은 2016년 6월까지 수정되지 않았다. 이 법안에 의하면, 50개국에서 사용이 금지된 석면 같은 발암물질이 미국에서는 합법적으로 사용되고 있다. 시판 전 안전 검사 조항도 법안에 포함되어 있지 않으며 또한 이미 시판돼 사용되고 있는 약 6만 개의 화학 물질은 안전성 검사에서 제외돼 있다. 거대 화학 회사들은 이후에 필요한 안전 평가 없이 매일 수백 종의 새로운 화학 물질을 제품에 첨가해 왔다.[4] 사실, 안전 검사를 하려면 정부는 화학 물질이 위험성을 내포하고 있다는 증거를 사전에 가지고 있어야 한다. 우리의 규제는 늑대로 하여금 양 떼를 돌보게 하는 수준이다.

담배는 완벽한 예다. 흡연은 암을 유발하는 것으로 알려져 있으며, 심지어 2차 및 3차 간접흡연도 암을 유발하는 것으로 알려져 있지만 여전히 담배는 합법이다. 상자에 있는 경고 라벨은 아마도 잠재적 흡연자들을 막기에 충분할지도 모른다. 그러나 많은 다른 제품에 경고 라벨조차 존재하지 않는다. 2016년 초 존슨앤존슨Johnson & Johnson의 베이비파우더 및 여성용 위생 용품에 사용되는 탈크talc(운모) 함유 제품이 난소암을 일으킨다고 미주리 주 법원은 판결했다. 2013년에 제조사 바나나 보트Banana Boat는 사용자의 피부가 문자 그대로 햇볕에 타버렸기 때문에 23종의 자외선차단 스프레이를 회수했다. 슬프게도, 화장품 및 바디 케어 제품에 FDA의 규제가 가장 적다.

한편, 일상적으로 사용되는 화학 물질을 우려하며 수십 년 동안 많은 정치 및 공익 단체들이 나서고 있다. 세계보건기구WHO의 공식 암 기관인 국제암연구소는 1965년 프랑스에서 처음으로 소집됐다. 이 기관은 화학 물질, 직업적 노출, 물리적 작용제, 생물학적 작용제 및 생활

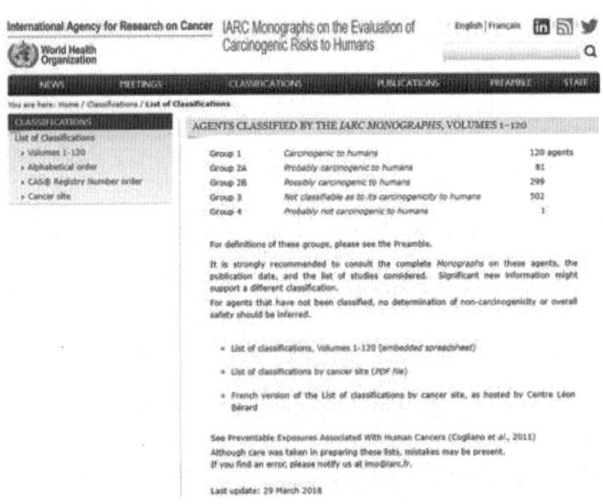

[역주: WHO 산하 국제암연구소(IARC) 홈페이지에서 등급별 발암물질 리스트와 암 종별 주요 발암물질 리스트를 확인할 수 있다. 발암물질의 분류는 수많은 연구 데이터를 기초로 지정된다. 발암물질 리스트는 그룹1, 그룹2A, 그룹2B, 그룹3, 그룹4로 나뉘며 수시로 업데이트가 된다. 각 그룹에는 생물학적인자, 공해, 광물, 중금속, 방사선, 약물, 직업, 항암제, 화학물질 등이 포함된다. 암 종별 발암물질 리스트는 암 종류별로 발암을 일으킬 가능성이 가장 높은 항목을 지정해 놓았다. IARC 홈페이지 캡쳐]

습관을 포함해 사람의 암을 유발할 수 있는 요소를 확인하는 연구를 수행한다. 연구 결과는 발암 가능성에 따라 분류된다.

- 1급: 인체에 발암성
- 2A급: 대체로 인체에 발암 가능성이 있음
- 2B급: 아마도 인체에 발암 가능성이 있음
- 3급: 인체 발암성으로 확신할 수 없음
- 4급: 대체로 인체에 발암성이 없음

1971년 이래로 국제암연구소는 900개의 화학 약품을 평가했으며 그 중 400개가 1급, 2A급, 2B급에 해당하는 것으로 밝혀졌다. 즉, 화학물질을 과학적 시험으로 실제 평가해보면 거의 50퍼센트가 암에 기여한다는 것이 밝혀진 것이다.

이것은 매우 골치 아픈 통계다. 왜 예방책을 신경 쓰지 않는지 궁금하게 한다. 왜 인체 독성을 제대로 평가하지 않은 새로운 화학 물질이 도입돼도 저항하지 않는가? 그 결과 발암물질에 하루 노출되는 양이 치명적인 한계에 도달해가고 있다. 더 큰 문제는 독성에 노출되는 시기와 패턴, 기간 또한 노출 양만큼 중요하다는 것이다. 즉, 발암성 인자가 암을 유발하는 다양한 수준이 있다. 일부는 길게 많이 노출돼야 암을 유발하고 일부는 단기간 적은 양의 노출로도 심각한 영향을 끼칠 수 있다. 발암성 물질에 노출돼 암이 발생할 위험은 노출량과 방법, 기간, 강도뿐만 아니라 개인의 유전적 특징과 해독 능력에도 달려 있다.

노출돼 있는 모든 발암물질을 식별하고 피하는 방법뿐 아니라 심층 영양을 섭취하고 생활 방식을 바꿈으로서 우리 신체가 발암물질을 제거하는 기능을 더욱 적극적으로 지원할 필요가 있다. 이 장에서 좀 더 자세히 살펴보겠지만, 독소를 제거하고 방사선 노출의 위험을 줄이는 많은 음식이 있다. 우선 발암물질이 실제로 어떻게 암을 일으키는지 살펴보자.

발암물질은 어떻게 암을 유발하는가

암은 단계적으로 발병한다. 발암물질은 여러 생물학적 경로를 방해하면서 암이 발생하기 쉬운 환경을 만들어간다. 어떤 발암물질은 직접 DNA에 손상을 일으키고 유전적 돌연변이를 유발한다. 어떤 물질은 간의 해독 시스템을 방해한다. 또 어떤 발암물질은 DNA에 직접 영향을 미치지 않지만, 설탕처럼 암세포가 빠르게 성장하도록 도와주는 에너지원으로 작용하기도 한다. 국제암연구소는 2016년 6월호에 학술저널인 <환경보건전망Environmental Health Perspectives>를 통해 1급 인체 발암물질에 대한 검토를 완료하고 발암 기전을 발표했다. 국제암연구소는 발암물질의 10가지 주요 특성을 밝히는 새로운 범주화 방법을 제시했다. 이는 1장에서 제시한 암의 10가지 특징과 유사하며 발암물질이 암을 유발하는 다양한 기전을 설명하는 데 도움이 된다. 암을 유발하는 독소의 특성은 다음과 같다.

1. 인체 생화학 반응에 참여하여 유독한 중간대사산물 발생

2. DNA 손상 및 돌연변이 유발

3. DNA 복구 시스템을 변경하거나 유전자 불안정성 유발

4. DNA 메틸화를 포함한 후성 유전자 변화 유도

5. 산화 스트레스 유도

6. 만성 염증 유도

7. 면역 체계의 기능 억제

8. 세포의 수용체 사이트 활성화 또는 비활성화

9. 세포 불멸화 유발

10. 세포의 증식, 사망 또는 영양 공급의 변경

연구원은 어떤 발암물질이 이러한 특성 중 적어도 하나 이상을 나타낼 것이라고 결론지었다.[5] 예를 들어, 우리가 마시는 물과 음식 그리고 직업 때문에 노출돼 흡수된 중금속은 유전자 불안정을 야기한다. 섬유 얼룩 방지제로 사용되는 화학 물질인 퍼플루오로옥탄설폰산 Perfluorooctanesulfonic acid, PFOS은 암세포의 혈관신생을 촉진할 수 있다. 알코올음료에서 에탄올의 대사를 통해 만들어지는 아세트알데히드는 DNA를 손상시킬 수 있다.

발암물질이 암을 유발하는 방법을 알았으므로 이제 이에 대한 노출에 대해 논의해보자. 인간이 노출돼 있는 모든 독성 화합물을 다루려면 그 자체로 책 한 권 이상이 필요할 수 있다. 그래서 아래에 제시하는 내용을 통해 독성이 있을 수 있는 일상 제품을 알아보도록 할 것이다. 이 다음 섹션의 내용을 보면, 우리가 얼마나 독성이 강한 행성에 살고 있는지 알게 될 것이다. 이 장의 끝에 자세히 나와 있는 해독 전략을 채택

하고 제품을 교체하고 화학 물질 규제에 문제를 제기하면서 조금씩 바꿔 나가도록 하자.

발암물질의 진입경로

유해 물질 또는 발암물질이 인체에 유입되는 방식을 진입경로라고 부르며, 다음과 같은 다섯 가지 경로가 있다.

1. 흡수 (피부를 통한)
2. 흡입 (폐를 통한)
3. 섭취 (소화관을 통한)
4. 주입 (혈류를 통한)
5. 주변 노출 (주변 환경을 통한)

이러한 경로로 발암물질이 체내에 유입되면 급성 또는 만성적으로 영향을 일으킨다. 암이 발병하기 전에, 발진이나 호흡 곤란과 같은 즉각적인 반응뿐만 아니라 피로, 변비, 자가 면역 질환, 섬유근육통, 화학적 민감성 및 우울증 등의 만성적이고 전신적인 증상이 나타날 수 있다. 사람들은 흡연과 과음이 암을 유발할 수 있음을 알고 있다. 그러나 많은 사람들이 거품 목욕, 휴대전화, 옷, 양상추, 닭고기, 매니큐어, 머리 염색약, 문신, 탐폰, 태닝 침대 등에 함유된 발암물질에는 무감각하다. 미국인은 평균적으로 하루에 적어도 다섯 건 이상의 발암물질에 노출된다.

우리가 알아볼 첫 번째 진입경로는 흡수다. 우리의 피부는 100만 개의 작은 입으로 이루어져 있고, 접촉하는 물질에 따라 60퍼센트에서 100퍼센트까지 흡수할 수 있다.

흡수

많은 발암물질이 피부를 통과할 수 있고 혈류로 들어가 세포와 장기를 손상시킬 수 있다. 눈꺼풀 피부는 얇고 발바닥은 두꺼운데 피부 두께는 신체 부위에 따라 다르다. 신체는 노출 위치에 따라 화학 물질을 다른 비율로 흡수한다. 예를 들어, 발바닥과 비교하면두피와 이마는 40배 빠르게 흡수할 수 있고, 음낭 주위의 섬세한 피부는 300배 더 높은 흡수율을 가지고 있다. 우리의 피부는 발암물질에 여러 가지로 노출돼 있으며 이 책에서 모두 나열하지는 않지만 머리 염색제, 탐폰, 섬유 등 개인 용품에서 흔히 볼 수 있는 것에 노출돼 있음을 주목해야 한다.

화장품과 개인 용품

안전한화장품캠페인Campaign for Safe Cosmetics에 따르면, 국제암연구소가 1군 발암물질로 지정한 113개 물질 중 적어도 11개가 개인용품에 사용되고 있다. 포름알데히드, 페나세틴, 콜타르, 벤젠, 석유, 메틸렌글리콜, 산화에틸렌, 크롬, 카드뮴, 비소, 결정질 규산 또는 석영 등이다. 콜타르는 모발 염색약, 샴푸, 비듬과 두피 치료제, 주사제 연고rosacea ointment에서 발견된다(흥미롭게도 환자들의 독소 평가지를 검토한 결과 난소암 환자 중 상당수가 검은색 머리 염색약을 사용하는 것을 발견했다). 메틸렌글리콜은 매니큐어와 고데기에 사용되며 페나세틴은 거품 목욕, 헤어 컨디셔너, 샴푸, 웨이브 세트, 모이스처라이저 및 기타 목욕과 헤어 케어 제품에서 흔히 발견된다. 불행히도, 미용실에서 받는 파마나 염색이 기분전환에는 유익할 수 있어도 실제로는 암을 유발하는 원인이 될 수 있다. 유방암 환자와 연대한다는 의미로 많은 사람들이 사용하는 핑크색 머리 염색약은 결코 좋은 아이디어가 아니다.

건강과 미용 제품은 FDA가 직접 규제하지 않기 때문에 소비자가 직접 모발이나 피부에 사용되는 모든 제품의 라벨을 읽어야 한다. 특히 어린이 제품은 더욱 그렇다. EWG가 운영하는 보조 웹사이트인 스킨딥www.ewg.org/skindeep은 화장품과 퍼스널 케어 제품의 독성 성분을 검색할 수 있는 데이터베이스를 제공한다. 한편, 바디 케어와 뷰티 제품에 대해 우리가 주장하는 황금률은 '먹을 수 없다면 사용하지 말라'는 것이다. 고맙게도 시중에는 많은 유기농과 천연 바디 케어 제품이 있으며, 바디 로션용 코코넛 오일 같은 간단한 제품만으로도 독성 노출을 줄이는 것은 물론 피부 건강도 증진할 수 있다. 그리고 유기농에 초점을 둔 뷰티 살롱이 많이 있다!

흔히 면화를 기반으로 하는 여성 제품도 유독성이 매우 강하다. 첫째, 아르헨티나의 라플라타대학University of La Plata 연구원은 탐폰의 약 85퍼센트가 제초제인 라운드업에 사용된 2A급 화학 물질 글리포세이트glyphosate에 오염돼 있다는 사실을 발견했다. 둘째, 미국에서 가장 흔한 유전자 변형 농산물 중 하나인 면화를 표백할 때 1군 발암물질과 POP, 다이옥신을 사용한다. 셋째, 일부 탐폰에는 합성 향료가 포함돼 있으며 발암성이 있다. 질벽 조직은 침투성이 높기 때문에 발암물질이 자유롭게 침투해 혈류에 유입될 수 있다. 1973년부터 2004년까지 외음부 종양 발생률은 매년 평균 3.5퍼센트 증가했으며 주로 인간유두종바이러스human papillomavirus, HPV에 기인한 것이라고 하더라도 독성이 있는 탐폰의 역할을 과소평가해서는 안 된다. 유기농 탐폰이 최선의 방법이다.

의류

발암물질은 옷, 침구류, 수건처럼 일상에서 사용하는 섬유에 존재한다. 이러한 물질들은 피부 속으로 퍼질 수 있고 전신에 노출될 수 있다. 피부암은 세계에서 가장 흔한 암 중 하나이며, 표피 최상층에서 시작되는 편평 세포 암종이 약 20퍼센트다. 햇볕에 노출되면 피부암이 일어난다고 종종 비난하지만, 보통 햇볕에 노출되지 않는 부위, 즉 옷으로 덮여 있는 부위에서도 암이 발생한다. 직물 생산에는 아조 염료azo dyes, 난연제, 포름알데히드, 다이옥신, 용매, 살생물제 및 중금속을 비롯한 수많은 발암성 화합물이 사용된다.

직물을 만드는 데 사용되는 화학 물질은 옷이 만들어진 후에도 그대로 남아 있다. 예를 들어, 펜타클로로페놀 같은 유기 염소 살충제와 1군 발암물질이 많은 직물에서 검출됐다. 한 연구에서, 자원 봉사자에게 반바지와 티셔츠를 입히고 5분간 땀 흘려 운동하게 한 후 피부를 분석한 결과, 옷에 덮여 있던 부분에서 벤조티아졸(발암물질)이 검출됐지만 덮여 있지 않은 부분에서는 나오지 않았다. 또 다른 연구는 발암물질인 폴리클로로다이벤조-파라-다이옥신PCDD, polychlorinated dibenzo-p-dioxin

이 직물에서 피부로 옮겨진다는 것을 입증했다. 아이들이 이 난연제를 사용한 잠옷을 입고 잠을 자고 나면 다음날 아침 소변에서 대사산물인 2,3-디브로모프로페놀이 50배나 많이 검출되는 것으로 나타났다. 아이들이 난연제를 사용하지 않은 잠옷을 입은 후에는 대사산물의 소변 농도가 서서히 감소했지만 5일 후에도 여전히 기준 농도보다 20배 더 높았다. 이와 같은 이유로, 워싱턴과 캘리포니아를 포함한 많은 주에서는 모든 의복과 가구에서 난연제 사용을 금지하려고 노력해왔다. 의류, 침구류, 가구 커버를 이용하는 실내 장식품은 난연제가 포함되지 않은 자연 재배 섬유로 만들어야 한다.

개별 제조업체의 직물이 어떻게 생산되고 처리되는지 확인하는 것이 중요하다(의류의 독성 위험을 자세히 알아보려면 브라이언과 안나 마리아 클레멘트 박사Drs. Brian and Anna Maria Clement의 『살인 옷감Killer Clothes』을 추천한다).

가정에서 흔히 볼 수 있는, 독성이 강한 세제와 섬유 유연제도 간과해서는 안 된다. 클로락스Clorox 표백제는 갑상선 질환을 유발하는 독성 용매다. 합성 석유 화학제품으로서 발암물질로 추정되는 1,4-다이옥산은 세탁용 세제를 만드는 데 사용하는 산화에틸렌이 다른 성분과 반응하면서 생성되는 부산물이다. 녹색애국자작업그룹Green Patriot Working Group, GPWG과 유기농소비자협회Organic Consumers Association, OCA이 수행한 연구에 의하면 심지어 자연주의 브랜드를 포함해 대부분의 세탁 세제에서 1,4-다이옥산이 발견됐다. 세탁물 세제가 별 것 아니라고 생각한다면 오산이다. 천식 같은 호흡기 질환이 있는 어린이는 독성이 강한 섬유 유연제의 사용을 중단한 후 증상이 탁월하게 개선되는 결과를 얻었다.

우리는 지속 가능한 생산 관행을 따르며 무독성 섬유를 사용하는 의류 브랜드로 전환할 것을 추천한다. 또한 세탁 세제를 붕사와 다른 천연 비누로 만들라고 추천한다.

흡입

"숨을 들이쉬고 내쉬세요." 평균적으로 사람들은 1분에 12번, 하루에 약 2만 번 호흡한다. 산소 없이는 겨우 3분 정도 살 수 있다. 호흡과 함께 질소, 산소, 물, 이산화탄소, 오존, 증기, 연기, 먼지, 산성 물방울, 꽃가루, 그리고 경우에 따라 위험한 대기오염물질hazardous air pollutants, HAPS이 우리의 폐로 유입된다. 대기오염물질은 대기오염방지법Clean Air Act에 의해 암, 선천적 결함 또는 기타 건강 이상의 원인으로 정의된다. 다이옥신, 벤젠, 비소, 베릴륨, 수은, 염화 비닐 등을 포함해 현재 188개의 대기오염물질이 확인됐다. 이러한 발암성 화학 물질을 방출하는 원인으로는 담배 연기, 엔진 배기가스, 청소 제품, 페인트와 미술 공예품에 사용된 용제, 건축 자재, 합성 및 향기 나는 제품, 그리고 석탄 연소 등이 있다. 휘발성유기오염물질VOCs은 페인트, 니스, 세정액, 용제, 단열재, 목재, 가구, 카펫 및 기타 제품 등 가정에서 발생하는 유해한 가스의 부산물이다. 흡입된 대기오염물질과 휘발성유기화합물은 기도를 따라 코나 섬모에 붙어 있다가 날숨을 따라 배출되거나 폐에 침착돼 혈류로 들어간다. 대기오염물질 또는 휘발성유기화합물이 폐에 들어가면 폐 조직과 직접 접촉함으로써 손상을 주고 혈액에 흡수되면 신장과 간, 결장, 방광을 비롯해 독소 대사에 관여하는 기관에 손상을 입힌다.

불행히도 지난 10년간 대기는 지속적으로 오염돼 왔다. 전 세계 인구의 절반에 해당하는 35억 이상의 사람들이 세계보건기구 기준에 의하면 안전하지 않은 공기를 마시고 있다. 폐암이 현재 세계에서 가장 흔한 암종이라는 것은 놀라운 일이 아니다. 국제암연구소의 평가 결과 오염된 대기에 많이 노출됨에 따라 폐암 위험이 증가하는 것으로 나타났다. 흡입될 수 있는 독성 발암물질이 워낙 많기 때문에, 우리 병원의 독소 평가 부서는 환자가 노출되는 일반적인 제품, 특히 청소 제품이나 합성 향료와 같은 제어하기 쉬운 것부터 조사하고 있다.

많은 경우, 외견상 괜찮아 보이는 제품일지라도 실제로는 인체에 치명적인 독성물질로 작용한다. 예를 들어, 과학자들은 <실험생물학연합회저널The FASEB Journal, the journal of the Federation of American Societies for Experimental Biology>에 게재된 논문에서, 합성 향이 나는 제품(향수, 향기 양초, 플러그 방향제)에 종종 사용되는 프탈레이트phthalates는 치료가 어려운 유방암을 성장시키는 연료가 된다고 결론을 내렸다. 명백히 말해서, 상점에서 구입한 제품이 안전하다고 믿을 수 없다. 그러나 공산품보다 더 우려할 것이 있다. 가장 널리 퍼져 있는 치명적인 두 가지 발암물질로서 자연적으로 발생하며 냄새가 없는 라돈과 벤젠이 그것이다.

미국에서 1군 발암물질인 라돈은 흡연 다음으로 폐암의 주요 원인이며 비 흡연자에게는 첫 번째 주요 원인이다. 라돈은 암석과 토양에서 발견되는 중금속인 우라늄이 붕괴되며 생성하는 방사성 가스다. 가정과 사무실, 학교, 특히 지하실에서 라돈에 노출될 수 있다. 라돈은 바닥과 벽 그리고 지반의 균열을 통해 들어 와 건물 내부에 쌓인다. 라돈은 잘 단열돼 있거나, 밀폐되어 있거나, 우라늄 또는 라듐이 풍부한 토양 위에 세워진 가정에서 그 수준이 높아진다. 옆집이라도 서로 다른 라돈 수준일 수 있으며, 미국환경보호국EPA은 미국 내 약 15가구 중 1곳이 안전하지 않은 수준이라고 추정한다. 이 냄새가 없는 가스는 건축 자재나 라돈이 함유된 우물에서 방출된다. 라돈은 붕괴되면서 폐 세포에 손상을 주는 작은 방사성 입자를 방출한다. 집에서 라돈이 검출되는지 검사하고, 집, 사무실, 학교 건물에서 일 년 내내 창문을 열고 신선한 공기를 순환시켜야 한다는 점은 아무리 강조해도 지나치지 않다(새 주택을 사면 라돈 검사는 필수적인 부분이다).

자연 발생적으로 발생하는 또 다른 1군 발암물질인 벤젠은 무색 또는 연한 노란색 액체 화학 물질이며, 백혈병과 다발성 골수종, 비호지킨 림프종과 연관돼 있다. 벤젠은 원유에서 발견되며 석유와 관련된 모든 활동에서 노출될 수 있다. 주로 화학과 제약 산업에서 용매로 사용되며 플라스틱과 합성수지, 합성섬유, 염료, 세제, 약물, 살충제 그리고 자동차 배기가스에서 발견된다. 벤젠은 거의 모든 곳에 존재한다. 차고가 있는 가정, 주유소나 공항과 가까운 가정, 수압파쇄 사이트(셰일오일을 채취하는 일종의 유정) 근처에 있는 가정에서 벤젠이 많이 검출된다.

자동차 및 비행기 배기가스는 환경에 벤젠을 가장 많이 배출한다. 한 활주로가 일으키는 오염 범위는 10킬로미터이며 바람이 불면 약 30킬로미터까지 도달할 수 있다. 실제 민간항공감시협회Citizens Aviation Watch Association, CAWA의 연구에 따르면 시카고의 오헤어 공항 주변 암 발병률은 시카고의 평균치보다 70퍼센트 높다. 비영리 환경 공익 단체인 지구섬연구소Earth Island Institute는 1991년부터 1995년 사이 시애틀의 시택 공항 근처에 거주하는 사람들의 건강 데이터를 시애틀 거주자의 건강 데이터와 비교했다. 공항 근처의 유아 사망률이 50퍼센트 더 높았으며 암 사망자는 36퍼센트 더 많았다. 공항 근처에 사는 사람들의 평균 수명은 5년 이상 짧았다. 1993년 EPA 건강 위험 평가는 항공기 엔진이 시카고 미드웨이 공항 주변의 40제곱킬로미터에서 발생하는 암 중 약 10.5퍼센트의 원인이라고 결론 내렸다.[6]

가정에서 벤젠 흡입량을 줄이려면 HEPA 또는 숯 에어 필터를 사용하라고 권장한다. 또한 나사는 일부 실내 식물이 포름알데히드, 벤젠, 톨루엔, 트리클로로에틸렌, 일산화탄소, 먼지 등 공기 중 독성 물질을 87퍼센트까지 제거할 수 있음을 발견했다. 이 식물에는 영국 담쟁이덩굴, 거미 식물, 그리고 보스톤 양치류 등이 있다. 단 하나의 식물로는 크게 달라지지 않겠지만, 집 전체를 식물로 채운다면 그만한 가치가 있고 보기에도 아름답다. 마지막으로, 세이지sage를 태워 연기를 피우는 방법으로 공기를 맑게 하는 것이 좋다. 그 방법은 수천 년 동안 사용돼 왔다. <민속약학저널Journal of Ethnopharmacology>에 실린 한 연구에 따르면, 연기를 피우면 공기 중에 있는 다양한 병리학적 미생물이 감소한다고 한다. 에센셜 오일을 연소시키는 것은 또한 독소가 있는 공기를 정화하는 것이며, 집에서 쾌적한 향이 나기를 원한다면, 합성 향료를 대체할 대안이다. 100퍼센트 에센셜 오일을 사용해야 하며 인공적인 향초는 완전히 피해야 한다.

만약 공항이나 유정, 셰일가스 채취 지역에 산다고 하더라도 당장 산으로 이사할 수는 없을 것이다. 그러나 이 장의 끝에 있는 해독 방법을 실행할 수는 있다.

섭취

섭취된 발암물질(음식, 물, 약품)은 위장관을 손상시키며 위장의 유체(위산)에 의해 파괴되지 않으면 흡수돼 혈액을 통해 내부 장기로 이동한다. 전 세계적으로 소화관 암 비율이 폭발적으로 증가했다. 2010년 영국암연구소Cancer Research UK는 영국 남성의 식도암 비율이 지난 25년 동안 50퍼센트 증가했으며 중국과 이란에서도 높은 비율로 증가했다고 기록했다. 이 암은 음식을 보존하는 데 사용하는 합성 니트로사민과 직접 관련 있다.

현대의 일반적인 농업에서는 발암성 살충제와 중금속이 널리 사용되고 있다. 고객들은 유기농 식품이 너무 비싸다고 말한다. 그 말은 맞다. 농업 보조금 때문에, 과일을 먹느니 탄산음료를 마시고 감자 칩을 먹는 편이 싸다. 그러나 인공 방부제와 색소 이외에 현대의 식량과 물에서 발견되는 발암물질은 건강에 매우 위험하다. 이전 장에서는 GMO 식품에서 발견되는 발암성 글리포세이트를 논의했지만 카드뮴, 비소 및 니켈과 같은 중금속(1군 발암물질)은 살충제를 만들 때도 자주 사용된다. 중금속은 유전자를 손상시킬 뿐만 아니라 다양한 DNA 복구 경로를 무력화한다.[7] 미국농무부의 살충제 데이터 프로그램Pesticide Data Program은 상추에서 50종 이상의 농약 잔류물을 발견했다고 기록했으며 그중 3종은 발암물질로 알려져 있다. 이러한 화학 물질은 씻어낼 수 없다. 미안하지만 유기농이 아니라면, 여러분의 '건강한' 샐러드 안에는 암을 일으키는 살충제가 있다.

발암성 살충제와 함유된 중금속에 노출되지 않으려면 가능한 한 유기농 식품을 먹으라고 아무리 강조해도 지나치지 않다. 만일 여러분이 유기농 식품을 알고 싶다면, EWG의 연례 보고서인 '더티 더즌Dirty Dozen'을 읽어보라고 추천한다. 이것은 농약 잔류물을 가장 많이 함유하고 있는 농산물 목록이며, 딸기, 사과, 셀러리, 포도를 포함하고 있다. 여러분은 이 목록에 있는 음식의 유기농 버전만 먹도록 노력해야 한다. EWG는 또한 잔류 농약이 가장 적은 '클린15Clean 15' 리스트도 발행한다. 이러한 음식은 꼭 유기농으로 재배한 것을 먹을 필요는 없으며 아보카도, 양배추, 양파 등이 있다.

마지막으로 충분한 수분 공급은 해독 과정에서 매우 중요하므로 마시는 물의 품질도 중요하다. 우리 도시의 대부분은 불소와 같은 '처리제'를 물에 첨가하고 나서 그것을 여과하지 않는다. 공용 식수에서도 화학요법 약물, 항우울제, 피임약 호르몬, 살충제, 제초제, 난연제 등 독성이 높은 물질이 검출됐다. 냉장고에 달려 있는 필터, 플라스틱 물병 및 기타 유형의 물 여과 시스템은 안타깝게도 거짓된 안도감을 제공

2018 DIRTY DOZEN
농약이 가장 많은 과일과 채소
1. 딸기
2. 시금치
3. 천도 복숭아
4. 사과
5. 포도
6. 복숭아
7. 체리
8. 배
9. 토마토
10. 새러리
11. 감자
12. 피망
CLEAN 15
농약이 적게 남아 있는 과일과 채소
1. 아보카도
2. 옥수수
3. 파인애플
4. 양배추
5양파
6. 콩
7. 파파야
8. 아스파라거스
9. 망고
10. 가지
11. 허니듀멜론
12. 키위
13. 칸달로프 멜론
14. 컬리플라워
15. 브로콜리

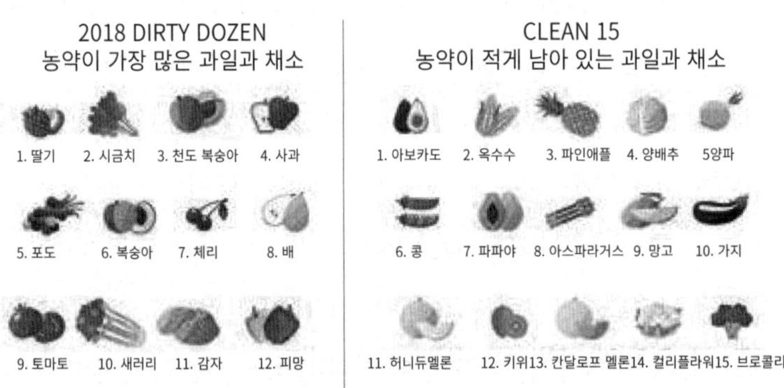

[역주: The Environmental Working Group은 매년 농약이 가장 많은 과일과 야채 그리고 농약이 가장 적은 과일과 야채를 '더티 12 클린15'라는 슬로건으로 게재한다. 제초제나 살충제와 같은 농약은 IARC가 지정한 1군 발암물질에 대부분 포함되어 있는 세포 유독성 물질이다. 재밌는 것은 이미지에서 확인할 수 있는 것처럼 농약이 많이 함유된 과일이나 채소는 대부분 당도가 높음을 알 수 있다. 이는 구석기 식단과 케톤식이에서 피해야할 음식과 일맥상통함을 확인할 수 있다. www.ewg.org 참고]

한다. 이러한 독성 물질을 모두 제거할 수 있는 필터를 찾기란 매우 어렵다(역삼투 방식이 가장 최선이며 퓨어이펙트Pure Effect, Inc. 같은 회사는 우수한 선택지를 제공한다). [역주: 역자는 저자의 이러한 생각에 동의하지 않는다. 역삼투압방식의 필터는 독성물질을 효과적으로 걸러내긴 하지만 인체에 필수적인 미네랄도 동시에 걸러낸다. 또한 Ph가 6 이하인 산성수로 만들기 때문에 역삼투압정수기는 권하지 않는다. 미네랄 문제와 산성화 문제가 없는 정수기를 사용할 필요가 있다.]

유독한 고기 vs 영양가 있는 고기

붉은 고기와 가공된 고기는 오랫동안 논란의 대상이었다. 2015년 국제암연구소는 가공 육류를 1군 발암물질로 분류하고, 붉은 고기를 2A급에 넣었다. 핫도그와 햄, 베이컨, 소시지 그리고 조제 육류를 포함한 가공 육류는 '소금, 경화, 발효 또는 훈제로 보존이 용이하게 하고 풍미가 가미된 동물 제품'이라고 정의된다. 10개국의 전문가들이 수백 건의 연구 결과를 검토한 결과 하루에 50g의 가공육(베이컨 4개 또는 핫도그 4개에 상응하는 양)을 섭취하면 결장직장암 발병 위험이 18퍼센트 증가한다고 결론지었다.

붉은 고기와 가공육에 대한 논란은 쉽게 결론내릴 수 있다. 보존 기술은 모든 문화에서 수천 년 동안 사용돼 왔다. 기원전 3000년 메소포타미아에서는 요리된 고기와 생선을 참기름과 함께 보존했다. 하지만 산업계는 이러한 보존 기법을 경제성에 맞게 조작해 완전히 독성 물질로 둔갑시켰다. 우선, 많은 종류의 소시지 및 핫도그에 사용되는 케이싱은 폴리에스테르와 폴리프로필렌을 포함한 합성 열가소성 재료로 만들어진다.[8] 이 케이싱 안의 고기 또한 합성이라고 말할 수 있다. 통상적으로 젖소와 돼지, 닭에게 동물 부산물(게의 내장과 재활용 구비[역주: 가축분뇨가 포함된 비료]), 항생제, 호르몬, 다이옥신 잔류물, 유전자 조작 곡물 및 유기 화학 물질, 농약 및 제초제를 포함하는 특별히 만들어진 성장 촉진 사료를 먹인다. 이런 가축은 비자연적인 사료를 먹음과 동시에 좁은 공간에서 스트레스를 받으며 사육된다. 우리는 이렇게 건강하지 않은 가축으로부터 생산된 고기를 먹고 있다.

가공육은 많이 오해를 받고 있는 합성 질산염으로도 처리된다. 아질산염NO_2은 자연적으로 토양, 물, 식물에서 발견되는 화학적 화합물로서 우리 몸에서 자연스럽게 만들어진다. 질산염은 합성할 수도 있다. 2010년에 세계보건기구는 아질산염을 인체 발암성 물질probable human carcinogens로 분류했다. 그러나 우리가 먹는 질산염 중 5퍼센트만 육류에서 나오고, 약 20퍼센트가 식수에서 유래하며, 75퍼센트에서 80퍼센트는 채소에서 나오는데 셀러리, 녹색잎 채소, 비트, 파슬리, 부추, 치커리, 양배추, 회향 순서로 많다. 채소는 토양, 질소 기반 비료, 동물 배설물, 물 및 대기중의 질소에서 질산염을 흡수한다.

자연적으로 발생하는 질산염$NaNO_3$은 고기를 보존하는 데 탁월하게 효과적이며 보툴리누스 중독의 원인인 클로스트리디움 보툴리눔Clostridium botulinum이라는 세균의 성장을 억제하는 효과가 있어 고대부터 사용해 왔다. 또한 고기를 덜 먹음직스러운 회색 대신 분홍색으로 보이게 한다. 반면에, 합성 아질산염은 수산화나트륨 또는 탄산나트륨 수용액에 통과시켜 가스 형태로 만드는데, 이는 바다 소금과는 상당한 거리가 있다. 여기서 중요한 점은 음식이 어디에서 유래됐는지, 직접 만드는 것이 아니라면 어떻게 만들어졌는지 모든 단계를 이해해야 한다는 것이다. 바다 소금이 아닌 화학 칵테일 소금은 미토콘드리아에 매우 다른 메시지를 전달하기 때문이다.

현대식 가공육의 또 다른 문제점은 합성 비타민C를 첨가하는 것이다. 1970년대 연구자들은 아질산나트륨을 함유한 고기를 130℃ 이상의 온도로 가열할 때 발암성인 니트로사민이 생성되는 것을 알아냈다. 이 때문에 미국농무부는 경화 육류에 첨가하는 아질산염의 양을 제한하고 아질산염을 포함한 모든 제품에 비타민C를 포함해야 한다고 정했다. 그들은 비타민C가 니트로사민 형성을 막을 것이라고 믿었다. 가공 육류에 첨가된 아스코르빈산은 일반적으로 유전자 변형 옥수수 시럽에서 추출하는데, 피망에서 찾을 수 있는 자연 비타민C와 동일한 이점을 주리라 기대할 수 없다. 요약하면, 현대식 가공육에는 많은 양의 발암물질이 포함돼 있으며, 높은 온도에서 독성 물질로 코팅된 팬으로 요리된다!

사람들이 과도하게 가공된 고기를 소비하는 것은 자연스러운 일이 아니다. 사실, 사람들은 야생 물고기나 고기를 섭취했고 그것을 보존하려고 주변 바다에서 구한 소금으로 절여 두었다. 이러한 방식은 수백만 년 동안 유지돼 왔다. 오늘날, 우리는 유전자 변형 농산물, 유독 가스, 염소로 가공하고 플라스틱으로 포장한 육류를 섭취하고 있다. 간단하게 생각해 보자. 당신이 먹는 고기가 목초지에서 자란 가축에서 나왔으며 자연적으로 가공된 것이고 저온으로 조리했으며 여기에 비타민C가 풍부한 식품을 함께 섭취한다면 염려할 부분이 거의 없다.

의약품: 항상 가치 있는 것은 아니다

마지막으로, 섭취하는 발암물질의 또 다른 형태는 약이다. 우리는 약국에서는 사는 약이나 처방 의약품이 암 발병에서 차지하는 역할을 과소평가한다. 몇 가지 연결고리가 이미 문서화돼 있으며, 의약품 광고에서 하는 말을 잘 들었다면, 약을 사용하면 특정 유형의 암이 발병할 위험이 있다는 것을 알 것이다. 예를 들자면 다음과 같다.

- 통증과 염증을 치료하는 데 사용되는 비스테로이드성 항염증 약물인 설린닥Sulindac(클리노릴Clinoril)은 담낭암과 백혈병에 걸릴 가능성을 높일 수 있다.
- 위장 장애를 치료하려고 사용하는 히오시아민Hyoscyamine(레비신Levsin)은 비호지킨 림프종에 걸릴 가능성을 높일 수 있다.
- 삼환계 항우울제인 노르트립틸린Nortriptyline(파메로Pamelor)은 식도암과 간암에 걸릴 가능성을 높일 수 있다.
- 불안과 불면증을 치료하려고 사용하는 벤조디아제핀인 옥사제팜Oxazepam(서렉스Serax)은 폐암에 걸릴 가능성을 높일 수 있다.
- 플루옥세틴Fluoxetine(프로작Prozac)과 파록세틴Paroxetine(팍실Paxil)은 항우울제로서 고환암에 걸릴 가능성을 높일 수 있다.
- 고혈압 치료에 사용하는 마이크로자이드Microzide(하이드로클로로타이아자이드hydrochlorothiazide)는 신장 및 구순암에 걸릴 가능성을 높일 수 있다.

오메프라졸omeprazole(프릴로섹Prilosec)을 포함한 양성자펌프(프로톤을 수송하는 단백질) 억제제를 장기간 사용하면 식도암이 유발될 수 있다는 연구 결과가 있다. 이 종류의 약물은 미토콘드리아를 손상시키는 주요 원인으로 확인됐다.[10]

합성 약물뿐 아니라 천연 보충제도 독성 문제를 일으킬 수 있다. 구리, 요오드(특히 하시모토 자가면역 갑상선염에 걸린 경우), 철, 붕소, 칼슘 및 합성 엽산(종종 임산부에게 과다 투여되는)과 같은 영양소를 함유한 독성 물질을 섭취하면 암이 빨리 진행될 수 있다. 나샤 박사는 추가 검사 없이는 종합 비타민제 또는 보충제를 추천하지 않으려 한다. 결핍을 치료하려고 보충제를 복용하기보다 심층 영양에 집중하는 편이 좋다. 보충제는 좀처럼 효과가 없기 때문이다.

간단히 말해, 여러분은 자신의 입에 넣고 싶은 것이 무엇이든지 신중하게 고려해야 한다. 합성 제품일수록 나쁘다. 그리고 우리의 처방은 많은 부분이 영양소와 직접 관련이 있으며, 이 책에서 설명한 권장 사항을 따르면 간단하면서도 독성에 대한 걱정 없이 암을 예방하거나 완화할 수 있다.

주입

독성 물질은 피부에 스며들거나 바늘로 찔렸을 때 쉽게 신체에 침투할 수 있다. 그 물질이 혈관을 따라 순환하고 표적 기관에 축적되면 부정적인 효과가 발생한다. 문신, 예방 접종, 약물이나 영양제의 정맥주사가 노출 경로다. 2011년에 <영국피부병학저널The British Journal of Dermatology>에 발표된 보고서에 의하면 발암성 나노 입자가 문신 잉크에 존재한다. 빨간색 문신 잉크에는 수은이 포함돼 있으며 다른 색상의 일반적인 문신 잉크에는 납, 안티몬, 베릴륨, 크롬, 코발트, 니켈 및 발암물질로 알려진 비소 같은 중금속도 사용된다. 그러므로 당신이나 사랑하는 사람이 암과 싸우고 있거나 단순히 예방하고 싶다면 여행이나 사랑하는 사람 또는 다른 무엇인가를 기념하겠다고 문신을 하는 행동이 해를 끼칠 수 있다.

두 가지 흔한 백신 보조제(백신에 첨가해 체내 면역 반응을 촉진하는 물질)에는 1군 발암물질인 포름알데히드, 그리고 신경독인 알루미늄이 포함된다. 특히 유아와 어린 아이들은 여러 가지 백신을 접종받기 때문에 위험하다. 각 백신의 포름알데히드와 알루미늄의 양은 낮지만, 현행 권장 사항에서는 6세 이전에 10가지 다른 백신을 33가지 용량으로 투여받으라고 돼 있기 때문에 누적량이 상당할 수 있다. 백신 외에도 정맥 주사로 투여되는 여러 가지 화학 요법 약물은 사실상 발암물질로 알려져 있으므로, 의사가 발암물질로 치료하라고 권장한다면 위험 대비 이익의 비율을 논의할 필요가 있다.

주변 노출

주변 노출은 그때그때 주위 환경에 존재하는 발암성 요인이며 때로는 미세 환경이라고도 한다. 암 발생과 관련이 있는 것으로 알려진 두 가지 노출은 방사선과 인공조명이다. 방사선은 파동 또는 고속 입자의 형태로 이동하는 에너지이며 이미 잘 알려진 발암물질이다. 방사선은 DNA와 상호 작용해 돌연변이를 만든다. 햇빛을 받을 때도 자연적으로 방사선에 노출되며 엑스레이, 유방 X선 사진, 핵무기, 원자력 발전소, 일부 암 치료 및 휴대용 무선전화를 사용할 때도 노출된다. 또 병원균이 생기는 것을 막으려고 식품에 방사선을 쏘인다는 것이다. 유기농소비자협회에 따르면, 방사선 조사는 분자를 분열해 자유라디칼을 생성함으로써 음식을 손상시킨다. 이 자유라디칼이 박테리아를 죽이지만 필수 지방산, 비타민, 효소를 파괴하고 식품의 기존 화학물질(예:살충제)과 결합해 특이방사선산물unique radiolytic products, URP이라고 불리는 새로운 화학 물질을 형성한다. 방사선 처리된 쇠고기에서 발견된 일부 특이방사선산물은 벤젠과 같은 발암물질로 알려져 있다. 지방 함유 식품을 전리방사선(이온을 발생시킬 수 있는 방사선)으로 처리하면 2-알킬사이클로부탄 화합물이 생성된다. 사람의 결장암세포가 이 화합물에 노출되면 DNA 가닥이 끊어지는 것으로 밝혀졌다.[11] 알려진 위험에도 불구하고, 식품 방사선 조사는 미국에서 널리 사용되는 관행이다. 방사선 조사된 식품은 매우 혼동을 주는 라벨(원으로 둘러싸인 두 잎 식물 모양)로 식별할 수 있다.

UV 방사선은 전자기 방사선의 한 형태다. UV 광선의 주된 공급원은 햇빛이다. 그러나 태닝 침대 및 용접 토치와 같은 인공물에서 나올 수도 있다. 기저세포암과 편평세포암은 태양에 노출된 신체 부위에서 발견되는 경향이 있으며, 이들의 발생은 일반적으로 일생 동안 태양에 얼마나 노출됐는지와 관련이 있다. 35세 이전에 태닝 침대를 처음 사용하는 사람은 흑색종 발병 위험이 75퍼센트 증가한다.[12] 태닝 침대는 국제암연구소에 의해 2009년 그룹 1 발암물질로 분류됐다.

태양과 그 광선은 종종 암을 유발한다고 비난받지만, 우리는 선크림, 모자 또는 우산 없이 200만 년 이상 인류가 살았다는 것을 기억해야 한다. 우리는 또한 비타민D 수치가 높았고 천연 자외선 차단제인터핀 계열의 아스타산틴 같은 항산화제를 섭취했다. EWG가 발표한 2011년 보고서에 따르면 대부분의 자외선 차단제(합성 비타민A와 옥시벤존)는 암을 확산하고 촉진할 수 있다. 다행히도 EWG는 비유해성 일광 차단제 리스트도 매년 발행한다. 우리 아이들의 피부를 유해한 자외선 차단제로 코팅하는 것은 비타민D를 고갈시킬 뿐만 아니라 건강하지 못한 화학 물질에 노출시키는 행위다. 오존층이 감소함에 따라 한낮의 태양을 피하는 일이 점점 더 중요해지고 있다. 자외선은 그 시간 동안 가장 강력하다. 그러나 햇빛을 두려워하지 말자. 우리는 햇빛이 제공하는 비타민이 필요하기 때문이다(자세한 내용은 7장, '면역계 장애의 원인' 참조).

암 검진의 위험성

역설적이게도 방사선은 두 가지 암 검진 방법에 사용되며 가장 흔한 암 치료 방식 중 하나다. 표적화된 부위에 1군 발암물질을 다량 투약해도 된다는 것이다. 방사선은 암세포를 죽일 수 있지만 유전자 돌연변이를 만드는 데도 기여할 수 있다. 유방조영술은 신체검사로는 발견되지 않는 종양이 성장했는지 알려고 전리방사선을 사용해 유방 조직 X선 사진을 찍는 것이다. 미국국립과학원National Academy of Science의 비영리 건강기구인 의학연구원Institute of Medicine은 2012년 미국 여성의 유방암 원인을 검토하고 나서 연간 2800건의 유방암이 의학 방사선으로부터 직접 유래했다고 결론 내렸다. 2015년, 덴마크에서는 계속해서 사용하기에는 유방조영술이 너무 위험하다고 결론을 내렸다. 국립암연구소National Cancer Institute, NCI는 35세 미만의 여성을 대상으로 조사했는데 유방조영술 때문에 총 75건의 유방암이 발생했다는 증거를 보고했다. 15명마다 1명꼴로 발생한 것이다. 또 다른 연구에 따르면 캐나다에서 매년 유방 X선 사진을 찍은 젊은 여성 중 유방암 사망률이 52퍼센트 증가했다. 실제로, 유방조영술 선별 검사가 도입된 이후 유관상피내암ductal carcinoma in situ, DCIS이라는 유방암의 발병률은 328퍼센트 증가했다.[13]

방사선의 해로운 영향 외에도, 유방조영술을 시술하는 도중 여성의 가슴에 가해지는 상당한 압력이 기존 암세포가 전파되도록 할 수 있다. 일부 의료 전문가에 따르면, 이 압력이 기존 암세포가 유방 조직에서 전이되는 원인일 수 있다고 한다.

마지막으로, 암 연구자들은 상당한 미국 여성에게 존재하는 유전자가 소량의 방사선에도 극도로 민감하다는 사실을 확인했다. 이 유전자를 소유한 사람은 유방조영술을 받으면 암이 더 잘 발병할 수 있다.

그러나 이러한 발견에도 불구하고, 미국암학회American Cancer Society는 40세에서 45세까지의 여성은 본인이 원할 시 유방조영술을 매년 받을 수 있도록 했고, 45세에서 58세까지는 유방조영술을 매년 받아야 하며, 55세 이하의 여성은 2년마다 유방조영술을 받아야 한다고 권고한다. 그러나 예방의학특별위원회US Preventive Services Task Force의 또 다른 실천 가이드라인은 대부분의 여성에게 50세까지 기다린 다음 격년으로 유방 X선 사진을 찍을 것을 제안했다. 유방조영술을 이용한 유방암 검진에 연간 80억 달러가 소요되며 40세에서 59세 여성 중 20퍼센트가 잘못 유방암 진단을 받았다.

나샤 박사가 수년간 환자들과 함께 사용해온 방사선 없는 촬영법은 열 감지thermography 기술로 디지털 적외선 영상을 사용해 암덩이를 탐지한다. 암을 검진하는 또 다른 방법으로 바이오셉트Biocept(액체생검)와 순환종양세포 조사가 있다. 이런 방식이 최상의 치료 방법을 찾고 치료에 대한 반응을 확인해 재발이나 진행을 조기 발견하는 데 도움을 줄 수 있다. 의사와 이 부분을 상담해야 한다.

전자기장

전하가 이동해서 발생하는 전자기장은 휴대전화, 컴퓨터, 무선 네트워크 및 기타 유비쿼터스 장치에서 만들어진다. 전자기장은 국제암연구소가 2B급으로 분류했으며, 발암 가능성이 있다는 뜻이다. 독립적인 연구에 따르면 2000시간 이상 휴대전화를 사용하면 뇌암 위험이 540퍼센트 증가하며, 스웨덴의 연구진은 10대에 휴대전화를 사용하기 시작하면 뇌종양 위험이 5배 이상 증가한다고 말한다. 2016년에 국립보건원에 속한 연방 정부 기관인 독성물질관리프로그램National Toxicology Program의 연구원은 휴대전화를 만성적으로 사용하는 사람이 일상생활에서 겪을 수 있는 현상을 시뮬레이션하기 위해 설치류를 무선 주파수RF 방사능에 만성적으로 노출시켰다. 높은 강도의 RF 방사선이 수천 마리의 쥐 중 많은 수에 희귀한 뇌암과 심장암을 유발했지만 대조군 쥐에는 아무것도 발생하지 않았다.

랩탑 컴퓨터, e-리더기, 운동 추적기, TV, 휴대전화, 가정용 전기 사용량을 무선으로 추적하는 미터기를 포함해 무선기기 사용률이 점차 높아지고 있으므로 우리가 방사선에 노출되는 양도 계속 증가하고 있다. 『전자파가 내 몸을 망친다Zapped』의 저자인 앤 루이즈 기틀먼Ann

Louise Gittleman 박사는 전자 공해로 건강이 위험해 처한다는 훌륭한 증거를 제공했다. 우리는 피로감처럼 특정할 수 없고 겉보기만으로는 파악이 안 되는 증상을 호소하는 많은 환자들을 수년간 보아왔는데, 환자의 전자기 민감도를 확인하고 나서 전자장치의 사용량을 줄이면 증상이 해결된 경우가 많았다. 수년간 우리는 거의 모든 전립선암 환자가 주머니에 휴대전화를 가지고 다녔다는 사실에 주목했다. 휴대전화용 EMF 저감 케이스와 이어폰, 노트북 용 보호대를 사용하는 편이 좋다.

좋은 소식은 방사선을 중화하는 데 도움이 되는 음식이 많이 있다는 것이다. 예를 들어, 꿀벌 꽃가루bee pollen는 방사선 노출에서 입을 수 있는 부작용을 현저하게 낮춰준다. 그러나 꿀벌 꽃가루가 있더라도 우리는 전자장치 사용과 노출을 절대적으로 줄여야 한다.

독성 부하 평가

이쯤이면 여러분은 우리 세상과 매일 소비하는 제품에 얼마나 강한 독성이 있는지 깨달았을 것이다. 지금까지 살펴본 것만으로도 충분히 느낄 수 있다. 그러나 지식이 힘이라는 말처럼 유독성을 정확히 평가하는 작업은 매우 중요하다. 만약 여러분에게 피로, 알레르기, 화학적 민감성, 머리가 멍한 상태brain fog, 변비, 만성 피로 증후군 등 독성 증상이 이미 있거나 2장의 설문에서 높은 점수를 얻었다면 이 평가를 건너뛰고 싶을 수 있다. 답은 이미 알려져 있다. 환경 의학 전문가인 월터 크리니온 박사Dr. Walter Crinnion는 "독성 물질 때문에 누군가에게 증상이 생기는 일은 더 이상 의문의 대상이 아니다. 축적된 독성이 질병의 원인이 되는지 아니면 치료에 장애가 되는지가 문제다."[14] 세상에 독성이 얼마나 존재하는지, 독소가 어떤 종류인지를 알아보는 현실적인 아이디어부터 시작하는 것은 질병을 극복하는 가장 중요한 요소다.

해독에 관련해서 알려진 또 다른 중요한 정보는 유전학이다. 해독제 유전자에 SNPs가 있는지 여부가 어떤 약물을 사용해야 할지에 중대한 영향을 미친다. 특정 SNPs는 특정 화합물을 대사하고 배출하는 속도에 영향을 준다. 자신의 해독 경로detox-pathway에 SNPs가 있는지 전문가에게 평가받는 것이 좋다. 다음 섹션에서 알게 되겠지만 특정 해독 과정은 유전자 변이 때문에 완전히 저해될 수 있기 때문에 자연 의학을 통해 우회방법을 찾아야 한다.

독성 부하 테스트

몇몇 회사는 독소를 테스트할 수 있는 도구를 제공한다. 미국 비오텍Biotek은 환경오염 물질 프로파일을 제공한다. 제노바Genova는 독성효과를 테스트해준다. 퀵실버 사이언티픽Quicksilver Scientific은 영양소에 잠재하는 독소를 포함해 중금속을 테스트해준다. 검사 옵션에 대해서는 담당 의사와 상의하는 것이 좋다.

3장에서 본 23앤드미가 제공하는 테스트로 해독 프로필을 얻을 수 있다. 제노바는 해독 관련 SNPs를 보여주는 해독유전학적Detoxigenomic 프로파일도 제공한다.

해독 작용은 어떻게 일어나는가, 그리고 SNPs의 영향

해독은 여러 기관이 독소를 흡수, 중화, 변형, 제거하는 다단계 과정이다. 환경 독소뿐 아니라 정상적인 신진대사의 부산물로 생산되는 독소도 같은 방식으로 처리된다. 신장, 내장, 장내 미생물, 피부, 담낭, 폐 모두 자신의 역할을 한다. 그중 간은 주요 폐기물 처리 기관이다. 말하자면 쓰레기 수거장이다. 독소는 간으로 보내지고, 분류되고, 종류에 따라 처리된다. 재활용 쓰레기 처리를 떠올려보면, 플라스틱을 한 곳에 모으고, 캔과 병은 다른 곳으로 보낸다. 마찬가지로, 간은 종류별로 유독 물질을 분류하고 처리하며, 최종 생성물을 담낭이 만든 담즙에 보관한다. 독소가 들어간 담즙은 섬유질에 묶여 배설된다. 담즙은 독소를 제거하는 매우 중요한 요소이기 때문에 담낭의 기능이 떨어졌거나(지방이 많은 음식에 대한 과민 증상, 트림, 헛배 부름 등) 담낭을 제거한 사람은 담즙산염이나 쓴 허브를 사용해 담즙이 자연적으로 생성되도록 최적화해야 한다

독소를 몸에서 안전하게 제거할 수 있는 물질로 변환하는 과정은 일반적으로 1단계와 2단계 해독이라고 부르는 두 가지 주요 단계로 이루어진다. 적절한 해독은 건강 영역에서 엄청나게 중요한 과정이며, 복잡한 단계 중 하나가 제대로 작동하지 않으면 마치 청소부가 대체 인력을 남기지 않고 휴가를 간 듯해진다. 신체의 쓰레기는 계속 축적돼 점점 더 많은 공간을 차지하고 점점 더 썩은 냄새가 날 것이다. 여기에는 심층 영양의 접근법이 필요하다. 특정 영양소가 해독의 두 단계가 적절히 기능하는 데 절대적으로 필요하다. 이러한 영양소(단백질과 비타민C

포함)가 없으면, 청소부는 영원한 휴가에 들어가며 발암성 화합물은 몸 전체에 축적돼 순환하다가 돌연변이와 세포 손상을 일으킨다.

해독은 또한 두 단계의 동기화에 달려 있다. 2단계가 1단계를 따라갈 수 없으면 1단계에서 생성된 중간 독소가 장에서 재흡수돼 신체 전체로 순환하면서 간, 뇌 및 면역계에 손상을 준다. 조립 라인과 매우 유사하다. 한 사람이 다음 사람보다 더 빨리 또는 더 느리게 일한다면 전체 프로세스가 잘못된다. 1단계 해독 시스템이 활동적인 반면 2단계 해독 시스템이 비활성인 경우를 병적인 해독pathological detoxifiers이라고 한다. 이렇게 되면 약물이나 보충제에 심각한 반응을 보이거나 다른 극단적인 화학적 민감성을 보일 수 있다. 1단계 해독 작용은 특정 SNPs, 페인트 냄새, 알코올, 담배 연기, 스테로이드뿐 아니라 효소나 영양소가 결핍이어도 너무 빨라질 수 있다. 이 요소는 모두 2단계 활동의 속도는 높이지 않고 1단계 활동을 촉진한다. 이제 2단계와 그 기능에 필요한 영양소를 살펴보자.

1단계 해독 과정은 발암물질, 처방약과 기호약물, 호르몬, 내독소, 살충제, 식품 첨가물, 기타 유독성 화학 물질을 직접 중화하거나 중간단계의 더 유독한 독성 물질로 변환한다. 1단계 해독은 시토크롬 P450cytochrome P450 또는 CYP 시스템이라 불리는 약 50개의 효소가 수행한다(CYP1A1과 CYP1B1을 포함해 1단계에서 흔히 사용되는 몇 가지 효소가 있으며, 해독을 시작하기 전에 그 기능을 검사해야 한다).

1단계 동안, 모든 독소는 대사되면서 하나의 자유라디칼 분자 또는 활성산소종ROS을 생성하기 때문에 항산화제가 전체 해독 과정에서 가장 중요하다(8장에서 항산화 물질을 더 많이 다룬다). 영양 관점에서 모든

1단계 효소가 작동되려면 고품질이며 생물학적으로 이용할 수 있는 단백질, 식물영양소, 비타민, 미네랄 섭취가 필요하다는 사실이 임상적으로 밝혀졌다. 해독은 영양에 달려 있다. 사실, 단백질 섭취가 적을 때 독성 화학물질과 약물을 대사하는 데 장애가 발생한다.

모든 아미노산뿐만 아니라 엽산, 비타민B_2, 비타민B_3, 비타민B_6, 비타민B_{12}, 산화 방지제인 글루타치온이 1단계 해독에 필요하다. 이는 해독 시 절대채식주의 및 채식주의 요법이 금기인 이유이기도 하다. 이러한 영양소가 없으면 시토크롬 P450 효소는 기능을 발휘하지 못해 1단계 해독을 늦추고 조립 라인은 균형을 잃는다.

특정 식품과 영양 보충제는 효소를 과활성화하거나 지지 또는 억제함으로써 1단계와 2단계 모두에 영향을 준다. 이들을 활성제 또는 억제제라고 한다. 단백질이 부족한 식이요법이나 탄수화물, 항히스타민제, 자몽이 많이 함유된 식단은 시토크롬 P450 효소를 쇠약하게 한다. CYP3A4 효소는 혈류로 들어가는 약물의 양을 줄이는데 자몽 주스에는 CYP3A4를 억제하는 화합물이 들어 있어서 약물을 너무 많이 순환계로 들어가게 한다. 카페인과 알코올은 모두 1단계 해독을 과활성화할 수 있으며 일부 커피는 금기다. 반대로, 1단계를 적절하게 활성화하려면 십자화과 채소가 필요하다.

1단계 다음으로는 생체 내에서 변형된 독소는 6가지의 2단계 경로 중 하나로 보내져 배설에 안전한 형태로 변형한다. 이 6가지 경로가 '아세틸화', '글루쿠론화', '글루타치온 접합', '황산화', '아미노산 접합', '메틸화'다. 당연하게도 6가지 경로 각각의 기능은 영양과 유전자의 기능에 전적으로 의존한다. 예를 들어 산업 발암물질을 포함해 담즙에 배설되는 독소의 60퍼센트를 담당하는 글루타치온 접합이 이루어지려면 특정 아미노산이 있어야 한다. 또한 독소, 신경 전달 물질, 스테로이드 호르몬, 약물, 산업 화학 물질, 플라스틱과 소독제 같은 페놀류 변형을 담당하는 황산화 경로는 마늘, 계란, 십자화과 채소 같은 황화물이 포함된 음식에서만 얻을 수 있는 황을 필요로 한다. 우리는 이미 엽산과 비타민B_{12}가 메틸화에 중요하다는 것을 잘 알고 있다. 이 과정은 유전자뿐 아니라 해독에도 중요하다. 다양한 영양소와 아미노산이 6가지 경로 모두에 필요하기 때문에 시간이 지나면 고갈될 수 있다. 따라서 일관되게 심층 영양을 섭취해야 함은 아무리 강조해도 지나치지 않다.

유전자는 1단계와 2단계 활동을 조절한다. 예를 들어 황산화 경로에 SNPs가 있는 사람들은(양파나 아스파라거스와 같은 음식에 민감성이 있는 사람) 저유황 식이요법을 해야 할 수도 있다. 또한 시토크롬 P450 체계에 유전적 SNPs가 있으면 독소의 대사가 늦거나 빨라질 수 있다. 한편, 양배추와 브로콜리 등 십자화과 채소, 글리신, 엽산, 비타민B_{12}, 생선 기름, 베타인, 딜dill, 캐러웨이 씨caraway seeds, 니코틴, 피임약, 와사비 등은 모두 2단계 효소를 활성화하는 것으로 나타났다. 2단계 경로는 셀레늄, 마그네슘, 비타민B_2, 글루타치온, 아연, 단백질 및 비타민C가 결핍되면 억제될 수 있다. 아스피린과 황색 식품 염료는 2단계 경로가 활성화되지 못하도록 억제할 수 있다.

요약하면 신체가 발암물질을 적절히 비활성화하고 제거하는 과정은 매 단계마다 영양소가 필요한 복잡한 춤이다. 이 단계를 유전적 다양성이 더욱 복잡하게 만든다. 성공적으로 독소를 제거하려면 며칠 동안 주스를 마시고 지역 건강식품 상점에서 클렌즈 키트를 사는 것보다 훨씬 더 많은 활동을 해야 함을 알았을 것이다. 사실, 어설프게 해독 계획을 실행하려다 끔찍하게 병든 사람의 수는 수백 명에 이른다. 독성 발암물질을 성공적으로 제거하는 데에는 많은 고려 사항이 있으며, 다음으로 이들을 모두 알아보자.

독성 부하를 줄이기 위한 대사적 접근법

세상에 얼마나 독성 요인이 많은지 알면 해독은 더 이상 의문의 대상이 아니며 반드시 필요하다는 사실을 깨닫게 될 것이다. 그리고 실제로

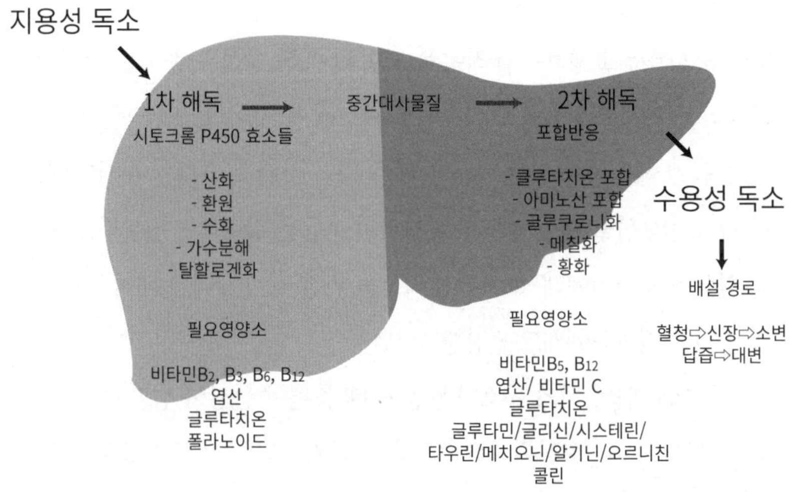

[역주: 음식이나 약물 등으로 유입된 독성 물질은 간에서 해독과정을 거쳐 체 외로 배출된다. 간은 1차 해독과 2차 해독과정을 거치는데 각 해독 과정에는 특정 효소와 영양소가 반드시 필요하다. 1차 해독은 유독물질을 중간대사 물질로 변화시키는 과정이고 2차 해독은 중간대사 물질을 체외로 배출시키기 용이한 화합물로 변환시키는 과정이다. 대부분의 암 환자는 영양소 부족과 당신생, 호르몬 분해 등으로 인해 간의 해독 능력이 저하되기 쉽다.]

자주 해독하는 것이 좋다. 남은 생애 동안 완전히 독성이 없는 생활 방식을 채택하는 것이 가장 중요하다. 독성이 없는 생활 방식을 구현하는 첫 번째 단계는 부엌, 욕실, 세탁실, 차고에서 유독성 있는 제품을 전부 제거하고 자연적인 제품으로 교체하는 것이다. 플라스틱와 향수, 새 가구, 배기가스, 독성 세제, 페인트, 용제를 피할 모든 조치를 강구해야 한다. 수도사처럼 생활하라고 말하는 것처럼 들릴지 모르지만 실제로 그렇게 어렵지는 않다. 시장에 얼마나 많은 비독성 제품이 있는지 알면 놀랄 것이다. 독성 제품에 비해 비쌀 수는 있다. 따라서 한 번에 바꿀 수 없다면, 하나씩 무독성 제품으로 교체하자. 궁극적으로는 스스로 만들어보자!

생활하는 공간과 식품, 음료에서 독성 및 발암 물질을 제거했다면 신체가 어떻게 성공적으로 해독하는지 알아봐야 할 때다. 우리는 항암 화학요법에서 발생하는 부작용을 포함해 독성 부하를 줄이는 방법뿐 아니라 면역계를 활성화화는 단식도 시도해 볼 것이다. 또한 적절한 수분과 함께 해독을 촉진할 식품을 매일 먹는 식단도 고려할 것이다. 또한 사우나와 땀을 흘릴 정도의 규칙적인 운동을 강력히 권장한다. 우리는 임상에서 개인에게 맞는 특정 식품을 권장하는데, 다음 페이지에 설명한 것은 일반인에게도 권장할 수 있다.

해독으로 인체 내의 독소가 방출될 때 불편한 증상이 생길 수 있다. 피로, 설사, 두통, 관절통, 감기 및 독감, 감정적인 증상 등은 모두 해독의 결과로 발생할 수 있다. 이것을 치유 위기 또는 치유 반응(헤르크스하이머Herxheimer 반응)이라고 한다. 이러한 반응은 신체가 일반적으로 처리할 수 있는 것보다 더 빠른 속도로 다양한 독소를 제거하려 할 때 나타나기도 한다. 독성이 많은 신체일수록 해독이나 치유 위기가 더 심할 수 있으므로 이러한 상황에서는 단계적 접근이 필요하다. 해독 증상은 며칠에서 몇 주까지 지속될 수 있으므로 불편한 증상을 관리하는 데 도움을 줄 수 있는 전문가와 긴밀히 협조하는 것이 좋다. 전체 해독 과정에서 장이 제대로 움직여야 하므로 관장 또는 결장세척을 권한다. 따뜻한 물, 커피 또는 기름으로 결장을 부드럽게 씻어 내면 배변을 통해, 또 간에서 유독 물질을 잘 제거한다. 관장이나 결장 프로그램을 제대로 이행하려면 전문가나 주치의와 상의해야 한다.

최고의 해독 식품

여기서 우리는 해독에 좋은 최고의 음식을 논의하고, 일반적으로 적어도 두세 가지 음식을 매일 섭취하라고 권장한다. 아래에서 설명하는 해독 식품이 제대로 기능하려면 꼭 고섬유질 식사를 해야 한다는 사실을 명심하라. 섬유는 독소를 몸 밖으로 내보내는 차와 같다(자세히 설명한 내용은 6장을 참조).

고품질 동물성 단백질

우리는 방목해 키운 닭이 낳은 계란, 야생 알래스카 연어, 유기농 방목 목장에서 생산된 고품질의 유청 단백질 파우더에 주목한다. 1단계와 2단계 해독 경로 모두 아미노산이 공급돼야 원활히 작용하며 이 아미노산은 동물성 식품에서만 발견된다. 계란은 2단계 경로에서 중요하게 쓰이는 유황을 탁월하게 공급하는 원천이다. 연어는 글루타치온 형성에 필요한 비타민B_{12}와 셀레늄을 공급한다. 유청 단백질은 강력한 항산화 글루타치온의 생산을 돕는 최고의 식품이다. 독소를 적절히 제거하려면 단식 후 이러한 동물성 식품을 섭취하는 것이 중요하다(단식은 이번 장의 뒷부분에서 논의한다).

민들레 채소와 뿌리

민들레의 모든 부분은 먹을 수 있고 약용 및 요리용으로 사용할 수 있다. 민들레를 샐러드와 스무디에 더하면 더할 나위 없이 좋다. 민들레는 오랫동안 강장제로 사용돼 왔으며, 봄에 나타나는 첫 번째 녹색 채소 중 하나로, 전통적으로 신체를 해독할 적절한 계절이 찾아왔다는 것을 알린다. 민들레 뿌리에는 미생물군집에 도움이 되는 녹말 같은 물질인 이눌린과 레부린이 있다. 민들레는 장에서 점막을 자극해 장에서 독소를 제거하고 소변으로 내보내는 데 도움을 준다.[16] 민들레에는 또한 담즙 생성을 자극하는 물질인 타락사신taraxacin이 있다. 민들레는 흔히 쓴맛을 낸다. 쓴맛은 왜 좋은 것인가? 혀가 쓴 맛을 인지하면 반사 작용에 따라 신경 내분비 계통에서 일련의 반응이 시작되므로 소화와 해독 모두에 좋다. 중국 의학에서 민들레는 '간풍肝風'[역주: 중의학에서는 인체의 떨림이나 경련 등의 병리를 간과 연결시켜 간풍이라고 본다]을 제거하고, 아유르베다 의학에서는 열을 제거하는 것으로 알려져 있다. 에너지적으로, 울혈된 간을 가진 사람은 종종 화가 나거나 성을 잘 내기 때문에 민들레 같은 음식은 그러한 증상을 가라앉혀 준다. 식사 전에 쓴 약초를 자주 마시는 것이 좋다.

사탕무와 그 잎

사탕무의 식용 뿌리에는 적색 또는 황색 색소인 베타레인betalain과 지방친화적인 베타인betaine이 풍부해 지방을 처리하는 간에 도움이 된다.[17] 몇몇 베타레인은 항산화와 항암, 해독 효과가 있다. 사탕무는 메틸화 해독 경로에 필요한 엽산의 우수한 공급원이기도 하다. 그러나 사탕무는 혈당을 많이 올리는 편이다. 케톤 식이요법을 따른다면, 사탕무를 많이 먹는 것은 좋지 않다(사탕무 한 잔에는 13g의 탄수화물과 9g의 설탕이 들어 있다). 그러나 소량(2큰술 정도)의 채썰기한 사탕무를 샐러드에 넣으면 큰 도움이 된다. 뿌리보다 설탕을 훨씬 적게 함유한 사탕무 잎은 비타민A의 훌륭한 공급원이다. 비타민A는 면역 작용에 쓰이지만 살충제에 노출되면 고갈된다. 마지막으로 사탕무의 녹색 부분은 비타민C의 훌륭한 원천이며 질산염에서 발암성 니트로사민이 형성되는 것을 방지한다.

레몬 제스트, 껍질, 주스

레몬의 바깥 부분에는 항암작용을 하며 항암화학요법의 부작용을 예방해주는 테르펜의 한 종류인 리모넨이 들어 있다. 리모넨은 1단계 및 2단계 해독 경로를 활성화한다. 리모넨 같은 테르펜은 발병 단계와 진행 단계 모두에서 암을 예방하고 유방, 간, 폐, 기타 암을 예방하는 것으로 밝혀졌다. 따라서 식품에 레몬 제스트를 첨가하고 영양이 많은 껍질을 먹는 것이 좋다. 레몬주스는 중금속을 해독하는 데 도움이 되는 비타민C가 풍부하다. 실제로, 비타민C을 장내성bowel tolerance 범위까지 늘려서 복용하는 것은 해독을 촉진하는 훌륭한 방법이다. 레몬 제스트는 거의 모든 음식에 추가할 수 있다!

전통적으로 재배되는 레몬은 운반하는 동안 보호하려고 석유가 원료인 왁스로 코팅한다. 그러므로 항상 유기농 레몬을 구입하도록 하자. 따뜻한 레몬수 한 잔으로 시작하는 하루는 간과 담낭을 보호하는 첫 단계이며 우리가 적극 권장하는 방법이다. 또한 탈수 증세에도 도움이 된다. 하루에 깨끗하고 여과된 물을 적당량 이상 마셔야 한다(60kg의 여성에게는 매일 약 2리터의 물이 필요하다).

클로렐라

클로렐라Chlorella는 수은, 비소, 납 등 중금속이 혈류로 흡수되지 못하게 억제하는 녹조류다. 클로렐라에는 천연 킬레이트제처럼 작용하는 파이토킬레틴 펩타이드phytochelatin peptides라는 성분이 들어 있다. 킬레이션 요법은 자연의학에서 EDTA(에틸렌디아민 아세트산 ethylenediaminetetraacetic acid)를 혈류에 주입해 중금속이나 미네랄을 체내에서 제거하는 과정인데 때로 오용되고 있다. 환자에게 장누수 증후군(8장 참조)이 있다면 그들의 혈액 뇌장벽blood-brain barrier[역주: 뇌로 들어오는 물질을 거르는 장벽] 또한 투과성이다. 혈액 뇌장벽 기능이 손상된 사람들(그리고 해독 경로에 SNPs가 있는 사람들)에게 킬레이션 요법은 심각한 신경학적 문제를 일으킬 수 있기 때문에 활동적인 암이 있는 동안은 권하지 않는다. 그러나 클로렐라 같은 음식은 좀 더 온화한 방식으로 킬레이션 작용을 한다는 증거가 있다. 클로렐라는 화학요법에서 간을 보호하는 효과가 매우 크고 간암의 세포 사멸을 유도하는 것으로 밝혀졌다.[19]

클로렐라는 신선한 물에서 자라는데 직접 키울 수도 있다. 분말 형태로 밀싹 분말(어떤 형태이든 곡물의 독성 때문에 추천하지 않음) 대신 녹색 음료나 물에 첨가해 섭취할 수 있고, 해초 그대로에서 더 큰 이점을 취할 수도 있다. 마지막으로 클로렐라는 자연스럽게 방사선을 해독하는 것으로 밝혀졌다. 클로렐라나 다음에 논의할 엽록소의 주의할 점은 둘 다 구리를 많이 함유하고 있기 때문에 혈관신생이 있거나 구리농도가 높은 사람은 피해야 한다는 것이다.

엽록소

엽록소는 햇빛을 흡수하는 식물과 조류에서 발견되는 녹색 색소이며 태양에너지를 사용해 이산화탄소와 물로부터 탄수화물을 합성한다. 엽록소는 비슷한 방식으로 장내 독소를 묶어 흡수가 안 되도록 막고 제거한다. 동물 실험에서 엽록소는 벤젠을 비롯한 여러 가지 환경 발암물질의 생체 이용률을 낮추고, 배설이 잘되도록 하며, 방사선으로부터 보호해주는 것으로 밝혀졌다. 엽록소의 독소 제거 능력은 아플라톡신Aflatoxin[역주: 저장된 곡물이나 땅콩 같은 식품에서 자라는 곰팡이가 내는 독소, 강력한 발암 물질이다]에 의한 간암 발병률이 높은 중국 치둥Qidong 지역 거주자를 대상으로 한 시험에서도 입증됐다. 1일 3회 엽록소 100mg을 복용한 180명은 DNA-아플라톡신 접합체(DNA 돌연변이의 표지자)의 요로 수치가 치료받지 않은 사람과 비교했을 때 55%가 감소했다.[20] 엽록소를 섭취하는 가장 좋은 방법은 잎이 많은 채소를 먹는 것이지만, 특히 유기농 시금치, 파슬리, 미나리를 추천한다. 일부에서는 밀싹 분말로 엽록소를 섭취하라고 추천하지만 우리는 곡물이나 곡류의 싹을 추천하지 않는다. 그들은 유전적으로 인간의 식단 일부가 아니기 때문이다.

브로콜리 싹

브로콜리 싹은 오염 물질을 제거하는 신체 능력을 향상시키고 여러 수준에서 해독을 촉진하는 기능이 있어 오랫동안 환영받아온 십자화과 식물이다. 우리는 또한 브로콜리는 물론 콜리플라워, 방울양배추 등 다양한 과일을 추천하는데, 이것은 모두 간의 해독 능력을 보조해준다. 브로콜리 싹은 그중에서도 가장 훌륭하다. 중국의 성인 300명을 대상으로 한 무작위 통제 실험에서 브로콜리 싹으로 만든 음료를 매일 3개월 동안 마신 사람은 발암물질인 벤젠과 아크롤레인을 많이 배출했다. 벤젠은 12주 동안 61퍼센트나 배출이 증가했다. 나는 브로콜리 싹을 매일 식단에 추가하라고 말한다. 특히 공항이나 주유소 근처에 산다면 더욱 그렇다(힌트 : 발아 키트를 이용하면 가정에서 쉽게 재배할 수 있다).

밀크씨슬

선명한 분홍색 꽃이 달린 이 뾰족한 식용 식물은 촉감은 안 좋지만 강력한 약효가 있다. 조심스럽게 수확하고 가시를 제거한 다음에 뿌리는 생으로 먹을 수 있다. 강력한 항산화 작용으로 간이 화학적 손상을 입지 않도록 하므로 1단계 해독에 도움이 된다. 또한, 간에 저장된 글루타치온이 고갈되지 않도록 하기 때문에 2단계 해독에도 매우 유익하다. 밀크씨슬은 암세포가 성장하지 못하게 방해하고 염증을 억제하는 효과가 있는 등 간을 지원함과 동시에 십여 가지의 강력한 항암 효과를 낸다. 밀크씨슬 추출물이 간의 두 단계 해독 작용에 강력한 효과를 내기 때문에 화학요법을 받는 도중 밀크씨슬을 사용하는 문제에는 의견이 상충하고 있다. 많은 종양 영양 전문의는 밀크씨슬이 간에서 화학요법 약물을 제거하지 않으며 그 효과를 약하게 하지 않는다고 말한다. 신선한 상태나 차로 섭취할 수 있으며 미국 전역에서 자란다.

글로브 아티초크

이 채소는 엉겅퀴 계열인 시나라 시콜리무스Cynara scolymus의 식용 꽃봉오리다. 아티초크를 간 질환 치료에 사용할 수 있다고 민간요법으로 전해져 온다. 보다 과학적으로, 아티초크는 간을 재생하고 보호하는 효과가 모두 있는 5-카페오일퀴닉산caffeoylquinic acid을 함유하고 있다. 또한 아티초크는 간에서 담낭으로 담즙이 막히지 않고 잘 흐르게 한다. 아티초크에서 발견할 수 있는 강력한 폴리페놀 유형의 항산화제는 전립선암과 유방암, 백혈병의 예방 및 관리에 사용할 수 있다. 식용 가능한 아티초크 잎에서 발견되는 산화 방지제인 루틴, 케르세틴, 갈릭산은 암세포의 세포자멸apoptosis을 유도하고 증식하지 못하게 한다. 잎을 마요네즈, 기름, 페스토, 또는 내장을 포함한 육류 소스에 넣으면 이것만으로도 훌륭한 저탄수화물, 고지방 식사가 된다.

단식 및 칼로리 제한으로 독성 부하와 암 성장 감소

병들었을 때 먹는 것은 병에 먹이를 주는 것이다.

-히포크라테스

약을 사용하는 대신 차라리 하루 단식하라.

-플루타르크, 그리스의 철학자

단식의 현대적인 정의는 치료 또는 종교 목적으로 특정 기간 동안 물을 제외하고 모든 음식과 음료를 절제하는 것이다. 인간의 진화 과정 대부분 동안 음식이 부족했고 결과적으로 단식은 식량이 풍부해지는 농업혁명 이전까지 일상이었다. 정기적인 단식은 건강과 질병 예방에 절대적으로 중요하다. 적어도 여섯 시간은 단식할 수 있다. 강력한 여러 혜택이 있기 때문에 단식은 전 세계의 모든 주요 종교에서 행하고 있다. 단식으로 해독에 접근하는 방법은 연구가 잘 이루어져 있으며 면역계 재생을 포함해 여러 가지 이점이 잘 입증된 보고서도 있다.

신체는 회복력이 있다. 영적 지도자인 마하트마 간디가 증명했듯이 음식 없이 약 40일 동안 생존할 수 있다(장기간의 단식을 권장하지는 않는다. 경과를 관찰할 수 있는 의사와 함께해야 한다). 단식하는 동안 인슐린은 감소하고 성장 호르몬은 증가하며 지방 조직은 제거돼 저장된 독소를 방출한다. 단식은 폴리염화비페닐PCBs와 DDT의 수준을 낮추고 화학요법 약물의 독성을 줄이는 것으로 밝혀졌다. 단식은 본능적인 것이다. 야생 동물은 아프면 먹는 것을 멈춘다. 마찬가지로 사람들이 화학

요법을 받으면 식욕이 감소한다. 세포 독성 물질에 노출돼 있으면 신체는 먹기를 멈추라고 자연스러운 신호를 보낸다.

단식은 신체가 스스로를 치유하는 타고난 방법이다. 단식으로 해독할 수 없다고 주장하는 사람들은 해부학과 생리학 과정을 듣지 못한 모양이다. 위장관복합운동migrating motor complex, MMC은 단식 중에 위장과 소장에서 발생하는 반복적인 운동인데 음식을 섭취하면 중단된다. 단식 동안 위장관복합운동은 약 90분에서 120분마다 활성화되고 위장관을 통해 잔류 이물질과 박테리아를 청소한다. 이러한 세균이 정체되면 지나치게 많이 자라, 대장균 과다 증식이라는 증상을 일으킬 수 있고, 점점 더 흔해지고 있는 만성 질환이다. 박테리아가 과도하게 성장하면 화합물을 방출하는데, 이 물질들은 DNA를 손상시킬 수 있고 아미노산과 비타민B_{12}를 포함해 영양소를 흡수하지 못하게 할 수 있다. 일반적으로 미국인은 너무 많이 먹고 너무 자주 먹는다. 잠자리 직전에 먹으면 위장관복합운동이 방해된다. 연구 결과, 음식을 먹는 행위는 낮 동안 하루 8시간으로 제한하는 것이 최적임이 밝혀졌다.

단식은 일종의 짧은 기아로서 세포가 차등적인 스트레스 저항 Differential stress resistance, DSR[역주: 세포가 스트레스에 저항하는 정도의 차이를 이용해 암세포에 타격을 줄 수 있다. 정상세포는 극한의 스트레스 상황에 적응하지만 암세포는 환경 변화에 적응하지 못하기 때문이다]이라고 알려진 보호 모드로 전환하게 해준다. DSR 동안, 포도당, IGF-1, 그리고 많은 다른 단백질에서 뚜렷한 변화가 일어난다. 이러한 변화는 포유류 세포와 생쥐를 다양한 독소로부터 보호해왔다. 그러나 암세포는 이러한 적응을 하지 않으므로 화학 약물 및 기타 항암제에 보다 취약해진다. 한 연구에서 화학 요법을 받는 10명의 환자를 단식하게 했는데 단식이 가능할 뿐만 아니라 메스꺼움을 포함해 여러 부작용이 감소했다고 한다. UCLA의 발터 롱고Valter Longo 박사는 단식과 세포를 보호하는 영양 반응 유전자의 역할을 지속적으로 연구해 단식의 많은 이점을 뒷받침하는 놀랄 만한 증거를 제시했다. 생쥐에게 화학 요법 약물인 에토포사이드etoposide를 대량으로 투여한 후 짧게 단식시키자 생쥐의 정상적인 세포는 완전히 보호됐지만, 생쥐에 주입된 신경모세포종 세포는 그러지 못했다. 이렇게 단식에 기반을 둔 전략은 화학 요법의 효능을 높인다.[22]

우리는 수년에 걸쳐 임상에서도 이를 확인했다. 화학 요법 전, 중, 그리고 후 하루 동안 단식을 선택한 환자가 세포 독성 문제를 수월하게 극복하는 모습을 보였다. 메스꺼움이 줄고 에너지가 유지되며 탈모까지도 감소한다(탈모는 화학 요법의 일반적인 부작용이다). 지속적인 칼로리 제한이 암을 성장하지 못하게 하거나 지연시킨다고 수십 년 전부터 알려졌지만, 이러한 임상적 증거에도 불구하고 체중 감소에 대한 우려가 있었다. 하지만 인간을 대상으로 한 연구에서, 단식 기간 중 체중이 감소한 사람이 다시 식사를 시작하면 정상 체중을 회복했다. 요약하자. 단식하면 건강한 세포는 화학 요법에서 생존하고 독성 효과를 줄이는 반면, 암세포는 그로부터 영향을 받는다. 따라서 단식은 치료 중 가능한 한 많이 먹으라는 전형적인 조언과 대조를 이루지만 화학 요법의 부가적인 요법으로 고려할 만하다.

또한, 단식 및 칼로리 제한(칼로리 섭취를 30퍼센트에서 70퍼센트 정도 낮춤)은 면역계에 대단히 강력한 영향을 미치며 대식세포와 NK 세포를 활성화한다. 2003년의 <의학연간보고Annual Review of Medicine>에 실린 기사에 의하면, 단식과 칼로리 제한은 실험적인 모델 중 가장 강력하고 광범위하게 영향을 주는 암 예방법이다.[23] 또한 암의 대사 이론과 『암은 대사질환이다』의 저자인 토마스 사이프리드 박사에 따르면 식이 제한은 IGF-1 / PI3K / Akt / HIF-1 증식 신호가 전달되지 못하도록 차단한다. 이 신호가 전달되면 세포증식, 세포사멸 회피, 혈관신생 같은 암의 특징이 발현된다. '아무것도 아닌 것'처럼 보이는 단식의 치유 능력이 놀라울 뿐이다.

다양한 단식으로 독성 부하를 줄일 수 있다. 우리는 수년에 걸쳐 화학 요법을 받는 많은 환자를 대상으로 단식과 케톤 식이를 실행했다. 화학 요법 직전에 24시간에서 72시간 동안 단식하고, 치료 다음날부터 케톤 생성을 더욱 촉진하는 고지방 식사를 하게 한다. 암을 예방하는 데에는 한 달에 한 번 3일에서 5일간 물 또는 녹차만 먹는 단식이 좋다. 단식 동안 주스나 마스터클린즈Master Clean(물, 카이엔 후추, 레몬, 메이플 시럽)를 먹으면 안 된다. 둘 다 설탕이 매우 많이 들어 있고 암세포를 억제하기보다 성장하게 할 것이다. 당근 주스 한 잔에는 설탕 9g과 탄수화물 22g이 들어 있다. 대신 녹차, 레몬즙, 코코넛 오일 등으로 만든 '케토 클린 녹색 음료'를 추천한다. 간헐적인 단식도 탁월한 접근법이다. 단식을 하거나 일주일에 이틀 동안 하루에 400칼로리에서 600칼로리로만 제한하는 방식이다.

2007년 <임상영양학저널The Journal of Clinical Nutrition>은 격일로 여성 400칼로리, 남성 600칼로리로 구성된 식사를 제공한 결과, 포도당, 인슐린, IGF-1가 감소하는 효과가 있었다고 발표했다. 이 요법은 또한 장기간 암의 위험을 줄일 수 있다. 하루를 단식으로 마감하는 행위는 독성 부하를 줄이고 면역 체계를 자극함과 동시에 건강한 체중을 유지하도록 해준다. 그리고 독소는 지방 세포에 저장되기 때문에 체지방 양을 줄이면 독성이 저장되는 공간이 줄어든다!

사우나의 힘

두 번째로 입증된 독소 제거법은 사우나에서 땀을 흘리는 것이다. 흥미로운 것은 사우나와 증기 목욕은 단식과 마찬가지로 수천 년 동안 여러 문화의 일부분이었다는 점이다. 사우나는 '목욕탕'을 의미한다. 핀란드에서 발명된 사우나는 2천 년 이상 삶의 방식이었다. 고온 사우나 또는 목욕을 운동과 병행하고, 나이아신(비타민B를 빈속에 복용하면 땀이 난다)과 전해질을 보충하면 폴리염화비페닐PCB과 헥사클로로벤젠HCB과 같은 화학물질이 감소한다. 사이언톨로지Scientology의 설립자인 론 허바드L. Ron Hubbard가 고안한 이 프로토콜은 원래 허바드 순화법Hubbard purification rundown이라 불렸다. 오늘날에는 나이아신, 사우나 및 목탄 플러시charcoal flush와 비슷한 방법이 전 세계적으로 다양한 임상 환경에서 사용되고 있으며, 독소 수준을 낮추는 데 도움을 준다. 사우나로 체온을 높이면 BPA, 프탈레이트와 기타 독소의 농도를 낮출 수 있다. 우리는 환자가 땀을 흘리지 않으면 걱정한다. 그것은 해독이 잘 안 되는 징조일 수 있다. 사우나는 땀을 내는 하나의 접근법이다.

집에서 할 수 있는 방법은 일주일에 세 번, 30분 정도 사우나(적외선 사우나가 훌륭하다)를 하는 것이다. 사우나 직전에 공복 상태에서 나이

아신 약 100mg을 마시고, 죽은 피부를 제거하고 림프계를 자극하는 드라이 브러싱(20분)을 하고, 순환을 자극하는 고강도 운동을 20분간 한다(혈관 확장제인 나이아신을 복용하면 매우 홍조를 띠며 덥다고 느낄 수 있다. 불편하겠지만 걱정할 필요는 없다). 사우나를 이용할 수 없다면 뜨거운 몰로 샤워하거나 에프솜 소금 목욕Epsom salt bath을 하면 해독을 촉진할 수 있으며 훨씬 가볍다.

해독의 중요성을 강조한다

독성은 면역 억제, 호르몬 불균형, 산화 스트레스, 염증을 비롯해 많은 건강 영역의 불균형을 유발할 수 있다. 이 책에서 우리가 주장하는 식이요법과 환경 발암물질, 독소를 피하거나 해독하려는 노력은 암에 걸리지 않는 건강 영역을 조성한다는 의미에서 동등하게 중요하다. 또한 단식은 암을 치료하는 여러 분야에서 강력한 대사 효과를 발휘한다. 땀을 흘리는 것은 브로콜리 싹, 아티초크, 민들레 같은 음식을 먹는 것과 마찬가지로 강력한 해독 효과가 있다.

다음 장에서 우리는 암과 관련해 가장 흥미롭고 진화적이고 혁명적이며 떠오르는 건강 영역인 미생물을 탐구한다. 결과적으로 미생물의 건강은 음식의 대사 작용에 달려 있다.

모든 질병은 장에서 생긴다.

- 히포크라테스

6장

마이크로바이옴

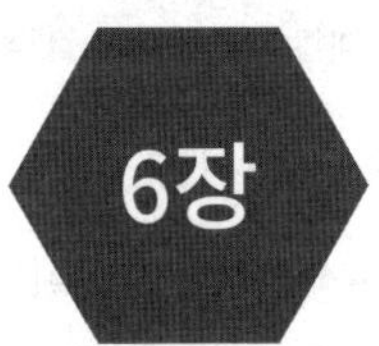

6장

마이크로바이옴은 최근 가장 각광받고 있는 연구 분야로서 암을 사전에 예방하거나 치료하는 핵심적인 역할을 하고 있다. 마이크로바이옴은 장 내에 살고 있는 수조 마리의 미생물을 일컫는다. 어떠한 미생물이 내 몸 속에 살고 있느냐에 따라 암이 진행되기도 하고 억제되기도 한다. 특히 몸에 이로운 균을 유익균이라고 하는데, 유익균에 대한 연구는 1990년대 이후 활발히 진행돼 왔고 지금은 암치료에 직접 이용되고 있다. 온코바이옴Oncobiome은 발암물질로 작용하는 미생물을 의미하는 신조어인데, 이런 유해균 연구도 최근 활발히 진행되고 있다. 하루가 다르게 쏟아지고 있는 암과 마이크로바이옴에 대한 연구결과를 보면 실로 대단하다고밖에 말할 수 없다. 지금까지 확인된 장내미생물과 암에 관한 연구결과를 살펴보면 다음과 같다. 장내 미생물은 인체 내에서 암세포의 증식 조절, 세포자살 유도, 염증 조절, 면역 시스템 조절, 음식과 약의 대사 조절에 관여한다. 이뿐 아니다. 장내 미생물은 유전자에 작용해 돌연변이가 일어나게 하거나 일어나지 않게 한다.[1] 비록 눈에 보이지 않을 정도로 미미한 존재지만 그들이 우리 몸에서 하는 역할은 실로 어마어마하다고 할 수 있다.

미생물은 자신만의 고유한 DNA를 가지고 있기 때문에 '제2의 게놈'이라 불리기도 한다. 완벽한 DNA 세트를 가진 작은 생명체가 장내에 거주하면서 우리에게 영향을 끼치고 있는 것이다. 농경 시대 이전의 인류는 현대인보다 훨씬 많고 다양한 종류의 미생물을 장 내에 가지고 있었다. 수백만 년 동안 인류가 맨발로 땅을 밟고 섬유질과 미생물 함유량이 많은 자연 상태의 음식을 먹으며 생활한 결과다. 그러나 현대는 어떠한가? 운동화, 정수기, 항균비누, 표백된 채소, 항생제 등을 사용하면서 더 이상 미생물과 어울리는 생활을 하고 있지 않다. 위생이라는 명목하에 항생제를 과용한 결과 항암작용을 하는 미생물이 장 내에 더 이상 생존하기 어려워졌다. 이러한 생활습관의 변화는 유익한 마이크로바이옴도 사라지게 만들었고 최종적으로 암을 유발하고 있다. 따라서 먹을거리를 포함해 인간의 생활습관을 마이크로바이옴 친화적으로 바꿔야 한다. 항균비누를 멀리하고 땅을 밟으며 생활하라. 친환경 음식을 섭취해 장내 미생물이 건강하게 살 수 있는 환경을 만들어라.

마이크로바이옴이란

태곳적부터 인간은 미생물과 공생 관계를 유지하며 진화해왔다. 공진화Coevolution란 두 개 이상의 종이 상호 영향을 끼치면서 함께 진화하는 과정을 일컫는데, 그 예로 초식동물과 육식동물, 식물과 초식동물의 관계를 들 수 있다. 즉, 자연계의 모든 생명체는 먹고 먹히는 관계 혹은 주고받는 관계 속에서 서로 진화한다. 마이크로바이옴과 인간 역시 이러한 공생 관계 속에서 진화를 거듭해 왔다. 세포 소기관인 미토콘드리아도 박테리아에서 기원했는데 이는 공생의 한 예라 할 수 있다. 공생Symbiosis은 두 개의 다른 종류의 생명체가 서로에게 유익한 작용을 하는 것이다. 공생은 여러 형태가 있는데 그중에서도 한 개체의 몸 안에서 함께 사는 것을 내공생Endosymbiosis이라 한다. 내공생설Endosymbiotic Theory에 의하면, 몸집이 작은 개체가 큰 개체 내부로 들어와 공생하기 시작하면 큰 개체는 작은 개체에 의존하기 시작한다. 시간이 갈수록 공생관계가 더욱 의존적으로 발전하고 결국 공생 없이는 생존하지 못하는 단계에 이른다. 진화론적 관점에서 보면 인간은 미생물로부터 기원했다고 볼 수 있다. 세포 소기관 중의 하나인 미토콘드리아는 원래 독립된 개체였다. 미토콘드리아는 자체 DNA를 가지고 있으며 박테리아와 유사한 점이 많았다. 미토콘드리아는 수백만 년 동안 진화 과정을 거치면서 세포 내부로 들어와 공생하기 시작했다. 이러한 공생이 지속되면서 미토콘드리아는 더 이상 독립적 개체로 생존할 수 없게 됐고 최종적으로 세포 내 소기관이 돼 버렸다. 앞 장에서 다루었듯이 미토콘드리아는 생명을 유지하는 데 필요한 에너지의 90퍼센트 이상을 대사를 통해 생성한다. 즉, 대사의 관점에서 암에 접근하면서 미토콘드리아를 빼놓고 얘기할 수는 없다. 미토콘드리아의 건강이야말로 가장 근본적인 암치료라 할 수 있다. 수많은 연구 결과에서 '미토콘드리아의 DNA

변이가 암을 유발한다'는 사실이 밝혀졌다. 즉, 한때 미생물이던 미토콘드리아가 진화 과정을 거쳐 인간 세포 내로 들어오게 됐고 상호작용을 통해 암을 유발하거나 억제하는 단계까지 이른 것이다.

인간의 몸 속에서 공생하고 있는 미생물 수는 인간을 이루는 세포의 수보다 약 열 배 많다. 또한 인체 내 미생물을 모두 모아 무게를 재보면 약 1.4kg인데 이는 뇌 무게와 비슷한 정도다. 인간 몸속에 존재하는 세포의 약 90퍼센트는 인간세포가 아니라 미생물의 것이다. 박테리아, 바이러스, 원생동물Protozoa, 진균, 고세균 등의 수많은 미생물이 인간과 공존하면서 모든 인체대사에 광범위하게 관여한다. 인간과 미생물의 공존은 몸의 안과 밖을 가리지 않는다. 모공에는 수많은 미생물이 존재하며 모공 환경을 건강하게 만든다. 모공뿐 아니다. 겨드랑이 비

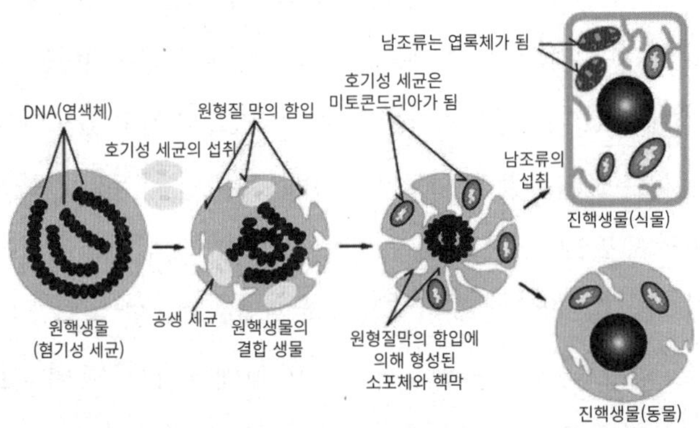

[미토콘드리아 공생설 – 생물학자인 린 마굴리스가 주장한 가설로 현재는 정설로 받아들여지고 있다. 지구의 산소농도는 지구생성시기인 46억 년부터 24억 년전까지 아주 낮았지만 24억 년 전에 지구에 등장한 '시아노 박테리아(산소를 생성하는 남조류의 선조)'가 산소를 뿜어 23억 년~22억 년에 급격히 산소가 늘어나게 된다. 이때까지 대부분을 차지하던 혐기성 세균은 산소를 처리할 수 있는 호기성 세균을 섭취하게 되고 이때부터 공생이 시작되어 진핵생물이 탄생하게 된다. 그당시 함입된 호기성 세균이 현재 미토콘드리아다. 자세한 내용은 닉 레인의 『미토콘드리아』 참고.]

강, 피부, 사타구니에도 수많은 미생물이 공존하고 있다. 특히, 입부터 항문까지 이어지는 소화기관은 미생물의 보고라고 해도 과언이 아니다. 입 속에 미생물이 많이 살고 있는데 그중에서도 치아와 치은 사이의 공간에 주로 서식한다(우리는 치과치료를 계획 중인 진행성 암환자에게 치근Root Canal 치료는 되도록 받지 말라고 충고한다. 치근을 치료하다가 병원성 박테리아를 혈류로 노출시킬 가능성이 높다. 따라서 치근 치료를 받은 후 암이 더욱 퍼지는 경우를 쉽게 볼 수 있다). 소화기관 중에서 대장은 미생물이 가장 많이 서식하는 곳이다. 대장 1밀리미터에는 지구상에 존재하는 사람보다 많은 수의 미생물이 서식하고 있다.

인체에는 수많은 미생물이 살고 있다. 그리고 우리 몸에 서식하고 있는 미생물 종류는 우리가 어떤 생활습관을 갖고 있느냐에 따라 결정된다. 우선 마이크로플로라microflora는 인체에 유익하지도 않고 유해하지도 않는 균을 일컫는다. 각각의 미생물은 정해진 위치에서 정해진 역할을 한다. 만약 그들의 위치가 바뀌면 유익균이라 할지라도 인체에 해로울 수 있다. 예를 들면, 고름사슬알균Streptococcus Pyogenes은 코 속에서는 이로운 작용을 하는 반면, 목에서는 해로운 작용을 한다.

공생자Symbiont라 불리는 미생물은 인체와 미생물 사이에서 유익한 작용을 하는 균이다. 공생자의 예로 박테로이데스 테타이오타오미클론Bacteroides thetaiotaomicron을 들 수 있다. 박테로이데스 테타이오타오미클론은 '글리코바이옴glycobiome'이라고도 불리는데 탄수화물 대사와 관련한 유전자를 많이 가지고 있기 때문에 인체의 탄수화물 대사에 직간접적으로 관여한다. 즉, 인체가 다량영양소Macronutrient와 미량영양소Micronutrient를 대사하거나 합성하려면 박테로이데스 테타이오타오미클론이 반드시 있어야만 한다. 대표적인 대사질환인 비만과 당뇨가 마이크로바이옴과 연관이 있다는 수많은 연구 결과가 이를 입증한다.[2]

마지막으로 병원성 미생물이 있다. 여기에 속하는 미생물은 인체에 유해하게 작용한다. 만약 병원성 미생물의 숫자가 일정 수준을 넘어서면 질병을 일으킨다. 헬리코박터 파이로리Helicobacter Pylori가 그 예다. 헬리코박터 파이로리는 위 내벽에 상처를 내고 염증을 일으켜 림프종을 유발한다. 이러한 과정이 반복되면 최종적으로 위암이 발생한다. 헬리코박터 파이로리는 위암을 일으키는 발암물질 1군으로 지정됐지만 아이러니하게도 위역류식도질환Gastroesophageal Reflux Disease, GERD과 식도암의 경우에서는 병의 진행을 막는다고 밝혀졌다.[3]

건강을 적절히 유지하려면 유익균과 유해균이 적절히 균형을 맞춰야 한다. 만약 균형이 깨져 유해균의 수가 증가하면 인체는 대사질환을 비롯한 여러 질병에 노출된다. 인체의 구조적 위치에 따라 미생물 환경은 각각 다르게 형성돼 있다. 미생물 개체의 균형이 깨져서 미생물 환경이 무너지는 현상을 장내미생물불균형Dysbiosis라고 부른다. 장내미생물불균형은 암을 비롯해 자가면역질환, 비만, 천식, 자폐증, 장염, 정신병 등을 유발한다. 또한 장내미생물불균형은 백신의 효능을 떨어뜨리기도 한다.

건강하지 않은 식단, 항생제, 소독제 등은 마이크로바이옴 생태계를 파괴해 유익균은 줄이고 유해균은 늘린다. 2013년에 발간된 <국립암연구소저널Journal of the National Cancer Institute>에 의하면, 대장암환자의 장내 미생물을 조사한 결과 푸소박테리아Fusobacteria 수치가 현저하게 높은 반면 클로스트리디아Clostridia 수치는 낮았다. 푸소박테리아는 장벽에 염증을 유발하고 암세포의 성장을 자극하는 대표적인 유해균이고 클로스트리디아는 탄수화물과 섬유질을 잘게 분해해 대장암을 억제하는 대표적인 유익균이다. 유방암에서도 비슷한 연구결과가 발표됐다. 유방암 환자의 유방조직과 건강한 사람의 유방조직을 분석한 결과 마이크로바이옴이 상이하게 달랐다.[4]

사람은 체내에 자기만의 고유한 마이크로바이옴을 형성하고 있다. 이는 모든 사람이 각각 다른 지문과 얼굴 생김새를 가지고 있는 것과 같다. 고유한 마이크로바이옴은 그 사람이 살아온 생활환경과 생활습

장내 세균총 균형

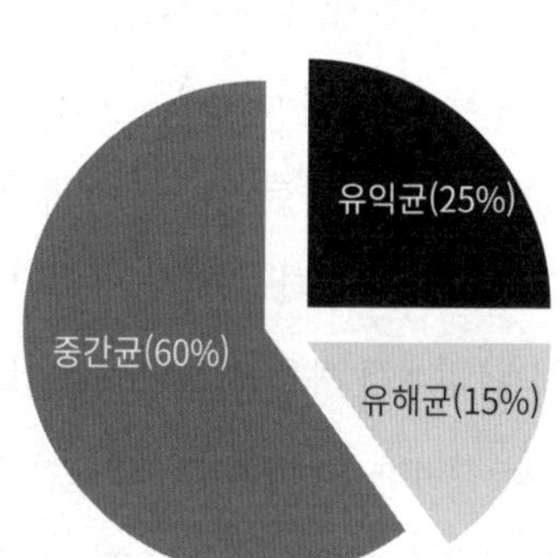

[역주: 장내세균총의 균형]

	종류	먹이 및 역할
유익균	락토바실러스, 비피도박테리아 등	유익균은 주로 식물성 먹이를 먹고 자라고(김치유산균은 김치, 아스퍼질러스 균은 콩, 바실러스 균은 짚을 먹고 자람), 산을 분비해 장벽을 튼튼하게 하고 장내환경을 건강하게 만든다.
유해균	병원성 대장균, 웰치균 등	유해균은 주로 동물성 먹이를 먹고 자라고 가스를 분비해 장벽을 느슨하게 하고 장내부패를 촉진하는 등 장내균형을 깬다.
중간균	박테로이데스 등 대부분의 장내세균	유익균이 우세하면 유익균의 역할, 유해균이 우세하면 유해균의 역할을 한다.

관에 따라 결정된다. 성별, 식단, 기후, 나이, 직업, 위생상태, 애완동물과의 생활 등 모든 환경이 마이크로바이옴에 영향을 끼친다. 예를 들면 신생아의 마이크로바이옴은 부모의 자궁으로부터 세상 밖으로 나오는 순간 결정된다. 자연분만으로 태어난 아기의 마이크로바이옴을 조사해보면 어머니의 질에 서식하는 마이크로바이옴과 동일하다. 건강한 여성의 질에 서식하는 락토바실러스Lactobacillus는 대표적인 유익균으로서 자연분만으로 태어난 신생아에서 주로 발견된다.[5] 아기가 태어난 다음부터는 어머니로부터 받는 모유와 생활환경에 의해 마이크로바이옴 형성이 결정된다. 아이가 먹고 만지고 입에 넣는 모든 것에는 미생물이 존재하고 결국 아이의 몸속으로 들어와 마이크로바이옴을 형성한다. 개와 고양이 같은 애완동물과 함께 자란 아이는 그렇지 않은 아이와 다른 마이크로바이옴을 형성한다. 생후 6개월에서 3세까지의 영아기 동안 체내에 서식하는 미생물 종류와 수는 계속 증가한다. 유아의 장에는 약 100종류의 미생물이 서식하는데 성인이 되면 그 수가 1000종으로 늘어나며 그들이 체내에서 하는 역할도 변한다. 아기는 엽산(엽산은 전 장에서 살펴본 바와 같이 DNA 메틸화에 필요한 영양소다)을 생산하는 미생물을 다량 가지고 있는데 성인이 될수록 그 수는 점점 증가한다. 3세가 되면 성인과 비슷한 마이크로바이옴이 구축되고 성장할수록 마이크로바이옴은 급격하게 변하기보다 점점 안정된다.

사춘기, 임신, 생리 등과 같이 자연적으로 일어나는 인체 변화시기에는 마이크로바이옴도 환경에 맞춰 변한다. 하지만 이러한 변화한 상태는 그 시기가 끝남과 동시에 원래 상태로 돌아온다. 사춘기에는 피부 환경이 자연스럽게 바뀌는데 이는 피부에 서식하는 마이크로바이옴을 바꾼다. 임신 기간에는 질에 서식하는 마이크로바이옴이 앞으로 태어날 아기에게 유익하도록 변한다. 반면 제왕절개, 항생제치료, 항암화학요법, 만성스트레스, 식습관의 변화 등은 체내에서 자연적으로 일어나는 일이 아니라 외부로부터의 좋지 않은 영향이다. 이러한 변화는 마이크로바이옴 생태계를 파괴해 유익균의 수를 줄이고 유해균의 수를 늘리는 결과로 이어진다. 그러나 너무 걱정할 필요는 없다. 지속적인 항암제와 항생제 투여 탓에 마이크로바이옴이 큰 타격을 받았다 할지라도 건강한 상태로 돌아갈 수 있다. 이 장에서는 이미 망가진 마이크로바이옴을 건강한 상태로 되돌리는 방법을 자세히 알아볼 것이다.

마이크로바이옴이 암과 건강에 미치는 영향

마이크로바이옴은 건강 영역의 다른 요소에도 중요한 역할을 한다. 면역계, 소화계, 대사계에 광범위하게 영향을 끼친다. 마이크로바이옴은 정해진 위치에서 정해진 역할을 한다. 오케스트라를 구성하는 각각의 악기와 비교하면 이해하기 쉽다. 바이올린, 첼로, 피아노 등은 정해진 파트에서 연주되고 타 악기와 조화를 이루어야 한다. 만약 정해진 파트가 아닌 위치 혹은 정해진 음을 연주하지 않으면 조화가 깨져버리고 소음이 된다. 박테로이데스 프라질리스Bacteroides Fragilis를 예로 들어보자. 박테로이데스 프라질리스는 인체에 해로운 진균이나 세균을 없애주는 중요한 역할을 한다. 하지만 박테로이데스 프라질리스가 다른 미생물과 균형을 이루지 못하고 필요 이상으로 증식하면 대장암을 일으키는 원인이 된다. 모든 체내 미생물이 정해진 위치에서 다른 미생물과 조화를 이루어 정해진 역할을 해야 건강을 유지할 수 있다.

마이크로바이옴이 인체에 미치는 몇 가지 영향을 기술해 보겠다.

- 생체이물Xenobiotic, 호르몬, 독소 해독과 관련된 인체대사의 약 50퍼센트를 장내 미생물이 활성화한다. 반대로 병원성 미생물은 독성물질을 직접 분비해 염증을 유발하기도 한다.
- 어떤 박테리아는 인간 DNA를 바꿔 암을 유발할 수 있다. 메릴렌드 의과대학의 연구에 의하면 박테리아는 암세포 증식에 영향을 미치고 정상세포를 암세포로 바꾸기도 한다.
- 비타민B_{12}, 비타민K, 섬유소, 단백질 같은 영양물질을 소화, 흡수, 합성하려면 미생물이 반드시 역할을 해야 한다. 엽산도 마찬가지다. 락토바실러스가 충분히 있어야 엽산을 합성할 수 있다.[6] 누차 거론한 것처럼 엽산은 후성유전학적으로 DNA를 메틸화해 유전자 발현을 억제하는 중요한 역할을 한다.
- 특히 장내 미생물이 결핍되면 항암치료 효과가 떨어질 수 있다. 시스플라틴 같은 특정 항암제와 방사선치료는 장내 미생물이 그 효율성이 높이기도 하고 낮추기도 한다. 예로, 장내 미생물이 없는 실험쥐Germ Free Rat에게는 항암제와 방사선치료의 효과가 전혀 없다.
- 최근 연구에 의하면, 어떤 미생물은 암세포 자체로부터 영향을 받기도 하며 반대로 악액질이 나타나는 데 영향을 끼치기도 한다. 락토바실러스 루테리Lactobacillus Reuteri와 락토바실러스 가세리Lactobacillus Gasseri 같은 유익균은 오히려 악액질을 개선해 염증, 근

위축, 식욕부진과 같은 증상을 줄여준다.[7]

마이크로바이옴을 연구하면 할수록 그들이 체내에서 펼치는 활약에 놀랄 수밖에 없다. 음식으로 섭취한 콩은 마이크로바이옴에 의해 발효되는데 그때 함께 생성되는 대사산물이 에스트로겐 대사에도 긍정적으로 혹은 부정적으로 영향을 끼친다. 마이크로바이옴의 생리기능은 많은 연구를 통해 이미 밝혀졌다. 생활습관을 마이크로바이옴 친화적으로 바꾸어야 할 이유는 수없이 많다. 그중에서도 가장 중요한 이유는 '면역과의 연관성'에 있다.

면역시스템의 개인 트레이너 – 마이크로바이옴

면역시스템은 외부로부터 침입한 이종단백질을 인식하고 처리하며 감염된 세포가 발견되면 면역세포를 투입해 즉각 살해한다. 이러한 시스템이 정상적으로 작동하지 않으면 인체는 질병에 걸리게 된다. 그런데 미생물이 이렇게 중요한 면역시스템을 훈련시킨다고 하면 믿겠는가? 실제로 마이크로바이옴은 면역시스템을 효율적으로 훈련시킨다. 마이크로바이옴은 면역시스템이 인체에 안전한 것과 안전하지 않은 것을 인지할 수 있도록 돕는다. 마이크로바이옴에 문제가 생기면 면역시스템도 비정상적으로 작동한다. 예를 들어 마이크로바이옴이 불균형하다면 몸에 해롭지 않은 물질이 체내에 들어왔음에도 인체 면역시스템은 이에 민감하게 반응해 알레르기 증상을 일으킨다. 꽃가루, 흙먼지, 땅콩, 애완동물 털 등이 그 예다. 최근 들어 이러한 과민감성 알레르기 증상이 폭발적으로 증가하고 있다. 2013년도에 발표된 미국질병통제예방센터의 보고에 의하면, 지난 1997년과 2011년 사이에 미국 어린이의 음식 알레르기 증상이 50퍼센트 정도 증가했다. 지난 20년간 미국 어린아이들의 알레르기 반응이 급속도로 증가한 이유가 무엇일까? 정답은 아이들의 몸속에 살고 있는 미생물에서 찾을 수 있다. 2015년 1월에 오스트레일리아의 한 연구가가 의미 있는 연구보고서를 발표했다. 그는 땅콩 알레르기가 있는 사람들에게 락토바실러스 라모수스Lactobacillus Rhammosus가 함유된 유산균을 땅콩과 함께 복용하도록 했다. 그 결과 80퍼센트의 환자에서 더 이상 땅콩 알레르기가 나타나지 않았다. 환자의 몸속에 미생물을 넣었을 뿐인데 그동안 땅콩에 과민 반응하던 면역시스템이 정상으로 되돌아온 것이다.

마이크로바이옴 환경이 깨져 버리면 면역시스템은 정상과 비정상을 구분할 능력을 잃어버린다. 그 결과 의도치 않은 면역반응이 일어난다. 과민성 알레르기질환, 자가면역질환, 염증반응 등이 그 예다. 항생제를 비롯한 살균과 소독이 현대사회에 만연해지자 몸속에 살던 유익한 마이크로바이옴은 갈 곳을 잃어버렸다. 마이크로바이옴이 제 기능을 못하면서 현대인의 면역시스템은 급속도로 망가지기 시작했다. 갑상선 질환이나 관절질환 같은 자가면역질환이 빠르게 증가했다. 우리 몸 중에 면역세포가 가장 많이 존재하는 곳이 장이라는 사실을 알고 있는가? 장 점막에는 전체 면역세포 중 80퍼센트 이상이 살고 있다. 장내 미생물의 도움 없이는 장 점막에 살고 있는 면역세포가 제 기능을 발휘할 수 없다. 음식과 함께 장까지 들어온 외부 침입자나 독소의 공격으로부터 속절없이 무너지게 된다. 최근에 발표된 연구에 의하면, 장에 서식하는 병인성 박테리아가 비타민D 수용체를 억제해 면역반응을 막는다.[8] (보다 자세한 사항은 다음 장을 살펴보기 바란다.) 마이크로바이옴과 면역시스템이 깊은 관련이 있다는 사실은 논란의 여지가 없다. 중요한 것은 장 내에 존재하는 마이크로바이옴을 유해균이 아니라 유익균으로 가득 채우는 데 있다.

마이크로바이옴에 악영향을 끼치는 요소

많은 요소가 마이크로바이옴에 긍정적으로 혹은 부정적으로 영향을 끼친다. 마이크로바이옴에 악영향을 끼치는 요소가 우리 생활 주변에 있을지라도 크게 걱정할 필요는 없다. 그러한 요소 중 대부분은 사전에 예방할 수 있거나, 의식적으로 피할 수 있기 때문이다. 심지어 마이크로바이옴이 외부 요인으로부터 공격받았다 할지라도 대부분 정상상태로 돌아온다. 그렇다고 간과해서는 안 된다. 현대인의 마이크로바이옴 생태계가 파괴되면서 암환자가 기하급수적으로 늘어났다는 사실을 잊어버리면 안 된다. 더 이상 이대로 마이크로바이옴을 방치할 수 없다. 마이크로바이옴을 공격하는 외부 환경 요인이 무엇인지 철저히 파악하고 그것으로부터 더 이상 공격받지 않도록 사전에 대비해야 한다.

제왕절개

제왕절개는 로마시대에 처음으로 시도됐다. 제왕절개는

자연분만을 할 경우 아이 혹은 산모의 건강이 위험하다는 전제하에 시행돼야 한다. 하지만 요즘은 그렇지 않다. 출산 고통 감소, 병원 수익, 분만 스케줄 조정, 분만 과정 간소화 등 여러 이유로 너무 쉽게 제왕절개를 하고 있다. 산모는 산모대로 출산의 고통을 줄이고 의사는 의사대로 고수익과 시간 단축을 보장하기 때문에 필요 없는 제왕절개가 이루어지는 것이다. 2013년 통계자료를 보면, 제왕절개로 소비된 의료비용(27,866달러)이 자연분만으로 소비된 의료비용(18,329달러)보다 약 50퍼센트 높게 나타났다.[9] 1996년과 2011년 사이 미국의 제왕절개율이 50퍼센트나 상승했다는 사실은 크게 놀랄 만한 일이 아니다.[10]

제왕절개가 마이크로바이옴과 무슨 상관관계가 있는 것인가? 답은 간단하다. 아이가 태어날 때 처음으로 접하는 미생물이 무엇이냐에 따라 아이의 마이크로바이옴이 형성되기 때문이다. 제왕절개로 태어난 아이는 부모의 피부에 서식하는 미생물과 난생 처음으로 맞닥뜨린다. 포도상구균Staphylococcus 같은 미생물이 이에 해당한다. 반면에 자연분만으로 태어난 아이는 엄마의 질을 통과해 세상 밖으로 나오기 때문에 질에 거주하는 미생물과 난생 처음으로 맞닥뜨린다. 앞서 다루었듯이, 임신을 하면 앞으로 태어날 아이에게 유익한 작용을 하는 미생물이 엄마의 질에 자연스럽게 서식한다. 따라서 자연분만으로 태어난 아이의 마이크로바이옴은 이러한 유익균으로 가득 차는 것이다. 아이가 태어날 때 처음 접하는 미생물은 앞으로의 면역시스템 발달에 큰 영향을 끼친다. 최근 연구보고에 의하면 제왕절개로 태어난 아이는 아동기 전반에 걸쳐 천식, 알레르기질환, 자가면역질환에 걸릴 확률이 높다.[11] 또한 제왕절개로 태어난 아이는 자연분만으로 태어난 아이보다 과체중이 될 확률이 26퍼센트, 비만이 될 확률이 22퍼센트 높았다.

아이와 산모의 건강을 위해 반드시 제왕절개 분만을 해야 할 상황이 있다. 이러한 상황에서도 아이의 마이크로바이옴을 형성하도록 우리가 할 수 있는 것이 있다. 제왕절개로 태어난 아이에게 산모의 질 분비물을 비벼주는 것이다. 이렇게 함으로써 어머니의 질에 존재하는 미생물을 아이에게 전달해 건강한 마이크로바이옴을 형성할 수 있다(더욱 자세히 알고 싶으면 토니 하먼Toni Harman과 알렉스 웨이크Aex Wakeford가 서술한 『아기의 마이크로바이옴Your Baby's Microobime』을 참고하기 바란다).

음식 : 모유수유, 유전자변형식품, 저섬유질음식

아이의 마이크로바이옴과 면역시스템에 가장 큰 영향을 끼치는 영양학적 요소는 무엇일까? 바로 모유수유다. 아이에게 최고 중의 최고의 영양물질은 모유다. 수많은 연구결과가 이를 뒷받침한다. 모유수유는 중이염부터 백혈병까지 영아, 유아, 소아가 걸리기 쉬운 질환 발생률을 낮춰준다. 사실 모유는 지구상에서 가장 놀라운 기능을 하는 슈퍼푸드라 할 수 있다. 최근에는 모유를 암치료에 이용하기도 하는데 스웨덴의 한 연구는 모유에 함유된 햄릿HAMLET, Human Alphs-lactalbumin Made LEthal to Tumor cell이라는 물질이 암세포를 선택적으로 죽인다고 발표했다.

모유에는 백혈구, 항체, 올리고사카라이드Oligosaccharide가 풍부하게 함유돼 있다. 특히 올리고사카라이드는 대표적 유익균 중 하나인 비피더스균Bifidobacterium의 먹이로 이용된다. 여성의 유방에는 다른 조직에서 잘 발견되지 않는 독특한 미생물군이 존재한다. 프로테오박테리아

Proteobacteria는 건강한 유방 조직에서 발견되는 대표적인 유익균으로서 유방 이외의 조직에서는 많이 발견되지 않는다. 반대로 에세리키아Escherichia와 바실러스Bacillus는 유방암 조직에서 자주 관찰되는 미생물이다. 유방 조직은 고농도의 지방산을 만들어내는 데 이러한 고농도의 지방산을 대사할 수 있는 미생물군이 유방에 특이하게 서식하는 것이다. 모유를 먹고 자란 아이와 분유를 먹고 자란 아이의 마이크로바이옴을 살펴보면 큰 차이가 나타난다는 사실이 많은 연구 결과로 드러났다. 동시에 유아의 면역시스템을 결정하는 유전자 발현 양상도 서로 다르게 나타났다. 한 예로, 분유수유를 한 아이는 6개월 이상 모유수유를 한 아이에 비해 장차 암에 걸릴 확률이 여덟 배 높았다.[12]

세계보건기구는 생후 6개월까지는 모유수유만 하고, 생후 2년까지 이유식과 함께 모유수유를 지속하도록 권장하고 있다. 우리 조상은 대부분 생후 4년에서 5년까지 모유수유를 했으며 지역문화에 따라서는 7세까지 모유수유를 했다. 그러나 지금은 어떠한가? 미국인의 약 50퍼센트는 생후 6개월까지만 모유수유를 하고 있으며 생후 2년까지 모유수유를 하는 가족은 고작 27퍼센트에 머물고 있다. 이는 유아 중 70퍼센트가 만 1세가 되기도 전에 분유를 먹고 있음을 의미한다. 불행하게도 분유수유는 대부분의 건강 영역에 악영향을 끼치는데 그중에서도 마이크로바이옴에 큰 피해를 준다. 분유에는 염증을 유발하는 지방, 우유 단백질, 콩 단백질, 설탕 등이 포함돼 있는 반면 면역을 증진하는 물질이나 유익균은 전혀 들어 있지 않다. 또한 분유에는 유전자조작 옥수수와 콩이 들어 있다. 한 연구에 의하면, GMO에는 글라이포세이트Glyphosate라 불리는 성분이 자주 검출되는데 이는 제초제 성분 중 하나다. 글라이포세이트는 체내로 들어와 독성물질로 작용해 장내 마이크로바이옴 생태계를 파괴한다. 그 결과 유해균인 클로스트리듐 디피실리스균Clostridium Difficile이 증가하는데 이들은 장내에 크레졸p-cresol이라 불리는 이차 독성물질을 다량 분비한다. 크레졸 같은 유해균이 분비하는 이차 독성물질은 어린아이의 자폐증을 유발하는 원인 중 하나로 지목되고 있다.[13]

최근에 발표된 보고에 의하면 클로스트리듐 디피실리스균에 감염된 아이 중 26퍼센트가 만 1세 이전에 감염됐으며, 1997년 이후 미국 전역에서 영유아의 클로스트리듐 디피실리스균 감염률이 빠르게 증가하고 있다.[14] 글라이포세이트가 체내로 유입되면 락토바실리스나 비피더스균 같은 유익균을 우선적으로 죽이고 병원성 균이 잘 자라도록 장내 환경을 바꾼다. 아이의 장내 환경이 이렇게 변한 이유 중 하나를 GMO에서 찾을 수 있다. GMO를 다량 섭취한 아이의 셀리악병Celiac Disease 발병률이 증가했고, 그 발병률은 1950년대 이후로 네 배 이상 증가한 것이다.[15]

영아의 첫 이유식은 일반적으로 생후 6개월을 전후해서 시작한다. 2015년 봄에 2세에서 11세 사이의 아이들 8900명을 대상으로 대단위 조사를 했다. 그 결과는 매우 비참했는데, 하루에 네다섯 종류의 신선한 과일과 채소를 섭취하는 아이는 10퍼센트도 안 되는 반면 권장량을 훨씬 초과한 설탕을 섭취한 아이가 50퍼센트 이상으로 나타났다. 자연에 존재하는 식물성 섬유는 마이크로바이옴이 가장 좋아하는 먹이지만 요즘 아이들은 거의 섭취하지 않는다. 정제당, 가공식품, 시리얼 같은 음식은 마치 불도저처럼 마이크로바이옴을 장내에서 밀어내 버리

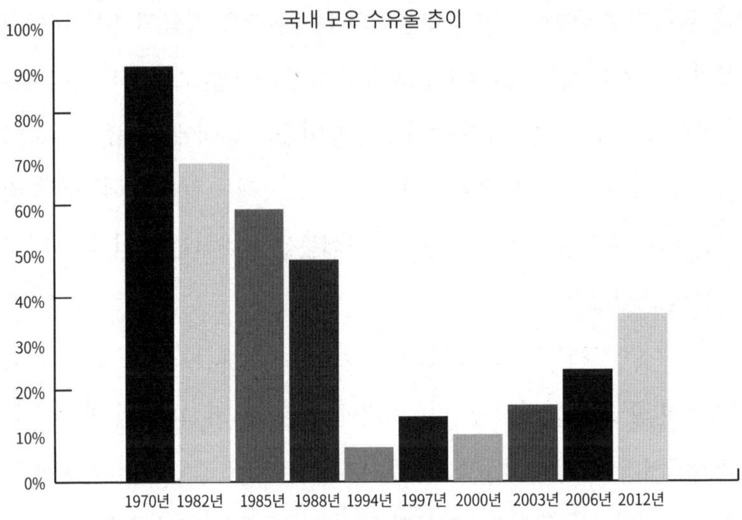

[역주: 국내 생후 6개월까지의 모유수유율 추이. 한국보건사회연구원 자료 참고. 국내 모유 수유율 추이는 88년 이후 급감했다가 다행히 다시 늘고 있는 추세다.]

고 유해균이 그 자리를 대신하도록 한다. 영아의 첫 이유식으로 계란노른자, 아보카도, 채소퓨레 같은 천연음식을 추천하니 참고하기 바란다.

미국 성인도 어린아이들 못지않게 좋지 않은 식습관을 가지고 있다. 2014년에 발표된 자료를 보면, 미국 성인의 1일 섬유질 섭취량은 권장량인 38g보다 훨씬 낮은 16g이었다. 2009년, 미국농무부경제조사국 USDA Economic Research Service에 따르면, 미국 성인은 전체 칼로리 중 3퍼센트를 과일로, 5퍼센트를 채소(섭취한 채소 대부분은 감자였다)로 섭취한다. 신선한 과일과 채소는 영양소와 섬유질을 다량 함유하고 있다. 무엇보다 섬유질은 마이크로바이옴을 건강하게 만드는 일등 공신이다. 섬유질 공급이 줄어들면 유익균은 배고픔에 시달리다가 굶어 죽는다. 우리의 마이크로바이옴은 수백 종의 다양한 섬유소를 먹으면서 진

모유 수유 아기와 분유 수유 아기의 장내 세균총 비교

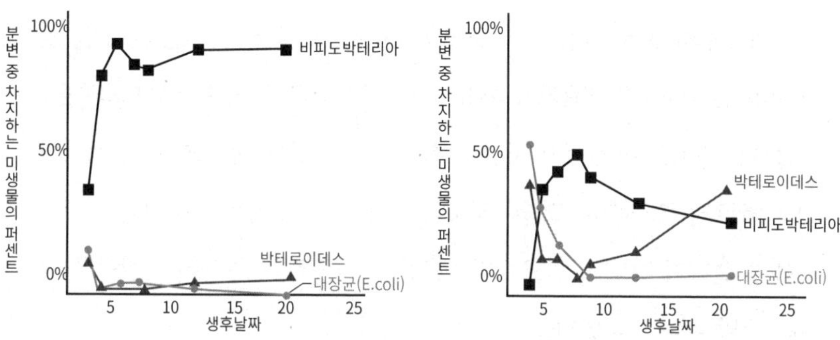

[역주: 모유수유를 한 아기의 장내세균에는 유익균인 비피도박테리아의 비율이 매우 높으며, 대장균이나 박테로이데스균의 비율이 매우 낮다.]
.Harnsen 외, 'Analysis of intestinal flora development in breast-fed and formula-fed infants by using molecular identification and detection methods'.,JPGN 2000 참고

화해왔다. 공장에서 만든 시리얼을 먹으면서 진화해오지 않았다.

불행하게도 현대인은 마이크로바이옴 친화적 식단과는 거리가 먼 식생활을 하고 있다. 설탕을 비롯해 아스파탐, 사카린 같은 가공당분이 우리 식탁을 점령하면서 장내 환경은 유해균으로 가득 차게 됐다. 매일 섭취하는 밀가루와 시리얼 같은 가공 탄수화물은 유해균에게 좋은 먹이다. 밀과 보리 같은 글루텐 함유 곡물은 조눌린Zonulin이라는 단백질을 분비하는데, 조눌린은 장점막에 독소로 작용해 장벽을 파괴하고 장누수증후군이나 자가면역 반응을 일으킨다(자세한 사항은 7장을 참고하기 바란다). 알코올을 많이 섭취해도 장내 마이크로바이옴 환경이 훼손되고 장에 염증이 생긴다. 식품 첨가제의 일종인 유화제Emulsifier도 장점막을 자극해 장염과 대사질환을 일으킨다.[16] 이러한 현대인들의 좋지 않은 식습관이 소장세균 과다증식증SIBO, Small Intestine Bacterial Overgrowth[역주: 소장세균 과다증식증이란 여러 가지 원인에 의해 소장의 세균이 과다증식하는 증상이다. 원래 소장의 세균수는 1밀리리터당 1만 개 이하가 정상이지만 이보다 많이 증가해 구역감, 구토, 더부룩함, 설사, 흡수불량 등의 증상을 일으킨다]을 야기했고 지난 수십 년 동안소장세균 과다증식증은 매우 빠르게 증가했다. 그중에서도, 고혈당을 일으키는 탄수화물 위주의 음식 섭취가 장내 마이크로바이옴을 망가뜨리는 중추적 역할을 했음은 두말할 나위가 없다.

항생제 남용

페니실린은 1943년에 최초로 등장했다. 페니실린을 발견한 덕분에 인류는 폐렴 같은 단순 세균감염으로 인한 죽음에서 벗어날 수 있었다. 페니실린은 인류에게 구세주와도 같았다. 1945에 미국에서 처방된 항생제는 총 65건에 불과했다. 2010년에 이르자 항생제 처방이 2억5800만 건 이상으로 폭발적으로 증가했다. 최근 조사에 따르면 12세 어린이는 태어나서 평균 17건의 항생제 치료를 받는다. 2세 이전에 항생제 치료를 받은 경우도 평균 3건에 달한다. 감기부터 중이염까지 대부분의 질환에 아무 거리낌 없이 항생제 치료를 하고 있다. 마치 할머니가 우는 아이에게 주머니에서 캔디를 꺼내 주듯이 아픈 아이에게 항생제를 주입하고 있다. 감기 같은 상기도 감염 대부분은 세균성 감염이 아니라 바이러스성 감염이다. 세균성 감염은 기껏해야 20퍼센트도 되지 않는다. 항생제 사용은 나무 한 그루를 살리려고 숲 전체를 망가뜨리는 꼴이나 마찬가지다. 항생제는 DNA에 산화적 손상을 가하고 미토콘드리아를 파괴한다.[17] 대사적 관점에서 암을 바라보면, 미토콘드리아의 기능 저하가 암 발생의 근본 원인 중 하나이기 때문에 항생제 사용은 항상 신중을 기해야 한다.

항생제는 삶과 죽음을 판가름하는 상황에서만 사용하는 것이 바람직하다. 사실 많은 세균감염증은 프로바이오틱스나 생약(천연항생제)을 이용해 치료할 수 있다. 몸에 많은 부담을 주는 항생제를 굳이 사용할 필요가 없다. 우리는 환자와 아이에게 프로바이오틱스나 생약을 수백 건 이상 처방해왔으며 치료율도 매우 높았다. 만약 항암치료의 일환으로 예방 차원의 항생제 처방을 받았다면 자연치료종양학자Naturopathic Oncologist나 영양치료사에게 조언을 받아 보도록 하라. 항생제의 부작용 중 하나는 미토콘드리아에 손상을 입혀 인체를 매우 피로하게 만든다는 것이다. 장내 마이크로바이옴이 손상된 암환자 대부분이 항암치료에 대한 반응이 매우 떨어지는 것으로 나타났다.

단순히 항생제를 복용하지 않으면 해결되는 문제일까? 안타깝게도 그렇지 않다. 우리가 매일 먹는 음식에는 이미 엄청난 양의 항생제가 포함돼 있다. 농장에서 사용하는 항생제가 1999년에 81톤이었으나 2011년에는 136톤까지 증가했다. 미국에서 생산되는 모든 항생제 중 약 20퍼센트만 의료용으로 쓰일 뿐 나머지 80퍼센트는 가축에게 무분별하게 투여되고 있다. 이렇게 가축에 투여된 항생제는 육류, 달걀, 우유, 치즈 등 모든 동물성 식품에 남아 최종적으로 우리 몸으로 들어온다. 성장촉진용 항생제AGPs, Antibiotic Growth Promoters는 동물이 지방을 잘 소화하도록 돕는다. 그 결과 성장촉진용 항생제를 투여받은 가축은 체중이 는다. 이는 인간에게도 동일하게 작용한다. 이런 이유로

FDA는 항생제를 가축에게 투여한 후와 가축을 도살한 후 반드시 샤워해서 몸에 묻은 항생제를 씻어내라고 권고하고 있다. 그러나 FDA의 권고는 말 그대로 권고로 머물고 있으며 아무런 모니터링도 이루어지지 않는 실정이다. 모든 식료품은 항생제 최대잔류허용한계Maximum Antibiotic Residue Limits를 지켜야 하지만 실제로는 그 한계값의 10퍼센트 이상을 초과한 경우도 쉽게 발견된다. 예를 들면, 우유 2컵에는 테트라사이클린Tetracycline이 50μg보다 많이 포함될 수도 있다. 테트라사이클린은 DNA를 손상시킬 수 있기 때문에 8세 이하의 어린이에게는 투여가 금지된 항생제다. 우리가 유기농 식품을 그토록 강조하는 이유도 여기에 있다. 그러나 항생제의 위험성이 크다는 사실을 알았다 하더라도 병원성 세균을 죽이려면 항생제를 써야 하지 않겠는가? 정답은 '그렇지 않다'다. 인류는 지난 수천 년 동안 생약을 천연 항생제로 사용해 왔다. 다음에 거론할 생약은 항생작용을 하는 것들이다. 반드시 주치의에게 이런 생약을 사용해도 되는지 자문을 구하도록 하라. 만약 무분별하게 몸속에 항생제를 넣는다면, 여러분의 마이크로바이옴은 황폐화돼 그 어떤 항암치료도 적절한 효과를 발휘하지 못하게 됨을 명심하라.

천연 항생성분을 가지고 있는 생약

항생제의 오용과 남용은 세포 DNA를 손상시키고 장내 환경을 어지럽혀 자가면역질환이나 암 같은 무서운 질병을 유발한다. 또한 항생제와의 사투 속에서 살아남은 세균은 슈퍼박테리아로 거듭난다. 인류는 지난 수천 년 동안 통증, 소화불량부터 감염질환까지 질환 대부분을 식물을 이용해 치료해왔다. 현대인은 고대로부터 온 유전

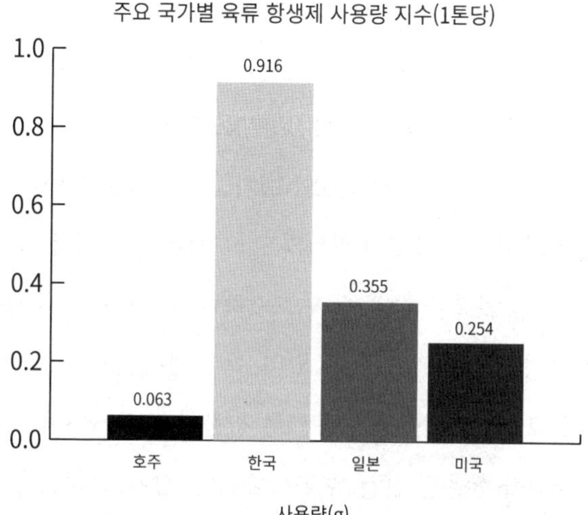

[역주: 한국은 호주에 비해 육류 1톤을 생산하는 데 쓰는 항생제가 15배에 달한다. 2004년 식약처 "동물용 의약품 실태조사 결과 및 안전관리 대책" 참고]

자 대부분을 여전히 가지고 있다. 즉, 현대인은 우리의 조상이 식물을 이용해 질병을 물리치던 유전자 그대로를 몸속에 지니고 있다.

여러 생약 중에서 항생작용이 뛰어나고 동시에 손상된 마이크로바이옴과 미토콘드리아를 회복시켜주는 세 가지의 생약을 소개하겠다.

마늘은 항생효과가 뛰어나면서도 장내 마이크로바이옴에는 이로운 생약이다. 마늘은 장에 존재하는 유해균을 죽이면서 반대로 유익균에는 이롭게 작용한다. 실제로 마늘 세 쪽에 함유된 항생 성분은 성인에게 투여하는 페니실린과 비슷한 항생 효과를 낸다. 페니실린이 없던 시대의 사람들은 감염된 상처를 치료하는 데 생마늘을 사용했다. 일반적인 병원성 세균의 항생제 내성이 마늘 내성에 비해 천 배가량 높은 것으로 나타났다.[18] 그뿐 아니다. 마늘은 암세포에 스트레스를 주고 성장을 막는다. 또한 뇌종양 같은 특정 암에는 마늘이 미토콘드리아의 세포자살 경로에 관여해 암세포가 세포자살 하도록 돕는다. 여러분이 암환자라면 하루도 빠짐없이 마늘을 섭취하도록 하라![19]

호스래디쉬Horseradish는 서양 고추냉이라고 불리는 생약이다. 톡 쏘는 맛이 있는 다년생 식물로서 머스타드, 양배추 같은 십자화과 식물에 속한다. 5장에서 언급한 바와 같이 호스래디쉬에는 탁월한 해독 효과가 있어서 항생제 대용으로 쓸 수 있다. 독일에서는 상기도 감염과 요로 감염증에 호스래디쉬를 의료용으로 사용할 수 있도록 허가해 주었다. 호스래디쉬를 함유한 천연 생약이 중이염, 감기, 소화불량, 폐렴 증상에 항생제만큼의 효과를 낸다는 연구가 있다.[20] 호스래디쉬는 글루코시놀레이츠Glucosinolates라는 항암 성분 화합물을 함유하고 있는데, 이 물질은 발암물질을 해독하며, 염증을 중화하고, 암세포가 성장하지 못하도록 한다. 우리는 샐러드에 호스래디쉬즙 한 스푼을 첨가해 섭취하기를 권장한다.

오레가노Oregano는 이탈리아를 비롯한 지중해 음식에 널리 쓰이는 향신료로서 항생 효과가 뛰어나다. 곰팡이균 중 하나인 칸디다Candida Albicans 감염에 뛰어난 항진균 효과를 낸다. 오레가노 오일에는 카바크롤Carvacrol을 비롯한 여러 성분이 함유돼 있어서 지속적인 항생제 투입 탓에 내성이 생긴 유해균을 억제하는 효과가 있다. 조지타운 의대 연구자들은 오레가노 오일이 항생제에 내성인 황색포도상구균Staphylococcus Bacteria에 효과가 있다는 사실을 밝혀냈다.[21] 또한, 대장암, 유방암, 전립선암에 오레가노 오일이 강력한 항암 효과를 낸다는 사실 또한 밝혀졌다. 위에서 언급한 세 가지 생약으로도 효과가 나타나지 않았을 때 비로소 항생제를 사용하기 바란다. 항생제는 사용할 수 있는 모든 카드가 듣지 않았을 때만 히든카드로 써야 한다.

과도한 항균

학계에서 널리 인정받고 있는 위생가설Hygiene Hypothesis에 따르면 현대인의 과도한 청결은 어린아이의 알레르기성 피부염, 천식, 암 등을 유발하는 원인으로 작용할 수 있다. 현대인은 클렌징크림, 항균비뉴, 항균세제 같은 가정 항균제품에 익숙해졌다. 그 때문에 현대인의 장내 마이크로바이옴 생태계는 파괴됐다. TV를 켜면 "아이들을 세균으로부터 안전하게"라는 문구를 내세우며 광고하는 항균제품을 쉽게 접할 수 있다. 역사적으로 보면, 먼 옛날 선조들은 집안과 몸에 있는 세균을 물로 씻어내는 것이 전부였다. 그러다가 시간이 점점 흘러 비타민D가 함유된 돼지비계를 재료로 한 비누를 사용하기 시작했다. 최초로 비누를 사용한 시기는 로마시대로 여겨지는데, 그 당시에 거위 지방과 나무 재를 이용해 비누를 만들었다는 기록이 있다. 현대인이 자주 사용하는 항균비누에는 세균을 소독하고 제거하는 화학물질이 다량 함유돼 있다. 이러한 화학물질은 단순히 피부에 존재하는 유해균만 제거하는 게 아니라 유익균도 함께 제거하며 그 때문에 비타민D 합성이 더욱 어려워진다.

트리클로산Triclosan은 항균, 항진균 재료로서 비누, 세정제, 플라스틱 주방기구, 연필, 도마, 탈취제, 옷, 장난감, 침구류 등의 수많은 생활용품에 사용되는 화학물질이다. 만약 세균이 트리클로산에 장기간 노출되면 유전자 돌연변이가 발생하고 기존 항생제에 죽지 않는 업그레이드 세균이 된다. 미국 화학계 저널인 <독성학화학연구Chemical Research in Toxicology>에 실린 2014년 연구에 따르면, 트리클로산과 옥틸페놀Octylphenol은 유방암세포가 성장하도록 자극한다.

우리는 물과 전통 비누만으로도 충분히 청결한 생활을 할 수 있다. 항균제품의 독성은 세균을 없앨 뿐 아니라 인체의 세포에도 악영향을 끼칠 수 있다. 다행스럽게도 미국농무부는 2016년 가을에 트리클로산을 비롯해 항균 비누에 함유되던 19가지 화학물질의 사용을 금지했다. 그랬더니 무슨 일이 벌어졌는가? 제조회사 대부분 금지항목에 포함되지 않은 염화벤잘코늄Benzalkonium Chloride으로 트리클로산을 대체했다. 염화벤잘코늄은 항균 성분이 있을 뿐 아니라 면역에도 독성이 있다.

도둑들의 오일 : 오리지날 손 세정제

도둑들의 오일에 대한 이야기는 흑사병이 창궐하던 15세기로 거슬러 올라간다. 한 도둑 무리가 흑사병으로 죽은 사람의 물건을 훔치다 붙잡힌 사건이 있었다. 이들은 흑사병에 감염돼 죽은 시체에서 물건을 훔쳐도 전염되지 않았는데, 그들이 감염되지 않으려고 한 행동이라곤 정향, 레몬, 시나몬, 유칼립투스, 로즈마리 오일을 섞어서 몸에 바른 것이 전부였다. 1996년 한 실험실에서 도둑들의 오일에 항균 효과가 있는지 실험했는데, 놀랍게도 부유세균Airborne Bacteria에 대해 90퍼센트에 이르는 항균 효과가 검증됐다.[22] 우리는 도둑들의 오일을 항균비누 대신 사용하라고 권장한다. 손을 씻거나 부엌의 조리대를 닦을 때도 항균비누, 항균세제 대신 도둑들의 오일을 사용하라. 감기에 걸렸을 때는 도둑들의 오일을 디퓨저로 만들어 공기 중에 방출하도록 하라. 효과뿐 아니라 냄새마저 향기롭다!
웹에서 판매하는 도둑들의 오일을 구매해도 되고 그것이 못 미더우면 직접 만들어도 된다. 도둑들의 오일 레시피는 다음과 같다.

유기농 정향 에센셜 오일	40방울
유기농 레몬 에센셜 오일	35방울
유기농 시나몬 에센셜 오일	20방울
유기농 유칼립투스 에센셜 오일	15방울
유기농 로즈마리 에센셜 오일	10방울

위에 열거한 다섯 가지 천연 오일을 섞은 후에 검정색 유리병에 넣어서 보관하라. 개인 취향에 따라서 오레가노, 타임Thyme, 티트리Tea Tree등 천연 유기농 에센셜 오일을 첨가해 사용해도 좋다.

약물 그리고 항암제

소염제, 제산제, 항암제 등 약물은 모두 장내 마이크로바이옴 생태계를 광범위하게 망가뜨린다. 대다수의 항암치료는 위장 점막염을 유발하는 부작용이 있기 때문에 항암치료 후에는 반드시 항생제 치료가 아닌 프로바이오틱스 치료를 받아야 한다. 항암치료 기간 동안 병행하는 프로바이오틱스 치료는 점막염을 완화할 뿐 아니라 면역 기능을 떨어뜨리지 않고 유지해주는 중요한 역할을 한다. 항암치료와 방사선 치료는 음식물 대사에 관여하는 마이크로바이옴에 심각한 타격을 준다. 이 기간에 체중이 떨어지고 악액질이 나타나는 이유도 항암제와 방사선 때문에 기능을 상실한 마이크로바이옴에 있다. 양성자펌프억제제Proton Pump Inhibitor, PPI 사용은 다양한 장내 유익균을 죽일 뿐만 아니라 연쇄상구균Streptococcus 같은 병원성 세균을 증식시킬 수 있다. 양성자펌프억제제와 비슷한 효과를 내는 에스오메프라졸Esomeprazole은 클로스트리듐 디피실리스균 같은 세균에 감염될 가능성을 높임에도 불구하고 현재 미국에서 두 번째로 많이 처방되는 약물이다. 위산역류는 꼭 제산제를 사용하지 않더라도 프리바이오틱스로 쉽게 다스릴 수 있는 증상이다.

마이크로바이옴 테스트

여러분의 장내 마이크로바이옴 상태를 확인하고 싶다면 여러 가지 테스트 장비를 이용하라. 개인이 직접 할 수 있는 테스트 장비로 UBIOME이 있다. 개인이 장비를 구입하기 어렵다면 주치의에게 CDSAComprehensive Digestive Stool Analysis나 SIBO 테스트에 대한 자문을 구하라. 『블룸: 현대에 원시 내장에 다시 연결되기Bloom : Reconnecting with Your Primal Gut in Modern World』의 저자 제프 리치Jeff Leach가 이끄는 미국 소화관 프로젝트American Gut Project는 2016년에 마이크로바이옴 테스트를 실시했으며, 테스트 결과는 추후 대규모 연구 프로젝트로 진행될 예정이다.

대사기능 정상화를 위한 마이크로바이옴 생태계 되살리기

지금까지 우리는 마이크로바이옴이 암 예방과 진행뿐 아니라 인체 전반적인 건강과 밀접한 관련이 있음을 확인했다. 우리 몸속 세포 소기관 중 하나인 미토콘드리아도 태초에는 세균의 일종이었다. 따라서 적절한 음식을 섭취해 건강한 마이크로바이옴 생태계를 유지하는 조치는 암을 치료할 때 반드시 선행돼야 할 조건이다. 그렇다면 마이크로바이옴을 최고로 건강하게 유지하려면 어떠한 영양소를 섭취해야 하는가? 다음 세 가지를 꼭 기억하기 바란다. 마이크로바이옴 친화적 식단, 프리바이오틱스와 프로바이오틱스 치료, 위생습관을 포함한 생활습관 변화(매일 샤워를 하거나 손 세정제나 항균비누를 사용할 필요가 없다. 오히려 흙을 손에 묻히고 조금 더러워지도록 해보자).

음식은 장내 미생물 군집 구성에 가장 큰 영향을 미친다. 수많은 연구에서 저지방 고섬유질 식단이 인체에 미치는 효과를 서구 식단과 비교해 보았다. 어떤 경우에서는 불과 며칠 사이에 마이크로바이옴 구성의 변화를 관찰할 수 있었다. 몇몇 종의 미생물은 그 숫자가 크게 늘어난 반면 반대로 줄어든 종도 관찰됐다. 마이크로바이옴이 섭취한 음식에 따라 역동적으로 반응한다는 점은 우리 몸이 다양한 식습관에 빠르게 적응할 수 있다는 의미다. 세포 하나하나 속에 존재하는 유전자가 음식물에 반응하는 속도보다 마이크로바이옴이 반응하는 속도가 훨씬 빠르다. 결국 마이크로바이옴과 게놈은 우리가 장기간 섭취한 음식물을 가장 효과적으로 대사할 수 있는 방향으로 변화하고 진화한다. 다음 나열하는 식품은 유익균의 좋은 먹이가 되고 항암제 같은 독성 약물 탓에 파괴된 마이크로바이옴을 원상복귀하는 데 절대적으로 중요한 역할을 한다.

섬유소

식이섬유는 식물의 뼈대와 같은 역할을 하는데 채소와 과일 등 모든 식물 식품에서 발견되며 곡물와 콩과 같은 식품에도 존재한다. 식이섬유는 전분이 전혀 없는 다당류이며 소화 효소로 분해되지 않는다. 따라서 식이섬유는 우리의 위장과 소장을 그대로 통과해 대장까지 다다른다. 대장까지 소화되지 않은 채 넘어온 식이섬유는 대장에 거주하는 수많은 유익균의 좋은 먹이가 된다. 섬유소는 가용성과 불용성, 두 가지 유형으로 나뉜다. 가용성 섬유소는 물에 녹아 젤처럼 되며 결장의 미생물이 분해(발효)한다. 가용성 섬유소로 가장 좋은 식품으로는 브뤼셀 싹, 아마씨, 아스파라거스를 들 수 있다. 반면에 불용성 섬유소는 물에 녹지 않아 젤을 형성하지 않으며 미생물에 의해 쉽게 발효되지 않는다. 불용성 섬유소는 소화관을 일정한 속도로 통과한다. 불용성 섬유소로는 양배추와 샐러리를 권장한다. 두 섬유소 유형은 각각의 장점이 있기 때문에 어느 한쪽으로 치우치지 말고 골고루 섭취해야 한다. 섬유소는 탄수화물이 포도당으로 전환되는 속도를 늦춰 혈당이 급격하게 올라가지 못하게 막아준다. 그 외에도 유익균의 좋은 먹이가 되므로 유익균 군집이 늘어나 마이크로바이옴을 건강하게 만들어준다. 장내 미생물 중 일부는 너무 특수화되어 특정 섬유소 아형만을 소화시키기도 한다.

식이섬유가 장내 미생물에 의해 대장에서 발효될 때, 단쇄지방산

Short Chain Fatty Acids, SCFAs을 포함한 특정 부산물이 생성된다. 부산물 중에서도 특히 단쇄지방산과 부틸산Butyric Acid은 결장 건강에 매우 중요한 요소며 대장암 위험을 줄이는 것으로 밝혀졌다. 부틸산은 또한 인슐린 저항성을 예방하고 미토콘드리아 기능을 향상시킨다.[23] 부틸산은 신진대사와 미토콘드리아를 활성하는 데 중요한 역할을 한다. 따라서 고섬유질 식단은 암을 예방하고 관리하는 측면에서 보자면 핵심 요소라 할 수 있다. 가능한 한 다양한 채소를 섭취하라. 여러분 장내 마이크로바이옴을 건강하게 유지하고 싶다면 일주일에 30가지에서 40가지 종류의 식물과 하루에 40g의 섬유소를 섭취하도록 노력하라. 케톤 식이요법의 공통적인 부작용은 섬유질 곡물 위주의 식단에서 고지방 위주의 식단으로 바꿈에 따라 나타나는 변비다. 차전자 껍질 섬유소와 아마씨는 변비를 예방하는 좋은 식품이므로 함께 섭취할 필요가 있다. 그 외에도 다음에 언급할 식품을 추가로 섭취하면 체내에 충분한 수분을 공급해 변비를 예방할 수 있으니 참고하길 바란다. 소장에서 소화와 흡수를 막는 저항성 전분이란 것이 있다. 최근 구석기 식단과 체중 감량 식단을 지키면 저항성 전분이 큰 이점을 준다는 주장이 제기됐다. 이러한 추세에 따라서 산업적으로 생산한 저항성 전분Industrial Resistant Starch도 있다. 이것은 화학적으로 제조된 GMO 옥수수 전분, 감자 전분이다. 이 식품은 철저히 상업적인 측면에서 개발된 것이며 절대로 우리의 건강을 돕자고 개발된 식품이 아니다. 우리가 지금까지 관찰한 바에 따르면, 상업적으로 만든 저항성 전분은 마이크로바이옴을 파괴하기 때문에 절대 추천하지 않는다. 상업적으로 만든 유전자 재조합 식품은 반드시 멀리하고 자연 상태의 식품을 통째로 섭취하길 바란다.

프리바이오틱스 VS 프로바이오틱스

국제보건기구는 프로바이오틱스를 '적절한 양을 섭취했을 때 우리에게 건강상의 이익을 제공하는 살아 있는 미생물'이라고 정의했다. 프리바이오틱스는 공생하고 있는 장내 세균, 특히 유산균과 비피더스균이 증식하도록 촉진하는 영양물질을 의미한다. 간단히 말해서 프로바이오틱스는 살아 있는 미생물이며 프리바이오틱스는 그들의 먹이다. 예를 들어 프리바이오틱스, 이눌린Inulin 및 프럭토올리고사카라이드Fructooligosaccharides는 유해균인 클로스트리디아Clostridia의 성장을 억제하고, 변비와 설사를 예방하며, 간 질환 환자의 암모니아 수치를 낮추는 데 도움이 되는 것으로 밝혀졌다. 프리바이오틱스는 살모넬라Salmonella Listeria 및 캄필로박터campylobacter를 포함해 적어도 8가지 병원성 세균을 예방한다.

항암제 치료나 항생제 치료를 받으며 보충제로서 프리바이오틱스와 프로바이오틱스 치료를 병행하고 싶다면, 하루 800~1000억 CFUs(바이오틱스를 세는 단위)를 섭취하라고 권장한다. 이 중 하나 또는 둘 모두 사용하면 유해균이 없어지는 과정에서 3일에서 4일 동안 가스가 발생할 수 있다.

연구에 따르면 장내 미생물이 야간에 가장 많이 활동하기 때문에 프리 및 프로바이오틱스를 복용하기에 이상적인 시간은 잠자리에 들 때다. 다양한 미생물로부터 많은 혜택을 보려면 프리 또는 프로바이오틱스 제품을 90일마다 바꿔 복용하도록 한다. 만약 여러분이 다음에 열거하는 음식 중에 적어도 두세 개를 매일 섭취하지 못한다면, 프로바이오틱스가 최적의 선택일 수 있다. 또한 건강에 유익한 채소일지라도 조리하면 프리바이오틱 함유량이 25퍼센트에서 75퍼센트 감소하므로, 가능한 원시 상태에서 음식을 섭취하는 것이 건강에 이롭다.

마이크로바이옴을 위한 최고의 음식 : 저혈당 음식

마이크로바이옴 친화적 식품을 매일 섭취하는 것이 이상적이다. 아래에 프리바이오틱스 또는 프로바이오틱스 또는 이 둘 모두 포함하는 마이크로바이옴 친화적 식품을 소개하니 참고하길 바란다.

부추

부추는 섬유질, 비타민K 그리고 항암성분이 있는 화합물을 포함하고 있는 마이크로바이옴 슈퍼푸드다. 부추는 스크램블에그나 수프를 만들 때 알맞은 채소다. 부추 2분의 1컵에는 6g의 탄수화물이 들어 있으므로 저탄수화물 식이요법을 한다면 적당히 섭취해야 한다. 휴먼푸드프로젝트Human Food Project의 마이크로바이옴 연구자인 제프 리치는 1주일에 한 번 정도 부추를 섭취할 것을 제안한다.

예루살렘 아티초크

동물을 대상으로 연구한 결과에 따르면 예루살렘 아티초크Jerusalem Artichokes는 위장관에 다양한 미생물군이 서식하도록 도와준다. 특히 대표적 유익균인 비피더스균과 락토바실리 군집이 잘 서식하도록 한다. 감자를 닮았다고 해서 돼지감자라고도 불리며 용해성 섬유질인 이눌린이 풍부히 함유돼 있다. 예루살렘 아티초크 4분의 1조각은 탄수화물 6.5g을 함유하고 있으며 가스가 발생할 수 있기 때문에 소량을 얇게 썰어서 마늘과 올리브에 섞어서 섭취하길 바란다.

발효 음식

고대인들은 유제품, 과일, 채소, 고기, 해산물 등 대부분의 음식을 발효 형태로 보존했다. 수렵 채집을 하던 고대인은 음식을 구할 수 없는 시기에 썩은 고기와 과일을 먹었을 것이며, 이러한 식생활이 반복되면서 발효된 음식을 만들었을 것으로 여겨지고 있다. 음식 발효의 증거는 7천 년 전의 유물에도 있다.

발효는 음식을 오랫동안 보관할 수 있게 해주며 진화론적으로도 유리한 측면이 있고 무엇보다 건강에 도움이 되는 기술이다. 일부 국가에서는 끼니마다 소금에 절인 양배추(사우어크라우트Sauerkraut) 또는 김치를 섭취한다. 이는 건강에 매우 유익한 프로바이오틱스를 섭취하는 것이다. 겨자, 호스래디쉬, 핫소스, 살사, 아보카도, 렐리쉬, 과카몰리 같은 채소나 샐러드 드레싱에는 수십억 개의 천연 프로바이오틱스가 함유돼 있다.

생선 소스인 가로스Garos와 가룸Garum은 어류의 피와 내장을 소금물에 절여 발효시킨 음식이다. 케첩은 말 그대로 "절인 생선의 소금물"을 의미하는 중국어 께찌압kê-chiap에서 유래했다. 입맛에 맞지 않는다면, 양배추와 마늘, 무 등을 소금에 절여 발효시켜 섭취하는 것도 좋은 방법이다. 상업적으로 만들어진 발효식품을 산다면 살균되지 않았는지 꼭 확인하라. 발효식품이라도 고열로 가열하면 살아 있는 미생물이 모두 파괴되기 때문이다.

아스파라거스

아스파라거스는 인도와 아시아의 몇몇 지역에서 오랫동안 의약품으로 사용해 왔으며 사포닌이 풍부한 채소로도 유명하다. 사포닌은 여러 암종에서 항암 효과가 있음이 증명됐으며 그중에서도 효과적으로 위암세포를 사멸하도록 유도한다고 밝혀졌다. 아스파라거스의 사포닌은 천연 항생제로 작용하며 여러 연구 결과 인체 면역세포가 활성되도록 자극한다고 밝혀졌다. 아스파라거스는 장내 미생물이 매우 좋아하는 섬유소를 함유하고 있으며 한 컵의 아스파라거스에는 탄수화물이 5g밖에 들어 있지 않아 케톤 식이요법에도 큰 도움이 된다.

발효 생선

발효된 생선을 주 식단에 넣은 민족은 전 세계적으로 암 발생률이 낮다. 인기 있는 일본식 생선 요리로 붕어스시Funa Zushi, 교소(생선 소스), 소금에 절인 생선 내장 등이 있다. 수르스트뢰밍Surströmming은 스웨덴어로 "발효돼 신맛이 나는 청어"를 의미하는데 16세기 이후 전통 북부 스웨덴 요리 중 빠질 수 없는 대표 음식이다. 락피쉬Rakfish는 노르웨이의 발효 송어로 단백질이 풍부하다. 생선처럼 단백질이 풍부한 식품의 발효는 매우 흥미롭다. 기본적으로 단백질 함량과 생체 이용률을 높일 뿐 아니라 중금속 같은 독성 성분을 배출해주기 때문이다.[24]

우메보시

우메보시는 대표적인 알칼리 음식으로 피로를 풀어주고 소화를 도우며 메스꺼움을 완화해준다. 우메보시는 발효음식으로서 식초음료로 만들기도 하는데 항암치료를 받는 사람의 항암 독성을 줄이는 데 탁월한 효과를 발휘한다. 우메보시의 시트르산 성분은 항균 작용을 하고 타액을 늘리며 소화와 영양 흡수에도 큰 도움이 된다.

무

무는 아리비노갈락탄Arabinogalactans이라는 독특한 식이섬유가 함유된 채소다. NK세포를 활성화해 종양세포를 공격하는 것 외에도, 아리비노갈락탄은 암세포가 전이하지 않도록 억제하고 방사선의 부작용으로부터 인체를 보호하는 탁월한 효과가 있다.[25] 무에 함유된 섬유질은 단쇄지방산 대사 산물인 부티레이트Butyrate를 생산하는 데 기여한다. 무에는 탄수화물이 매우 적기 때문에 케톤 식이요법에도 매우 이로운 채소다.

블랙라스베리

블랙라스베리는 GI 수치가 매우 낮은 과일로서 한 컵 분량의 블랙라스베리에는 8g의 가용성 섬유질을 함유하고 있으며 엘라그산Ellagic Acid도 풍부하게 들어 있다. 엘라그산에는 강력한 항균작용, 항바이러스 효과가 있으며 항암 효과도 탁월한 것으로 알려졌다. 블랙라스베리에서 발견되는 엘라지타닌 같은 식물영양소는 세포에게 자살 신호를 보내 암세포의 자살을 유도한다.[26] 블랙라스베리에 함유된 식물영양소는 흡연자의 구강 내 미생물을 보호하고 동시에 구강암 발병 위험도 낮춘다. 오하이오주립대학의 연구에 따르면 블랙라스베리가 첨가된 식품을 먹은 쥐는 결장 종양이 60퍼센트에서 80퍼센트나 감소했다. 블랙라스베리의 항산화 성분은 블루베리에 비해 약 세 배나 많으며 맛도 좋다.

마이크로바이옴과 암 그리고 건강

마이크로바이옴과 암 그리고 건강의 삼각관계는 연구가 계속될수록 더욱 중요하게 여겨질 것이라는 점에는 의심의 여지가 없다. 매일 아침 눈을 뜨면 마이크로바이옴과 암 그리고 건강과 관련된 새로운 뉴스가 등장한다. 마이크로바이옴 생태계를 건강하게 유지하는 일은 암치료에서 가장 기본이라고 봐도 무방하다. 섬유질과 발효식품을 가능한 자주 섭취하고 항생제와 GMO 식품을 멀리하는 조치는 기본 중의 기본이라 할 수 있다.

미생물이 우리 면역계를 어떻게 훈련시키는지 살펴보려면 어떤 영양소가 마이크로바이옴에 유익하게 작용하는지 정확히 알아야 한다. 이 장에서 언급한 마이크로바이옴 친화적 생활 습관과 섭취해야 할 음식을 반드시 기억하기 바란다. 그리고 실천에 옮기자.

자연은 숫자 게임이다. 면역계와 건강이 수명, 스트레스, 오염된 음식 그리고 노화와 관련된 질병으로부터 공격받을 때, 구할 수 있는 모든 자원을 사용해야 한다.

-폴 스테이멋츠(Paul Stamets), 균류학자, 저자 및 약용 버섯 전문가

비타민, 미네랄 및 영양을 올바른 수준으로 섭취하면 몸이 질병을 극복할 수 있다.

-라이너스 폴링(Linus Pauling),

노벨상 2회 수상자 (1954년 화학상, 1962년 평화상)

7장

면역 기능
- 심층영양으로 지키자

7장

지금, 이 책을 읽고 있는 동안에도 면역계는 열심히 일하고 있다. 수백만 개의 세포가 혈류를 순환하며 보안팀처럼 일한다. 면역세포들은 박테리아나 바이러스 같은 내외부의 침입자를 찾아 파괴하며, 빠르게 분열하는 암세포도 찾고 있다. 면역세포는 신체에 있어야 하는 세포와 그렇지 않아야 하는 세포를 구별해 유해한 침입자를 식별한다. 구별하려면 면역세포는 자기 자신과 자신이 아닌 것의 차이를 알아야 하며, 6장에서 배웠듯이 마이크로바이옴이 그 차이를 알려준다. 이는 경쟁 스포츠에서 색이 다른 유니폼을 입는 것과 비슷하다. 몸에 없던 외래 요소(전염성 유기체, 외래 단백질 등)는 몸에 속하는 세포나 단백질과는 색이 다른 유니폼을 입는다. 유니폼(이 경우에는 태그라고 부름)은 면역세포에게는 외래 침략자가 있다는 경고와 같다. 간단하게 말하자면, 몸의 면역계는 원칙적으로 모든 적을 구분할 수 있으며 그렇기 때문에 모든 질병을 이겨낼 수 있어야 한다. 하지만 암세포는 변장하고 면역 기능을 억제하며 심지어 면역세포를 자기편으로 만들 수 있는 놀라운 능력을 가지고 있다. 체내의 모든 세포를 점검해 암이 될 수 있는지 확인하는 것이 면역계가 하는 일이다. 이 과정을 면역감시라 부르며, 암 발병을 억제하는 중요한 과정이다. 그러나 암은 매우 강력한 상대여서 면역계가 경쟁에서 이기기란 그리 쉽지 않다.

오늘날 우리 면역계는 곤경에 처해 있다. 면역계는 곡물과 당분 과부하, 스트레스, 영양 결핍, 미생물 고갈, 약물 치료를 포함해 다양한 현대 생활양식과 영양 습관 때문에 무장 해제되고 혼란스러워졌다. 암과 싸울 수 있는 능력이 크게 떨어졌고 면역감시 시스템이 약화됐다. 현대 식품은 실제로 면역계를 매우 심각하게 공격한다. 테러리스트 같은 항원 집단은 미국의 일반적인 식단을 먹을 때마다 우리 몸을 침략한다. 지나치게 극단적으로 들리겠지만 이는 사실이다. 곡물, 콩, 식용색소, 유화제와 같은 유전자와 위장관gastrointestinal tracts에 적합하지 않은 현대 음식은 장누수증후군LGS, leaky gut syndrome[역주: 장 점막의 손상으로 인해 점막세포 사이의 결합이 느슨하게 벌어지고 그 틈을 통해 장 점막 안 쪽으로 분자량이 큰 물질이나 세균 등이 침투해 만성염증을 일으키는 현상]을 유발한다. 장누수증후군은 현대 면역계가 빠진 곤경의 근본 원인이며 이 장에서 말할 주요 논점이다. 장누수증후군은 영양이 부족한 미국 식단과 함께 면역계 내에서 광범위한 영양결핍을 유발한다. 예를 들어, 미국인의 75퍼센트에서 97퍼센트는 비타민D가 부족하다.[1] 과학자들은 비타민D가 면역계를 활성하는 데 중요하다는 것을 발견했으며, 충분히 섭취하지 않으면 특정 면역세포가 심각한 감염이나 암에 대응해 싸울 수 없다. T림프구 또는 T세포(백혈구의 일종)라 불리는 이 세포는 암세포와 싸우는 가장 강한 세포지만 비타민D가 없으면 활성화되지 않는다.[2] (특정 영양소의 역할에 대한 자세한 내용은 이 장의 뒷부분에 나와 있다. 하지만 이미 여러분은 비타민D의 중요성을 배웠다. 여러분의 주치의가 암과 영양은 관련 없다고 생각한다면, 새로운 의사를 찾는 편이 좋다.)

설탕이 많이 들어간 식사와 우리가 논하는 많은 요인 때문에 미국인 대부분은 면역계가 만성적으로 저하돼 있다. 증거는 많다. 암 관련 면역질환과 암과 관련 없는 면역질환이 모두 증가하고 있으며, 통계에 따르면 2000년과 2009년 사이에 자가면역질환이 거의 25퍼센트 증가했다. 자가면역질환은 자기 자신을 남으로 인지해 스스로 조직을 파괴하면서 발생한다. 제1형 당뇨병, 셀리악병, 류마티스 관절염, 하시모토 갑상선염, 다발성 경화증과 같은 질환을 포함하는 자가면역 상태는 이제 다섯 명 중 한 명에게 영향을 미치고 있다.

면역결핍 장애는 신체가 감염 및 질병과 적절하게 싸우지 못하게 한다. 가장 흔한 것은 백혈병과 림프종으로 1973년 이래 20퍼센트 증가했다. 백혈병과 림프종협회Leukemia and Lymphoma Society가 발표한 전망에 따르면, 미국에서만 2016년에 17만1550명이 백혈병, 림프종, 골수종을 진단받을 것이다. 약 9분마다 미국인 한 사람이 혈액암으로 사망한다. 백혈병 같은 혈액암에 걸리면 비정상적인 면역세포가 급속히 생산되며, 이 세포는 건강한 면역세포와는 달리 감염과 싸울 수 없다. 건강한 면역계는 암세포가 모여 종양을 형성하기 전에 자연적으로 생기는 암세포를 감시하고 파괴한다. 따라서 우리 면역계를 건강하게 유지하는 것이 암 예방과 관리의 초석이다.

지난 1만5000년 간 극도로 변화한 식습관과 함께, 우리는 증가된 스트레스, 넓게 퍼진 약물 사용, 화학 요법, 예방접종, 설탕, 발열 억제제, 마이크로바이옴의 파괴 및 영양 부족에 처해 있었다. 특히 최근 200년 사이의 변화 속도는 놀랍도록 빠르다. 우리의 면역세포가 과로 상태에 있고 혼란스러운 것은 당연한 일이다. 면역계는 점점 약화되며 타격을 받을 위기에 처하고 있다. 약화된 면역 시스템으로 인해 감염에 취약해지고, 이러한 상태가 지속될 경우 만성 감염이 발생해 암 위험이 증가한다.

전 세계적으로 모든 암 중 5퍼센트에서 15퍼센트가 바이러스에 의한 것으로 추정된다. 바이러스는 다른 유기체의 살아 있는 세포 내에서만 복제되는 작은 감염성 물질이다. 지구에 처음부터 존재했기 때문에 바이러스는 농업혁명 이전에 발병한 초기 암의 주요 원인이었을 가능성이 크다. 이 장에서는 면역계가 어떻게 작동하는지 그리고 어떻게 암이 면역계의 공격을 막는지 전반적으로 설명한다. 거의 모든 가공식품, 심지어 유기농 식품에서도 발견되는 성분을 포함해 면역 기능에 위협이 되는 요소를 자세히 설명할 것이다. 그리고 면역계를 활성화하는 서양의학의 표적 면역 치료법과 겨우살이를 사용해 자연적으로 면역을 자극하는 방법을 비교할 것이다.

여기 좋은 소식이 있다. 심층영양으로 장관腸管 치료에 중점을 둔 자가면역 제외 식이요법과 비타민D, 셀레늄, 약용 버섯으로 암환자에게 고갈된 성분을 주입하고, 삼림욕과 같은 생활 방식 등을 통해 면역계는 다시 회복될 수 있다. 여러분이 면역 평가 부분에서 높은 점수를 받았고, 자주 감기를 앓거나 아예 앓지 않고, 독감(면역 문제를 나타낼 수 있음)이 있거나 자가면역 상태 또는 만성 바이러스 감염이 있다면, 이 장은 특별히 중요하다. 여러분의 몸은 치료될 수 있는 놀라운 능력을 가지고 있다. 단지 올바른 도구가 필요할 뿐이다!

면역계의 작동 원리

인간의 면역계는 흉선, 비장, 편도선, 림프절 등 여러 장기를 포함한다. 림프관, 많은 종류의 백혈구 그리고 여러 조직에 서식하는 특수 세포는 모두 함께 작용해 면역계를 형성한다. 가슴 바로 위 중앙에 위치한 흉선은 면역계의 주요 선이다. 흉선 호르몬은 면역 기능을 조절하는 주요 면역세포가 정상적으로 성장하도록 자극한다. 이 세포(T세포)는 흉선

[1차 림프기관과 2차 림프기관]

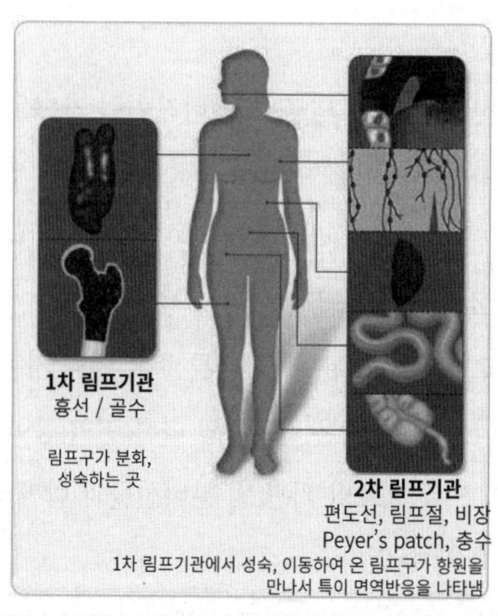

[림프기관은 림프구가 생겨나서 성숙하는 1차 림프기관과 성숙한 림프구가 상주하는 2차 림프기관으로 나뉜다. 출처 보건복지부 홈페이지]

표7.1 주요 면역 세포와 그 기능

면역세포의 종류	기 능
자연 살해세포 (NK세포)	NK세포는 백혈구의 일종이며 선천적인(비특이적) 면역계 구성 요소다. NK세포는 암세포를 파괴해 혈류에서 제거하는 데 적합하다.
B세포	B세포는 항원에 반응해 항체를 생산하는 림프구다. 기억 B 세포는 병원체를 기억할 수 있고 반복 감염되면 항체를 더 빨리 생산할 수 있다.
T세포	T세포는 흉선에서 성장한다. 세 가지 주요 하위 유형이 있다. * **헬퍼 T세포** : 항원을 인식하고 B 세포의 항체 생성을 자극한다. 다른 T 세포를 활성화하는 사이도카인을 생산하며 기의 모든 적응 면역 반응에 필요하다. 헬퍼 T세포에는 T_H1과 T_H2 두 그룹이 있다. T_H1은 세포 매개 면역에 더 많이 관여하며 항암 모드로 간주할 수 있고, T_H2는 체액성 면역 과정과 관련이 있으며 자가면역 또는 항체 모드로 간주할 수 있다. * **조절 T세포**(Treg) : 예전에는 억제자 T세포로 알려져 있었다. Treg 세포는 면역 반응을 억제, 조절 또는 차단할 수 있다. * **킬러 T세포** : 세포 독성 T 세포로도 알려져 있으며, 감염, 손상 또는 암을 유발하는 세포를 죽일 수 있다.
대식세포	병원체와 암세포를 탐지하고, 집어삼켜 파괴하는 역할을 한다.

에서 자라 훈련받고 신체로 방출된다. 타잔처럼 가슴을 1분 정도 두드려 보라. 방금 '흉선 두드리기'이라는 과정을 통해 면역 시스템을 조금 활성화했다. 흉선은 태어난 직후 가장 많이 활동하며 나이가 들어감에 따라 기능이 감소하므로 조금 두드리는 정도로 흉선이 파괴되는 일은 없으니 안심하고 두드려도 된다. 또 다른 주요 면역 기관은 좌상복부에 위치한 비장이다. 이곳은 많은 림프구와 다른 면역 강화 화합물이 저장되는 곳이다. 이 모든 세포와 기관 및 분비선들과 함께 왜 비장이 면역계라고 불리는지 알 수 있다.

면역 과정에는 여러 가지 백혈구가 관여한다. 백혈구는 전염병 및 기타 외부 침입자로부터 신체를 보호하는 면역계의 세포다. B세포, T세포 및 NK세포를 포함해 모든 백혈구는 골수에 위치한 줄기 세포에서 유래한다.

선천면역과 적응면역

면역계는 일반적으로 선천면역과 적응면역의 두 범주로 나뉜다. 6장에서 배운 바와 같이, 우리 미생물은 우리의 세 번째 면역계이자 결정적인 역할을 한다. 사실, 미생물은 본질적으로 모든 면역세포의 코치 역할을 한다. 미생물이 없으면 면역세포는 축구를 하는 네 살짜리 무리처럼 보일 것이다. 조직되지 않고 훈련받지 못한 채 자신의 골대로 공을 차는 것이다. 선천면역계는 우리가 가지고 태어난 것이고, 폐, 비강, 내장에서 만들어진 점막 및 피부를 포함한 많은 요소로 구성돼 있다.

선천면역계는 항원이 발견되면 최초로 반응하고 공격한다. 항원이 탐지되면, 대식세포와 NK세포는 병원균과 항원 대부분이 파괴되는 염증 반응(발열과 붓기 포함)을 일으켜 도움을 준다.

적응면역계(또는 획득면역계)는 음식과 흙에 있는 환경 미생물을 포함해 다른 침입자에 노출되면서 시간이 지남에 따라 발달하는 항원 특이적인 면역 반응이다. 항원이 인식되면 적응면역계는 특정 항원이나 병원균을 공격하도록 특별히 고안된 면역세포군을 만든다. 적응면역세포는 특정 항원을 기억할 수 있어, 동일 침입자에 대해 보다 빠르고 효과적으로 반응할 수 있다. 이것이 예방접종이 작동하는 원리다. 인

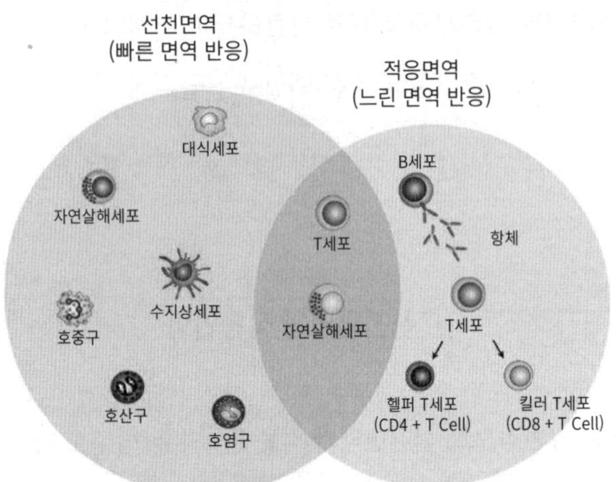

[역주: 면역은 부모로부터 물려 받는 선천면역과 외부 항원과 싸우면서 새롭게 생긴 적응면역으로 나뉜다. 선천면역은 비특이적 면역으로 다양한 종류의 항원에 빠르게 반응한다. 반면에 적응면역은 특이적 면역으로 항원과 항원수용체 반응으로 세포별로 하나의 항원에 반응한다. 일반적으로 NK 세포는 선천면역으로 분류되고 세포독성 T 세포는 적응면역으로 분류된다.]

체는 총 10억 개의 다른 표적을 인식할 수 있는 항체를 만든다고 추정된다. 꽤 인상적이다. 태반과 모유를 통해 엄마는 수년 전에 엄마가 노출된 항원으로부터 아이를 보호하고자 아기에게 충분한 항체를 전달한다. 반면, 집단면역[역주: 집단면역은 집단 대부분이 감염병에 대한 면역을 가진 상태를 말한다. 집단 내 다수가 면역력이 있으면, 면역력이 없는 개체가 감염될 확률도 낮아진다]으로 어린 시절에 위험한 시기를 보낸 적 없는 엄마는 특정 보호 항체를 전달할 수 없어 아기를 위험에 처하게 할 수 있다.[3] 어떤 경우에는 특정 바이러스에 노출되지 않아서 면역이 발달되지 못해 장기적으로 면역력을 향상시키지 못할 수도 있다. 사람은 200만 년 동안 예방 접종을 하지 않고 살았다는 사실을 기억해야 한다. 적극적으로 예방접종을 시작했을 때인 1900년경까지는 자가면역질환이 나타나지 않았다는 걸 고려해 보면, 우리가 최선의 방법으로 면역기능을 향상시켜 온 것은 아닌듯 하다.

암 상황에서 TH1과 TH2의 균형

건강한 면역계에서는 두 종류의 헬퍼 T세포(TH1 및 TH2)가 면역 반응을 균형 있게 유지하는 데 도움이 되도록 시소의 양끝에서 형제자매처럼 함께 일한다. TH1 세포는 선천적인 면역반응을 유도하고 전형적으로 세포 내부의 바이러스와 박테리아 감염과 싸운다. TH1은 또한 암세포도 제거한다. TH1 반응은 NK세포, 킬러 T세포, 다른 T헬퍼 세포, 조절 T세포, 대식세포 및 IL-2 사이토카인을 비롯한 면역세포를 활성화한다. TH2 세포는 독소와 알레르기 항원 같은 외부 위협에 대처하기 위해 항체 생산을 늘리는 적응면역이 일어나도록 유도한다. TH2 면역반응과 관련된 1차 면역세포는 항체를 생성하는 B세포다.

건강한 면역계는 어떤 유형의 세포를 생산할지 결정할 수 있으며 TH1과 TH2 반응을 쉽게 전환할 수 있다. 반대로, 건강하지 않은 면역계는 한 종류의 면역 반응만 하며, 한 종류의 면역세포만 과다하게 생성한다. 하나가 더 활동적이면, 다른 시스템의 활동을 억제해 TH1 또는 TH2 면역 우세가 나타날 수 있다. TH1/TH2 시스템이 불균형해지면, 염증이 증가하고 면역 효율이 떨어진다.

인체가 스스로를 이물질로 오해하는 자가면역 상태는 TH1 면역 우세의 전형적인 예다. 이 반응은 글루텐 및 기타 식품 알레르기와 관련이 있다. 항생제와 살충제 남용은 TH2 우세와 관련이 있다. 우리가 알

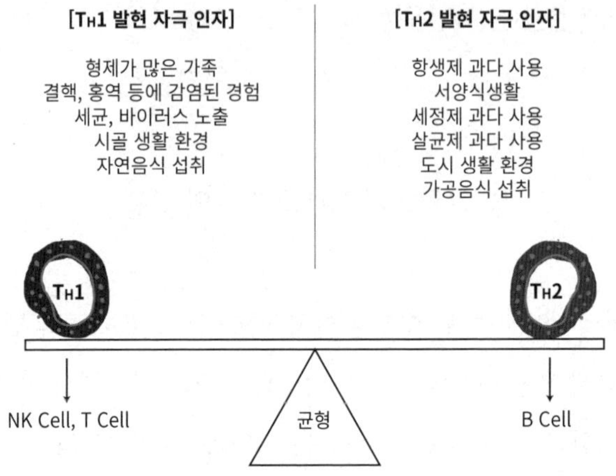

[역주: Helper T 세포는 TH1 세포와 TH2 세포로 나뉘며 항상 균형을 유지해야 건강을 유지할 수 있다. 위생개념이 높지 않았던 과거에는 세균이나 바이러스 노출이 상대적으로 많았기 때문에 TH1 세포가 과발현 되었다. 반면에 현대에는 항생제를 비롯한 제초제, 살충제 등의 약물 사용의 증가로 TH2 세포가 과별현 되었다. 그 결과 NK 세포나 세포독성 T 세포의 자극이 적어져 암에 노출되기 쉬워졌다.]

레르기 항원에 노출되면 TH2 시스템이 과도하게 가동돼 대규모 염증 반응을 일으킨다. 결과적으로 암세포를 죽이는 면역계의 능력은 억제된다. 대부분의 선진국 사람들은 TH2 우세에 머물러 있다. 이는 손 소독제, 비누, 항생제를 과도하게 사용하면서 우리 몸이 옛날처럼 많은 기생충과 박테리아에 노출되지 않기 때문이다. 따라서 우리 면역계는 훈련받거나 발달하지 못했다. 연구에 따르면, 유아를 신중하게 세균에 노출하면 나중에 알레르기, 천식, 자가면역질환 같은 질병으로부터 보호받을 수 있다.

TH1 모드가 항암 모드로 간주되기 때문에 TH2에 고착되면 암세포를 제거하는 능력이 약해지고 암 발병 위험이 증가한다. 다행히 특정 화합물이 TH1과 TH2 두 세포 집단 모두를 자극한다고 밝혀졌다. 더 운이 좋은 것은 시소의 주춧돌을 조절하는 화합물이 있다는 것이다. 비타민D, 프로바이오틱스, 겨우살이가 그것이다.

암과 면역계

암세포 대부분은 외관상 정상세포와 매우 유사하다. 검정색 옷을 입고 그림자 속에 숨어 있는 사람처럼, 암세포는 면역계에게 탐지되지 않고 파괴되지 않도록 위장할 수 있다. 암이 성장하면 면역계를 회피하는 능력은 크기가 커짐에도 불구하고 훨씬 더 증가한다. 회피에는 여러 가지 방식이 있다. 첫째, 암세포는 NK세포의 활동을 마비시키는 물질뿐 아니라 우리가 방금 배운 염증성 사이토카인[역주: 면역세포가 분비하는 단백질을 통틀어 일컫는 말이다. 사이토카인은 세포로부터 분비된 후 다른 세포나 분비한 세포 자신에게 영향을 줄 수 있다. 위키백과 참고]을 생산할 수 있다. NK세포는 전이암을 없애고 암 재발과 전파를 예방하는 중요한 역할을 한다. 말하자면 면역 계통의 해병대와 같기 때문에 NK세포의 기능이 저하되면 성공적으로 암을 치료할 수 없다. 또한 NK세포는 저단백질 식이를 하거나, 스트레스와 독소에 노출돼도 활성도가 떨어져 암세포를 잘 죽이지 못하게 된다.[4]

암세포는 특정 면역세포를 스스로의 성장에 도움이 되도록 바꾸고 결합할 만큼 영리하다. 특정 유형의 대식세포는 처음에는 암세포를 파괴하려고 종양 내부에 들어가지만 종양 성장을 돕는 것으로 끝난다. 이를 종양관련대식세포TAMs : Tumor-Associated Macrophages[역주: 대식세포는

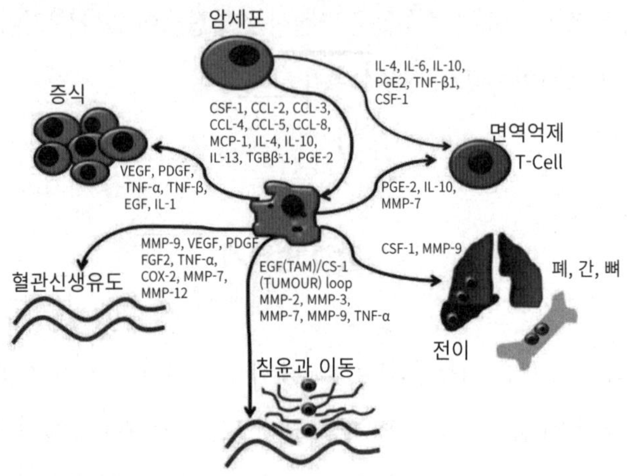

[역주: 종양관련 대식세포(TAM)는 M2형 Macrophage로서 종양주위조직에 주로 발견된다. TAM은 암세포의 증식뿐만 아니라 신생혈관을 유도하여 전이를 일으키는 원인이 된다. 출처 Tumour macrophages as potential targets ofbisphosphonates, Thea L Rogers and Ingunn Holen, Journal of Translational Medicine 2011, 9 :177]

M1형과 M2형으로 분화되는데, M1형 대식세포는 탐식작용과 염증반응을 일으키는 반면 M2형 대식세포는 항염증 작용과 종양 성장을 일으킨다. 종양 관련 대식세포는 M2형 대식세포로 종양 주변의 미세환경에서 발견되며 종양의 성장과 전이를 야기하고 항암과 방사선 치료에 대한 내성을 일으키는 것으로 밝혀졌다] 라고 하며, 성장인자를 분비하고, 혈관신생을 촉진하며, 전이를 돕는 효소를 분비하고, 적응 면역계를 억제해 암을 죽이는 활동을 무력화한다. 종양 관련 대식세포는 악성 종양 대부분에서 발견되며, 경우에 따라 종양의 질량 중 50퍼센트를 차지하기도 한다. 대식세포가 올바르게 기능하면, 글자 그대로 암세포를 먹는다. 그러나 비타민 B_{12} 또는 B_6를 적게 섭취하거나 음식 알레르기가 있다면 대식세포의 수준이 낮아지고 기능이 손상된다.

폐와 내장 같은 일부 기관은 면역감시의 관점에서 보면 문제가 심각하다. 환경에 상대적으로 개방돼 있어 뼈와 같이 폐쇄된 영역보다 많은 양의 항원에 노출되기 때문이다. 음식물을 흡수하려고 위장관은 엄청난 표면적을 가지고 있다. 소장만 해도 피부보다 표면적이 200배나 넓다. 소장에는 암세포를 포함해 죽은 세포를 걸러 내고 많은 수의 림프구가 들어 있는 파이어스 패치Peyer's patch[역주: 파이어스 패치는 17세기 스위스 해부학자 조한 콘래드 파이어Johann Conrad Peyer의 이름을 따서 명명된 소장 주위 림프조직으로서 공장과 회장에서 주로 발견되며 십이지장에서도 일부 발견될 수 있다. 인체의 방어기구인 장관면역에서 아주 큰 역할을 담당하고 있다]라는 림프조직 구역이 있다. 소화계에 유해하거나 병원성 항원이 나타나면 파이어스 패치에 있는 세포는 다른 T세포에 경고하고 B세포에게 항체를 생산하라고 지시한다. 그러나 곡물, 콩, 설탕, 식품 첨가물, 착색료가 매우 풍부한 음식을 먹는 바람에 소화계는 수많은 항원에 지속적으로 노출되고 있다. 이는 만성 면역과 염증 반응을 일으키며, 덕분에 암은 혼란에 빠진 면역계를 피할 수 있다. 아마 여러분은 빵 조각같이 하찮은 것이 어떻게 면역계를 파괴할 수 있는지 궁금해할 것이다. 우리가 설명해보도록 하겠다.

면역계 손상의 원인

우리는 흡연, 음주, 장기간의 좌식 생활, 과도한 위생 관념 같은 생활방식이 면역에 장애를 일으킨다는 것을 알고 있다. 그렇다고 이와 같은 생활방식 모두를 피해야 하는 것은 아니다. 우리는 나아가 화학요법과 방사선치료 같은 기존 치료법이 면역 기능을 현저하게 떨어뜨린다는 것을 알고 있으므로 이런 치료를 받는 환자에게 특별한 예방 조치를 취한다. 이전에 언급했듯이 설탕은 면역 기능을 심각하게 저해한다. 설탕이 체내에 들어가면 기본적으로 후추 스프레이를 뿌린 듯이 몇 시간 동안 면역세포를 마비시킨다. 이것이 감기와 독감이 일반적으로 할로윈데이 즈음 시작되는 이유다. 할로윈데이 즈음에는 햇빛의 양이 줄어들어 비타민D 수준이 떨어질 뿐 아니라 사탕덩어리를 먹으며 휴일을 축하한다. 독감은 미국인이 설탕을 만성적으로 너무 많이 섭취하는 바람에 면역 기능이 떨어져 발생한다는 것이 진실이다. 하지만 곡물, 렉틴[역주: 탄수화물 결합 단백질로서(당사슬 등이 포함된 당단백질과는 구분), 특정당 분자와 특이적으로 결합한다. 현재는 당사슬 결합 활성을 나타내는 단백질을 두루 가리키는 용어로 사용된다. 세포와 단백질 간 생물학적 인지 역할을 한다. 렉틴은 면역기능을 자극하는 긍적적인 기능과 장누수증후군을 유발할수 있는 부정적인 기능을 모두 가지고 있어 조리를 통해 부작용을 줄여 활용할 필요가 있다. 위키백과 참고.], 유화제, 식용색소 그리고 영양결핍과 약물남용에 대한 강조는 아직 부족하다. 이런 것들이 공모해 면역 기능을 억누른다. 우리는 이러한 각 요인이 어떻게 면역 기능을 떨어뜨리는지 이해해 균형을 회복하기 시작해야 한다.

면역계를 공격하는 범인 #1 : 음식 알레르기 및 장누수증후군

음식은 가장 큰 부담을 주는 외래 항원이며 면역계에 가장 큰 도전 과제를 제시한다. 입으로 들어가는 음식과 음료는 모두 소화관을 통과한다. 면역장벽은 병원성 침입자를 신체에서 격리하려고 부지런히 일한다. 소화관인 입에서부터 항문까지의 장관에는 외부 환경으로부터 보호하는 장벽인 특수한 단일 상피세포층이 늘어서 있다. 이 보호층을 형성하는 세포들은 '밀착연접tight junctions'이라 불리는 구조물로 결합돼 있다.

밀착연접은 살충제 같은 유독성 입자는 제거하면서 비타민과 아미노산 같은 미량영양소와 거대영양소는 소화관에서 혈류로 통과하도록

[잔누수증후군의 진행과정]

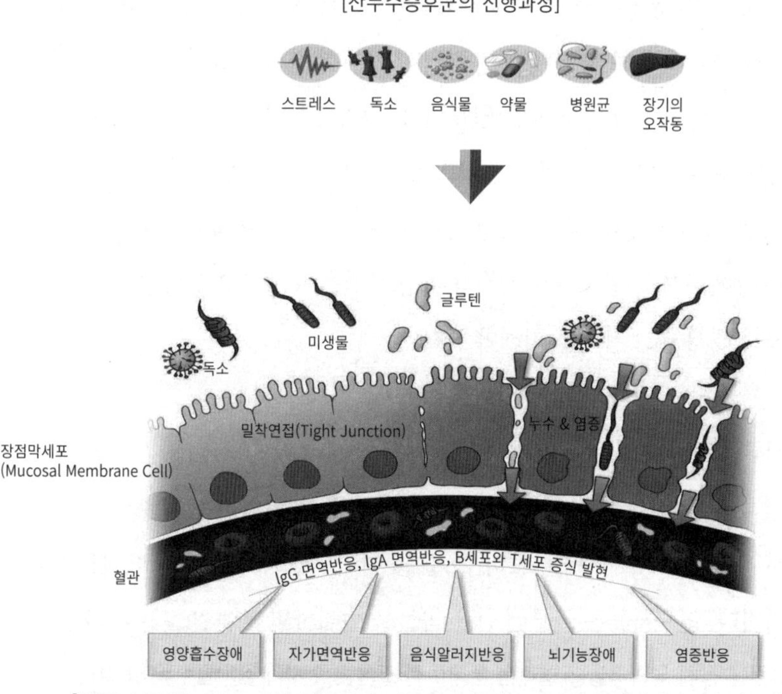

[역주: 스트레스, 독소, 약물 등이 오랜 시간 장내 환경을 자극하면, 장점막세포의 간극이 벌어지면서 수 많은 Antigen이 장 내부로 들어와 광범위한 염증을 야기한다. 그로인해 만성적인 복부팽만, 가스, 복통, 설사, 변비 등의 장질환이 나타난다. 또한 점막 내부로 침입한 Antigen은 혈류를 타고 전신으로 퍼져 암, 자가면역질환, 면역질환, 피부질환, 두통, 치매 등과 같이 전신질환을 일으키기도 한다.]

허용한다. 이 세포층과 밀착연접부가 파열되면, 현대 음식의 방대한 항원이 갑자기 혈류로 들어올 수 있다. 그리고 이 구멍은 계속 발생한다. 이러한 현상을 장투과성 또는 장누수증후군LGS이라 하며, 미국 인구의 80퍼센트가 고통받고 있다.

집안의 배관 시스템을 생각해보라. 파이프는 싱크대, 욕조 또는 화장실에서 물을 운반하도록 설계됐다. 그러나 파이프 중 하나에서 누수가 발생하면 물이 표면으로 흘러들어 주변을 손상시킬 수 있다. 그것이 장누수증후군에서 일어나는 일이다. 큰 음식물 입자, 살충제, 독소, 호르몬, GMO, 항생제 등은 원래 소화관에서 혈류로 빠져나가지 않아야 하지만 일단 혈류로 빠져나가면, 면역계 전체에 경각을 울리고, 시간이 지남에 따라 만성 TH2 반응을 일으킨다. 밀착연접이 깨져 구멍이 생기는 원인은 무엇일까? 원인은 많지만 일반적인 미국 식단에서 흔히 볼 수 있는 글루텐, 콩류, 유화제, 용매제가 주범이다. 기본적으로 이런 음식은 장에 구멍을 만드는 단백질과 활성 물질을 포함하고 있다. 우리는 어떻게 해서든 그 음식을 피해야 한다!

글루텐

글루텐Gluten이란 단어는 라틴어로 '접착제'를 의미하는 "글루glue"에서 유래했으며, 이는 밀, 보리, 호밀 등 여러 곡물에 포함된 단백질을 가리킨다. 연구자들은 글루텐 함유 곡물을 섭취하면 조눌린zonulin[역주: 조눌린은 장의 투과력을 조절하는 물질로서 조눌린 수치가 증가할수록 장 점막 세포 사이 공간이 열린다. 글루텐을 많이 복용한 사람의 장일수록 조눌린 수치가 증가함이 밝혀졌다. 조눌린 수치가 높아지면 장 점막 사이공간이 넓어져 고분자량의 항원성 물질이 장 내로 유입돼 만성 장질환을 유발할 수 있다] 수준이 증가한다는 사실을 입증했다. 이 현상은 셀리악병 여부와 관계없이 모든 사람에게 발생한다. 조눌린 수준이 높아짐에 따라 장세포 사이가 느슨해져 항원이 통과할 만하게 세포 사이에 공간이 생긴다. 그런 다음 면역계가 이러한 항원을 공격하면서 음식 민감성, 염증, 자가면역 및 암을 유발한다.[6] 조눌린 조절 장애는 신경교종 환자에서 관찰됐으며 악성 뇌종양과도 관련이 있다.[7] 조눌린 활성은 또한 구강 편평세포암, 폐암, 췌장암과 관련이 있다.[8] 밀에 포함된 단백질은 또한 1형 당뇨병을 포함해 17가지가 넘는 다양한 유형의 자가면역 상태와 관련이 있다.[9] 밀과 곡물이 들어 있지 않은 식단이 암 예방에 절대적으로 중요하다는 것을 아직 확신하지 못했다면 계속 읽어보라.

렉틴과 유화제

렉틴은 많은 음식에서 발견되는 끈끈하고 작은 단백질이다. 렉틴은 장누수증후군과 면역계 조절 장애를 일으키는 것으로 밝혀졌다. 렉틴은 다른 신체 조직에 달라붙는 친화력이 있다. 렉틴이 장누수 때문에 혈류에 들어가면 갑상선과 간, 신장, 전립선, 유방, 뇌하수체, 췌장과 같은 여러 장기와 조직에 달라붙는다. 이런 일이 생기면, 렉틴에 대한 면역 반응이 일어나 실수로 렉틴이 결합된 조직에 염증을 일으킨다. 그 결과는 '하시모토 갑상선염'처럼 특정 장기에 생기는 자가면역 상태와 암이다. 또한 시리얼 곡물과 콩과 식물에서 발견되는 렉틴은 림프구 생산을 억제하고 종양괴사인자tumor necrosis factor[역주: 종양괴사인자는 염증반응을 유도하는 사이토카인 중 하나다. 주로 활성화된 대식세포나 보조T 림프구Helper T Cell, 자연살해세포NK Cell 등의 면역세포에서 분비되며 면역조절, 염증반응 유도, 종양억제, 세포자살 유도, IL1과 IL6의 생산을 통해 패혈증을 유도하기도 한다. 비정상적인 종양괴사인자 조절은 알츠하이머, 암, 우울증, 염증성 장 질환 등을 유발할 수 있다]를 자극하며, 더 나아가서는 면역조절 장애와 자가면역을 일으키는 것으로 밝혀졌다.[10] 이런 이유로 우리는 환자들에게 모든 콩류를 피하라고 조언한다. 여기에는 캐슈넛, 땅콩, 병아리콩, 렌틸콩, 검은 콩, 핀토콩, 메주콩, 강낭콩이 포함된다. 콩은 인간에게 상대적으로 새로운 식품이고 단백질뿐 아니라 탄수화물도 풍부하다. 단백질이 많은 콩 중 하나인 렌틸 콩 한 컵에는 탄수화물 40g과 단백질 18g이 들어 있다. 비교를 위해 얘기하자면, 정어리 한 컵에는 탄수화물 0g과 단백질 37g이 들어 있다.

장 손상의 또 다른 원인은 거의 모든 가공 식품에 첨가된 합성 식품 첨가물이다. 바로 '유화제'다. 식품에 사용되는 가장 일반적인 유화제는 모노글리세라이드와 디글리세라이드, 폴리 소르베이트-80P80, 대두 레시틴, 카복시메틸셀룰로오스CMC다. 유화제는 장의 투과성을 높이고, 장내 세균을 바꾸며, 대장염에 직접 기여하는 것으로 밝혀졌다. 유화제는 오일과 물을 혼합해 그 상태를 유지시키는 계면 활성제의 한 유형이다(기름과 식초를 섞는다고 생각해 보라. 유화제가 첨가되지 않는다면 몇 분 안에 다시 분리될 것이다). 유화제는 수 년 동안 인간이 계란을 가지고 하던 작업을 필요 없게 만들었다. 오늘날 합성 유화제 시장은 식품 첨가물 시장에서 가장 빠르게 성장하는 부문이다. 이 화학 제품은 빵과 초콜릿, 유제품, 소다, 샐러드드레싱, 아이스크림에 널리 사용된다. 지역 협동조합에서라면 안전한 쇼핑을 할 수 있다고 생각하겠지만 소이레시틴은 많은 건강식품에서 발견되므로 생각보다 복잡하다. 유화제 없는 유기농 공정 무역 초콜릿 바를 찾기는 어렵다. 식품 라벨에서 이런 성분을 찾아보라. 합성 유화제가 들어 있지 않은 식품은 많이 있는데 그건 바로 전체식whole foods이다.

인공 식용색소

마지막으로 장누수증후군을 일으키는 목록에 인공 식용색소가 있다. FD & C 넘버 5와 같은 색상은 원래 자연에 없는 색이다. 하지만 요구르트, 시리얼, 플레이도Play-Doh[역주: 인공 찰흙 장난감]와 같은 제품에 널리 사용되며 석유로 만든다. 그렇다, 가솔린을 만드는 동일한 물질이 시리얼 안에 있는 것이다! 지난 50년간 식품에서의 식용색소 사용양은 500퍼센트 증가했다. 연구에 따르면 식용색소에 노출되면 장뿐 아니라 비장과 흉선에 구조적 손상이 발생할 수 있다. 식용 색소는 면역을 올리는 아미노산인 리신과 아르기닌에 직접 달라붙으며 혈청 알부민 수치도 낮추는 것으로 나타났다. 알부민 부족은 악액질이 있는 사람에게는 매우 바람직하지 않다. 한편 식용색소는 피부염과 비염, 천식 발작 같은 주요 면역 문제와 관련이 있다. 식용 색소와 어린이의 행동 문제(ADHD와 같은)와의 연관성은 부인할 수 없다. 하지만 음식에 색을 입히는 자연스러운 방법이 많이 있으며, 유기농 식품 회사는 어린이를 대상으로 하는 제품에는 비트 주스 같은 것을 사용한다.

이제 우리는 장누수증후군을 일으키는 주요 원인을 확인했으므로 면역 저하의 또 다른 요소인 영양 결핍을 이해할 차례다. 미국인은 가공 식품을 많이 먹기 때문에 이미 영양소가 부족하다. 장누수증후군이 면역계가 효과적으로 기능하는 데 필요한 주요 비타민과 미네랄의 흡수를 막음으로써 더욱 악화된다. 다음으로 우리는 면역계에 필요한 영양분을 확인하고 그 영양분이 있는 음식을 더 많이 섭취할 수 있다.

면역계를 공격하는 범인 # 2:
영양 결핍

면역계를 건강하게 유지하려면 주요영양소와 미량영양소를 둘 다 충분히 섭취해야 한다. 단 하나의 영양소만 결핍돼도 면역 반응이 변할 수 있으며, 상태가 미미해도 영향을 줄 수 있다.[11] 영양소와 면역 사이에는 확실히 연관이 있으며, 영양 결핍은 면역저하의 가장 빈번한 원인이다.[12] 영양과 비타민 결핍 상태는 영양이 풍부한 동식물 음식 전체를 잘 섭취하지 않으면 발생한다. 특정 미량영양소(비타민과 미네랄)와 다량영양소(단백질에서 발견되는 아미노산 포함)는 면역계가 제대로 기능하는 데 필요한 요소로 알려져 있다. 다섯 가지 주요 면역 미량영양소는 비타민A, C, D 그리고 미네랄인 셀레늄과 아연이다. 완벽한 단백질을 포함한 이런 영양소는 면역세포의 기능을 조절하고, 항암성 T_H1 면역 반응을 돕고, 항체와 사이토카인을 생산하고, T세포, B세포, NK세포, 대식세포를 활성화하는 여러 가지 메커니즘을 통해 면역계를 지원한다.[13]

몇몇 또한 다양한 면역 반응에서 각 아미노산이 수행하는 특정 역할을 알려주는 임상연구가 있다. 예를 들어, 아르기닌은 세포면역 메커니즘, 특히 T세포의 기능을 향상시키는 것으로 입증됐다. 수술 후 환자를 대상으로 한 연구에서 아르기닌을 보충하니 T세포 반응이 향상되고 헬퍼 T세포수를 늘려 대조군과 비교했을 때 T세포 기능이 정상적으로 더 빨리 돌아오도록 했다. 연구진은 아르기닌 보충이 고위험 수술 환자의 면역 기능과 감염에 저항할 수 있는 능력을 향상시켰음을 발견했다.[14] 메티오닌, 시스테인, 호모시스테인, 타우린 같은 황 함유 아미노산이 부족하면 T세포의 기능이 약화된다. 활성화된 T세포는 암세포를 직간접적으로 죽일 수 있다. T세포 활성화는 정확히 펨브롤리주맙 pembrolizumab[역주: 상품명 키트루다로 잘 알려진 3세대 면역항암제로서 T세포의 PD1 수용체에 결합해 암세포가 면역을 회피하지 못하게 함으로써 항암작용을 한다. 지미 카터 전 미국 대통령이 면역항암제인 키트루다를 처방받아 자신의 뇌종양이 완치됐다고 발표해 큰 주목을 받은 약물이다] 같은 새로운 표적 면역요법 약물에게 부여된 역할이다. 알기닌과 유황이 풍부한 알래스카 킹크랩이나 새우를 조금만 더 먹어 면역계를 활성화하는 것은 어떨까?

채식이나 완전 채식의 무서운 측면 중 하나는 면역계에 미치는 영향이다. 식이성 단백질이 부족하면 면역 기능이 손상되고 전염병에 더 잘 걸린다고 오래전부터 알려져 왔다.[15] 단백질 에너지가 부족하면 감염 빈도와 심각성이 증가하고, 흉선이 위축되며, 림프 조직이 낭비돼 면역 결핍을 야기한다. 또한 면역세포가 고갈되고 항체를 만들 수 없게 된다.[16] 연구 결과에 따르면 적정 단백질 섭취량에서 25퍼센트를 줄이면 면역계가 크게 손상된다. 아미노산 결핍뿐 아니라 아미노산 간의 비율 불균형도 면역계에 손상을 준다. 당분이 높고 렉틴이 함유된 곡물을 결합해 완전한 단백질을 만들 수 있다고 생각하는가? 그건 불가능하다. 여러분의 면역계가 제 기능을 하려면, DNA가 그러하듯, 모든 아미노산이 필요하다. 면역계에 도움이 되는 가장 좋은 식품 중 하나는 목초지에서 키운 닭의 뼈로 만든 국물이다. 아이들이 아플 때 할머니가 닭고기 수프를 만드는 이유가 있었다. 뼈 국물의 여러 성분이 T세포와 B세포를 활성화한다!

면역계에 필요한 영양소를 말하자면, 우리 몸은 매일 먹는 멀티비타민보다 훨씬 더 많은 것을 필요로 한다. 면역계에 필요한 영양소는 지난 수백만 년간 그런 것처럼 식단에서 와야 한다. 모든 아미노산에는 제대로 기능하는 데 필요한 존재 이유가 있기 때문이다. 비타민과 미네랄 사이에는 엄청난 시너지 효과가 있다. 많은 경우, 비타민과 미네랄이 제 기능을 하려면 서로가 필요하다.

비타민A

비타민A는 하나 이상의 비타민이며, 관련 지용성 영양소 그룹이라 할 수 있다(지용성이란 흡수되려면 식이지방이 있어야 한다는 의미이며, 따라서 지용성 보충제는 항상 식이지방과 함께 먹어야 한다). 레티노이드와 카로티노이드 두 가지 주요 비타민A 범주가 있다. 레티노이드는 미리 형성된 비타민A 공급원이며 간과 신장 그리고 버터 같은 동물성 제품에서 찾을 수 있다. 베타카로틴과 루테인 등의 카로티노이드는 식물에서 발견된다. 케톤생성 식이요법 친화적인 카로티노이드가 많은 식물에는 민들레 뿌리, 케일, 시금치가 있다. 카로티노이드는 몸에서 레티노이드 형태로 전환될 수 있다. 그러나 이 전환은 돌연변이, 담즙산 부족, 마이크로바이옴 불균형, 과도한 알코올 섭취, 독성 화학 물질에의 노출, 낮은 단백질 수치, 낮은 아연 수치, 갑상선 호르몬 불균형 및 처방전 없이 살 수 있는 약 때문에 저해된다.[17] 간단히 말해, 현대적인 생활을 하면서 식물의 베타카로틴이 활성 형태로 변환되는 일은 잘 일어나지 않는다. 따라서 우리는 식물성 레티노이드 공급원에만 의존하면 안 된다.

레티노이드와 카로티노이드는 모두 다양한 항암 효과를 제공하지만 특정 면역, 염증, 유전적인 측면과 관련된 이점은 레티노이드 형태의 비타민, 특히 레티노 산에서만 얻을 수 있다.[18] 면역계에서 레티놀 형태의 비타민A는 여러 기능을 수행한다. 우선, 비타민A가 결핍되면 점막상피가 재생되지 않는다. 이는 충분한 비타민A 없이는 밀착연접에 구멍이 나도 복구할 수 없음을 의미한다. 또한, 비타민A 공급은 항체 반응, 종양 세포 독성, NK세포를 활성하고 백혈구와 조절 T세포 기능을 제어한다. 불행히도 2012년 미국 국민건강영양조사NHANES에 따르면 모든 형태의 비타민A가 부족한 미국인이 50퍼센트 이상이다. 우리는 이런 음식을 더 많이 먹어야 한다. 샤프란을 뿌려 버터에 살짝 볶은 민들레 뿌리에 검은 체리 토마토를 곁들인 간 요리처럼 레티노이드와 카로티노이드가 풍부한 음식을 말이다.

비타민C

자연의학에 반대하는 사람이라도 대부분 감기나 독감에 걸렸을 때 비타민C를 먹을 것이다. 좋은 의미로 면역 비타민으로 알려진 비타민C는 면역계와 매우 밀접한 관계가 있다. 또한 항암 활동을 활성화하기 때문에, 미국인의 40퍼센트 이상이 비타민C 결핍이며 암환자의 75퍼센트에게 비타민C가 부족하다는 사실은 불행한 일이다. 이것은 예후가 좋지 않다는 지표다. 미국인은 브로콜리, 빨간 피망, 들장미 열매,

브뤼셀 싹 등 비타민C가 풍부한 음식을 충분히 섭취하지 않을 뿐 아니라 스트레스를 받는 동안에는 비타민C가 급속히 고갈된다. 인체가 스트레스를 받으면, 부신은 비타민C를 급속히 소모한다. 이는 스트레스받는 사람들이 대부분 아픈 이유를 설명한다.

비타민C가 얼마나 놀라운지 설명하기 전에 오렌지 주스를 이야기해보자. 많은 사람들이 오렌지 주스를 마시며 면역 효과를 얻고 있다고 생각하지만 사실은 반대다. 오렌지 주스는 3일이 지나면 아스코르빈산 형태의 비타민C 중 거의 3분의 1이 사라진다. 사람들이 구입할 때까지는 주스는 5일 이상 상자에 보관된다.[19] 또한, 오렌지 주스는 약 230g당 설탕 24g을 포함한다. 이는 섬유질 없는 오렌지 네 개와 같다. 우리는 조상들이 과즙을 짜서 먹지는 않았다고 확신한다! 230g의 오렌지 주스와 당 7g, 섬유질 2g이 들어 있는 전체 오렌지를 비교해보자. 항암 기능의 테르펜과 플라본이 풍부한 해면질 조직(껍질)은 말할 것도 없다. 완전한 오렌지가 면역계에 대한 훨씬 더 나은 선택이다. 블러드 오렌지는 가장 영양이 풍부한 종류이며 일반적인 오렌지보다 설탕이 적다.

이 논의는 설탕이 면역계를 어떻게 고갈시키는지 보여주는 좋은 예다. 설탕과 비타민C는 화학 구조가 유사하고 백혈구에서 흡수되려고 경쟁한다. 둘은 모두 같은 문을 통해 들어가려 하지만, 하나만 들어갈 여지가 있다. 완만한 혈당 상승도 비타민C가 면역세포까지 운반되는 과정을 방해한다. 설탕은 기본적으로 비타민C가 면역계에 주는 혜택을 없애버린다. 만약 여러분이 1리터의 탄산음료나 설탕 100g을 먹으면, 백혈구의 반응성이 40퍼센트 감소한다.[20] 고용량 비타민C 섭취가 유방암, 대장암, 췌장암을 포함해, 거의 모든 유형의 암에 걸릴 위험을 상당히 줄인다는 사실을 고려해 봐야 한다.

비타민C는 1970년대 중반 노벨상을 두 번 수상한 생화학자인 라이너스 폴링 박사와 의사 동료인 이완 카메론Ewan Cameron 박사에 의해 암치료 세계에 처음 소개됐다. 비교 연구에서 폴링과 카메론은 말기 암 환자 1명에게 하루에 10g의 비타민C를, 다른 그룹에는 비타민C를 투여하지 않았다. 비타민C를 복용한 환자의 생존율은 비타민C를 복용하지 않은 환자의 생존율보다 약 다섯 배 높았다.[21]

지난 40년 동안 우리는 비타민C가 면역 기능을 높이고 항암 작용을 한다는 것을 알았다. 비타민C는 다음과 같은 기능을 한다.

- 항바이러스성 및 항균성이 있다.
- 인터페론(암 발생에 반응해 생성되는 신호 단백질) 수준을 증가시킨다.
- 선택적으로 암세포를 더 독살한다.
- DNA에 대한 독소의 발암 효과 감소.
- NK세포 활동을 증가시킨다.
- 항체 반응을 높이고 면역 글로블린(혈액 속에서 항체 구실을 하거나 면역성을 만들어 내는 단백질의 총칭) 생성에 필요하다.
- 항혈관신생, 항염증제이며, 경구로 적게 투여해도 강력한 항산화제로 작용한다.

비타민C는 이와 같은 인상적인 효과를 발휘하는 것으로 알려져서 현재 진행성 암 클리닉에서 정맥 주사로 투여하고 있으며 전 세계의 임상실험에서 활발히 연구되고 있다. 고용량 비타민C 정맥주사IVC는 산화촉진제이므로 화학요법과 유사하게 작용하지만 건강한 세포는 효과적으로 보호한다. 비타민C 정맥주사는 종양의 증식과 확산을 막고 화학요법에 잘 반응하게 하면서 많은 암을 일정한 수준으로 유지하는 것으로 밝혀졌다. 환자가 비타민C 정맥주사의 대상이 되는지 알아보려면 먼저 포도당-6 포스파타아제 결핍증G6PD[역주: G6PD는 적혈구의 세포막 완전성을 유지할 때 필요한 효소로서 한국인의 경우는 G6PD 결핍률이 높지 않은 것으로 나타나지만 고용량 비타민C 주사요법을 받으려면 반드시 혈중 G6PD 검사를 받은 후 진행해야 한다. 혈중 G6PD가 결핍된 상태에서 고용량 비타민C 주사요법을 받으면 적혈구 용혈이 일어날 수 있다] 검사를 받아야한다. 이 유전 대사 장애가 있는 사람들은 그런 많은 양의 비타민C를 견딜 수 없으며 적혈구 파열로 인한 용혈 또는 심각한 신장 문제가 야기될 수 있다. 마지막으로 당부하는 말은 비타민C를 보충하려면 깨끗한 소스에서 온 것을 써야 한다는 것이다. 비타민C 보충제 대부분은 유전적으로 변형된 옥수수에서 추출하기 때문에 주의해야 한다.

비타민D

비타민C 바로 다음으로 비타민D는 면역 세계에서 각광받을 자격이 있다. 이 '햇빛 비타민'(호르몬으로도 간주됨)이 부족하면 결장암, 유방암, 전립선암, 난소암 등 많은 유형의 암에 민감해진다.[22] 비타민D 결핍은 감염에 대한 자가면역 증가와 민감도에도 연관이 있다.[23] 비타민D 수준이 낮은 데에는 많은 요인이 있을 수 있다. SNPs도 한 요인이며, 비타민D_3 대신 D_2를 강화한 식품을 먹거나 비타민D가 풍부한 음식을 충분히 먹지 않는 것도 한 요인이다. 자외선 차단제의 사용(인간의 피부 세포는 햇빛으로부터 비타민D를 만든다) 또는 햇볕을 충분히 쬐지 않는 것도 한 요인이다. 그리고 피부에서 비타민D를 합성하는 데 도움이 되는 중요한 미생물을 제거하는 독한 비누를 쓴 것도 요인이다.

비타민D의 전구체인 비타민D_3를 합성하려면 자외선이 피부에 도달해야 한다. 햇빛이 약한 미국 북서부에서 11월에서 3월까지는 이렇게 할 수 없을 것이다. 이것이 여름보다 겨울에 암이 더 많이 진단되는 이유일 수 있다.[24] 미국 인구의 절반 이상이 햇빛을 높은 수준으로 차단하는 자외선차단제를 매일 사용하고 있으며, 이는 비타민D의 광합성을 완전히 차단하고 비타민D 대사산물을 감소시킨다. 적정한 양을 먹지 않으면, 사용 가능한 비타민D가 결핍된다. 자외선차단제는 1936년까지는 없었다. 그때까지 인간은 야외에서 훨씬 더 많은 시간을 보냈을 뿐 아니라 자외선차단제도 사용하지 않았다. 1987년에 흑색종의 첫 번째 입증 사례가 있었다. 햇볕에 타는 것이 좋다고 말하는 것은 아니지만 태양에 완전히 노출되지 않는 것은 매우 해로울 수 있다. 미국인 대부분이 하루에 15분 미만을 태양 아래에서 보내고 있다고 생각하면 왜 문제가 있는지 알 수 있다.

우선, 많은 사람들이 자신을 태양에 노출시키지 않고, 음식에 함유돼 있는 비타민D를 먹지 않는다. 음식 형태의 비타민D는 두 가지가 있다. 한 가지는 합성 비타민인 D_2(에르고 칼시페롤)이고 또 한 가지는 천연이며 더 강력한 비타민D_3(콜레 칼시페롤)다. 비타민D_2는 1920년대 초에 처음 만들어졌는데, 이것은 콩과 밀에서 자라는 곰팡이에서 채취한 물질인 에르곤 에르고스테롤에서 유래한 것이다.[25] 제약회사들은 이 과정으로 특허를 취득했으며, 비오스테롤Viosterol이라 불리는 비타민D_2 의약품을 개발했다. 비타민D_2는 이제 특정 성분을 강화한 우유, 시리얼, 비타민에서 찾을 수 있다. 비타민D_2는 대구간유, 연어, 정어리, 고등어, 청어와 같은 한류 생선, 버터, 달걀노른자 등에서 높은 농도로 발견되는 자연 발생인 비타민D_3보다 생물 활성이 훨씬 적다. 1930년대 임상 시험에서는 대구간유가 감기 발생률을 3분의 1로 줄일 수 있음이 밝혀졌다. 이는 비타민D_3 함량 때문이기도 하고 대구간유에 비타민A가 풍부하기 때문이기도 하다. 연구에 따르면 비타민D는 비타민A의 직접적인 협력이 있어야 수용체를 활성화할 수 있다. 음식물의 시너지 효과는 무시하지 말아야 하며, 우리는 계속해서 음식에서 비타민과 다른 화합물을 분리하고 추출하지 말아야 한다. 오히려, 우리는 음식 그 자체에 초점을 맞춰야 한다.[26]

암 및 면역계에서의 비타민D의 역할과 관련해, 비타민D 수용체는 B세포 및 T세포 모두에서 발현되며, 이들 면역세포는 이 강력한 비타민의 존재 여부에 기초해 활성되거나 그렇지 않을 수 있다. 이것이 비타민D가 선천 혹은 후천 면역반응을 조절하는 방법이며, TH1-TH2 균형의 조절자로서 매우 유용한 이유다.

미국 인구의 95퍼센트는 비타민D가 결핍돼 있다. 따라서 비타민D 수치 테스트는 마모그라피 촬영과 마찬가지로 암을 예방하는 중요한 전략이다. 또한 비타민D 수용체 부위에 영향을 줄 수 있는 SNPs를 테스트하는 것도 중요하다. 우리는 거의 모든 환자에서 비타민D 수용체 SNPs를 발견했으며, SNPs가 있는 사람은 없는 사람보다 비타민D를 훨씬 더 많이 필요로 한다. 비타민D 수용체 SNPs는 전립선암을 포함

해 많은 악성 암과도 관련이 있다.[27]

셀레늄

미량원소 중 셀레늄은 면역계에 막대한 영향을 미친다. 셀레늄을 적게 섭취하면 모든 유형의 암이 증가한다. 암을 유발하는 염증으로부터 우리를 보호하는 주요 항산화 효소인 글루타치온 퍼옥시다아제를 활성하는 데 셀레늄이 필요하다는 사실은 별로 놀랍지 않다. 셀레늄이 결핍되면 NK세포가 활동하지 못하고 면역이 억제된다. 한 연구에 따르면 200μg의 셀레늄이 NK세포를 80퍼센트 더 활성화했으며 림프구의 암 살상 능력을 118퍼센트 증가시켰다. 이 미네랄은 수은과 납 같은 중금속에 의한 손상으로부터 인체를 보호할 수도 있다. 셀레늄은 또한 유전적 보호 작용을 한다. BRCA1[역주 : BRCA유전자는 BRCA1, BRCA2 두 종류가 있으며 DNA가 손상될 경우 원상복구를 하는 종양억제유전자라고도 불린다. BRCA1유전자는 17번 염색체에 위치하며 BRCA2유전자는 13번 염색체에 위치한다. 두 유전자 모두 상염색체 위에 존재하기 때문에 돌연변이된 BRCA 유전자가 자손에게 유전될 확률은 50퍼센트다. BRCA유전자가 돌연변이가 되면 유방암과 난소암 같은 여성암의 발병률이 높아지는 것으로 알려져 있다] 돌연변이가 있는 사람은 세포당 DNA가 절단되는 빈도가 유의하게 높지만 셀레늄을 보충하면 빈도가 많이 줄어든다. 셀레늄을 공급하는 가장 좋은 식품은 브라질너트다. 암환자를 위한 일반적인 영양처방 중 하나는 하루에 여섯 개의 브라질너트를 먹는 것이다. 브라질너트 여섯 개는 셀레늄 일일권장량의 700퍼센트와 19g의 지방, 탄수화물은 3g만 제공하기 때문에 브라질너트는 케톤생성 식이요법을 할 때 필수품이다. 브라질너트는 셀레늄이 많이 필요한 항암화학요법을 진행하는 동안 특히 중요하다. 다른 우수한 셀레늄 공급원으로는 새우, 양의 신장 및 가다랑어가 있다. 식물 셀레늄 공급원으로는 아스파라거스와 표고버섯이 있다(셀레늄 보충제를 복용해야 한다면 메틸화 상태여야 한다).

아연

마지막 면역계의 슈퍼스타는 아연이다. 아연은 면역 기능의 거의 모든 측면에 관여한다. 호중구와 NK세포가 정상적으로 발달하고 기능하는 데 중요한 역할을 한다. 아연이 결핍되면 T세포와 T_H1 사이토카인이 생산되지 못해 후천면역(획득면역)에 영향을 준다.[29] 아연은 흉선 기능을 향상시키므로 면역 기능을 복원할 수 있으며, 감기와 독감이 흔한 계절에 특히 유용하다. 아연은 구리와 흡착 경쟁을 하므로 이 또한 도움이 된다. 구리 농도가 높으면 여러 암의 원인이 되므로 아연과 균형을 유지하는 것이 좋다. 아연은 또한 채식주의자의 식이요법이 영양적으로 타당한지 평가할 때 주목할 만하다. 동물성 식품이 아연을 가장 많이 제공하며, 굴, 쇠고기, 생선, 조개에 많다. 콩과 식물과 곡류가 많은 식단에는 아연의 생체 이용률을 저해하는 피틴산[역주: 피틴산은 주로 곡류의 껍질에 있는 물질로서 구조적으로 이노시톨에 인산이 6개 붙어 있기 때문에 IP6로도 부른다. 피틴산은 체내에서 아연, 구리, 칼슘, 마그네슘, 철분 등과 같은 미네랄과 결합해 활성을 방해하고 위장관에서 소화를 방해하는 것으로 알려져 있다. 그러나 최근의 연구에 의하면 피틴산이 오히려 항암효과가 있으며 암이 증식과 관련된 철분 축적을 예방해 주는 것으로 밝혀졌다] 함량이 높다.[30] 케톤 생성 식이요법에 친화적이며 아연을 제공하는 다른 식품으로는 호박씨앗과 피칸을 들 수 있는데, 피틴산 함량을 줄이려면 하룻밤 담가두는 게 좋다.

요약하면, 여러분의 면역계를 강화하는 가장 좋은 방법은 식단에 비타민과 미네랄이 풍부한 음식을 더하는 것이다. 감기나 독감에 걸렸을 때만 아니라 매일 먹는 음식에 첨가해야 한다. 이제 우리는 미국에서 가장 흔하게 사용되는 처방약과 그 약이 면역계에 미치는 영향을 자세히 살펴볼 것이다.

면역계를 공격하는 범인 # 3 : 영양소를 고갈시키는 약물

처방 의약품을 구입할 수 있는 시간과 장소는 정해져 있다. 의사와 상담하지 않고 처방전을 받는 것은 문제가 있다. 의약품은 생명을 구하는 데 도움이 되며 그에 대해 매우 감사한다. 하지만 이런 약물이 면역계에 미치는 영향과 심지어 면역을 억제할 수 있음을 이해해야 한다. 특히 약물 사용 빈도를 고려하면 더욱 그렇다. 거의 다섯 명 중 세 명이 처방약을 복용한다. <미국의약협회저널Journal of American Medical Association>에 발표된 2015년 연구를 보면 2012년에 스무 살 이상 인구의 59퍼센트가 처방약을 복용한다. 미국인 중 다섯 개 이상의 처방약을 먹는 사람이 15퍼센트다. 처방전을 받으려고 지출하는 비용 또한 최고를 달리고 있다. 2014년 보건의료정보학연구소IMS, Institute for Healthcare Informatics에 따르면 처방약에 약 422조 원을 지출했다. 다시 말하지만, 우리에게는 의약품 남용 문제가 있다.

그리고 이런 약물은 좋은 일을 할 수도 있지만, 대다수는 우리 몸의 상태를 알려주는 행동이나 증상을 억제하도록 고안된 것이다. 제산제, 항히스타민제, 항생제, 호르몬제, 비스테로이드계 항염증제, 스테로이드, 항우울제, 갑상선과 콜레스테롤 저하제 등이 가장 일반적으로 사용되는 약물들이다. 6장에서 처방약을 미토콘드리아 손상의 주요 원인으로 언급했었다. 우리는 또한 항생제의 영향력이 파괴적임을 탐구했다. 요점은 약물이 너무 많이 사용되며, 많은 경우에 처방약은 부작용으로 영양소 결핍을 일으킨다는 것이다.

예를 들어, 제산제, 히스타민 H2 차단제, 위산 역류 억제제의 일종인 양자펌프 억제제는 일반적으로 속 쓰림과 역류성 식도염에 처방한다. 약품 가이드라인에 의하면, 최대 2주 동안 사용하라고 돼 있지만 사람들 대부분은 훨씬 더 오랫동안 사용한다. 여러 연구에서 이 약물이 여러 가지 영양결핍을 일으킬 수 있다고 경고한다. 엽산, 철, 아연의 흡수를 크게 낮추며 비타민B_{12}가 결핍될 위험을 높인다. 따라서 메틸화 기능도 고갈될 뿐 아니라 주요 면역 영양소도 부족해진다.

호르몬 대체 요법이나 피임약을 먹는 여성은 비타민B_6와 B_{12}, 엽산, 마그네슘 등이 고갈될 것이다. 여러분이 예상하듯, 주된 메틸 공급자와 면역영양소가 빨리 소모되고, 치료 식단이나 보충제가 없으면 면역 결핍이 일어난다. 고혈압에 일반적으로 복용하는 이뇨제 칵테일과 베타 차단제는 피로감, 불안 및 불면증 같은 부작용을 유발하므로 더 많은 약물을 처방하게 한다. 그러나 이 약물은 면역력과 정신-감정의 균형에 필요한 마그네슘과 아연을 몸에서 고갈시킨다.

영양소는 신체의 모든 세포가 대사 활동을 하려면 꼭 필요하다. 영양소는 대사 과정에서 소모되며 음식에서 오는 새로운 영양소나 보충제로 대체해야 한다. 일부 약물은 신진대사 속도를 높여 영양소를 고갈시키지만 영양제를 동시에 처방하는 경우는 거의 없다(여러분이 먹는 약물이 영양결핍을 일으키는지 알고 싶다면 약물과 비타민의 상호작용을 다룬 완벽한 책인 알란 가비Alan R. Gaby의 『약-허브-비타민의 상관관계 완벽 가이드A-Z Guide to Drug-Herb-Vitamin Interactions』 제2판을 참고하라).

처방 약품 외에도, 처방전 없이 살 수 있는 약물 남용 또한 면역계에 큰 영향을 미친다. 특히 어린이에게는 더 큰 영향을 미친다.

해열에 사용하는 아세트아미노펜의 위험성

2만 명이 넘는 어린이를 대상으로 한 대규모 연구에 따르면 아세트아미노펜(미국의 타이레놀)[역주: 상품명 타이레놀, 펜잘, 게보린 등으로 더욱 잘 알려진 해열진통제다. 과량 복용시 간 기능 저하와 구토, 알레르기 등을 유발하며 특히 술을 마셨을 때는 복용을 삼가해야 한다. 만성적으로 아세트아미노펜을 복용하는 사람은 혈액암 발병률이 높아지는 것으로 밝혀졌다]을 1년에 한 번만 사용해도 생명을 위협하는 영구적 피해를 입을 수 있다. 스페인 꼬루나Coruña대학의 연구자들은 6세에서 7세 아동 1만371명과 13세에서 14세의 청소년 1만372명을 대상으로 천식이 있었는지 알아보고 유아기 또는 돌이 되기 전에 아세트아미노펜을 얼마나 자주 먹었는지 확인했다. 1년에 한 번 아세트아미노펜을 복용한 어린이는 천식이 발병할 가능성이 70퍼센트 더 높았다. 한 달에 한 번 이상 아세트아미노펜을 복용한 어린이는 천식에 걸릴 확률이 다섯 배 더 높았다. 아세트아미노펜은 면역 문제를 일으킬 뿐 아니라 직접적으로 DNA에 손상을 준다.[31]

아세트아미노펜은 해열에 자주 이용된다. 하지만 사실 우리는 발열을 기뻐해야 한다. 발열은 실제로 면역 시스템이 잘 작동한다는 신호다. 우리는 1970년대와 80년대에 들어서야 해열을 하기 시작했다. 그것은 완전히 현대적인 아이디어다. 대다수 발열은 긍정적인 신호이며, 어린이에게도 성인처럼 적극적인 면역계가 있다는 강력한 증거다. 히포크라테스가 말한 것처럼, "열을 내면 어떤 질병도 치료할 수 있다". 열은 천연정수기 같은 역할을 한다. 박테리아, 바이러스, 손상된 세포 그리고 있어서는 안 되는 세포의 세포자살을 유도한다. 발열을 억제하는 것은 질병을 퇴치하는 능력을 억누르는 것이나 마찬가지다. 고열이 있으면 발작 가능성이 있지만, 이런 유형의 발작은 오래 가는 손상을 일으키지 않다. 발작은 보기에는 무섭지만, 몸을 흔들어 냉각시키는 과정이다.

해열은 또한 바이러스 발산으로 이어질 수 있으며, 병을 확산시킬 수 있다. 나샤 박사는 39도 미만의 열은 억제하려 하지 않으며(환자의 상태에 따라 다르다) 훨씬 더 높은 온도에서도 편안하게 일한다. 나샤 박사는 암환자가 열을 내지 않는 상황을 더 두려워한다. 열이 나지 않으면 나샤 박사는 면역계가 오작동하지나 않았는지 걱정한다. 열은 실제로 면역계를 업그레이드하고 조절한다. 사실, 발열을 유도하는 방법을 오랫동안 적용해 왔으며, 성공을 거뒀다.

발열 유도 치료 : 콜리의 독소와 고열치료

1891년에 면역요법의 아버지로 불려지는 윌리엄 콜리William B. Coley 박사는 수술 불가능한 암환자에게 연쇄상 구균 백신을 주입했다. 콜리 박사는 감염으로 열이 나면 그 열로 암을 줄일 수 있다고 가정했으며 그 생각은 옳았다. 이는 면역요법의 첫 번째 사례다. 면역요법은 환자의 면역계를 자극하거나 강화해서 암을 공격할 수 있다는 생각에 기반을 둔다. 독일과 멕시코의 일부 클리닉에서는 병을 유발하는 새로운 치료법으로 여전히 '콜리의 독소[역주: 자연적으로 암이 치료된 사람들이 고열 감기를 앓았다는 공통적인 경험에 근거해 인체에서 가장 고열을 일으키는 질환인 단독丹毒 균을 백신 형태로 인체에 주입하는 요법이다. OK-432라는 백신이며 현재는 주로 림프관종의 치료에 쓰이고 있다. 일본에서는 마루야마백신으로 알려져 제법 많은 암환자가 현재까지 사용하고 있다. 국내에서는 피시바닐주로 유통되고 있으며 한국희귀필수의약품센터에 진단서, 처방전, 의약품구입동의서 등의 서류를 제출하면 자가 치료용으로 구입해 사용할 수 있다]'를 사용한다.

독일에는 항암 화학요법으로 전신 고열(41도에서 43도)을 유도하는 병원이 있다. 사실, 유럽의 많은 암 병원은 방사선, 화학요법, 겨우살이, 비타민C 치료법과 함께 고열 치료를 병행한다. 고열 치료는 거의 단독으로 사용되지 않는다. 고열은 트로이의 목마처럼 암세포로 들어가서 세포사멸을 유도한다. 열은 신체의 미소순환계microcirculation을 변화시키고 약물 내성을 극복하는 데 도움이 된다. 나샤 박사는 다른 모든 치료법을 사용해본 다음 고열 치료로 완전 관해를 달성한 4기 환자를 몇 명 알고 있다. 열은 면역요법에 도움이 되므로 의사와 치료법을 논의하고 열을 억제하기 전에 다시 한 번 생각할 필요가 있다!

새로운 서양식 암치료의 만병통치약 : 면역 조절 요법

면역계에는 건강한 조직을 해치지 않으면서 암을 파괴할 수 있는 엄청난 잠재력이 있다. 하지만 암에는 훨씬 더 많은 다른 측면이 있다. 이것이 '모든 것을 치유하는 치료법'인 면역요법의 한계다. 면역치료는 전체 지형을 보는 대신 암의 한 측면만을 바라보는 또 하나의 표적 치료다. 물론 면역요법은 1971년 닉슨이 암과의 전쟁을 선포[역주: 1971년 닉슨대통령은 국립암법안National Cancer Act을 제출하며 암과의 전쟁을 선포한다]한 이후 처음으로 논의의 지형을 크게 바꿨다. 우리는 면역요법을 더 많이 배우려는 시도는 옳지만 면역요법이 10년 안에 화학요법을 따라 잡을 것이라는 주장은 핵심을 벗어난 것이라 생각한다. 단일클론항체Monoclonal antibodies[역주: 단일클론항체란 단 하나의 항원 결정기에만 항체 반응을 하는 순수한 항체로서 이론적으로 항암제에 이 항체를 결합해 사용하면 정상적인 세포는 손상하지 않고 치료하는 효과를 거둘 수 있다. 하지만 실제로는 암세포에만 작용하지 않으며 많은 부작용이 나타난다]는 여러 면역요법 중 하나다. 단일클론항체는 암세포의 매우 특정한 부분을 공격하도록 면역 단백질을 합성한 버전이다. 이론상으로는 이런 접근법이 괜찮음에도 불구하고 개인의 면역계가 손상됐거나 지속적인 자가면역 상태에 있는 사람이라면 강력한 면역요법도 효과가 없으며 실제로는 매우 독성이 있을 수 있다. 신장, 폐 또는 간에서 자가면역 때문에 장기부전을 일으킨다.

면역요법은 점점 인기를 얻고 있지만 상당수의 폐암환자가 자가면역 질환을 앓고 있어 이들의 치료에 적합하지 않다. UT 사우스웨스턴

의료센터의 해럴드 C. 시몬스 종합암센터의 종양학자이자 연구원인 사드 칸Saad Khan 박사는, 2016년 여름에, "면역치료는 예측불가능하고 자가면역에 의한 돌이킬 수 없는 독성을 여러 기관에 퍼뜨릴 잠재 위험이 있다. 복합 면역요법을 시행한다면 이런 부작용이 나타날 확률이 50퍼센트를 넘을 수 있다"고 발표했다.

문제를 내부에서 해결해야 한다. 우리가 집중해야 할 부분은 심층 영양과 같은 면역 조절 치료법과 전통적 면역요법인 겨우살이 치료법이다.

겨우살이(미슬토) : 무독성 오리지널 면역요법

유럽산 겨우살이가 암환자에게 성공적으로 사용된 것은 1917년 이후지만 비장spleen에 생긴 병에는 히포크라테스 시대부터 사용했다. 겨우살이는 세계에서 가장 많이 연구된 통합 암치료제로서 현재까지 7000건 이상의 연구가 발표됐고, 또한 가장 많이 사용되고 있다. 독일과 스위스 의사의 80퍼센트에서 85퍼센트, 나머지 유럽 의사의 60퍼센트에서 70퍼센트가 화학요법과 방사선 치료와 함께 겨우살이를 사용한다. 빈혈, 호중구 감소증, 혈소판 감소증, 간 독성, 오심, 구토 등의 부작용이 줄어든다고 알려져 있으며, 통증을 완화하고 복수를 줄여 삶의 질과 생존율을 높인다. 겨우살이는 다음과 같은 작용을 한다.

- 겨우살이 렉틴은 암세포막에 세포독성이 있다.
- VEGF(혈관내피성장인자)를 줄임으로써 혈관 신생을 막는다.
- DNA를 안정화하고 복구한다.

- 암이 확산되지 않도록 한다.
- 소염제
- 면역 조절(T세포, NK세포, 수지상 세포, 사이토카인 등을 자극)
- 콜리의 독소와 비슷하게 발열 유발 치료제로 작용한다.
- 삶의 질을 전반적으로 높인다.
- 피하주사나 정맥주사로 암에 직접 투여할 수 있고, 복강 복수와 흉막 삼출액에 투여할 수도 있다.

나샤 박사는 모든 고형암에 겨우살이를 사용하는 존스홉킨스대학의 제1상 임상시험에 도움을 주었다. 나샤 박사는 2006년부터 치료에 큰 성공을 거뒀고, 적절한 사용법을 주위 병원 의사에게 계속 알려주고 있다. 겨우살이는 다양한 암치료에 도움이 되는 매우 강력한 면역요법이다. 또 독성 없이 면역계를 향상시킬 수 있는 다른 많은 선택지가 있다. 이제 다른 방법, 즉 면역 기능을 최적화하는 데 중점을 두는 심층영양을 살펴보겠다.

면역계를 대사적으로 재부팅하기

2장에서 작성한 설문지 중 면역 부분의 점수가 높거나, 자가면역 상태이거나, 암을 예방 혹은 멈추길 원하거나, 화학요법 후에 면역계를 보완하려 한다면, 다음과 같은 접근법을 시작할 필요가 있다. 얼마나 많은 식품이 면역계를 지원하는지 알면 놀랄 것이다.

물론, 단식으로 음식을 멀리하는 것도 면역계를 재건하는 효과적인 방법이다. 적어도 2일 동안 단식하면 화학요법과 암으로 손상된 면역계가 재생될 수 있다는 여러 연구가 있다. 연구원에 따르면, 단식은 본질적으로 줄기세포가 새로운 백혈구를 만들도록 자극하는 '재생성 스위치를 눌러' 전체 면역계를 완전히 다시 채운다. 해독을 논의한 5장에서 단식의 이점을 자세히 설명했으나 단식은 면역계에도 중요한 혜택을 준다. 여기서 우리는 제외 식이elimination diet, 약용 버섯 사용, 산림욕, 수水치료법을 포함해 면역계를 지원하는 영양과 생활방식을 논의한다. 이것은 음식 섭취와 함께 일상생활에서 구현할 수 있으며, 부작용이 없고, 면역을 향상시키는 것으로 증명된 접근법이다!

제외 식이와 장 회복

면역계를 잘 유지하려면, 특히 자가면역질환이 있다면 도움이 되는 영양소를 보충할 뿐 아니라, 자가면역 유발물질을 제외한 구석기 식단을 30일에서 90일 정도 실시하는 것이 좋다. 제외 식이에는 여러 가지 방법이 있는데 영양소에 밝은 의사와 상의하는 게 좋다. 하지만 일반적인 개념은 동일하다. 30일 또는 그 이상(길수록 좋음) 곡물, 콩, 설탕, 유제품이 없는 식단을 유지하라. 또한 견과류와 씨앗, 달걀, 모든 가공식품 그리고 가지과 식물을 포함한 모든 렉틴을 피하라. 여기에는 토마토, 흰 감자, 가지, 고추(후추가 아닌), 칠리 기반 향신료(파프리카 포함)도 포함된다. 가지과 식물은 렉틴과 솔라닌 함량이 높아 많은 사람에게 문제가 될 수 있다. 둘 모두 장누수증후군과 염증 증가에 기여하는 것으로 나타났다. 렉틴과 솔라닌은 곤충과 질병, 육식 동물에 대한 식물의 방어기제다. 기본적으로 포식자로부터 식물을 보호하는 고유 독극물이지만 류마티스 관절염 같은 염증성 자가면역 상태에 있는 사람에게는 도움이 되지 않는다.

제외 식이를 하는 일부는 약물이나 알코올을 끊을 때 같은 금단증상을 겪는다. 우리 환자 중 일부는 두통과 피로, 대장 기능 변화, 과민성, 강렬한 욕구 및 기타 해독 중 일어나는 증상을 경험했다. 그럼에도 불구하고 계속 제외 식이를 유지해야 하며 담당의사가 여러분의 증후를 알아야 한다. 일부 증상은 사람들이 자신에게 가장 알레르기를 일으키는 것을 원하기 때문에 발생한다. 면역계는 매일 특정 항원과 싸운다. 갑자기 항원이 제외되면, 그것을 욕망한다. 혈당에 문제가 있으면서도 글루텐이 많은 식사를 하던 사람이 글루텐을 제외한 식사를 하면 탄수화물 금단현상이 일어날 수 있다. 처음에는 환자가 "내 몸은 곡물이 없으면 기능을 안 하나 봐, 너무 피곤하고 배고파"라는 식의 말을 할 것이다. 하지만 이는 정확하지 않은 말이다. 이런 증상은 일반적으로는 인슐린저항성이 더 높은 단계임을 알려준다. 렉틴이 풍부한 곡물을 더 피해야 하는 이유다! 게다가, 글루텐은 뇌에서 마약처럼 작용하기 때문에, 제외하면 극도의 우울감을 느낄 수 있다. 글루텐 제외는 마약성 음식원을 없앤 것이다! (음식은 확실히 몸에 마약 같은 효과를 낸다. 자세한 내용은 신경 학자 데이비드 펄머터David Perlmutter가 쓴 『그레인 브레인Grain Brain』이라는 훌륭한 책을 읽어보라.) 제외 식이를 할 때에 뼈 국물, 굴처럼 아연이 많은 음식, 리크leek와 사우어크라우트처럼 프리바이오틱과 프로바이오틱이 풍부한 식품을 먹으면 장이 회복하는 데 도움이 된다. (식이요법으로 여러분을 도울 수 있는 훌륭한 책들과 요리 책이 많이 있다. 우리가 좋아하는 책 두 권은 미키 트레스코트Mickey Trescott가 쓴 『자가면역의 구석기 식단 요리법(The Autoimmune Paleo Cookbook)』과 테리 와힐스Terry Wahls 박사가 쓴 『와힐스의 치료계획The Wahls Protocol』이다.)

제외 식이를 하면서 3일 단위로 한 번에 하나씩 음식을 다시 추가해 몸이 반응하는지 확인할 수도 있다. 일반적으로 특정 식품을 영원히 제외하는 것이 좋지만 특정 식품이 반응을 일으키는지 궁금하다면 이 방법을 사용하면 된다. 음식을 다시 추가했을 때 두통, 기침, 소화장애, 복통, 관절 통증 또는 기타 불편함을 느낄 수 있다. 증상은 섭취 30분 이내에 나타나거나 3일 후까지 지연돼 나타날 수 있다. 따라서 새 음식을 추가하기 전에 3일을 기다리는 것이 좋다. 일반적으로 음식 알레르기를 테스트하기 전에 적어도 30일간의 제외 및 회복 식이요법을 권장한다. 장누수증후군이 있는데 음식 알레르기 검사를 너무 빨리 시작하면 정기적으로 먹는 음식 대부분에 알레르기 반응이 일어나므로 매우 우울할 수 있다! 상당 시간 알레르기 유발음식은 제외하고, 장을 복구한 후에, 다시 추가해야 한다. 대부분은 문제 음식을 제외하면 기분이 나아진다고 얘기한다. 여러분은 자기 자신의 가장 좋은 의사다. 특정한 음식을 좋아하지 않는다면 몸이 스스로에게 알려줄 것이다.

약용 버섯

면역 기능을 강화하는 또 다른 방법은 약용 버섯을 사용하는 것이다. 선사시대부터, 동양 의학에서 버섯은 강한 약성이 있는 것으로 알려져 왔다. 버섯은 존재하는 가장 강력한 면역강화 식품 중 하나다. 버섯에는 기운을 올리고 면역계를 조절하는 여러 생리활성 대사물질이 포함돼 있다. 과거와 현재에 걸친 수많은 임상 시험에서 약용 버섯 추출물을 사용하는 것이 암치료에 도움이 된다고 평가하고 있다. 그리고 버섯 자체도 암치료 보조제로서 많은 이점이 있음이 드러났다. 버섯은 화학요법과 방사선 치료를 보완한다. 오심, 골수 억제, 빈혈 등 부작용과, 치료에 대한 암의 저항성을 낮췄다.[32] 먼저 강조하는 두 가지는 운지버섯과 잎새버섯이며 이 둘은 면역력을 높이고 종양이 형성되는 것을 막는 항암 작용을 한다. 이들 버섯은 NK세포의 기능을 향상시켜 면역력을 높이는 물질인 다당체를 가지고 있다.

매일 약용 버섯을 음식으로 먹길 권장하지만, 한 달에 3일 동안 다양한 버섯을 먹는 월간 '버섯 축제'를 벌여도 면역계에 매우 도움이 된다. 유산균을 번갈아 먹는 것처럼, 여러 종류의 버섯을 번갈아 먹으면 여러 혜택을 얻을 수 있다. 신선한 버섯, 말린 버섯, 버섯 가루 종류는 볶음과 수프에 사용할 수 있는 훌륭한 재료다. 추출물을 먹기보다 줄기를 포함하면 가장 좋고, 가능하면 균사체까지 포함한 전체 버섯을 먹기를 추천한다.

유기농인지만 확인한다면 슈퍼마켓도 괜찮고, 재래시장도 희귀한 버섯을 구할 수 있는 좋은 장소다(버섯 보충요법을 시작할 때는 자연요법 의사와 반드시 상의해야 하는데, 일부는 특정 약물이 작용하는 데 방해가 되기 때문이다. 또한, 발암성이 있을 수 있어 전문가가 알려주지 않은 야생 버섯은 선택하지 말고, 양송이버섯은 날것으로 먹지 말아야 한다. 양송이버섯은 구운 것이 가장 좋다). 이제 연구가 가장 잘돼 있고 종양학에서 사용되는 강력한 버섯 몇 가지를 요약해 소개하겠다.

운지버섯

미국 국립보건원의 자금지원으로 미네소타대학과 시애틀 배스터Bastyr대학이 7년간 공동 임상연구를 했는데 동결 건조 형태의 운지버섯이 1, 2, 3기 유방암환자의 면역력을 극적으로 높였으며 암을 줄이는 데도 기여했다.[33]

잎새버섯

이 버섯은 나무의 밑동에서 군집으로 성장한다. 이 버섯은 사람을 대상으로 한 임상시험에서 암의 성장을 억제하는 것으로 확인됐다. 또한 항암화학요법의 부작용을 완화하는 동시에 인터루킨, 호중구, T세포, 대식세포를 더 생산하도록 했다.[34]

표고버섯

2015년 플로리다대학의 연구진은 4주 동안 매일 표고버섯을 요리해 먹은 사람의 면역력이 증가됐음을 보였다. 실험 전과 후 혈액을 검사함으로써 이 연구팀은 면역세포가 더 잘 작동하고 염증 단백질이 감소했음을 밝혔다.

영지버섯 ('불멸의 버섯')

영지버섯은 종양에 대항하고 면역자극 활동을 하는 다당류의 일종인 베타글루칸을 포함하고 있다. 최근 연구 결과는 영지버섯이 다양한 암세포주를 공격하는 NK세포의 세포독성을 증가시킬 수 있음을 보여준다. 영지버섯은 또한 방사선 손상으로부터 보호해준다.[36]

노루궁뎅이 버섯

노루궁뎅이 버섯은 NK세포와 대식세포가 활동하도록 자극하고, 종양의 크기를 줄이며, 혈관신생을 억제하는 것으로 입증됐다. 또한 노루궁뎅이 버섯을 항암제인 독소루비신과 결합해 항암제 내성이 있던 인간의 간암을 치료하기도 했다.[37]

동충하초

동충하초는 선천면역과 후천면역 모두의 효과를 증가시키거나 억제하는 면역조절제라는 증거가 발견됐다. 또한 NK세포가 활동하도록 하고 미생물 병원체와 종양에 T세포가 반응하도록 유도하는 것으로 밝혀졌다.[38]

라이프스타일 자연 치료 : 산림욕 및 수치료

간단히 매일 실천하면서 면역계를 강화하는 여러 방법이 있다. 사실, 워낙 간단해 보여서 실제로 효과가 있는지 믿기 어려운 것들이다. 삼림욕이 그 하나다. 숲을 가로질러 명상하면서 움직이는 명상산책은 사람과 자연을 다시 연결하려고 고안된 방식인데, 면역계를 강화하는 것으로 밝혀졌다. 2005년, 일본인 남성과 여성이 모두 참여한 성인 그룹은 인간의 면역 기능에 대한 산림욕의 효과를 조사하는 연구에 참여했다. 연구 기간 동안 참가자들은 2박 3일 동안 산림지역을 여행했고 혈액과 소변을 여행 2일, 3일째와 한 달 후 채취했다. 삼림욕을 하면 나무에서 나오는 진액 오일인 피톤치드라는 항균 휘발성 물질을 무의식적으로 호흡한다. 그 물질은 알파피넨α-pinene과 리모넨limonene이다. NK 세포의 활동은 여행 후 30일까지 증가했다. 그러므로 NK세포가 계속 활동하도록 유지하려면 한 달에 한 번은 삼림욕을 하는 것이 좋다.[39] 이는 자연에서 보내는 시간이 여러분의 건강 영역에 주요하다고 말해주는 멋지고 흥미로운 예다!

또 다른 자연 요소인 물을 사용하는 수水치료는 역사상 아주 오랫동안 사용되었다. 오늘날 수치료는 자연 의학에서 널리 사용하는 가장 기본적인 치료법 중 하나다. 수치료는 다양한 온도와 압력, 시간을 바꿔가며 물, 얼음, 수증기 등 다양한 형태의 물을 체내와 체외에 접촉하는 것이다. 인기 있는 요법 중 하나는 30초간 찬물 샤워 후 3분간 뜨거운 물로 샤워하는 냉온욕을 여러 번 반복하는 것이다.

전형적인 수치료는 특정 방식으로 뜨겁거나 차가운 수건을 몸통에 대서 면역계를 자극한다. 젖은 양말이나 따뜻한 양말을 이용한 치료는 집에서 스스로 할 수 있는 수치료 프로그램이다. 얼음처럼 차가운 젖은 면양말 위에 마른 양모양말을 덧신고 자는 방법도 있는데, 아침에는 발이 따뜻해지고 면역계가 활성화된다! 나샤 박사는 바이러스성 및 세균성 질병에 걸린 사람을 회복시키거나 어린이를 포함해 면역계가 약해진 사람의 면역계를 향상시키는 데 이 방법을 사용해 수년간 큰 성공을 거둬왔다. 몇 달간 매일 짧게 찬물로 스트레스를 주면 암과 관련한 면역이 증진되고, 림프계 조직이나 세포와 상관없는 암에서의 생존율이 높아졌다.[40] 결국 냉수마찰은 과학이었다!

젖은-양말 치료

따뜻한 양말 치료로 알려진 습식 양말 치료를 적용할 수 있는 증상은 인후통증(또는 인후 염증이나 감염), 목통증, 귀 감염, 두통, 편두통, 코 막힘, 상부 호흡기 감염, 기침, 기관지염, 부비동 감염이며, 완전히 기분이 좋아질 때까지 반복하면 효과가 아주 좋다.

용품

한 쌍의 흰색 면양말

한 쌍의 두꺼운 모직양말

타월

양말을 충분히 담글 만한 큰 그릇

얼음 몇 조각

그릇을 채우기에 충분한 차가운 물

방법

면양말을 차가운 물에 완전히 적셔라. 물이 떨어지지 않을 때까지 완전히 양말을 짜야 한다. 발은 따뜻한 상태여야 한다(매우 중요하다! 발이 먼저 예열돼 있지 않으면 치료효과가 적거나 해로울 수도 있다). 따뜻한 물에 발을 담그거나 5분에서 10분 정도 따뜻한 물에 목욕해서 예열하면 된다. 마른 수건으로 발과 몸을 닦는다. 먼저 차가운 젖은 양말을 신고 그 위에 모직양말을 신는다. 바로 침대로 이동한다. 오한이 생기지 않도록 주의하라. 양말은 밤새 신어야 한다. 아침이면 젖은 면양말이 다 마를 것이라는 걸 인식하면 잠이 더 잘 올 것이다.

면역 끌어올리기

면역계에는 암이 자라는 것을 발견하고 대응하는 면역감시 능력이 있다. 그러나 면역계는 설탕, 곡물, 렉틴, 인공 식용색소가 많은 현대 식단 탓에 약화되고 있다. 이런 음식은 면역 반응과 대응을 과하게 하거나 거의 하지 않게 하는 장누수증후군을 유발한다. 현대 식단에는 일반적으로 영양이 풍부한 채소가 적고 약물이 많아 면역계의 건강을 유지하는 데 필요한 비타민과 미네랄이 위험할 정도로 적다.

버섯과 영양소를 제공하는 핵심 음식을 매일 먹으면서 제외 식이를 따르고 자연에서 시간을 보내면 여러분의 면역계는 회복될 수 있다. 정말 가능하다! 면역계와 다음 장에서 논할 건강 영역은 매우 많이 연관돼 있다. 우리는 면역계의 효과가 염증과 어떤 관계를 맺는지 배웠다. 이제 우리는 암의 가장 큰 원인으로 여겨지는 염증을 논할 것이다. 염증 또한 식습관에 심대한 영향을 받는다. 면역력이 낮으면 암세포가 제멋대로 자라나고, 염증은 암세포의 성장을 돕는다.

자신의 포크와 나이프로 무덤을 파지 말라

-영어 속담

통증이나 질병이 심하면 심할수록 더욱더 생활습관을 바꿔야 한다.

나쁜 습관을 버리고 좋은 습관을 만들어라.

- 피터 맥윌리암스(Peter Mcwilliams), 작가이자 마리화나 합법화 옹호자

스파크가 없으면 불을 지필 수 없다

- 브루스 스프링스틴(Bruce Springsteen)

8장

염증과 산화의 관계

– 암이 일으킨 염증을 음식으로 끄기

8장

이 장에서 불균형한 현대 식단이 암을 촉진하는 두 가지 유발인자와 어떠한 관련이 있는지 살펴볼 것이다. 염증과 산화는 상호작용하며 세포에 스트레스를 준다. 이것이 만성적으로 지속되면 암이 발생한다. 염증은 암의 전구물질 중 하나로 여겨진다. DNA 손상이 불을 켜는 성냥과 같다면, 염증은 불이 붙은 성냥이 꺼지지 않고 더욱 활발히 타도록 도와주는 기름과 같다. 염증은 진행되면서 활성산소종ROS, Reactive Oxygen Species이라 불리는 매우 파괴적인 자유라디칼(비공유 전자를 가지고 있는 분자)을 만든다. 신체에 존재하는 활성산소종의 양과 항산화물질의 양 사이의 균형이 깨지면 그 결과가 '산화 스트레스oxidative stress'다. 산화 스트레스는 DNA와 미토콘드리아에 피해를 주며, 염증을 일으키는 주요 단백질인 NF-κB에 신호를 준다. NF-κB에 불이 들어오면 염증이 폭포처럼 발생하고 염증이 또 다른 염증을 일으킨다.

[염기성 단백질 NF-κB의 작용기전]

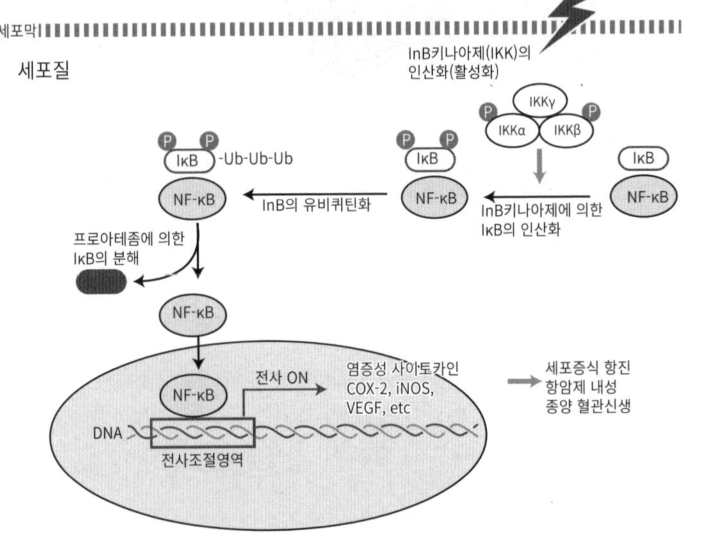

[역주: 위는 NF-κB(Nuclear Factor κB)가 염증성 사이코타인이나 자극, 산화스트레스 등에 의해 세포증식이 항진되고, 항암제 내성을 유발하고, 종양 혈관을 생성하는 기전이다. 후쿠다 쿠즈노리 블로그 참고]

오늘날 가장 일반적인 질병은 대부분 염증에서 기인한다. 관절염, 감염, 알레르기, 자가면역질환, 부비동염, 심혈관계 질환, 대장염 및 암 등 모든 질환이 염증과 깊이 관련돼 있다.[1] 인류는 세균 감염의 시대에서 벗어나 이제는 염증의 시대로 접어들고 있다. 오늘날의 미국인은 염증이 일으킨 화염에 휩싸여 있으며 이렇게 돼버린 근본적인 원인은 미국인의 좋지 않은 식습관에 있다. 우리 몸속으로 무분별하게 넣고 있는 음식이 염증-산화의 고리를 더욱 견고히 만들고 있다. 염증과 산화 스트레스를 유발하는 가장 근본 원인이 음식이다. 그중에서도 두 가지 주요 요인으로 너무 많은 염증성 지방 섭취와 너무 적은 식물성 항산화제

섭취를 꼽을 수 있다. 미국인의 일반적인 식단에는 샐러드드레싱, 바비큐 소스, 옥수수기름, 콩기름, 전자레인지 식사, 빵, 스낵, 피자, 감자튀김, 쿠키, 아이스크림, 마가린, 버터와 같은 가공식품에서 나오는 합성 지방과 트랜스 지방이 잔뜩 포함돼 있다. 반면에, 신선한 생선, 올리브, 호두, 녹색식물 등에서 나오는 오메가3 지방은 거의 찾아볼 수 없다.

불행히도 몸에 좋지 않은 지방산을 많이 섭취하게 되면 염증을 일으키는 효소인 사이클로옥시지네이스-2Cyclooxygenase-2, COX-2가 많이 만들어져 염증과 통증을 유발한다. 아스피린, 이부프로펜, 나프록센 소디움과 같은 사이클로옥시지네이스-2를 억제하는 약물이 전국에서 처방전 없이 가장 많이 판매된 약물이라는 사실은 그리 놀랄 만한 일이 아니다. 구석기인의 오메가6 지방산과 오메가3 지방산 섭취 비율이 약 1대1에 가까운 반면 현대인은 그 비율이 약 20대1에 가깝다. 1850년대와 현재를 비교해보면 오메가3 지방산같이 염증에 대항하는 지방 섭취는 약 5분의 1로 줄어든 반면 오메가6같이 염증을 일으키는 지방 섭취는 두 배로 증가했다.[2]

염증을 일으키는 근본 원인은 우리가 매일 먹는 식단에 있다. 그렇기 때문에 염증을 억제할 수 있는 근본적인 방법 역시 식단에서 찾아야 한다. 조상의 식습관을 유지해야 만성염증을 근본적으로 치료할 수 있다. 서양의학은 만성 통증을 잠시 억제하는 약물에 기반을 두고 있으므로 그 한계가 명백하다. 더 이상 두 알의 아스피린으로 염증을 진화하는, 눈 가리고 아웅하는 식의 접근법은 안 통한다. 만성염증은 DNA 손상을 일으킬 뿐 아니라 면역억제, 항암제 내성, 세포사멸 억제, 종양 증식 및 침윤, 혈관 신생, 전이 같은 작용을 하기 때문에 암환자는 반드시 소염진통제를 처방하는 기존 치료법에서 벗어나 음식에서 답을 찾아야 한다.[3] 오메가6 지방이 몸속에 들어오면 활성산소종 같은 염증성 대사산물이 만들어진다. 미국인은 오메가6 지방을 대량으로 섭취하고 있으면서도 충분한 양의 항산화물은 충분히 섭취하고 있지 않다.

비타민C, 카로티노이드와 같은 식물영양소는 베리류, 생코코아, 피칸 등에 다량 함유돼 있으므로 염증을 막으려면 자주 섭취해야 한다. 미국질병통제예방센터의 보고서에 따르면 미국인의 90퍼센트 이상은 충분한 양의 식이성 항산화물질을 섭취하지 못하고 있다. 오직 9퍼센

[식용유별 지방성분 구성비(단위: 퍼센트)]

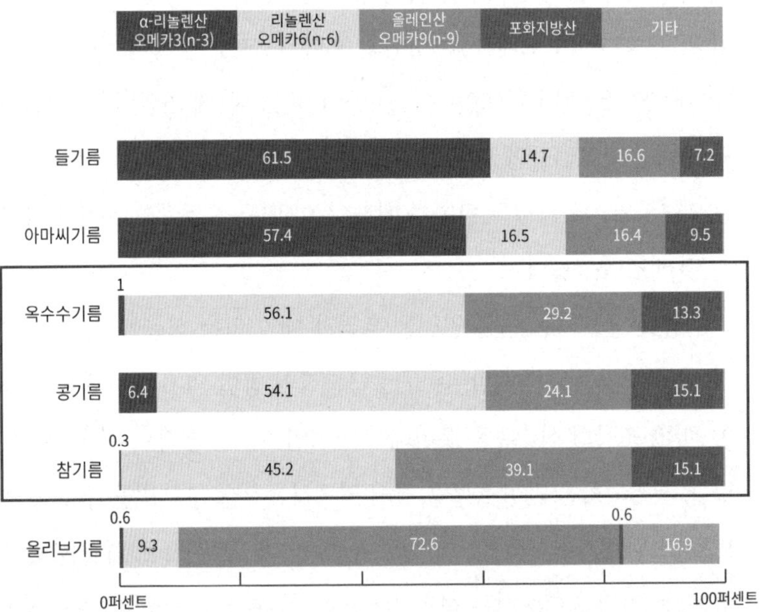

[역주: 식물성 기름 중 옥수수기름, 콩기름, 참기름은 피해야 할 지방에 속하며 이밖에 유채-카놀라유, 해바라기씨 유도 피해야 한다. 특히 옥수수는 오메가 3 : 오메가 6가 1:60 수준으로 옥수수를 사료로 먹이는 소고기, 돼지고기, 닭고기, 계란 등과 옥수수가 원료인 과자 등도 유사한 비율을 갖게 되어 가장 큰 영향을 끼치게 되므로 주의해야 한다. 한국에서 구할 수 있는 가장 좋은 기름은 들기름이다.]

트만 하루에 두세 컵 분량의 채소를 먹는다.[4] 채소 대신 마트에서 손쉽게 사온 스낵을 몸속에 넣는 순간 활성산소종이 항산화제보다 많이 생산돼 DNA가 손상되고 암이 발생된다. 그렇다고 너무 걱정할 필요는 없다. 이 장에서 소개할 음식을 적절히 섭취하면 염증과 산화 스트레스로부터 여러분의 소중한 세포를 지킬 수 있다.

암 치료를 보조하는 방법으로서 항염증과 항산화 물질을 풍부하게 함유한 식품을 반드시 섭취해야 한다. 왜냐하면 암환자는 염증을 유발하는 외부인자로부터 끊임없이 공격받고 만성염증 상태가 지속되기 때문이다. 이 장뿐 아니라 다른 건강 영역에서 염증과 관련된 주제를 알아본 바와 같이 글루텐과 곡물 같은 식품은 염증을 주도적으로 촉진한다. 글루텐과 곡물을 과다하게 섭취하면 염증을 유발하는 대표 원인인 장누수증후군을 발생시킨다. 독성 화학물질은 염증을 유발할 뿐만 아니라 자유라디칼을 대량으로 생성한다. 과체중도 염증을 유발하는 원인 중 하나다. 미국 인구의 3분의 2가 과체중인데, 과체중은 염증지표인 C-반응성단백C-Reactive Protein과 인터류킨-6IL-6라 불리는 염증 분자를 만들어 낸다.

좋은 지방과 나쁜 지방 논쟁은 아직까지 지속되고 있다. 앤셀 키스Ancel Keys가 1970년대에 발표한 잘못된 정보에서 아직도 헤어 나오지 못하고 있다. 그는 지방이 심장병을 유발한다는 터무니없는 가설을 발표했고 다수의 과학자가 그 가설이 옳다고 믿었다. 그의 주장은 수년에 걸쳐 매스미디어에 노출되고 대량으로 재생산돼 영양학을 깊이 탐구하지 않는 의사에게까지 영향을 미쳤다. 그 결과 불행하게도 미국인 대다수는 계란과 LDL 콜레스테롤과 같은 특정 지방이 건강에 긍정적인 효과를 낸다는 사실을 전혀 받아들이지 않고 않다. '지방은 건강에 나쁜 것'이라는 잘못된 사고가 이미 미국인의 머릿속에 각인된 것이다.

다행스럽게도 설탕을 거래하는 단체인 설탕협회Sugar Association가 설탕과 심장병의 연관성을 축소한 연구결과를 발표하려고 하버드 과학자 세 명에게 뇌물을 준 사건이 밝혀졌다. 이 비밀은 2016년 가을 <미국 의사회 내과학학회지JAMA Internal Medicine>을 통해 알려졌다. 이 뻔뻔스러운 음모와 조직적 은폐가 세상에 밝혀지면서 지방에 대한 인식이 얼마나 근거 없는 것인지도 함께 재조명받고 있다. 간단히 말해, 인간이 섭취하는 식단에는 자연적으로 존재하는 지방이 포함돼 있는데 이러한 좋은 지방을 섭취하지 않고 합성 지방을 섭취할 때 만성 염증, 심장병 및 암이 발생하는 것이다. 즉, 지방이 나쁜 것이 아니라 합성 지방이 나쁜 것이다. 계란에서 오트밀로 아침식사를 바꾸면 체내에서 염증이 더 생성된다. 건강한 지방을 섭취하지 않고 고탄수화물 위주로 섭취하면 체중이 증가하고 혈당 장애가 일어난다.

콜레스테롤의 생화학적 작용은 지난 50년 동안 간과돼 왔다. 콜레스테롤은 스트레스 호르몬과 성 호르몬을 합성하는 데 필요한 주원료다. 간에서 합성되는 콜레스테롤은 호르몬을 합성하는 작업 이외에도 건강과 관련된 수많은 일을 한다. 콜레스테롤이 심혈관 질환과 뇌혈관 질환의 직접적인 원인이라고 주장하는 사람들이 있지만 이는 결코 옳지 않다. 오히려 심장과 혈관에 악영향을 끼치는 것은 콜레스테롤이 아니라 설탕이다. 이를 뒷받침할 수 있는 실험 논문은 이미 수없이 많이 발표됐다(이와 관련하여 자세한 내용은 개리 타우베스Gary Taubes가 저술한 책 『좋은 칼로리, 나쁜 칼로리Good Calories, Bad Calories』 또는 니나 타이숄스

Nina Teicholz가 저술한 책 『지방의 역설Big Fat Surprise』를 참고하길 바란다.)

이 장에서는 염증과 산화과정이 어떻게 이루어지는지 구체적으로 살펴볼 것이며 기존의 서양의학적 접근 방법이 왜 실패했는지도 함께 논의할 것이다. 항암제와 방사선 요법을 적극 권장하는 의사는 대부분 항암제와 방사선치료를 받는 환자에게 항산화작용을 하는 음식을 섭취하지 말라고 권고한다. 반면에 영양학자를 비롯해 항암제와 방사선 치료를 가능한 지양하는 입장인 의사들은 항암과 방사선 치료 중에 항산화제를 적극적으로 섭취하라고 권고한다. 우리는 이 논쟁에 종지부를 찍을 것이다. 대사적 접근법으로 염증과 산화를 효과적으로 차단할 수 있는 방법을 자세히 논의할 것이다. 여기에는 오메가3 식품, 항산화물질, 한방 천연물, 피부와 토양의 접촉 등이 포함된다.

이제 염증이 어떻게 작용하는지, 암이 형성되는 과정에서 어떤 역할을 하는지, 현대 음식이 왜 염증을 일으키는지, 왜 서양의학의 약물 중심 접근법이 염증을 치료하지 못하고 오히려 건강을 더 나빠지게 만드는지를 살펴보도록 하자.

염증 : 치유되지 않는 상처

염증은 부상이나 감염으로부터 조직을 보호하고 치유를 촉진하는 정상적인 치료 과정이다. 가령 발가락으로 압정을 밟으면 NF-κB가 급성 염증 신호를 발현한다. 이 신호는 발적Redness, 부종Swelling, 발열Heat, 동통Pain이라는 4대 염증 반응을 일으킨다. 이러한 반응은 부상당한 조직이 세균감염으로부터 스스로를 보호하고 재생할 수 있도록 하는 면역 반응의 결과물이다. NF-κB는 활성산소종을 포함해 다양한 화합물을 자극하는데, 호중구, 사이클로옥시지네이스-2 효소, 인터류킨-6, 프로스타글란딘 그리고 염증성 사이토카인(종양괴사인자를 포함하며, 손상된 부위에 새로운 혈관이 생성되도록 자극한다)이 이에 해당된다.

급성 염증은 일반적으로 수 일에서 수 주 정도 지속된다. 염증이 건강에 문제가 되는 경우는 급성 염증이 만성 염증으로 변할 때다. 만성 염증으로 혈관신생이 촉진되면 암세포는 이에 편승해 풍부한 영양분과 산소를 공급받을 수 있다. 염증과 암의 이러한 상관관계 때문에 암을 치유되지 않는 상처라고 부른다. 그렇다면 만성 염증의 원인은 무엇일까? 현대인은 가공된 지방과 곡물 그리고 설탕을 과거와는 비교할 수 없을 정도로 소비하고 있다. 매일 하루도 빠짐없이 체내로 들어오는 이러한 음식은 만성 염증, 심장병 그리고 암을 일으키는 주요 원인이다. 연구에 따르면 염증을 촉진하는 오메가6 지방산이 많은 음식을 섭취한 사람은 그렇지 않은 사람에 비해 40배나 DNA가 많이 손상된다.[5]

실제로 만성 염증은 암 발생에 적어도 25퍼센트 이상 기여하는 것으로 알려져 있다. 만성 염증은 또한 관절염과 대장염과 같은 질환을 일으키는데, 특정 장기에 암이 발생하기 전에 만성 염증이 선행하는 경우가 빈번하다. 예를 들어, 만성 기관지염 환자의 폐암 발생 가능성은 15퍼센트에서 20퍼센트 정도 더 높으며 위염이 있는 사람이 그렇지 않은 사람에 비해 위암 발생률이 더 높다.

암세포는 NF-κB가 지속적으로 활성화돼 있으면 염증 매개체인 종양괴사인자, 인터류킨-6, 프로스타글란딘E2PGE2과 활성산소종이 증가한다. 이런 인자는 실제로 외부 항원의 침입으로부터 몸을 보호하는 방어체로 작용하지만 한편으로는 발암에 관여하는 유전자를 활성화해 종양을 촉진하는 물질로도 작용한다. 비록 저농도라도 지속적으로 종양괴사인자가 발현되면, 전암 상태였던 조직이 악성으로 전환돼 암이 발생한다. 사실 종양을 촉진하는 염증은 모든 암세포에 공통으로 존재한다. NF-κB가 활성화되면 종양관련 대식세포TAMs, Tumor Associated Macrophages를 유도한다. 종양관련 대식세표는 면역세포를 종양세포 내로 끌어들여 면역세포의 일부 기능을 갖게 된 종양세포를 일컫는다. 종양관련 대식세포는 염증성 사이토카인인 인터류킨-6을 생산한다. 인터류킨-6은 염증표지자이면서 항생제 내성과 관련된 단백질인 C-반응성 단백질이 생산되도록 자극한다. 인터류킨-6과 C-반응성단백질 농도가 높아지면 항산화제의 효과가 반감되고 활성산소종이 생긴다.[6] 이것은 10가지 건강 영역이 어떻게 연결돼 있는지 보여주는 좋은 예다. 염증 과정과 면역계가 함께 산화 스트레스를 일으킬 수 있다. 이것이 우리가 암을 하나의 분자로서 다루지 않는 이유다. 암은 분명히 표적지향적이 아니라 전체 건강 영역을 다루는 대사적 접근법으로 다뤄야 한다.

악액질은 진행된 만성염증 상태다

염증은 악액질을 유발하는데 이는 암환자에게는 치명적이다. 암환자의 50퍼센트에서 80퍼센트는 악액질 때문에 사망한다. 악액질은 전신성 염증을 동반하면서 지속적인 체중감소가 일어난 상태를 일컫는다.

악액질은 근육과 장기가 인터류킨-6을 비롯한 다양한 염증성 사이토카인을 방출하면서 나타난다.[7] 이렇게 방출된 여러 단백질은 간으로 흘러들어가 암세포의 먹이가 되는 당을 생성하는 데 다시 쓰인다. 암을 치료하는 중에 체중이 감소하고 체력이 고갈되는 현상이 일어나지 않도록 영양공급을 충분히 해주어야 한다. 반드시 기억하라. 항암제 치료 중에는 영양을 충분히 섭취해 체중이 줄지 않도록 조심해야 한다.

악액질은 칼로리 문제가 아니라 대사 문제라는 사실을 기억해야 한다. 연구에 의하면 악성 종양 환자는 칼로리 섭취를 늘리는 것만으로는 체중을 유지할 수 없다.[8] 악액질이 나타난 환자에게 칼로리와 당분이 높은 음식과 음료를 먹였는데 체중은 오히려 감소하고 악액질 상태가 더욱 심해진 것으로 나타났다. 악액질은 암환자의 신진대사 시스템을 비정상적으로 바꿔버리기 때문에 단순한 칼로리 보충만으로는 정상으로 되돌릴 수 없다. 악액질이 진행되는 동안 단백질 합성은 저하되는 반면 분해는 증가하기 때문에 아미노산 섭취를 늘려야 하고 암세포의 먹이가 되는 포도당 섭취는 가능한 한 낮춰야 한다. 여러 연구에 따르면 케톤 식이는 종양의 성장과 증식을 줄일 뿐만 아니라 암이 진행하면서 나타나는 악액질 또한 억제한다는 것이 밝혀졌다.[9] '밀크셰이크로 체중을 올리는 방법'은 치명적일 수 있다.

암치료 중에 체중이 감소하면, 두 가지 유형 중 어떤 것인지 정확하게 판단해야 한다. 하나는 치료 중에 발생될 수 있는 정상적인 체중감소이고 다른 하나는 악액질이라 불리는 병적인 체중감소다. 실제로 우리가 진행하고 있는 케톤 식이치료를 받고 있는 암환자는 체중이 약 4.5kg 감소한다. 이러한 체중감소는 정상 반응이며 악액질 탓에 나타나는 결과가 아니다. 단순하게 생각하면, 염증 반응과 관계된 단백질이 4.5kg 줄었다고 생각하면 된다. 간혹, 케톤 식이치료를 병행하려는 환자 혹은 환자 보호자 중에 식이치료 과정 중에 나타나는 체중감소를 우려하는 경우가 있다. 케톤 식이치료 과정 중에 나타나는 체중감소는 악액질과 전혀 다른 메커니즘으로 나타나는 생리적 현상임을 반드시 기억하기 바란다.

사실 체중감소를 예방하려고 잘못된 음식을 반복적으로 먹는 것보다 단식으로 악액질을 안정화하는 편이 더 효율적이라는 연구 보고도 있다. 설탕과 탄수화물 같은 잘못된 음식으로부터 이득을 얻는 쪽은 건강한 세포가 아니라 암세포다. 서양 종양학자들은 '체중감소를 예방하려면 아무거나 최대한 많이 먹는 편이 좋다'는 입장을 취하지만 실제로 암과 관련한 많은 사례에서 체중 감량이 더욱 효과적이라는 사실이 밝혀졌다.

환자가 악액질 상태에 빠져 있는지 아닌지는 몇 가지 검사결과로 확인할 수 있는데, 알부민과 C-반응성단백질을 마커로 사용할 수 있다. 만약 환자가 악액질 상태라는 결과가 나오면 우리는 보다 공격적인 영양치료를 병행하라고 권고한다. 여기서 말하는 영양치료는 칼로리 기반이 아닌 아닌 대사 기반의 영양치료며 구체적으로는 케톤 식이치료를 의미한다. 염증을 유발하는, 탄수화물 위주의 당이 높은 식사를 지속하면 악액질이 진행되고 그 때문에 조직이 파괴되는 속도는 더욱 빨라진다. 악액질이 나타나면 그 진행속도가 더욱 빨라지는 경향이 있는데, 많은 부분이 우리가 먹는 식품에서 기인한다고 볼 수 있다.

프로스타글란딘과 필수지방산

필수지방산은 건강에 매우 중요한 요소 중 하나이며 세포의 형태를 잡고 구조를 안정시키는 기능을 한다. 우리 신체는 필요한 지방산을 대부분 스스로 합성할 수 있지만 단 두 가지 지방산은 합성할 수 없다. 그 두 가지 지방산을 일컬어 필수지방산이라 하며 오메가3 지방산과 오메가6 지방산이라 명명한다. 우리 몸은 이 두 가지의 필수지방산을 사용하여 프로스타글란딘PG이라는 강력한 호르몬 유사 물질을 만든다. 프로스타글란딘은 세 가지 아형이 있는데 각각 프로스타글란딘1, 프로스타글란딘2, 프로스타글란딘3라고 부른다. 염증을 억제하는 프로스타글란딘1은 사이클로옥시지네이스-1 효소의 작용으로 만들어지는데 여기에 반드시 오메가6 지방산이 필요하다. 아이러니하게도 오메가6 지방산은 염증을 유발하는 프로스타글란딘2를 만들 때도 필수적으로 사용되는데, 이때는 사이클로옥시지네이스-2 효소가 함께 작용한다. 즉, 오메가6 지방산은 염증성 반응과 염증 억제성 반응에 동시에 작용하는 지방산이다. 그에 비해 오메가3 지방산은 사이클로옥시지네이스-1 효소의 작용을 통해 염증을 억제하는 프로스타글란딘3를 생성한다.

채식주의자의 말에 들어 있는 오류를 간략하게 언급해보자. 채식주의자는 프로스타글란딘의 전구체인 아라키돈산Arachidonic Acid이 주로 소고기, 닭고기, 계란, 돼지고기로부터 온다는 주장을 펼치며 육류를 섭취하는 것이 건강에 좋지 않다고 주장한다. GMO 옥수수와 콩을 사료로 키운 가축은 유기농으로 키운 가축에 비해 오메가6 지방산 함유량이 월등히 높다. 2013년 3월 <영양학회지The Nutrition Journal>는 곡물 사료를 먹인 소고기와 여물을 먹인 소고기의 지방산과 항산화물의 비율을 리뷰했다. 그 결과, 여물을 먹인 소고기는 곡물 사료를 먹인 소고기 군에 비해 오메가3 함량이 2배에서 5배 높게 나타났다. 또 다른 몇몇 연구에 따르면, 여물이나 풀을 먹이는 동물이 곡물 사료를 먹이는 동물에 비해 비타민A 수치가 높고 항암 효과가 있는 항산화물인 글루타치온Glutatione과 슈퍼옥사이드 디스뮤테이즈Superoxide Dismutase의 수치 또한 높게 나타났다.

자연 상태로 존재하는 음식은 가공 상품에 비해 항상 항염증과 산화 방지 성분을 더 많이 함유한다. 예를 들어, 양식 생선은 자연산 생선에 비해 단백질 함유량이 약 20퍼센트 낮고 오메가3 함량도 낮은 반면 오메가6 함량은 훨씬 높다. 만약 채식주의자가 주장하는 바와 같이 고기가 염증을 일으키는 원인 물질이라면 우리 조상에게 먼 옛날부터 심혈관 질환을 비롯한 염증성 질환이 빈번히 발생했어야 한다. 하지만 심혈관 질환은 곡물 소비가 비약적으로 증가한 농업혁명 직후까지는 나타나지 않았다. 다시 말하면, 염증을 일으키는 원인 물질은 고기가 아니라 탄수화물이며, 여러분은 건강을 위해 유기농이나 자연산 고기를 충분히 섭취할 필요가 있다. [역주 : 역자들은 자연산 고기라 해도 충분히 많이 먹으라는 데는 동의하지 않는다. 하루 단백질 권장량은 자신의 몸무게의 1000분의 1이다. 60kg이라면 하루 60g이면 된다. 현재 한국의 외식문화처럼 한꺼번에 고기를 대량으로 섭취하는 방식은 암환자라면 지양해야 한다.]

프로스타글란딘을 정리해보면, 염증성 계열인 프로스타글란딘2는 오메가6 지방산을 사용하는 사이클로옥시지네이스-2 효소(비스테로이드계 항염증제의 표적이며, 사이클로옥시지네이스-2 억제제라고도 한다)에 의해 만들어진다. 항염증 계열인 프로스타글란딘1과 프로스타글란딘3는 사이클로옥시지네이스-1 효소에 의해 만들어지며 주로 오메가3 지방산을 이용한다. 프로스타글란딘1과 프로스타글란딘3의 주요 기능 중 하나는 프로스타글란딘2가 생성돼 염증이 일어나는 것을 방지하는 것이다. 다시 말하면, 식단에 오메가3가 충분하지 않을 때 프로스타글란딘2가 우세해지고 우리 몸은 염증 상태로 빠진다.

항염증 계열인 프로스타글란딘3를 생성하려면 오메가3 지방산뿐만 아니라 수많은 비타민과 미네랄을 보조인자로서 함께 섭취해야 한다. 충분한 양의 비타민C, B_6, B_3, 마그네슘, 멜라토닌, 아연이 보조해주지 않으면 프로스타글란딘3 생산은 중단된다. 프로스타글란딘3 생성 경로에 작용하는 중요한 두 효소인 델타-5와 델타-6 불포화효소D5D, D6D는 위에서 말한 비타민과 미네랄이 부족하면 합성되지 않기 때문이다. 7장에서 언급했듯이 미국인 대부분은 비타민C와 아연이 결핍돼 있어 염증에 노출될 확률이 높다. 트랜스 지방, 방사선, 노화 및 알코올은 델타-6 불포화 효소의 활성을 현저하게 떨어뜨림으로써 항염증 계열인 프로스타글란딘3 합성을 억제한다. 그 결과 프로스타글란딘2가 상대적으로 많이 합성돼 인체를 지속적인 만성 염증상태로 몰아넣고, 결과적으로 종양이 생기기 쉬운 환경이 만들어진다.[10]

부드비히 다이어트(Budwig Diet)

항암치료법으로 논란이 된 부드비히 신단을 자세히 알아보자. 1950년대 독일의 생화학자인 요한나 부드비히Johanna Budwig 박사는 오늘날 재조명받고 있는 아마씨의 효과에 대한 이론을 정립했다.

그녀는 연구를 통해 모든 암환자에게 세포막을 온전하게 유지하는 데 필요한 필수지방산이 일관되게 부족하다는 사실을 발견했다. 또한 암환자의 간기능이 저하되면서 간에서 만들어지는 단백질인 알부민도 잘 합성되지 않는다는 사실도 발견했다. 그녀는 알부민 부족이 암환자의 빈혈과 악액질을 가속화한다고 설명했다. 암환자는 혈관에서 산소를 운반하는 헤모글로빈의 수 또한 낮아 세포에 충분한 산소를 공급하기 어려운데, 이러한 이유는 헤모글로빈을 생산하는 데 필요한 지방산이 절대적으로 모자라기 때문이라고 그녀는 설명했다. 결국 부드비히는 암을 일으키는 근본 원인이 필수지방산 결핍이라 추정했고 신체에 필수지방산을 적절히 공급하면 암을 치료할 수 있다고 주장했다. 부드비히는 본인이 세운 가설을 토대로 말기 암환자들에게 쿼크Quark라 불리는 탈지유 단백질과 아마씨 오일 혼합물을 처방했다. 그녀는 또한 당근주스, 메밀, 무지개송어, 신선한 채소를 함께 먹도록 권했으며 아마씨 기름을 이용한 관장도 병행했다. 결과적으로 보면 지방 부족이 암을 일으킨다는 아이디어는 적절했다. 그러나 그녀가 병행한 아마씨유 요법에는 치명적인 문제점이 있었다. 델타-5와 델타-6 불포화효소가 부족한 상태에서 아마씨유를 복용하면 체내에 오메가6 지방산 형태로 남아 오히려 지속적으로 염증을 유발한다. 특히 항암제나 방사선 치료를 받고 있는 경우에는 더욱 심해진다. 델타-5와 델타-6 불포화효소의 활성을 올리면서도 오메가3 지방산을 풍부하게 함유한 공급원으로 심해어류를 추천한다. 아마씨유보다 어유를 섭취함으로써 프로스타글란딘2 생산을 억제하고 프로스타글란딘3의 생산은 높일 수 있다.

가공유 : 독성 기름

가공유는 그 원재료가 무엇인지, 어떠한 과정을 통해 만들어지는지 정확히 알 수 없기 때문에 인체 내에 들어가서 어떤 부작용을 일으키는지도 예측할 수 없다. 실제로 가공유는 인간 DNA에 영향을 주고 염증을 유발할 수 있다. 최초의 식물성 기름은 1907년에 발명됐고 당시 비누 제조 회사였던 프로터앤갬블P&G은 1910년에 식물성 기름 제조에 대한 특허 신청서를 제출했다. 그들은 기존에 사용하던 돼지기름보다 식물성 기름으로 비누를 만들 때 원가가 낮아진다는 점에 끌려 개발을 시작했다. 특허가 승인되자 P&G는 "면실유인 식물성 기름은 돼지기름과 유사하며 백색 또는 황색 반고체로 경화된 식품입니다. 본 제품의 발명 덕분에 여러분의 조리시간은 획기적으로 단축될 것입니다"라는 슬로건으로 광고를 시작했다. P&G는 주부들에게 버터와 라드를 버리고 새롭게 개발된 자사의 트랜스 지방인 크리스코Crisco를 사용하라는 대규모 광고를 시작했다. 가공유의 안전성에 대한 이들의 주장은 명백히 사기에 가까우며 동시에 동물성 지방이 건강에 이롭지 못하다는 잘못된 인식을 사람들에게 심어주는 결과를 낳았다.

트랜스 지방은 식물성 기름에 수소를 첨가하면 생성된다. 이를 수화과정이라고 한다. 부분적으로 수화된 기름인 트랜스 지방은 식품제조업체가 식품의 질감, 유효기간, 풍미를 높이려고 사용한다. 제과점에서 판매되는 빵과 과자가 몇 달 동안 선반 위에서 썩지 않는 이유가 트랜스 지방에 있다. 다행스럽게도 2015년 여름, 미국식품의약국은 트랜스 지방이 인체에 유해하다고 판단해 시정 조치를 내렸다. 식품 제조사가 그동안 광범위하게 사용하던 트랜스 지방을 3년 이내에 전면 금지시켰다. 그러나 FDA는 아직도 염증을 유발시킬 수 있는 GMO 식품에 대해서는 아무런 조치를 취하고 있지 않다. 염증을 유발하는 GMO 식품으로는 면화씨(인체 호르몬에 악영향을 끼쳐 남성 피임약으로도 사용된다), 콩, 옥수수, 카놀라, 홍화 등이 있으며 미국의 마트에서 팔리고 있는 가공 식품 대부분에 존재한다. 여러분이 구매한 식품의 후면을 자세히 읽어보시라. 아마도 위에 언급한 유전자 조작 식품이 하나도 들어가지 않는 제품을 찾기란 거의 불가능할 것이다. 심지어 유기농 브랜드를 표방하는 업체가 생산하는 가공식품에도 유전자 변형 식품과 가공유가 함유돼 있을 가능성이 높다.

전통적인 방식으로 기름을 짤 때는 망치와 수동식 쐐기 프레스를 사용하기 때문에 열이 발생하지 않았다. 예를 들면, 올리브 오일을 추출하는 프레스와 돌절구는 기원전 5,000년부터 산업혁명 때까지 사용됐다. 현재 생산되는 가공유는 완제품이 나올 때까지 독성 표백제, 탈취제, 용해제가 들어가고 고열 및 기타 정제 공정을 거쳐야 한다. 가공유는 액체상태의 흰 밀가루 또는 흰 설탕이라고 봐도 크게 틀리지 않다. 이들은 영양소가 없으며 인체에 유해하고 염증을 유발한다. 더군다나 가공유가 음식을 만들 때 고열로 데워지면 인체에 더욱 해로운 산화 스트레스 유발 물질이 된다.

기름을 선택할 때는 추출 과정이 적절한지 확인해야 한다. 제조 날짜를 비롯해 저온 압축 방식으로 만들어졌는지 확인해야 한다. 우리는 모든 가공유를 사용하지 말도록 권고하고 있다. 또한 한 가지 이상의 성분을 함유하는 기름은 가능한 구매하지 않도록 권고하고 있다. 올리브유, 아마씨유, 대마유Hemp Oil는 절대로 가열하지 말아야 한다. 가열해야 할 상황이라면 코코넛 오일, 돼지기름, 우지Tallow, 버터를 사용하도록 한다.

스네이크 오일 : 오리지날 오메가3 지방산

물뱀에서 추출한 스네이크 오일은 전통적으로 관절염과 활액낭염 같은 관절통증 질환에 한약재로 사용돼 왔다. 스네이크 오일이 미국에 전해진 시기는 1800년대 중반이었는데, 대륙횡단 철도를 건설하려고 건너온 중국 노동자이 전파했다. 놀랍게도 중국인이 가지고 온 스네이크 오일은 철도 건설 노동자가 많이 앓던 관절통을 효과적으로 완화했다. 이후 스네이크 오일을 연구했고, 관절통 억제 효과는 스네이크 오일에 함유된 오메가3 지방산에서 기인하는 것으로 밝혀졌다.

특히, 추운 환경에서 번식하는 뱀일수록 오메가3 지방산이 많이 함유돼 있는데, 오메가3 지방산은 오메가6 지방산과는 달리 차가운 물속에서도 딱딱하게 굳지 않는 특성이 있다. <서양의학 저널>에 실린 1989년 분석 논문에 따르면, 중국 물뱀 기름은 오메가3 지방산 중 하나인 에이코사펜타엔산EPA을 약 20퍼센트 함유한다. 오메가3 지방산의 공급원으로 널리 알려진 연어가 에이코사펜타엔산 함유량이 최대 18퍼센트인 것을 보면 중국 물뱀의 오메가3 성분이 높음을 알 수 있다.

서양의학의 염증 접근법

미국은 염증 공화국이라고 해도 과언이 아니다. 아스피린과 이부프로펜 같은 비스테로이드계 항염증제가 매년 30억 개 이상 판매되고 있다. 2015년에는 관절염 치료제로 아달리무맙Adalimumab(휴미라)이 베스트셀링 의약품에 올랐는데 그 해 총 판매액이 86억 달러를 넘었다. 아달리무맙은 종양괴사인자 억제제로, 종양괴사인자는 류마티스성 관절염, 염증성 장 질환을 비롯해 많은 염증성 질환과 관련된 사이토카인을 일컫는다. <약물, 건강관리 그리고 환자 치료Drug, Healthcare and Patient Safety> 저널에 2010년 12월에 실린 연구를 종합해보면 종양괴사인자-α 억제제는 강력한 약제로서 종양 감시 기능을 함께 억제하기 때문에 잠재적으로 암세포를 키울 가능성이 있다. 종양괴사인자-α 억제제를 사용한 후 림프종 발병율이 예상보다 높아진 임상실험이 있다.[12] 이는 자연적 과정인 염증 반응을 인위적으로 차단했을 때, 그 만큼의 대가를 치러야 함을 보여준다. 즉, 염증을 삭히려다 암이 일어나는 것이다.

사실 암의 예방 측면에서 비스테로이드계 항염증제를 많이 연구하고 있는데, 암의 원인 중 하나가 만성 염증이라고 보기 때문이다. 이들 약물은 인터류킨-6, 종양괴사인자처엄 염증을 유발하는 사이토카인을 적게 생성되게 함으로써 암을 예방한다고 알려졌다. 그러나 이러한 항염증 약물은 인체에서 상당한 부작용을 유발한다. 마이크로바이옴 생태계의 파괴, 미토콘드리아 기능 억제, 위장관 출혈 등이 그 예다. 여러분이 잘 알고 있는 아스피린은 인류가 개발한 최초의 사이클로옥시지네이스 억제제이며 개발된 약물 수는 50가지가 넘는다.

오메가3 항염증성 음식	오메가6 염증 전구성 음식
생선(연어, 정어리 고등어 송어 캐비어)	홍화씨, 해바라기씨
스네이크 오일	카놀라유
아마씨, 대마씨	포도씨유
치아씨유, 쿠쿠이유(Candlenut Oil)	채소유
호두	밀배아유
블랙 커런트씨 유	목화씨유
신선한 바질	대두유
무 씨유	마가린
호박씨유	쇼트닝

표 8.1 오메가3 지방산과 오메가6 지방산이 함유된 음식

사이클로옥시지네이스-2 억제제의 문제는 사이클로옥시지네이스-1도 차단한다는 점이다. 사이클로옥시지네이스-1은 위장관 내막을 형성하는 데 중요한 역할을 하는 효소이기 때문에 사이클로옥시지네이스-1를 억제하면 장누수증후군를 야기하기 쉽다.

코티손은 스트레스 호르몬이라고도 불리는 합성 호르몬제로 류마티스성 관절염 치료에 주로 사용되며 암치료에도 보조제로 이용되기도 한다. 코티손과 하이드로 코티손 그리고 코르티코스테로이드의 문제점은 혈당을 단기간에 급격히 높인다는 점이다. 그렇기 때문에 케톤 영양 식이치료를 병행하는 환자에게는 득보다는 실이 될 수 있다. 또한 이런 스테로이드 제제는 비타민D, 아연, 엽산, B_6, B_{12}의 대사를 방해한다. 스테로이드제를 단기간 사용하면 항암 효과를 기대할 수 있겠지만, 장기간 사용 시 앞과 같은 여러 부작용을 일으킬 수 있기 때문에 삼

가는 편이 낫다.[13]

서양의학계는 사이클로옥시지네이스 억제제, 스테로이드제, 종양괴사인자 차단제를 남용하는 것 이외에도 생체 전자공학으로 염증을 치료하는 프로젝트에 수백만 달러를 투자하고 있다. 2015년 미국 국립보건원은 향후 7년 간 2억4800만 달러 규모의 자원을 투자하여 SPARCStimulation Peripheral Activity to Relieve Conditions 프로그램을 추진할 것이라고 발표했다. SPARC는 페이스메이커처럼 전기 자극 시스템을 체내에 이식해 종양괴사인자 신호를 차단하는 새로운 치료 기법이다. 이 기술은 만성 통증에 시달리는 사람들에게는 흥미롭게 보이겠지만 근본적인 해결책이 될 수는 없다. 즉, 원인을 분석해 차단하는 치료가 아니라 증상만 해결하는 미봉책에 불과하다고 볼 수 있다.

서양의학이 염증을 바라보고 치료하는 관점은 부작용이 심하며 근본적인 치료법이 아님을 살펴보았다. 반면에 자연이 주는 선물은 그 치유력이 우리가 생각하는 것보다 훨씬 강력하다. 파슬리와 카모마일에는 식물성 플라보노이드인 아피제닌Apigenin이 풍부하게 들어 있어 NF-κB가 활성되지 않도록 효과적으로 억제한다.[14] 또한 아피제닌은 무독성 물질이기 때문에 부작용 없이 항염증 효과를 발휘할 수 있다. 루테올린Luteolin은 셀러리와 피망에 고농도로 함유돼 있는 플라보노이드로서 인터류킨-6의 생성을 효과적으로 억제한다.[15] 이렇듯 자연이 주는 힘은 강력하고 인체에 부작용이 덜하다. 하지만 현대 의학은 여전히 체내 부작용이 없으면서도 염증을 효과적으로 없애주는 천연물을 평가 절하한다. 우리는 서양의학이 제시하는 항염증 치료제의 덫으로부터 벗어나야 한다. 항염증제로 단순히 염증을 없애려는 관점에서 벗어나 염증이 일어나는 근본 원인을 정확히 파악하고 부작용이 없는 천연물로 접근해야 한다.

지금부터는 암치료 과정에서 산화 스트레스가 어떻게 악영향을 끼치는지 알아보고 이를 근본적으로 해결할 천연 항산화제를 자세히 알아보도록 하자.

자유라디칼, 미토콘드리아 그리고 단식

산화 스트레스는 활성산소종이라는 자유라디칼과 이를 중화하는 항산화제가 불균형 상태가 됐을 때 발생한다. 자유라디칼은 하나 이상의 전자가 모자란 원자 또는 화합물로서 매우 불안정한 상태의 물질이라 정의할 수 있다. 그렇기 때문에 자유라디칼이 일단 생성되면 통제가 잘 되지 않는다. 자유라디칼은 전자 하나가 모자라기 때문에 안정화되려고 다른 곳에서 전자를 강제로 빼앗아 온다. 만약 단백질로부터 전자를 빼앗아 오면 조직이 점점 굳어지고, 호르몬에서 빼앗아 오면 호르몬의 활성도가 낮아지며, 세포에서 빼앗아 오면 세포 구조가 손상된다.

DNA는 자유라디칼에 매우 민감하기 때문에 암을 일으킬 수 있는 유전적 손상을 받기가 비교적 쉽다. 실제로 자유라디칼에 의한 DNA 손상률은 상당히 높다. 매일 적어도 1만 개 이상의 DNA가 자유라디칼에 의한 산화 스트레스 때문에 손상된다고 알려져 있다. 그렇기 때문에 항산화 식이가 얼마나 중요한지는 아무리 강조해도 지나치지 않다. 자유라디칼은 두 가지 경로를 통해 발생하는데, 하나는 정상적인 세포

내 대사 과정에서 발생하는 것이고 다른 하나는 가공유 같은 외부 독소에서 발생하는 것이다. 이렇게 발생한 자유라디칼은 항산화물질과 서로 1대1로 대응하면서 중화된다. 즉, 1개의 자유라디칼이 발생하면 이를 중성화하는 데 1개의 항산화물질이 필요하다. 따라서 새롭게 발생하는 자유라디칼보다 항산화물질이 적으면 DNA, 미토콘드리아, 조직 그리고 세포가 손상될 수 있다.

특히, 세포막은 자유라디칼에 의해 쉽게 손상되는 부위 중 하나며 세포막이 손상되면 또 다른 자유라디칼이 세포 내부로 들어가서 미토콘드리아에도 심각한 피해를 준다. 자유라디칼에 의해 손상된 미토콘드리아는 포도당과 산소를 이용해 에너지를 생성하기 어렵게 되고 그 결과 피로감과 신경병증, 기억상실, 인지장애 그리고 최종적으로 바르부르크 효과가 유발된다. 또한 미토콘드리아는 세포주기, 유전자발현, 신진대사, 세포자살 및 세포성장을 조절할 수 없게 된다.[16]

자연계에서 발생하는 산화 스트레스는 갈변된 과일 조각에서 쉽게 관찰할 수 있다. 사과 조각을 산소에 그대로 노출해두면 시간이 지남에 따라 산소와 반응해 갈변되는 것을 볼 수 있다. 여기에 항산화물질인 레몬즙을 짜 넣으면 갈변이 멈추는 현상을 확인할 수 있다. 산화 스트레스는 세포 내부의 자연스러운 대사 과정에서 발생하는 내인성 산화 스트레스와 외부 독소로부터 발생하는 외인성 산화스트레스로 나눌 수 있다. 내인성 산화 스트레스의 원인으로는 미토콘드리아, 사이토크롬 P450 효소, 염증세포 등이 있다. 사실 내인성 산화 스트레스의 가장 큰 원인은 아이러니하게도 미토콘드리아다. 미토콘드리아는 섭취한 단백질과 지질 그리고 탄수화물을 에너지와 물로 전환하려고 세포

내 산소의 90퍼센트 이상을 사용하기 때문에 그만큼 자유라디칼이 많이 생성된다. 그렇기 때문에 암환자는 때에 따라 적절히 단식하거나 칼로리를 제한할 필요가 있다. 미토콘드리아가 체내로 들어온 음식을 에너지로 전환하는 과정에서 발생하는 자유라디칼을 최대한 적게 만들자는 전략이다.

외인성 산화 스트레스의 대표적인 공급원으로는 살충제, 알콜, 수면부족, 화학독소, 방사선피폭, 담배연기 등 환경적 요소를 들 수 있다. 고혈당 또한 자유라디칼 생성을 촉진하는 경향이 있다. 고혈당의 결과로 늘어난 몸무게도 C-반응성단백질과 인터류킨-6를 늘리거나, 그것에 의존하는 결과로 이어진다.

지금까지 자유라디칼이 어떻게 만들어지는지와 그 공급원을 살펴보았다. 지금부터는 자유라디칼을 무효화해주는 항산화물질을 알아보도록 하자.

항산화제 : 항암 효과에 대한 끝없는 논쟁

산화 스트레스는 어떻게 멈출 수 있을까? 간단하다. 항산화물질을 섭취하면 된다. 그렇다면 항산화물질은 어디에서 오는가? 특정 식물영양소Phytochemical(파이토케미컬)을 함유하고 있는 식물로부터 유래한다. 식물영양소는 식물에서 자연적으로 생기는 화학물로서 파이토Phyto는 그리스어로 '식물'을 의미한다. 수천 가지의 다른 식물영양소가 존재하며 이 조성에 따라 식물 각각은 독특한 색과 냄새 그리고 풍미를 띤다.

인체는 과산화물제거효소Superoxide Dismutase,SOD 같은 자체 항산화물질을 만든다. 이러한 자체 항산화물질로는 클로타치온 퍼옥시데이즈, 멜라토닌, 코엔자임Q10이 있다. 그중 글루타치온은 가장 강력하고 다재다능하며 중요한 항산화제다. 글루타치온은 2단계 해독과정에 관여하면서 산화물을 중화하고 영양대사가 원활히 진행되도록 관여하며 무엇보다 체내로 들어온 발암물질을 해독한다. 또한 유전자 발현, DNA 합성, 사이토카인 생산을 포함한 세포 간의 정보 전달 및 조절에도 관여한다. 글루타치온은 시스테인, 글루타민, 글라이신의 세 가지 아미노산으로부터 체내에서 합성된다. 동물실험과 임상실험에서 공통적으로 밝혀진 바에 의하면, 충분한 양의 글루타치온을 생성하려면 적절한 양의 단백질을 섭취해야 한다.[17]

외부로부터 인체로 공급되는 항산화물질로는 비타민C와 비타민E가 함유된 식품을 들 수 있으며 플라보노이드, 테르페노이드Terpenoid, 쿠마린Coumarin 같은 식물 대사산물도 포함된다. 이러한 항산화물질은 자유라디칼이 단백질, DNA, 지질 및 미토콘드리아에 미칠 수 있는 악영향을 사전에 차단할 수 있다. 즉, 식물영양소는 암이 발생하지 않도록 사전에 예방하는 효과와 암이 발생했을 때는 치료하는 효과가 있다.[18] 식물영양소와 같은 항산화물질은 다음과 같은 항암 효과를 낸다.

- 면역계 활동 조절
- 염증 감소
- 호르몬 조절
- 암세포에 독성 효과

- 혈관신생 예방
- 화학요법으로 인한 부작용 예방
- 세포사멸 유도
- 전이 억제
- DNA 메틸화와 후성 유전의 안정화

항산화 식품에 항암 효과가 있다는 수많은 증거가 있음에도 불구하고 현대의학계는 아직도 항암치료 중에 항산화 식품을 복용하는 방식에 부정적인 입장을 취하고 있다. 실로 어처구니가 없다는 말밖에는 달리 표현할 길이 없다. 항산화 식품에 대한 여러 논쟁 중에서 가장 핵심적인 부분은 화학요법과 방사선요법을 받는 동안 항산화제를 복용해도 되느냐 마느냐다. 그들은 항산화 식품이 항암제와 방사선치료의 효과를 반감한다고 주장한다. 이 때문에 항암과 방사선 치료를 받고 있는 환자는 주치의로부터 항산화제를 복용하지 말라고 종종 교육받는다. 예를 들면, 항암과 방사선치료 중에는 블루베리를 먹지 말라는 등의 교육이다. 그러나 사실은 그렇지 않다. 여러 연구와 논문에 의하면, 블루베리 같은 항산화제는 암세포의 사멸을 늘리는 동시에 건강한 세포를 보호한다. 또한 항암제와 방사선 치료로부터 나타날 수 있는 여러 부작용을 효과적으로 줄일 수 있다. 무엇보다, 아무리 병원에서 항산화제를 먹지 말라고 한다 해도 우리는 항산화제로부터 벗어날 수 없다. 왜냐하면 우리가 섭취하는 모든 식물성 식품에는 항산화물질이 존재하기 때문이다. 주치의 말대로 항암과 방사선 치료 중에 항산화제를 피하고 싶다면, 모든 음식 섭취를 끊고 증류수만 먹어야 할 것이다.

일리노이스 에반스톤에 설립된 통합 암치료를 위한 블록센터Block Center for Intergrative Cancer Treatment의 책임자인 키이스 블록Keith Block은 의학 저널인 <통합암치료Integrative Cancer Therapies>의 설립자이자 편집자다. 또한 그는 베스트셀러 『암을 극복하는 생활Life Over Cancer』의 저자이기도 하다. 그가 이끌고 있는 블록센터의 팀은 항산화 식품에 대한 논쟁에 종지부를 찍고자 항산화제와 항암 효과에 관련된 연구를 진행했다. 그들은 2,300개 이상의 연구와 약 5,000명의 환자를 평가했는데, 그중 단 하나의 연구에서도 항산화제가 항암 효과를 줄인다는 증거를 찾지 못했다. 블록 박사는 그간의 연구를 바탕으로 "항산화제가 화학요법의 효과를 반감시킨다는 증거는 없다"라고 그의 저서에 서술했다. 닐 맥킨니Neil McKinney 박사는 그의 저서 『자연요법 종양학Naturopathic Oncology』에 "항산화제는 화학요법을 받고 있는 환자가 항암제에 내성이 생기지 않도록 하는 효과가 있다"라고 서술했다. 세포 독성 화학요법은 많은 산화 스트레스를 유발하므로 체내의 항산화물질이 결핍되고, 그 결과 광범위하게 염증이 일어난다. 그렇기 때문에 우리는 항암과 방사선 치료를 받고 있는 환자에게 반드시 코코아파우더와 케이퍼caper 같은 항산화물질이 풍부하게 들어 있는 식품을 섭취하라고 권장하고 있다. 또한 환자에게 식물영양소 섭취를 주치의와 상담하라고 권하고 있다.

염증 측정

나샤 박사는 환자의 염증 수준을 측정하는 데 세 가지 실험 마커 세트를 사용한다. C-반응성단백질CRP, 적혈구침강속도ESR, 락토스탈수소효소LDH가 그것이다. 각 마커는 염증 수준과 대사 기능, 미토콘드리아 기능 상태를 알려주며 암세포가 어느 정도 활동성을 가지고 있는지 판단하는 근거 자료가 된다(그녀는 산화 스트레스를 측정하는 검사기로서 제노바 다이아그노틱스 사의 제품을 추천한다).

염증과 산화 스트레스 억제를 위한 대사적 접근

염증을 조절할 수 있다면 암도 조절할 수도 있다. 대사적 접근법으로 암에 다가선다는 말은 식물영양소를 사용하는 영양학적 치료로 염증과 산화 스트레스를 억제한다는 뜻이다. 염증의 근본적인 원인을 파악하는 식으로 접근하지 않고 드러나는 증상만 개선하는 방법으로는 암은 절대 줄어들지 않는다. 단순한 약물 치료는 염증과 관련된 통증을 완화할 수 있지만 하루 동안에도 계속 성장하는 암을 억제할 수는 없다. 염증과 산화 스트레스를 개선해 암을 억제하려면 항산화 식품과 항염증 식품을 반드시 섭취해야 한다. 이러한 치료야 말로 염증 증상뿐 아니라 염증의 근본 원인까지 치료하는 것이고 곧 암치료와도 직접 연결된다. 항산화 식품, 생선, 생약, 생활습관 교정이야말로 염증과 산화 스트레스를 현저하게 줄이는 궁극의 치료법이다. 지금부터 염증과 산화 스트레스를 줄이는 구체적인 방법을 소개하겠다.

1단계 : 식단에 항산화 식품과 항염증 식품을 포함하기

항산화물질은 과일, 채소, 생약, 향신료, 견과류, 올리브, 초콜릿, 차, 와인을 비롯한 식물성 식품 및 음료에 함유돼 있다. 이 식물성 화합물에는 항염증, 항균, 항바이러스, 항암, 면역 조절 기능이 있다. 또한 이들은 유전자 발현에 직접 관여해 발암과 관련된 유전자는 발현되지 않도록 억제하고 암을 억제하는 유전자는 활성화해 암세포의 성장을 막는다.[19] 항산화물질은 그 종류가 수천 가지에 이르지만 지면 한계상 전부 실을 수 없기에, 여기에서는 염증과 산화 스트레스를 효과적으로 차단하는 퀘르세틴Quercetin과 레스베라트롤Resveratrol을 중심적으로 알아보겠다.[20]

• 퀘르세틴 : 케이퍼와 양파

퀘르세틴은 항염증과 항산화 작용이 풍부한 플라보노이드 중 하나로 그 효능은 여러 연구에서 입증됐다. 퀘르세틴은 사이클로옥시지네이스-2와 NF-κB 신호를 억제하고 암세포가 전이하지 못하도록 하는 것으로 알려져 있다. 또한 녹차에서 발견되는 EGCG와 결합하면 전립선암의 성장을 멈춘다는 연구 결과도 있다. 퀘르세틴은 케이퍼, 유기농 재배 사과(설탕 함량이 낮은 녹색 사과 또는 야생 사과를 권장), 양파에 가장 많이 함유돼 있다. 양파 섭취의 중요성은 아무리 강조해도 지나치지 않다. 양파에 함유된 영양소인 오니오닌AOnionin A는 암세포 증식과 난소암 진행을 억제하는 것으로 알려져 있다. 퀘르세틴이 함유된 또 다른 식품으로는 빌베리Bilberry, 블랙 커런트Black Currant, 블랙 엘더베리Black Elderberry, 링곤베리Lingonberry 등을 들 수 있다. 빌베리는 사이클로옥시

지네이스-2 억제 효과가 가장 크다.[21]

• 레스베라트롤 : 당신이 즐기는 와인

인체는 뇌와 신경계를 보호하려고 뇌와 혈액 사이에 장벽인 혈액뇌관문Blood Brain Barrier이라는 안전장치를 두었다. 즉, 혈액 속의 성분이 뇌까지 전달되려면 혈액뇌관문을 통과해야하는데, 항산화제 중에서는 레스베라트롤이 유일하게 이 장벽을 통과할 수 있다. 1990년도에 라스베라트롤에 안티에이징 효과와 항산화 효과가 있다는 사실이 밝혀졌다. 많은 과학자들은 프랑스 역설French Paradox이 드디어 풀렸다고 믿었다. 프랑스의 역설은 지방을 풍부히 먹는 프랑스인이 미국인에 비해 심혈관질환 발생률이 3분의 1 정도 낮다는 사실을 말한다. '열쇠는 라스베라트롤이 풍부한 프랑스의 와인에 있었다.' 라스베라트롤은 글루타치온 수치를 높이고 지질 산화를 최소화하거나 방지하며 식물성 에스트로겐Phytoestrogen으로도 작용한다. 미국인은 라스베라트롤의 항산화 작용을 알고 난 후 식물이나 과일에서 레스베라트롤만 추출해 보충제로 만들어 복용했다. 어떤 결과가 나타났을까? 아이러니하게도 큰 효과가 없었다. 우리가 기억해야 할 것은 특정 성분이 아무리 좋다 할지라도 그 성분만 추출해서 만든 제제는 큰 효과를 내기 어렵다는 것이다. 항상 원료 그대로를 복용해야 한다. 포도에 레스베라트롤이 많이 함유돼 있다면, 추출해서 복용할 것이 아니라 포도 자체를 섭취해야 한다.

프랑스인이 자주 마시는 와인에는 레스베라트롤뿐 아니라 타닌도 다량 함유돼 있다. 타닌은 강력한 항암 작용을 한다고 알려져 있다.

우리는 일반적으로 주당 2회에서 3회, 유기농으로 생산된 포도로 만든 적포도주를 마시라고 권장한다. 모든 와인이 몸에 좋다고는 할 수 없다. 포도를 수확할 때 많은 살충제를 뿌리는데 국제농약액션네트워크Pesticide Action Network는 포도에 함유된 살충제가 암 발병의 원인일 수 있다고 발표했다. 전 세계적으로 사용하고 있는 대표적 살충제인 글라이포세이트Glyphosate는 와인용 포도 농장에서 빈번히 사용하고 있으니 참고하기 바란다. 또한 난연성 약품인 2,4,6-트리브로모페놀2,4,6-Tribromophenol은 포도주나 포도를 운반하는 나무통, 선반, 나무 상자에 사용된다.

2단계 : 항 염증성 생약 섭취

인류는 예로부터 생약을 천연 항염증제로 사용해왔다. 예를 들어, 원주민들이 염증이 생기면 복용하던 흰버드나무 또는 조팝나무Meadowsweet에는 실제로 아스피린과 매우 유사한 화합물질인 살리신Salicin 성분이 있다. 살리신은 아스피린의 주원료로서 해열, 염증 억제, 진통 효과가 있는데 부작용으로 위 점막을 손상시킨다. 그러나 합성 아스피린과 달리 항염증성 약초는 위 점막 손상 같은 부작용을 일으키지 않는다.[22]

항염증과 항산화 작용을 동시에 하는 몇 가지 생약이 있다. 블랙커민Black Cumin씨 오일은 아스피린보다 항염증 효과가 200배 강하며 맛 또한 좋아 샐러드드레싱으로 사용하기에 안성맞춤이다. 나샤 박사의 남편이자 생화학자인 스티브 오테스베르크Steve Ottersberg 박사는 고수, 커민, 강황을 "항염계의 슈퍼스타 3형제"라 부르며 이 세 가지 생약을 모든 요리에 추가한다. 켈리 박사의 딸 이름은 페퍼Pepper인데, 검은 후추Black Pepper에서 추출한 화합물이 강황을 비롯한 다른 생약의 효능을 배가시키며 종양괴사인자와 NF-κB가 활성화되지 않도록 억제한다는 사실을 발견하고 이에 영감을 얻어서 딸의 이름을 페퍼로 지었다고 한다. 농담이라고 생각할지도 모르겠지만 그의 딸 이름은 실제로 페퍼다. 항염증성 생약을 여러분의 식탁 위에 올려놓고 매일 섭취하는 습관은 암치료에서 매우 중요하다. 수많은 생약 중에서 어떤 생약을 선별해서 섭취해야 할까? 생약에 대한 안내서 중 가장 완벽하다고 생각하는 참고서로 바랏 아가월Bharat B. Aggarwal 박사와 데보라 요스트Debora Yost 박사가 집필한 『치료 향신료Healing Spices』를 추천한다. 아가월 박사는 생약의 항염증 효과에 대한 수많은 연구를 발표했다. 아가월 박사를 비롯해 수많은 학자가 생약의 효과에 관한 연구를 발표했고 그 덕분에 우리는 암환자에게 영양요법을 효과적으로 적용하는 단계에 이르렀다. 그들에게 감사와 경의를 표한다. 지금부터는 이러한 생약 중 중요하다고 생각되는 일부를 자세히 소개하겠다.

• 강황 : 암세포가 가장 싫어하는 적

강황은 인도와 동남아시아에서 자생하는 진한 오렌지색 약초로 뿌리줄기 부분을 약재로 쓰며 수세기 동안 인도의 아유베다 의학과 한의학에서 사용돼 왔다. 생강, 소두구cardamom와 함께 강황은 생강과Zingiberaceae에 속한다. 강황에 함유된 커큐민Curcumin은 여러 연구에서 돌연변이와 암 유전자 발현 억제, 세포주기 조절, 세포사멸, 전이 억제 등과 관련된 분자생물학적 경로에 다방면으로 영향을 미치는 것으로 밝혀졌다.[23] 또한 커큐민은 여러 종류의 암세포 성장과 NF-κB를 효과적으로 억제한다. 실제로 커큐민은 발암과 관련된 유전자 하나만이 아니라 여러 유전자의 발현에 영향을 미치기 때문에 '다기능' 항암 약물로 간주된다. 녹차에 함유된 EGCG와 함께 작용하면 유방암세포가 성장하지 못하도록 효과적으로 억제한다. 커큐민은 가장 큰 장점은 매우 적은 양을 섭취해도 염증을 효과적으로 막는다는 것이다. 강황 50mg(작은술의 50분의 1)을 수개월 동안 지속적으로 섭취하는 것만으로도 건강상의 많은 부분이 좋아진다. 물론 우리는 하루에 적어도 1작은술 정도의 양을 지속적으로 복용하기를 권장한다. 사실 강황에는 3가지의 다른 커큐민(커큐민, 비스데메톡시커큐민bisdemethoxycurcumin, 데메톡시커큐민demethoxycurcumin)과 몇 가지의 휘발성 오일(튜메론tumerone, 아틀란톤atlantone, 징기베론zingiberone)이 함유돼 있다. 이들 각각의 물질도 독립적으로 항암 작용을 한다. 강황은 풍미가 좋아 계란요리, 볶음요리, 약용藥用 스무디에 첨가하면 맛과 건강을 동시에 챙길 수 있다.

•생강

생강은 뿌리과 식물로서 위장관 기능을 개선하는 효과로 잘 알려졌다. 특히 생강차를 마시면 화학요법 부작용인 구역과 구토를 크게 줄일 수 있다. 또한 사이클로옥시지네이스-2와 NF-κB를 억제해 매우 강력한 항염증 작용을 한다. 생강에는 글루타치온 같은 항산화 효소를 늘리는 식물영양소인 진저롤gingerols이 풍부하게 들어 있다. 생강에 함유된 젤룸본zerumbone은 종양 억제 유전자를 활발히 만들어 암세포의 성장을 억제하는 효과가 있다. 생강, 절인생강, 김치를 뜨거운 물과 함께 믹서기로 갈아 소스로 사용하면 훌륭한 식재료가 된다. 생선에 뿌려서 먹으면 맛도 훌륭하니 참고하길 바란다.

• 유향Boswellia

유향은 유향나무에 상처를 내서 얻은 수지를 응고시킨 물질을 일컫는다. 유향은 수천년 동안 향신료와 향수 재료로 사용돼 왔으며 신약성서에는 현자들이 아기 예수에게 세상에서 가장 귀한 물건으로서 유향을 전했다는 기록이 있다. 유향은 종양괴사인자를 효과적으로 억제해 탁월한 항염증 효과를 보인다. 유향은 쥐의 성상세포종과 인간의 백혈병 세포주에서 암세포가 증식하지 않도록 하고 세포자살을 유도한다. 교모세포종 환자의 종양 주위 부종을 감소시키는 효과도 있음이 밝혀졌다. 유방암에서 뇌에 전이된 암세포를 효과적으로 줄이고, 방광암에서 세포주기 조절, 암세포 성장억제, 세포자살을 유도한다.[24] 고 품질의 치료용 유향 오일을 혀 밑에 두 방울 정도 떨어뜨려 복용하거나 직접 만든 샐러드드레싱에 몇 방울 더하는 것도 좋은 섭취 방법이다.

3단계 : 균형 잡힌 지방산 섭취

우리가 매일 섭취하는 현대 식단에는 염증성 지방이 너무 많이 들어 있다. 산화 스트레스를 줄이는 작업에서 가장 먼저 해야 할 것은 여러분 가정에 있는 식료품저장소를 철저히 살펴보는 것이다. 마요네즈, 샐러드 드레싱, 소스 등에 어떤 지방이 함유돼 있는지 확인해야 한다. 만약 카놀라, 면화, 콩, 옥수수 오일이 함유돼 있다면 바로 쓰레기통에 버리기 바란다. 튀긴 음식, 패스트푸드, 마가린, 사탕, 칩, 가공육에는 좋지 않은 오일이 첨가돼 있으니 절대 섭취하지 말아야 한다. 식품에 무엇이 함유돼 있는지 항상 꼼꼼히 읽는 습관을 가져야 한다. 건강식품 매장에서 산 식품일지라도 확인하도록 한다.

위와 같은 염증을 유발하는 지방은 최대한 줄이고 정어리, 고등어, 청어, 자연산 연어 같은 생선에 함유된 오메가3 지방산은 더 섭취하도록 한다. 치아씨앗Chia Seed, 호두, 저온 압착 엑스트라 버진 올리브 오일(단, 고열로 요리하지 않도록 한다), 암록색 이파리 식물은 우수한 오메가3 지방산 공급원이다.[25] 냉이와 쇠비름 1컵에는 오메가3 지방산이 250mg 이상 함유돼 있다. 생선을 요리할 때 150도 이상에서 30분 이상 익히면 EPA와 DHA의 75퍼센트 이상이 파괴될 수 있으니 유념하기 바란다.[26]

간혹 수은 중독을 우려해 생선 섭취를 꺼리는 사람이 있는데 이는 옳지 않다. 우선 멸치나 정어리 같은 작은 물고기는 오염이 적다. 또한 수은 독성은 셀레늄으로 중화될 수 있는데, 생선에는 셀레늄 함류량이 상당히 높다. 생선에 함유된 셀레늄이 수은과 결합해 수은 독성을 비활성화하기 때문에 생선 섭취는 걱정하지 않아도 된다. 특히 발효 생선은 중금속 함량이 매우 낮기 때문에 오메가3 지방산의 훌륭한 공급원이라 할 수 있다.

올리브 오일은 항산화 작용을 하는 비타민E를 비롯해 수십 개의 폴리페놀을 함유하고 있다. 코르니카브라Cornicabra, 코라티나Coratina, 모라이올로Moraiolo, 코로네이키Koroneiki 같은 종의 올리브에는 일반 올리브보다 많은 항산화물질이 들어 있다. 올리브 맛이 쓰면 쓸수록 폴레페놀의 함량이 높은데, 많은 요리에 쓴 올리브를 넣는 지중해 요리가 건강 식단이라 불리는 이유가 여기에 있다. 올리브오일에 함유된 또 다른 폴리페놀인 하이드록시티로졸Hydroxytyrosol은 활성산소종이 혈관을 손상시키지 못하게 방지하는 효과가 있다. 아피제닌Apigenin, 올러유러핀oleuropein, 루테올린luteolin 같은 폴리페놀은 항산화와 항염증 효과가 있을 뿐만 아니라 혈관신생과 전이를 막는 역할을 하는 것으로 알려져 있다(여기에 대해서는 다음 장에서 더욱 자세히 다루겠다). 고품질의 올리브오일을 선택할 때는 유효 기간이 아닌 '병에 주입한' 날짜를 확인해야 한다. 또한 어두운 색 유리병에 담겨 있는지, 엑스트라 버진인지, 유기농인지, 저온 압축으로 추출했는지도 꼼꼼히 살펴서 구매하기 바란다.

4단계 : 염증을 효과적으로 다스리는 약초 섭취하기

아마도 사람들 대부분은 지방이라 하면 소나 돼지기름을 떠올릴 것이다. 하지만 놀랍게도 일부 야생 식물은 24퍼센트 정도 지방을 함유하고 있다. 케일, 시금치, 일부 야생초는 오메가3 지방산을 구성하는 알파리놀렌산을 다량 함유하고 있다. 그렇기 때문에 야생초를 먹인 동물은 곡물을 먹인 동물에 비해 오메가3 지방산 함량이 여섯 배나 많다. 유기농 라벨이 붙은 육류라 할지라도 자연의 풀을 먹이지 않고 유기농 사료를 먹여 길렀을 가능성이 높다. 유기농 사료를 먹인 고기는 안전할까? 자연의 동물은 사료를 먹지 않고 야생초만 먹는다는 사실을 잊어서는 안 된다. 유기농이라는 라벨에 현혹돼 우리의 건강을 병들게 하는 행동을 하지 말아야 한다. 가장 자연스러운 것이 우리의 몸에도 가장 자연스럽다는 사실을 잊지 말자. 소는 옥수수를 먹으며 자라는 동물이 아니라 자연에서 자라는 풀과 잎사귀, 나뭇가지, 껍질을 먹으며 자라는

지방산 종류	지방산의 세부 타입	다량 함유된 음식
오메가3	알파리놀렌산(LNA)	아마씨, 호두, 대마씨(햄프씨), 치아씨, 암록색 채소
	스테아르돈산(SDA)	블랙 커런트씨
	EPA, DHA	냉수어(예: 정어리 연어 고등어 송어)
오메가6	리놀렌산(LA)	대두, 홍화씨, 해바라기씨, 참깨
	감마리놀렌산(GLA)	보라지유(Borage Oil), 블랙 커런트씨 오일, 달맞이꽃유(Evening Primrose Oil)
	아라키돈산(AA)	상업적으로 길러진 가축 고기
	카프릴산(CA)	염소유
오메가7	팔미톨레산(PA)	열대 오일(예: 코코넛유, 야자핵유)
오메가9	올레산(OA)	올리브. 아몬드, 아보카도, 개암(Filberts), 마카다미아 너트, 라드, 버터
포화 지방	스테아르산(SA)	소고기, 돼지고기, 동물성 버터, 코코아 버터, 시어버터(Shea Nut Butter)
	팔미트산(PA)	열대성 지방 (예: 코코넛유, 야자핵유)
	뷰티르산(BA)	버터
	중간사슬지방산	MCT유
트랜스지방	합성지방	마가린, 쇼트닝, 구운빵, 대부분의 튀김

표 8.2 지방의 종류와 지방이 함유된 음식

동물임을 기억해야 한다.

2001년 <사이언스Science>에 게재된 검증 논문은 "곡물을 먹고 자란 소는 그렇지 않은 소에 비해 매우 스트레스가 높다"는 결론을 내렸다. 그뿐 아니라, 반추 위에서 대장균이 다량 검출됐으며 위궤양도 동시에 보였다. 곡물 사료로 먹고 자란 소는 스트레스를 많이 받기 때문에 면역력이 약해져 세균에 감염될 가능성도 함께 높아진다. 때문에 감염이 안 되게 하려고 소에게 다량의 항생제를 투여한다. 유기농 고기, 유기농 계란, 유기농 생선만으로는 충분하지 않다. 100퍼센트 풀을 먹인 소여야 하며 양식이 아닌 100퍼센트 자연에서 난 생선이어야 한다.

닭은 잡식성 동물이기에 단순히 곡물사료만 먹인 것이 아니라 도마

뱀, 벌레 등을 골고루 섭취한 닭이어야 한다.

호두는 오메가3 지방산 함유량이 높으며 치아씨앗, 아몬드, 피칸은 비타민E 등 항산화물질 함유량이 높다.

• 회향Fennel

회향은 미나리과의 한 해 살이 혹은 두 해 살이 풀로 항염증 효과가 있으며 소화제로도 사용된다. 회양씨앗을 씹어 먹으면 염증성 장질환과 복통에 매우 효과가 있으며 인도에서는 약으로서 광범위하게 사용되고 있다. 회향에는 염증과 암에 매우 강력히 작용하는 식물영양소인 아네톨Anethole이 포함돼 있다. 동물 연구에서, 아네톨은 종양괴사인자를 억제함으로써 염증을 줄이고 암세포가 발생하지 못하게 한다는 결과가 반복적으로 나왔다. 회향은 특히 소시지와 양배추를 함께 곁들이면 훌륭한 요리가 되니 참고하기 바란다. 회향은 감초와 같은 단맛이 나는데 요리를 오래할수록 감초 맛이 사라지니 참고하기 바란다.

코코아 파우더와 고 순도 다크 초콜렛

17세기 이래로 코코아와 초콜릿은 식품뿐 아니라 의약품으로도 사용돼 왔다. 코코아에는 녹차, 홍차, 적포도주보다 더 많은 폴리페놀과 항산화물질이 들어 있다. 또한 약 380개의 식물영양소를 포함하고 있으며 그중 10개는 향정신성 화합물이다. 세 그룹의 폴리페놀이 코코아에 함유돼 있는데 카테킨Catechin이 37퍼센트, 안토시아니딘Anthocyanidin이 4퍼센트, 프로안토시아니딘Proanthocyanidin이 58퍼센트다. 코코아의 폴리페놀은 장의 염증을 조절하고 염증성 효소 전구체와 염증성 사이토카인이 생성되지 않도록 한다. 코코아에 함유된 페놀릭Phenolic은 돌연변이를 예방하고 세포증식을 억제하며 과산화지질lipid peroxidation[역주: 지방이 활성산소와 결합해 생기는 물질]을 차단하는 효과가 있다.[27] 코코아의 폴리페놀은 육류를 고온에서 구울 때 발생하는 발암물질인 헤테로사이클릭 아민Heterocyclic Amine을 효과적으로 차단해 세포 돌연변이를 예방하는 효과가 있는 것으로 밝혀졌다. 즉, 스테이크를 구울 때 코코아 가루를 뿌리는 것은 건강에 매우 도움이 되는 요리법이라 할 수 있다.

코코아 파우더는 마그네슘의 보고라 해도 과언이 아니다. 100g의 코코아 파우더에는 520mg의 마그네슘이 들어 있다. 한 연구에 따르면 염증 지표인 C-반응성단백질, 종양괴사인자, 인터류킨-6는 모두 마그네슘 섭취를 늘리면 감소한다. 2014년 <유럽임상영양학학회지European Journal of Clinical Nutrition>는 마그네슘 섭취와 C-반응성단백질 사이의 연관성을 찾는 메타 분석 결과를 발표했다.

마그네슘이 부족하게 되는 몇 가지 이유가 있는데, 크게 마그네슘 섭취가 줄거나 위장관이나 신장을 통해 마그네슘이 손실되기 때문이다. 첫 번째 범주의 예로는 알코올 중독(영양소 섭취가 전반적으로 불량함)과 마그네슘이 들어 있는 식품(코코아, 아몬드, 아스파라거스, 커피 및 조개) 섭취량이 낮을 때를 들 수 있다. 2005년에서 2006년에 이루어진 조사에 의하면, 미국 인구의 거의 절반(48퍼센트)이 권장 마그네슘 섭취량보다 적은 양을 섭취했다.[28] 두 번째 범주의 예로는 심한 설사, 스트레스, 흡수 장애, 항생제 사용을 들 수 있다.[29]

코코아를 섭취하려면 코코아 원재료나 코코아 파우더를 구매하기 바란다. 코코아 바 같은 가공 코코아는 가공과정에서 항산화물질과 항염증 물질이 대부분 파괴된다. 코코아에 GMO 대두에서 분리한 레시틴, 가공 유제품, 설탕 등을 첨가하면 항산화 및 항염증 효과가 반감된다. 순도 85퍼센트 이상의 코코아 초콜릿이나 순도가 높은 코코아 파우더를 선택하도록 한다. 초콜릿은 케톤 식이요법을 하면서도 섭취가 가능한 음식이다. 단, 유기농 코코아 파우더를 복용하도록 한다. 유기농 코코아 분말 2작은술에는 탄수화물 2g이 들어 있으며 설탕 함유량은 0이니 전혀 걱정할 필요 없이 복용해도 된다.

• 흙과의 접지Earthing : 항염증성 생활 습관

인간은 4000년 전부터 신발을 신었고, 대부분의 문명 초기에는 샌들이 가장 흔한 신발이었다. 부드러운 모카신Moccasin[역주: 북미 원주민이 신었던 부드러운 가죽으로 만든 신발] 같은 신발은 메소포타미아 산악인이 처음 착용했다. 그 후부터 점차 두꺼운 신발이 개발됐고 지금의 하이힐에까지 이르렀다. 우리의 몸과 발은 점차 흙으로부터 멀어졌다. 마지막으로 흙 위에서 잤을 때가 언제인가? 마지막으로 맨발로 흙을 밟고 걸어본 때는 언제인가? 흙과의 접지Earthing라 함은 몸의 일부가 땅과 직접 접촉한다는 의미다. 발이든 손이든 몸의 일부든 부위는 중요하지 않다. 여러 연구에서 밝혀진 바에 의하면, 흙과 몸의 일부가 접지되면 발열, 통증, 부종, 발적 같은 네 가지 염증 증상이 효과적으로 억제된다.[30] 또한 일부 전문가들은 자유라디칼이 양전하를 띠고 지표는 음전하를 띠기 때문에 흙과의 접지를 통해 자유라디칼을 중화할 수 있다고 주장한다. 즉, 흙과의 접지 자체가 산화 스트레스를 중화해주는 효과를 낸다는 것이다. 켈리는 점심식사 후 차를 마시는 대신 숲에서 약 30분가량 맨발로 걷는 실험을 해보았다. 그 결과 에너지가 충만해지고 집중력이 높아지며 신체가 이완되는 효과를 보았다고 말한다. 흙과의 접지가 수치적으로 얼마나 산화 스트레스를 해소하는지는 아직 측정할 수 없지만, 그녀는 전반적인 컨디션이 향상되는 것을 몸소 느꼈기 때문에 매일 맨발로 통근하고 있다.

모든 것을 차갑게 식히기

염증과 산화는 모든 암세포에 공통적으로 나타나는 두 가지 특징이다. 현대 미국은 염증 사회라 해도 크게 틀리지 않다. 잘못된 식습관 탓에 미국인의 몸에는 염증이 만연해 있으며 불행히도 현대의학의 약물 중심적 접근법은 암 발병 위험을 높이는 또 다른 부작용을 낳고 있다. GMO 식품, 가공식품, 가공유지방, 곡물 위주의 식습관 등으로부터 오염된 우리의 몸을 정화하려면 자연에서 답을 찾아야 한다. 식물에서 추출한 식물영양소, 오메가3 지방산, 케이퍼, 양파, 회향과 같은 약초, 흙과의 접지 등 자연과 가까이 하면 할수록 오염됐던 우리 몸이 점점 더 깨끗이 정화된다. 지금까지 염증과 산화가 암을 유발하는 중요 요인이며 이를 해소하는 방법을 구체적으로 알아보았다. 다음 장에서는 암 환자의 목숨을 앗아가는 주원인인 혈관신생과 전이를 알아볼 것이다. 그리고 혈관신생과 전이를 억제하는 음식도 자세히 살펴볼 것이다.

만약 암을 정복할 방법이 있다면 혈관신생에서 그 정답을 찾아야 할 것이다.

-윌리암 리 박사(Dr. William Li),

혈관신생재단(the Angiogenesis Foundation)의 회장이자 의료 책임자

암세포는 마치 흡혈귀와 같다. 그들이 원하는 모든 것은 혈액 속에 있다.

- 리사 알슐러(Lise Alschuler)와 카롤린 가젤라(Karolyn A. Gazella),

「암에 대한 최종 안내서(The Definitive Guide to Cancer)의 저자

산처럼 머물고 강처럼 흘러라

- 노자

9장

증식과 전이

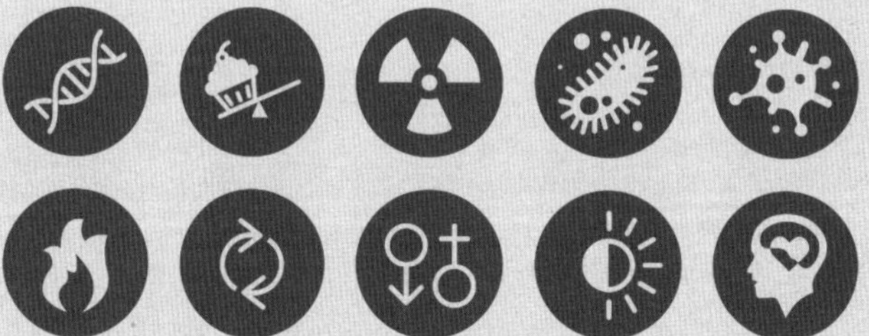

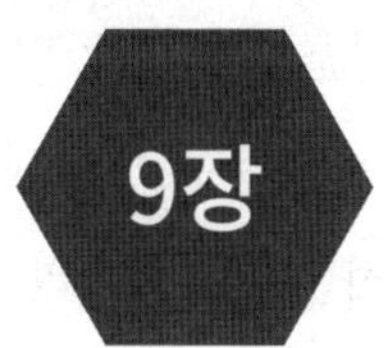

9장

지난 장에서 우리는 염증이 암의 증식과 전이에 직간접적으로 영향을 미친다는 사실을 알아보았다. 이 장에서는 암이 통제에서 벗어날 때 발생되는 두 가지 과정, 즉 혈관신생과 전이를 구체적으로 알아보도록 하겠다. 대사적 관점으로 암에 접근하면 혈관신생과 전이를 효과적으로 억제하는 방법을 찾을 수 있다. 기존의 종양학적 관점에서 보면 두 가지 과정을 억제하는 방법으로 항암제와 방사선치료가 유일하지만 이는 부작용이 매우 심하다. 하지만 대사적 관점으로 접근하면 부작용이 거의 없이 치료할 수 있다. 그 열쇠는 인체 순환시스템에 있다.

우리 몸은 지구를 두 바퀴나 돌 수 있는 길이의 혈관을 가지고 있다. 인체 곳곳에 거미줄처럼 펼쳐져 있는 혈관은 조직과 기관에 산소와 영양분을 공급하고 각 조직과 기관에서 배출된 노폐물을 수거해 신장을 통해 몸 밖으로 배출한다. 즉, 혈관은 건강한 음식을 배달해 주고 노폐물까지 제거해 주는 만능 일꾼이라 할 수 있다. 대사적 관점으로 접근하면, 순환 시스템에 결함이 생겨 암이 발생하는 것이기 때문에 순환 시스템을 정상적으로 복원하는 것이 치료라 할 수 있다. 혈구세포를 제외한 모든 인체 기관과 조직을 구성하는 세포는 정해진 장소에 머물며 생로병사의 과정을 거친다. 각 기관과 조직이 헝클어지지 않고 정해진 위치에 안정적으로 위치하려면 세포외기질Extracellular Matrix[역주: 세포와 세포 사이의 틈을 메워 조직을 물리적으로 튼튼하게 지지하는 역할을 한다. 세포외기질은 주로 콜라겐으로 구성되며 이 외에도 피브로넥틴, 라미닌과 같은 단백질이 콘크리트 구조처럼 단단히 세포 사이의 빈 공간을 채워 구조적으로 조직의 안정성을 유지한다]이라는 비세포성 조직이 필요하다. 세포외기질은 세포 사이의 공간을 채우고 세포를 안정적으로 지지해 주는 가교 역할을 한다. 혈관은 안정적으로 구성된 조직과 세포외기질 사이를 지나가며 각 조직의 세포에 풍부한 영양분과 산소를 공급한다. 회전초밥을 연상하면 이해하기 쉽다. 세포를 회전초밥집에 앉아 있는 고객이라 가정하면 회전트레이는 혈관이고 회전 트레이에 위치한 초밥은 영양분과 산소다. 손님은 위치를 이동하지 않고 제자리에 앉아 회전트레이에서 공급되는 초밥을 먹기만 하면 된다.

암세포는 이러한 규칙을 준수하지 않는다. 암세포는 자기 자리를 벗어나 원하는 자리에 앉고 다른 세포에게 공급돼야 할 영양분과 산소를 게걸스럽게 먹어치운다. 심지어는 회전트레이를 변형시켜 자기 쪽으로 더 많은 영양분과 산소가 오도록 한다. 세포가 움직이지 못하도록 고정해주는 세포외기질은 암세포에게 큰 장애물이 되지 않는다. 암세포는 두터운 세포외기질을 파괴하고 몸 전체로 이동할 수 있으며, 도중에 고속도로와 같은 혈관을 만나면 더욱 손쉽게 먼 지역까지 이동한다. 이를 '전이'라 한다. 일단 전이가 시작되면 암환자의 예후는 급격히 나빠진다. 일반적으로 암환자가 사망하는 원인의 90퍼센트 이상을 차지하는 원인이 전이다.

현대의학은 전이암을 치료하는 측면에서 괄목할 만한 성과를 보여주지 못했다. 즉, 전이암 환자의 사망률이 보여주듯이 전이암 분야에서 기존 치료법은 명백한 한계가 있다. 이 장에서는 암세포의 증식과 전이를 막을 수 있는 대사적 접근법을 설명하고 근거를 제시할 것이다.

먼저 우리는 암이 어떻게 성장하는지, 암이 어떻게 퍼지는지, 혈액

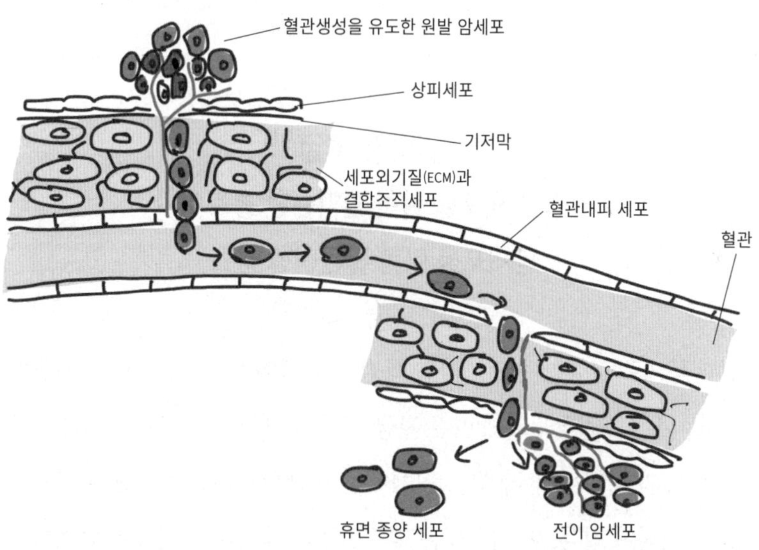

[역주: 암세포의 전이과정 모식도. 암세포가 전이하기 위해서는 일련의 과정을 거쳐야한다. 상피세포로부터 기인한 암세포는 신생혈관을 통해 영양분을 흡수하고 증식하여 기저막을 뚫는다. 기저막을 뚫은 암세포는 단백질 벽으로 구성된 세포외기질을 MMP(matrix metalloproteinases)라 불리는 단백질분해효소를 분비하여 메인혈관까지 헤쳐 나간다. 메인 혈관에 다다르면 대부분의 암세포는 빠른 혈류속도와 면역세포에 의해 죽게 되는데, 그 중에서도 살아남은 암세포는 원하는 목적지에서 혈관을 다시 비집고 나와 새로운 종양덩어리를 형성한다.]

의 건강상태가 암의 전이에 어떠한 영향을 미치는지 알아볼 것이다. 혈액 질환을 치료하는 현대의학의 방식이 암환자에게 얼마나 위험한지도 알아볼 것이다(예를 들어, <미국의학협회지Journal of American Medical Association>에 게재된 2013년 연구에 따르면 특정 혈압 약이 유방암 위험을 2.5배 이상 증가시켰다). 높은 혈중 구리 농도, 혈액의 점도, 피브리노겐이 혈관신생에 어떤 기여를 하는지도 알아볼 것이다. 이 장의 마지막 부분에서는 특정 버섯, 녹차, 알로에 베라 주스Aloe Vera Juice, 고추의 캡사이신 등이 혈관신생을 어떻게 통제하는지 알아볼 것이다.

먼저 암세포의 증식과 새로운 혈관의 생성 그리고 전이가 어떤 과정으로 이루어지는지 구체적으로 알아보도록 하겠다.

혈관의 두 얼굴 :
건강한 세포를 위한 혈액순환 통로이자
암세포를 위한 혈관신생 통로

일반적으로 건강한 성인이라면 특별한 상황이 아닌 한 새로운 혈관이 필요치 않다. 월경주기에 따른 자궁 내막의 혈관 생성, 임신, 조직 상해 등이 예외 상황이라 하겠다. 인체에는 혈관신생을 조절하는 체크포인트 시스템이 있다. 이 시스템은 혈관신생을 자극하는 신호와 억제하는 신호로 구성돼 있다. 보다 많은 혈액이 필요할 때, 우리 몸은 새로운 혈관을 만들기 위해 혈관내피성장인자VEGF, Angiogenesis Stimulator[역주: 새로운 혈관 생성을 유도하는 신호전달 물질로서 산소와 영양공급이 부족한 종양 주위 조직에 과발현된다]와 같은 성장인자로 신호를 보낸다. 종양괴사인자TNF-α[역주: 주로 염증반응에 관여하는 사이토카인으로 대식세포와 T림프구가 분비한다. 종양세포의 자살을 유도하기도 하지만 반대로 악액질과 혈관신생에도 관여하는 것으로 알려져 있다]와 인슐린유사성장인자-1도 새로운 혈관의 생성을 자극하는 신호다. 반대로 혈관이 더 이상 필요하지 않을 때는 혈관신생 억제 신호를 내보낸다. 만약 혈관신생 자극신호와 억제신호의 균형이 깨지면 더 이상 혈관신생을 조절할 수 없게 되고 암 및 기타 질병이 발생할 수 있다. 혈관신생이 잘 일어나지 않아 혈관이 손상됐는데도 건강한 혈관으로 새롭게 대체되지 않으면 동맥경화나 뇌졸중에 이를 수 있다. 반대로 너무 많은 혈관이 생성되면 폐고혈압이나 자궁내막증이 발생될 수 있다. 암과 관련한 많은 합병증이 혈관신생과 관련 있다.[2]

암세포는 정상세포에 비해 신진대사가 매우 빠르다. 암세포가 대사를 높이려면 보다 많은 혈액이 필요하다. 모든 살아 있는 유기체가 그러하듯이 암세포도 혈액으로부터 공급받는 영양분과 산소 없이 대사를 높일 수 없으며 성장에도 한계가 생긴다. 0.5밀리미터에서 1밀리미터 크기(볼펜의 끝 부분의 크기)까지 자란 암세포는 새로운 혈관에서 보다 많은 양의 영양분과 산소를 공급받지 않으면 물리적으로 더 이상 크게 자랄 수 없다. 이 작고 영리한 암 덩어리는 마치 뱀파이어처럼 생존을 위해 새로운 혈관을 찾아 나서고 결국 혈관신생을 자극하는 신호를 찾아내 그 스위치를 켠다. 혈관내피성장인자라는 혈관신생 자극 신호 스위치를 켠 암세포는 동시에 혈관신생 억제 스위치는 꺼버린다. 암세포는 이처럼 무섭도록 영리하다.

암세포가 성장해 볼펜 크기만큼 자라면 성장을 잠시 멈춘다. 이 상태를 "질병이 아닌 암"이라고 부른다. 만약 혈관신생 조절이 정확히 이루어져 암세포에 혈액이 공급되지 않으면 암세포는 볼펜 크기에서 더 이상 성장하지 못하고 결국 사멸한다. 그러나 암세포 주위가 '저산소hypoxia' 상태가 되면 암세포는 새로운 능력을 부여받는다. 저산소증은 산소가 부족한 상태를 의미하는데 만성 폐쇄성 폐질환COPD이나 높은 고도에서의 호흡곤란, 빈혈 등이 이에 해당한다. 저산소 환경에서 암세포는 저산소 스트레스 반응hypoxia stress response[역주: 종양 주위가 저산소상태에 빠지면, 더 이상 산소를 이용할 수 없게 된 세포는 혐기성 해당계를 활성하고 미토콘드리아의 산화적 인산화를 통한 에너지 생성은 더이상 정상적으로 작동하지 못한다. 이러한 상태가 지속되면 혈관신생 유도 반응이 작동돼 전이가 일어

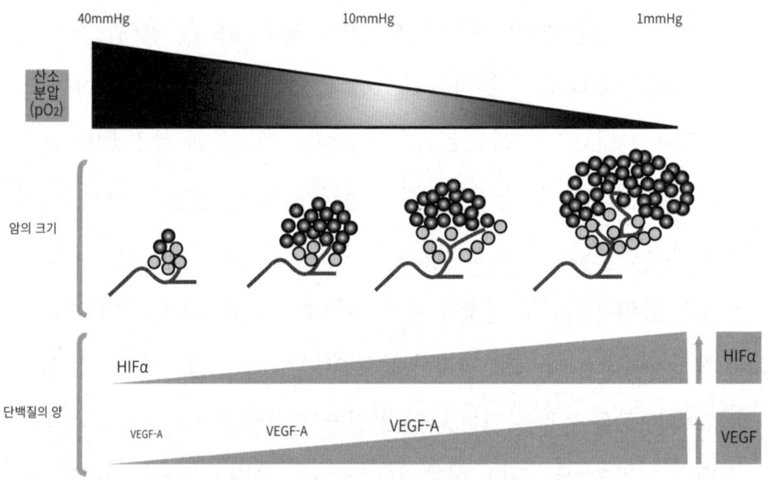

[역주: 종양이 일정 크기 이상으로 커지면 기존의 혈관으로부터 공급받는 산소와 영양분이 부족하게 된다. 그 결과 혈관 근처에 있는 암세포는 생존하는 반면 혈관과 멀리 떨어진 암세포는 산소부족으로 죽게 된다. 하지만 산소공급부위와 산소부족부위의 경계에 위치한 암세포는 극한상황에서 스스로 생존하기 위해 HIF-1 α 단백질을 합성한다. HIF-1 α 단백질은 혈관내피세포성장인자를 자극하여 신생혈관이 종양의 깊숙한 곳까지 다다르도록 유도한다.]

나고 결국 악액질 환경까지 조성된다]이라 불리는 기전을 이용해 인접한 혈관에 신생 자극 신호를 방출한다. 이 신호에 자극받은 혈관은 암세포가 있는 방향으로 새로운 혈관 가지를 뻗어 암세포에 보다 많은 영양분과 산소를 공급한다. 암세포는 혈관으로부터 영양분과 산소를 얻는 데에 그치지 않고 혈관 안쪽으로 뚫고 들어가 새로운 여행을 시작한다. 바로 암환자를 죽음으로 몰아넣는 전이 여행이다.

저산소 환경에서 암세포가 혈관신생 자극 신호인 혈관내피성장인자를 방출하면 혈관은 신호를 받아 새로운 혈관을 암세포 쪽으로 만들어 간다. 따라서 대부분의 혈관신생 억제제는 혈관내피성장인자 억제제다. 혈관신생 억제제의 목표는 새로운 혈관이 만들어지는 것을 막아 암세포가 일정 크기 이상 자라지 못하게 하는 것이다. 이전에 논의한 혈관신생 억제제인 베바시주맙[역주: 로슈사의 상품명 아바스틴으로 널리 알려졌다. 혈관신생을 억제하는 표적 항암제로 전이성 직장암, 전이성 유방암, 비소세포폐암, 교모세포종, 난소암, 자궁경부암 등에 사용 허가가 나 있다]은 여러 유형의 암에서 환자의 생존율을 높이고 있지만 심한 고혈압, 장 천공, 출혈 같은 심각한 부작용을 함께 일으키는 단점이 있다.

전이 : 환자를 죽음으로 몰아넣는 암세포의 여행

혈관은 인체의 고속도로와 같다. 심장에서 펌핑된 혈액은 19억 개의 모세혈관을 포함한 광대한 혈관 네트워크를 통해 멀리 떨어진 조직과 장기로 운반된다. 암세포는 '원발 부위primary tumor'에서 떨어져 나와 인체의 고속도로인 혈관과 림프관을 타고 새로운 위치로 이동해 정착한다. 이렇게 암세포가 원발 장기로부터 떨어져 나와 새로운 장기에 정착하는 것을 전이라 부른다. 이때 새로운 장기에 전이된 암세포를 전이성 암이라 부른다. 예로, 유방암세포가 폐로 전이되면 폐암이 아니라 전이성 유방암Metastatic Breast Cancer이다.

암세포는 새로운 식민지를 세우려고 최선을 다하는데 식민지 개수가 늘어날수록 그 세력은 더욱 세진다. 1차 식민지가 만들어지면 2차 식민지는 더욱 쉽고 빠르게 만들 수 있다. 즉, 일단 암이 전이되면 퍼지는 속도는 점점 빨라진다. 하지만 암세포 입장에서도 처음 전이할 때는 많은 역경을 거쳐야 한다. 조금 전에 언급했듯이, 인체 각 조직은 탄수화물과 단백질 분자의 혼합물로 구성된 세포외기질에 의해 단단히 고정돼 있다. 세포외기질과 각 조직을 구성하는 세포는 서로 흩어지지 않고 뭉쳐 있도록 두꺼운 본드로 단단히 고정되어 있다. 암세포는 조직의 기저막을 뚫고 단단한 결체 조직인 세포외기질을 뚫고 나서야 비로소 혈관에 도달할 수 있다. 우선 암세포는 단백질 분해 효소를 분비해 세포외기질과 연결된 본드를 해제한다. 낱낱이 흩어진 상태가 된 암세포는 정글을 통과하는 검객처럼 두터운 세포외기질 층을 헤쳐 나간다. 암세포는 세포외기질을 벗어나 두 가지의 인체 순환 시스템인 혈관과 림프관에 접근을 시도한다. 대부분의 암은 1차적으로 림프관을 침범한 후 혈관계로 침입한다. 암세포의 전이 유무를 판단하려고 림프절 생검을 하는 이유가 여기에 있다. 그러나 주위 여건에 따라서 림프관을 침범하지 않고 직접 혈관을 침범해 전이하기도 한다.

암세포가 기저막과 세포외기질을 뚫고 림프관과 혈관을 타고 먼 장

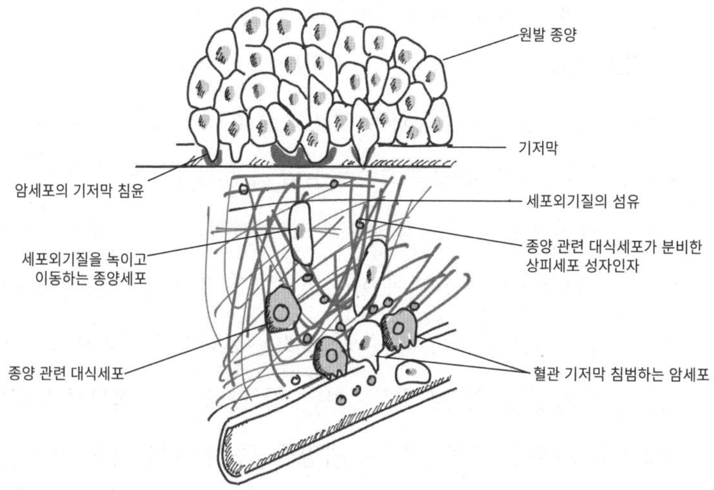

[역주: 원발 암세포가 혈관에 다다르는 과정을 보여주는 모식도. 원발암세포가 기저막을 뚫고 단단한 단백질 숲인 세포외기질을 헤쳐나가 혈관까지 침범하는 과정을 보여준다. 이 과정에는 여러 Proteinases, TAM, EGF, VEGF, MMP 등의 수 많은 세포와 성장인자 그리고 단백질분해효소 등이 복합적으로 작용함을 알 수 있다.]

기에 도달하면 그곳에서 전이성 종양으로 새롭게 성장한다. 그러나 모든 암세포가 혈관을 침범했다고 해서 전이성 종양으로 자라는 것은 아니다. 암세포가 정글 같은 세포외기질을 통과해 혈관을 뚫는 과정이 쉽지 않듯이 혈관을 침범해 먼 장기로 이동하는 과정은 더욱 쉽지 않다. 1000만 개에서 10억 개의 암세포가 매일 종양에서 혈류로 방출 되지만 0.001퍼센트만 전이성 종양으로 발전하는 것으로 알려져 있다. 외과 의사인 스티븐 피제Stephen Paget 박사는 암세포의 전이와 관련하여 '종자와 토양' 가설[역주: 영국의 외과의사인 스티븐 피제 박사가 1889년에 주장한 가설로서 전이의 결과는 우연이 아니라 종양세포와 전이될 조직과의 특정한 상호작용에 기인한다고 주장. 최근 연구에 의하면 종양이 전이 과정에서 살아남을 확률이 매우 낮은데, 전이될 조직의 저산소 환경, 활성산소종, 영양공급, pH

등의 종양미세환경이 적절히 갖춰져야만 전이가 가능하다는 사실이 밝혀졌다]을 주장했다. 그는 암의 종류에 따라 전이하고자 하는 장기의 선호도가 무작위적이지 않고 패턴화되어 있다는 점에 주목했다. 암세포의 전이 패턴은 전이성 종양세포(종자)의 종류와 새롭게 정착할 전이 장기의 환경(토양) 사이의 공생적 상호작용에 의해 결정된다고 보았다. 예를 들면, 암은 이론적으로는 신체의 어느 조직에도 전이가 가능하지만 일반적인 전이 부위는 뼈, 폐, 뇌, 간 등으로 한정돼 있다.[3] 피제 박사의 '종자와 토양' 가설을 역으로 생각해보면, 암세포는 본질적으로 오염된 토양에 심어져야 치명적인 식물로 자란다. 즉, 인체의 건강 영역이 건강하게 유지된다면 암세포가 아무리 치명적이라도 뿌리를 내릴 수 없어 전이를 예방할 수 있다.

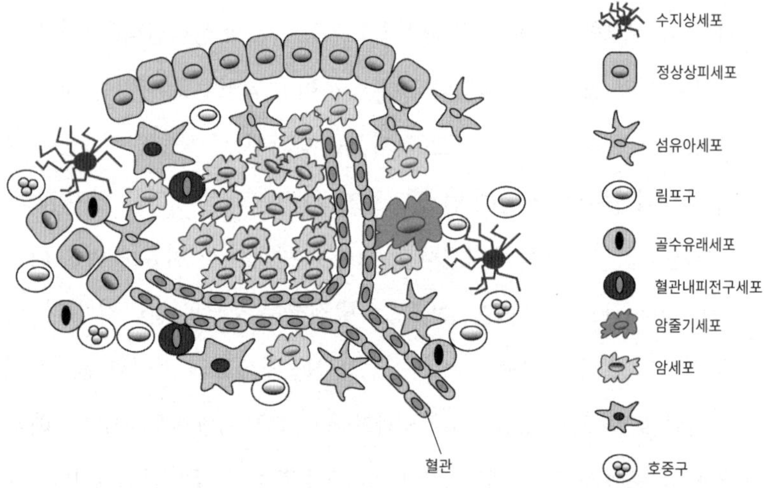

[역주: 종양조직 내 미세 환경을 보여주는 모식도. 종양 덩어리는 단순히 암세포의 집합이 아니다. 종양 덩어리를 자세히 살펴보면 암세포, 암줄기세포, 여러 분화과정의 골수유래세포, 여러 종류의 과립구와 림프구, 섬유아세포, TAM 등이 복합적으로 존재하며 하나의 생태계를 이루고 있다. 심지어 아세포도 단일한 유형이 아니라 여러 아형이 관찰된다.]

피제 박사가 언급한 '토양'은 현재 종양미세환경Tumor Microenvironment이라고 부른다. 종양미세환경은 종양 내에 존재하는 모든 물질을 일컫는데 여기에는 암세포를 비롯해 면역세포, 사이토카인, 성장인자, 활성산소종, 기타 염증성 화합물이 포함된다. 종양미세환경에서 발견되는 세포인 암관련섬유아세포Cancer Associated Fibroblast, CAF[역주: 종양 주위의 미세환경에서 발견되는 세포로서 종양의 성장과 전이에 관여한다. 정상 섬유아세포는 콜라겐, 섬유, 글라이코사미노글라이칸, 글라이코프로테인 등을 만들어 생명활동에 중요한 역할을 하지만 암관련섬유아세포는 VEGF, PDGF, FGF 등과 같은 성장인자를 분비해 종양의 증식과 전이를 유발한다]은 성장, 혈관 형성, 염증 발현, 전이를 조장하는 것으로 알려져 있다.[4] 암관련섬유아세포는 암의 전이와 관련된 모든 과정에 관여하기 때문에 암치료에서 새로운 표적이 되고 있고 동시에 많은 연구가 이루어지고 있다.[5] 사실, 콜라겐과 섬유fiber를 합성하는 정상섬유아세포도 암세포에게 통제받는데, 암세포가 정상섬유아세포를 자극해 염증 유전자를 발현시키면 암 성장이 촉진된다.[6]

종양미세환경 같은 '토양' 상태에 따라 암세포는 더욱 세력을 확장할 수도 있고 반대로 약화될 수도 있다. '씨앗'에 해당하는 전이성 암세포는 염증 환경, 면역 저하 환경, 산성 환경에 쉽게 뿌리내리고 치명적으로 성장할 수 있다. 그러나 '토양'이 건강하면 나쁜 씨앗이 싹트지 못한다. 건강한 토양을 만드는 가장 중요한 조건은 원활한 혈액 순환이다. 토양에 영양분과 산소를 공급하고 토양으로부터 나오는 노폐물을 걸러주는 유일한 통로가 혈관이기 때문이다. 지금부터는 혈액과 순환계가 암의 성장과 전이에 어떤 영향을 끼치는지 알아보도록 하겠다.

순환 : 암과 혈액 점도와의 관계

한의학 이론에 따르면 정체된 혈액 혹은 점도가 높은 끈끈한 혈액을 어혈[역주: 비정상적인 혈액 상태를 통칭한다. 좁은 의미로는 타박이나 생리, 뇌출혈, 수술 등과 같은 원인으로 몸 안에 고인 혈액을 의미하고 넓은 의미로는 혈액점성 증가, 혈전, 혈액 내 노폐물 축적 등과 같은 혈액순환장애를 의미한다]이라 부르는데, 어혈은 암을 일으키는 주요 원인일 수 있다. 혈액이 정체돼 혈액 내 영양분과 산소가 효율적으로 세포에 들어가지 않고 동시에 세포에서 발생하는 노폐물을 걸러주지 못하면 세포는 점점 병들게 된다. 즉, 원활한 혈액순환은 세포 건강에 필수 불가결한 조건이다. 혈액 점도는 혈액순환과 밀접한 관련이 있다. 혈액이 시냇물처럼 혈관을 흐르지 못하고 기름이 가득 낀 오염된 물처럼 흐르거나 정체되면 그곳에 병원균과 독소가 자랄 수 있다. 암의 경우도 마찬가지다.

악액질, 감염, 혈액순환 문제는 암환자를 죽음으로 몰아넣는 주요 요인이다. 지난 수십 년 동안 미국에서 가장 큰 사망원인이 심장질환임을 고려해 보면 혈액순환이 인체 건강에 미치는 영향을 유추해 볼 수 있다. 또한, 우리가 얼마나 잘못된 식이요법과 생활양식을 해 왔는지도 미루어 짐작할 수 있다. 끈적거리거나 정체된 혈액은 응고되기 쉬운 경향이 있다. 혈액은 다음과 같은 과정을 거쳐 응고된다. 외부 충격으로 혈관에 상처를 입은 순간 혈액 내의 혈소판이 활성화된다. 활성화된 혈소판은 찢어진 혈관 부위에 마치 접착제처럼 달라붙어 찢어진 혈관 구멍을 메꾼다. 곧 피브린fibrin이라는 끈적끈적한 단백질이 도착해 혈관 구멍을 메운 혈소판이 떨어지지 않도록 비계를 만들어 고정한다. 혈소판과 피브린으로 구성된 피떡이 조금씩 굳어지면서 찢어진 혈관은 완벽히 메워지고 더 이상 출혈이 발생되지 않는다. 혈액 응고가 일어난 것이다. 혈소판은 골수에서 생성되는 단백질로서 혈액 응고를 도와 출혈을 방지한다. 암의 전이와 관련해 혈액 응고가 어떠한 관련이 있는지는 잠시 후 다시 알아볼 것이다.

정상 혈소판 수는 1마이크로리터당 15만 개에서 45만 개 사이이다. 이보다 더 많은 상태를 혈소판증가증Thrombocytosis이라 하며 적은 상태를 혈소판감소증Thrombocytopenia이라고 한다. 혈액 내에 너무 많은 혈소판이 존재하면 자발적 혈액 응고Spontaneous Blood Clotting가 발생하거나 하고 반대로 너무 적으면 출혈의 위험성이 증가한다.

암세포가 전이하려면 혈액 응고 작용이 반드시 일어나야 한다. 암세포가 혈관을 침투해 혈액 내로 들어와도 빠른 혈류 속도 때문에 혈관에 부딪혀 죽기 쉽다. 또한 혈관 내에 수많은 백혈구가 존재하기 때문에 살아남기가 어렵다. 하지만 혈액 응고가 일어나면 상황이 바뀐다. 암세포가 활성화한 혈소판이 암세포 표면을 둘러싸서 혈관과 부딪히는 충격과 백혈구의 공격으로부터 보호해준다. 또한 혈액 내에 존재하는 항암 약물로부터도 보호를 받을 수 있다. 활성화된 혈소판은 암세포를 보호할 뿐만 아니라 새로운 혈류 경로를 만들어 혈관신생을 촉진한다.

과응고hypercoagulation는 응고된 혈액을 구조적으로 튼튼하게 만들어주는 피브린의 생성을 늘린다. 피브린은 간에서 생성되는 단백질인 피브리노겐fibrinogen에 의해 만들어진다. 조직이 손상돼 출혈이 발생하면 트롬빈thrombin 효소의 작용으로 피브리노겐이 피브린으로 전환된다. 항응고제인 헤파린heparin은 피브리노겐이 피브린으로 전환되는 것을 방지하는 효과가 있다. 헤파린은 정맥, 동맥 및 폐의 혈전을 치료하거나 예방하는 데 사용되고 동시에 암의 확산을 줄이는 데도 이용된다. 나샤 박사는 항응고제가 암전이를 효과적으로 막아줄 수 있는 약물이라고 생각하고 있으며 실제 효과도 좋다고 한다.

피브리노겐 수치가 높으면 혈액이 끈적끈적해지고 항암제를 비롯한 여타 항암 약물의 반응률이 떨어져 예후도 나빠진다. 설탕을 비롯해 GI 수치가 높은 음식은 혈 중 피브리노겐 수치를 올릴 수 있다. 피브리노겐 수치를 떨어뜨리는 방법은 설탕을 되도록 적게 섭취하고 가능하면 쿠마린coumarin[역주: 쿠마린은 식물에서 발견되는 달콤한 향을 내는 물질로 산업적으로는 방향제로 널리 사용되며 의학적으로는 항응고 및 살균제로 사용된다. 최근에는 식물추출 쿠마린의 항암효과가 다수의 연구 결과로 입증되고 있다]을 함유하고 있는 채소나 허브류를 많이 섭취하는 것이다. 쿠마린은 시나몬, 민들레, 고추냉이, 양상추 등에 포함된 향이 달콤한 화합물이다. 쿠마린은 주로 향수 원료로 사용되지만 섭취하면 항응고 효과를 낸다.

혈액순환을 방해하는 주요 원인

우리는 지난 장에서 지방산 불균형이 건강에 얼마나 해로운지 알아보았다. 혈액순환에도 동일한 개념이 적용된다. 트랜스 지방, 구운 식품, 튀긴 식품, 마가린 등에서 나오는 해로운 지방은 혈액의 점성을 높여 혈액순환을 방해한다. 고 탄수화물과 합성 지방은 심장질환과 암의 주요 원인이다. 염증성 오메가6 지방은 혈소판을 응집시킬 뿐만 아니라 새로운 혈소판이 생성되도록 자극한다. 미국심장협회American Heart Association는 오메가3 지방산이 함유된 어류를 일주일에 적어도 두 번 이상 섭취하라고 권장하고 있다. 오메가6 지방산과 오메가3 지방산의 균형이 염증과 혈액응고를 적절하게 조절한다.

원활한 혈액순환에 균형 잡힌 지방산 섭취만큼이나 중요한 것이 두 가지 있다. 어쩌면 이 두 가지가 올바른 음식 섭취보다 중요할지도 모른다. 하나는 물을 충분히 마시는 것이고 다른 하나는 운동이다. 이 두 가지만 잘 지켜도 끈적한 혈액을 깨끗하게 되돌릴 수 있다. 혈액순환을 방해하는 또 다른 원인은 높은 혈중 구리 농도다. 전이암 환자의 경우 혈중 구리 농도가 높아진 경우를 종종 볼 수 있다. 구리 농도가 높으면 암이 성장하고 확산할 수 있다. 물, 운동, 혈중 구리 농도가 암의 전이와 어떤 연관이 있는지 자세히 알아보도록 하자.

탈수와 혈관신생

탈수는 생각보다 훨씬 일반적인 질환이며 암과도 매우 밀접한 관계가 있다. 항암치료 중에 나타나는 구토와 설사 같은 부작용은 암환자의 탈수증을 유발할 수 있다. 적어도 깨끗하게 걸러진 물을 하루에 2리터 이상 섭취해야 한다. 단, 미네랄이 풍부하면서도 품질이 검증된 물이어야 한다. 도시에 따라 다르겠지만, 일반 수돗물에는 불소가 함유돼 있다. 불소는 인체에 유해한 영향을 끼칠 수 있다고 발표됐는데 그중 한 가지 영향으로 피부와 뼈에서 혈관신생을 늘린다.[8] 오늘날 미국의 피부암 발병률은 전 세계적으로 보아도 매우 높은데, 그 원인 중 하나로 불소가 함유된 물을 샤워, 목욕, 수영에 사용하는 현실이 지목되고 있다.

탈수증의 주된 문제는 히스타민 수치를 높인다는 점이다.[9] 히스타민은 국소 면역 반응 과정에서 비만세포mast cell가 생성하는 화합물이다. 비만세포는 면역체계의 '주조절자master regulator'로서 피부같이 결합 조직이 풍부한 곳과 장과 폐에서 쉽게 발견된다. 비만세포는 병원균이나 밀, 우유, 콩 알레르기를 유발할 수 있는 단백질에 반응해 종양괴사인자와 히스타민을 분비한다.[10] 히스타민이 분비되면 모세혈관의 투과성이 증가되고 혈관신생 반응이 유도된다.[11] 마치 혈관내피성장인자에 의해 혈관신생이 촉진되는 반응과 유사하다. 혈관신생을 막고 전이를 예방하려면, 7장에서 언급한 바와 같이 알레르기 유발 항원을 제외하는 요법을 따르고 충분한 양의 수분을 섭취해야 한다.

운동의 중요성

동양 속담에 "매 끼니마다 백 걸음을 걸으면 백년을 살 수 있다"는 말이 있다. 우리는 이 속담을 한 치의 의심 없이 믿는다. 암을 치료하거나 예방하기 위한 방법 중에 두 가지를 꼽으라면 주저 없이 식이요법과 운동을 꼽을 것이다. 이 책의 소개에서 언급했듯이, 부적절한 식이요법과 운동 부족은 모든 암 발생 원인의 85퍼센트 이상을 차지하는 것으로 알려져 있다. 좌식 생활 방식은 암과 심혈관 질환을 동시에 유발할 수 있다.[12] 미국질병통제예방센터의 연구에 따르면 2013년 미국 성인 인구의 약 80퍼센트가 매주 권장 운동량에 한참 못 미치게 운동하고 있다.[13] 미국인은 평균적으로 하루에 13시간을 앉아서 생활하고 8시간 잠을 자는 것으로 조사됐다. 즉, 몸 전체를 움직이지 않고 있는 시간이 하루에 21시간에 다다르는 것이다.

2016년, 세계 최초로 운동과 암 발생률에 관한 연구 결과가 발표됐다. 총 140만 명의 사람들로부터 수집한 자료에 따르면 운동은 13가지 유형의 암 발생 위험을 25퍼센트에서 30퍼센트까지 줄일 수 있다.[14] 운동은 암 재발률도 줄이고 전체 생존기간을 늘리는 것으로 나타났다. 특히 원발성 유방암환자의 경우 운동 효과가 컸다. 사실 운동은 암의 종류와 상관없이 전이성 암환자의 생존기간을 20퍼센트 늘렸다. 운동의 효과가 이렇게 탁월함에도 불구하고 현대 미국인은 운동의 중요성을 별로 중요하게 인식하지 않고 있다. 현재 권고하고 있는 성인의 운동량은 매주 2시간에서 2시간 30분의 유산소 운동과 1시간에서 1시간 15분 정도의 강도 높은 근력 운동이다. 그게 전부다.

여성은 하루 평균 약 10킬로미터를 걸었고 남성은 약 16킬로미터를 걷던 구석기인의 활동량은 차치하고라도 현대인의 활동량은 30년 전의 활동량과도 큰 차이를 보인다. 현대인이 암을 비롯한 대사질환으로부터 벗어나려면 두 시간마다 한 번씩 의자에서 일어나 스트레칭을 해야 한다. 또한 매일 최소한 30분간의 걷기 또는 달리기 운동을 해야 한다. TV 볼 시간에 운동하기를 바란다.

구리 : 혈관신생 신호를 켜는 스위치

필수 미네랄인 구리는 혈관내피성장인자를 포함해 혈관신생을 촉진하는 인자로 작용한다.[15] 구리는 광물의 일종으로 자연에 널리 퍼져 있으며 금속, 공장 배출물, 폐기물, 목재, 폐수, 화석연료, 비료 등에서 찾을 수 있다. 오래된 주택에는 구리 배관이 있으며, 구리는 토마토의 곰팡이 방지제로도 사용된다. 주방에서 사용되는 조리기구도 구리로 만들어진다. 미국질병통제예방센터에 따르면 2000년에 약 635톤의 구리가 여러 가지 산업용으로 사용됐다. 우리의 의지와는 상관없이 구리가 상당히 많은 환경에 항상 노출돼 있다.

구리 함량이 유독 높은 식품이 있다. 여기에는 동물의 장기, 갑각류, 액체 엽록소가 포함된다. 다행스러운 점은 이러한 식품에 아연이 함께 포함돼 있다는 사실이다. 칼슘과 마그네슘, 나트륨과 칼륨처럼 서로 균형을 맞춰 인체 생리대사에 작용하는 미네랄이 있는데, 구리와 아연도 그러한 미네랄 중 하나다. 자연이 주는 경이로움을 여기서도 확인할 수 있다. 암환자가 혈중 구리 수준이 높다면 보충제로서 아연을 복용할 것을 고려해야 한다. 현재 드와이트 맥기Dwight McKee 박사는 높은 혈중 구리 농도에 의해 발생하는 혈관신생을 치료하는 치료제로 테트라티오몰리브덴산tetrathiomolybdate, TM[역주: 몰리브덴은 체내에서 구리와 길항작용을 하는 미네랄로서 혈액 내에 존재하는 여러 단백질이 구리와 결합하는 것을 방해한다. 혈액 내 유리 상태로 존재하는 구리는 신장을 통해 체외로 배설된다. 즉, 테트라티오몰리브덴산은 혈 중 구리 킬레이트로 작용한다]을 사용해 구리 킬레이트 방법을 연구하고 있다.

설탕, 전이, 고압산소치료

4장에서 살펴보았듯이 높은 혈당은 암을 일으키는 주요 원인 중 하나다. 설탕은 기본적으로 암세포가 가장 좋아하는 에너지 공급원이며 동시에 혈관신생과 전이를 유발하는 원인 물질이다. 인슐린유사성장인자-1은 인슐린과 구조가 비슷한 호르몬으로서 성장호르몬처럼 세포를 재생하고 분열하는 작용을 한다.[16] 인슐린유사성장인자-1은 간, 유방, 췌장 및 여러 다른 암에서 증식과 전이를 촉진하는 단백질로 알려져 있는데, 주로 당뇨병환자 혹은 준 당뇨병prediabete 환자에게서 발견된다.[17] 또한 인슐린 저항성과 혈관신생은 밀접한 관련이 있다. 텍사스대학교 앤더슨암센터MD Anderson Cancer Center의 2015년 연구에 따르면 유방암 환자가 많은 당을 섭취하면 폐로 전이할 확률이 높아진다.

전이를 예방하려면 설탕, 곡물 등 탄수화물을 되도록 섭취하지 않는 편이 좋다. 또한 48시간에서 120시간까지 금식하면 인슐린유사성장인자-1 수치가 효과적으로 감소되면서 항암제 효과가 높아지는 것으로 나타났다.[18] 케톤 식이요법과 고압산소치료를 병행하는 것도 암 전이를 예방하는 데 효과적이다. 고압산소치료[역주: 일산화탄소 중독이나 잠수병 환자를 치료할 목적으로 고안됐으며 고농도의 산소를 대기압보다 높은 2~5기압으로 체내에 주입하는 의료기기다. 최근에는 당뇨 합병증, 난치성 피부 질환, 화상 등에 적용되고 있으며, 고압산소치료가 종양 주위의 산소 포화도를 높여 암세포의 악성화를 막아준다는 연구가 발표되고 있다]는 종양 주위를 산소로 포화시켜 종양이 저산소증에 빠지지 않도록 함으로써 전이를 억제한다. 안젤라 포프, 칠러 아리, 토마스 사이프리드, 도미닉 드아고스티노가 2013년 <플로스원> 저널에 발표한 연구에 의하면, 전신으로 암세포가 전이된 쥐를 대상으로 케톤 식이요법과 고압산소치료를 병용했더니 종양 성장률이 감소하고 평균 생존 기간도 대조군에 비해 77퍼센트 증가했다.[19] 현재 여러 기관에서 케톤 식이요법과 고압산소치료를 병용하는 요법에 대한 폭넓은 연구가 진행되고 있어 기대감을 더욱 높인다. 우리는 이러한 연구결과를 바탕으로 케톤영양요법을 하고 있는 암 환자에게 고압산소치료를 병행하도록 권고하고 있다.

혈액응고제와 비타민K의 논란

응고는 혈관 손상 시 과도한 출혈을 예방해준다. 2015년 캘리포니아 대학의 한 연구에 따르면, 뇌졸중 위험이 낮은 심방세동 환자의 약 4분의 1이 필요하지 않은 혈액희석제를 처방받은 것으로 나타났다. 2011년과 2014년 사이에 실시 된 미국 정부의 검사 결과에 따르면, 항응고제인 와파린Coumadin과 관련된 투약 실수 때문에 약 165명의 요양원 거주자가 입원하거나 사망했다고 한다.[20] 우리는 와파린과 같은 항응고제의 사용을 비판하지는 않는다. 다만, 항응고제를 사용할 때는 환자의 과응고와 과소응고 상태인지에 관해 반드시 모니터링해야 하고 최대한 안전한 범위 내에서 사용해야 한다. 그리고 자연계에는 항응고제보다 인체에 안전하게 사용할 수 있는 천연물질이 많이 있다는 사실을 강조하고 싶다.

비타민K 논란

혈액응고를 이야기할 때 비타민K는 항상 같이 언급된

다. 응고 과정이 진행되는 데 비타민K가 필요하기 때문이다. 지용성 비타민인 비타민K는 간에서 프로트롬빈 같은 혈액응고 단백질을 만드는 데 쓰인다. 비타민K 수치가 낮으면 응고 기능이 떨어진다. 와파린은 간이 비타민K를 사용하는 능력을 줄임으로써 비타민K에 대해 길항적으로 작용하는 약이다. 하지만 와파린을 먹는다고 케일, 시금치, 브뤼셀 싹, 파슬리, 겨자, 근대, 녹차 등에서 발견되는 자연 발생 비타민K까지 완전히 피해야 한다는 것은 잘못된 오해다. 목표는 평형이어야 한다. 여러분의 혈액응고 능력이 떨어져 있다면 비타민K가 풍부한 식품을 많이 먹어야 한다. 다행스럽게도 이런 식품은 혈관신생을 억제하는 능력도 가지고 있다. 혈액응고도가 높고 그 때문에 약을 복용하고 있다면 갑작스러운 비타민K 섭취가 와파린의 효과를 떨어뜨릴 수 있다. 반면 비타민K 섭취량을 크게 낮추면 항혈전제의 효과가 높아질 수 있다. 우리는 여러분이 많은 채소를 섭취하기를 원하기 때문에, 항응고인자의 복용량은 의사와 상담해서 결정해야 한다. 시간을 두고 이 책에서 소개한 식이요법을 자신에게 맞추면 응고 문제가 해결될 것이다.

자연 형태의 두 가지 비타민K인 비타민K_1과 K_2는 암세포 발달의 여러 단계에서 암을 표적으로 하고 세포사멸을 촉진하는 것으로 나타났다. 비타민K_1은 위에서 언급한 녹색 채소에 풍부하다. 비타민K_2는 육류, 계란 노른자, 유기농 닭의 간, 그리고 강력한 발암 효과가 있는 효소유도체가 함유된 일본 낫또에서 발견된다. 비타민K는 비타민D와 시너지효과를 일으키며 비타민D가 작용하는 데도 중요한 역할을 한다. 따라서 이 둘은 보충제와 식품 모두에서 함께 섭취해야 한다.

낮은 철분, 높은 페리틴, 곡물 및 유전자 스위치

비타민K와 함께 철분은 사람들이 제대로 이해하지 못한 성분이며 종종 잘못 처방하기도 한다. 응고작용에 비타민K가 필요하듯이, 피를 만드는 데는 철분이 필요하다. 인체의 철분 중 약 70퍼센트가 적혈구 내에 위치하며, 헤모글로빈의 성분이다. 새로운 적혈구는 철분이 충분히 저장돼 있어야 만들어지며, 철분은 다른 세포의 DNA 복제 및 복구 과정에도 필요하다.[21] 중요한 기능이지만 많은 사람들이 그 기능을 충분히 알지 못하고 있다. 세계보건기구에 따르면 세계 인구의 30퍼센트 이상인 20억 명이 철분 결핍 상태에 있다.[22] 이는 세계에서 가장 흔한 영양 결핍이다. 철분 농도가 낮으면 세포와 조직에 산소가 제대로 전달되지 않아 빈혈성 저산소증이 발생할 수 있다. 빈혈은 암세포가 저산소증에 빠지도록 돕는다. 방사선 및 화학요법은 활성산소의 세포독성을 이용해 암을 치료하는데, 저산소증에 빠진 암세포는 산소가 부족하기 때문에 활성산소가 잘 만들어지지 않는다. 그 결과로 방사선 및 화학요법의 효율성이 떨어진다. 저산소증은 암세포가 잘 침습하고 전이할 수 있도록 하며 세포자살 능력을 떨어뜨리면서 혈관신생을 유발한다.[23] 또한 일상에서 철분이 낮으면 피로, 호흡곤란, 가벼운 현기증이 생길 수 있다.

철분 섭취 부족, 철분 흡수 또는 이용 효율 저하, 출혈, 임신, 월경 등 여러 가지 요인이 빈혈로 이어진다. 그러나 철분 결핍이 흔해진 가장 큰 이유는 1만5000년 전에 시작된 농경생활 때문이다. 철분이 많이 함유된 육류에서 철분이 적게 함유된 곡물로 식단이 변했기 때문이다. 곡류를 기초로 한 식이에는 피트산이 많으며 피트산은 미네랄 흡수를 방해하는 '항영양소'다. 피트산을 섭취하면 철분 흡수가 50퍼센트까지 감소할 수 있다.[24] 피트산은 견과류와 씨앗에도 존재하지만, 물에 담그거나 싹을 틔워 양을 줄일 수 있다. 불행히도 사람들 대부분은 산업혁명 시기에 곡물을 물에 적시거나 싹 틔우기를 멈췄다.

철분을 공급하는 두 가지 원천이 있다. 하나는 헴철heme iron인데 고기에서 유래하며, 비헴철non-heme iron은 곡물을 포함한 식물에서 발견된다. 헴철은 헴단백질에 붙어 있다. 식물 형태는 쉽게 산화되며 직접 흡수할 수 없지만 헴철은 생체 이용가능성이 훨씬 더 높다. 이는 실제로 고기에서 더 많은 비타민과 미네랄을 얻을 수 있다는 또 다른 예다.

식물성 비헴철의 산화는 식품으로 철분을 보강하는 데 문제가 됐다. 비헴철은 미국식품의약국이 '일반적으로 안전하다고 인정한' 목록에 있지만 염증-산화 관점에서는 더 큰 문제가 있다. 빵과 시리얼 같은 곡물을 가공한 식품에서 적정량의 철분을 얻으리란 생각은 적절치 않다. '식물도 충분한 철분을 제공한다'라고 주장하는 채식주의자가 있지만 실제로 채식은 적절한 철분량을 제공하지 못한다.

그러나 식물에서 유래한 철분을 비타민C와 함께 복용함으로써 그 기능을 보강할 수는 있다. 면역 효과 외에도 비타민C는 비헴철분 흡수를 강화하는 효과가 있으며 비헴철이 산화되지 않게 막는다. 곡물에는 비타민C가 거의 없다는 점은 염두에 두어야 한다. 듀럼 밀durum wheat 한 잔 분량에는 비타민C가 전혀 없고 귀리와 벼도 마찬가지다. 철분을 제공하는 식물 중 비타민C가 풍부한 식물성 원료는 파슬리, 해초, 다시마, 시금치다.

철분이 낮은 것이 문제이기도 하지만, 특히 몸이 철분을 저장하는 형태인 페리틴ferritin[역주: 페리틴은 철과 결합하는 단백질로서 건강한 사람의 경우 체내에 들어온 철의 약 70퍼센트를 혈액 내 적혈구에 저장하고 나머지 30퍼센트는 페리틴의 형태로 저장한다. 임상적으로 보면 암이 진행할수록 혈청페리틴 수치가 증가하기 때문에 암의 진행상태를 파악하거나 말기암 환자의 예후 인자로 페리틴수치를 활용할 수 있다] 수치가 높은 것도 문제다. 높은 페리틴 수치가 암의 증식, 산화 스트레스, 혈관신생 및 면역 억제에 중요한 역할을 한다는 것이 입증됐다. 많은 암환자가 페리틴 수치가 높으며, 높은 페리틴 수치는 병의 악화와 연관이 있고 나쁜 예후와도 관련이 있다.[26] 이는 혈청 적혈구, 헤모글로빈, 헤마토크리트 수치가 낮아 철분 보충을 고려하기 전에 의사가 페리틴 수치를 적절히 테스트하지 않았다면 큰 문제가 된다. 혈청 적혈구, 헤모글로빈, 헤모토크리트 수치가 낮아 철분 보충을 고려할 경우 반드시 의사로부터 혈중 페리틴 수치가 높지 않은지 확인해야 한다(페리틴은 약 35에서 75까지가 정상이다). [역주: 우리나라의 경우 여자는 35에서 150까지, 남자는 35에서 400까지를 정상수치로 보며, 말기암 환자는 페리틴 수치가 4000에서 5000 정도인 경우도 있다.] 이미 페리틴 수치가 높은데 철분을 더하는 것은 불에 기름을 붓는 꼴과 같다. 하지만 철분이 교모세포종을 포함한 특정 암의 성장에 직접 영향을 미친다는 연구 결과가 있음에도 불구하고 많은 암환자에게 철분 보충제를 처방한다.[27] 철분이 과부하되면 관절통과 성욕 상실 등과 함께 아이러니 하게도 피로감이 증가한다.

그러면 페리틴 수치는 왜 높아질까? C282Y 유전자에 돌연변이가 있는 사람은 다른 사람보다 많은 양의 철분을 흡수하며, 그 결과인 유전성 혈색소 침착증은 미국에서 가장 흔한 유전 질환 중 하나다. 이론가들은 C282Y 돌연변이가 철분 결핍이 세계적으로 유행이던 신석기 시대에 진화했을 것이라고 추측했다. 신석기 시대는 철분이 풍부한 고기나 생선이 주류였던 식단이 곡물로 바뀌던 시기다. 이 돌연변이는 인간을 헴철이 부족한 식단으로부터 보호했을 것이다. 오늘날 C282Y 돌연변이는 철분 수치를 높여 암에 연료를 공급한다. 따라서 의사는 꼭 암환자의 페리틴 수치를 확인해야 한다. 페리틴 수치가 높은 환자는 붉은 고기와 철분이 많은 음식물을 피해야 한다. 철분 수준은 암의 진행 과정에 광범위한 영향을 미칠 수 있다.

순환에 대한 수치 평가

혈액 순환과 전이에 관해서는 균형을 맞춰야 할 작업이 많기 때문에 나샤 박사는 정기적으로 완전혈구측정 외에 다음과 같은 검사를 실시한다.

- **피브리노겐** : 응고에 관여하는 단백질. 수치가 높으면 혈액이 탁하고 끈적끈적해질 수 있어 암 성장을 촉진할 뿐 아니라 혈액응고에 더 취약하게 만든다.
- **혈관내피성장인자**VEGF : 혈관신생의 마커. 위암 및 다른 암에서 혈청 혈관내피성장인자의 농도는 일반적으로 대조군보다 높다.
- **혈청 구리 및 세포 내 플라스민**[역주: 척추동물의 혈장 가운데 존재하는 단백질 가수 분해 효소의 하나] 혈관신생 유도제.
- **페리틴** : 철분 저장 마커. 농도가 높으면 암세포의 성장을 돕고 염증과 산

화스트레스를 유발할 수 있다. 철분 과잉은 유방암 위험을 높이는 것으로 나타났다.

모든 검사와 마찬가지로 결과를 해독하고 적절한 의료 방식을 결정하려면 주치의와 상담하도록 하라.

암 성장과 확산을 멈추는 대사적 접근법

전이성 암이란 말은 환자에게 가혹하게 들리겠지만, 관해가 일어날 수 없다는 뜻은 아니다. 결코 희망을 포기하면 안 된다. 나샤 박사는 에밀리 디킨슨의 시를 인용하며 암치료를 시작한다. "희망은 날개 달린 것/ 영혼 가운데 앉아/ 가사 없는 노래 부르네/ 그치지 않는 그 노래." 나샤 박사는 본인의 4기 난소암을 치료한 경험으로 의사에게 사망선고를 받은 수많은 4기 암환자를 도왔다. 올바른 음식, 치료에 맞는 식이요법, 겨우살이와 고압산소치료를 포함한 비독성 치료법으로 건강 영역을 최적화하면 암을 극복할 수 있다. 여러분은 나샤 박사의 경험을 통해 이러한 치료법이 효과가 있을 것이라는 것을 믿어야 한다.

음식에 중점을 둔 대사적 접근법은 여러 단계로 구성돼 있다. 이 과정을 진행할 때는 먼저 모든 유제품을 피하는 것이 좋다. 2003년에 발표된 결장암 연구에 따르면 대장균, 살모넬라, 식중독균 같은 병원성 장내 세균이 우유의 베타-카세인 유래 단백질을 암세포의 침입과 운동성을 자극하는 성분으로 전환시킬 수 있다고 한다.[28] 6장에서 마이크로바이옴에 대해 배웠듯이 많은 요인이 장내 세균을 불균형하게 만드는 데 기여하기 때문에 위험을 무릅쓰고 유제품을 먹을 필요는 없다.

낫토에서 유래한 강력한 효소인 낫토 키나아제와 지렁이에서 추출한 루브로 키나아제 같은 단백질 분해 효소를 치료적으로 사용하면, 혈액 순환을 도와 두꺼운 피브린 보호막을 떨어뜨림으로써 암을 보호하지 못하게 한다. 혈당을 낮추고 혈관신생을 막는 음식과 허브 및 식물 영양소를 더 섭취하라고 추천한다. 또한 방목한 닭과 자연산 생선뼈에서 나온 연골과 뼈 국물도 추천한다. 알로에 베라 주스와 녹차를 포함해 다양한 종류의 차는 치료에 효과가 있고, 독성 없이 전이를 막는 것으로 밝혀졌다. 이들 영양소를 이용한 치료법이 암의 성장 및 확산을 예방하고 줄이는 데 어떻게 도움이 되는지, 몇 가지를 자세히 살펴보겠다.

암의 혈관신생 및 전이를 억제하는 주요 식품

2005년에 <생리학과약리학저널Journal of Physiology and Pharmacology>이 검토한 논문인 '항혈관신생 물질로서의 기능식품 : 희망과 현실'은 특정 식물 제제가 암세포 증식을 억제하고 성장인자가 신호를 보내는 경로를 막아 세포사멸을 유도하며 혈관신생을 억제할 수 있다고 결론지었다. 식물 중에는 지난 챕터에서 언급한 레스베라트롤(유기농 적포도와 포도주로부터 유래한 것)과 커큐민(강황으로부터 유래된 것)이 포함돼 있다. 자몽 껍질에서 발견되는 풍부한 감귤류 바이오 플라보노이드인 나린제닌[역주: 쓰거나 신맛을 내는 과일에 존재하는 플라보노이드로서 항바이러스와 항균, 항염, 항산화 효과가 있다. 또한 유방암, 위암, 간암,

자궁경부암, 췌장암, 대장암, 백혈병과 같은 여러 종류의 암에 항암 효과가 있는 것으로 밝혀지고 있다. 최근 연구에 의하면 나린제닌이 아로마타제와 에스트로젠 수용체를 억제해 호르몬 양성 유방암에 효과가 있다고 한다] 또한 전이를 상당히 줄인다.[29] 가장 강력한 자연적 항전이제인 변형시트러스펙틴Modified Citrus Pectin, MCP[역주: 여러 논문에서 암세포를 혈관세포벽에 접착 가능하도록 하는 갈렉틴-3galectin-3를 에워싸서 전이를 막는 효능이 입증됐으며, 미국에서는 여러 건강기능식품이 나와 있다]이 나린제린에서 유래됐다. 여기서 파슬리의 아피제닌[역주: 파슬리나 셀러리에 함유된 플라보노이드로서 암세포 내에서 세포신호전달, 세포주기 등에 작용해 세포자멸을 유도하는 것으로 밝혀졌다], 체리토마토의 라이코펜[역주: 토마토에 다량 함유된 붉은 색을 띠는 카로티노이드로서 항산화 효과와 함께 항암효과와 혈관신생 억제 효과가 있는 것으로 밝혀졌다. 특히 전립선암에 항암효과가 크다는 것이 밝혀졌다], 칠리 고추의 캡사이신 등 혈관 형성을 막는 특성이 있는 다른 식품도 자세히 살펴보도록 하자. 또한 차가버섯의 특성도 살펴보자.

혈관신생재단의 대표이자 의학 책임자인 윌리엄 리 박사는 2010년 TED 토크에서 '암을 굶기는 음식을 먹을 수 있을까?'라는 강연을 했다. 강연에서 그와 그의 팀은 암치료제보다 혈관신생을 잘 억제할 수 있는 많은 식품과 허브 목록을 발표했는데, 해바라기씨에서 가장 많이 발견되는 비타민E가 차트에서 1위를 차지했다. 이런 식물성 식품이 좋은 점은 혈관신생과 전이를 방지함은 물론 항암제에 대한 보호 효과도 있다는 것이다. 이 때문에 일차적 암치료제로서 영양소를 섭취할 필요성은 더욱 커진다. 이미 식품의 시너지를 연구하고 있기 때문에 이러한 여러 식품을 함께 섭취하면 기존 치료법보다 훨씬 더 혈관신생을 잘 막는 효과를 얻을 수 있으며, 독성도 없다.

파슬리 : 자연이 준 치료제

고대 그리스인은 지중해가 원산지인 파슬리를 신성하게 여겼다. 고대 그리스인은 파슬리로 체육 행사 수상자와 고인의 무덤을 장식했다. 파슬리를 음식으로 사용하는 관습은 고대 로마까지 거슬러 올라갈 정도의 오랜 역사가 있다. 오늘날 토마토, 다진 파슬리, 민트, 양파로 만든 중동식 샐러드인 타불레tabbouleh에 많이 사용되며 올리브 오일, 레몬즙, 소금 등으로 맛을 낸다(타불레는 전통적으로 글루텐 함유 곡물인 불거Bulgur[역주: 밀을 말려서 빻은 것]를 포함하지만 다른 모든 성분은 슈퍼 푸드이기 때문에 곡물이 없는 버전을 만들고 싶으면 13장의 조리법을 참조하라).

셀러리와 캐모마일 차뿐 아니라 파슬리의 줄기와 잎에서 발견되는 식물 플라보노이드인 아피제닌apigenin은 유방암에 대한 세포독성이 있으며 결장암세포의 세포사멸을 유도하고 난소암의 전이를 억제한다. 아피제닌은 독소루비신doxorubicin[역주: 항생제 계열의 항암제로서 암세포의 DNA 이중 나선 구조에 삽입돼 국소이성화효소topoisomerase의 작용을 억제한다. 국소이성화효소는 세포 분열 시 DNA 복제를 위해 DNA 이중 나선을 한 가닥씩 풀어주는 역할을 하는 효소인데, 독소루비신은 이 역할을 방해해 세포 분열이 이루어지지 못하게 하여 세포자멸로 유도한다]과 유사하게 세포독성을 활성화한다.[30] 파슬리는 또한 비타민K, 비타민C, 비타민A 및 엽산이 예외적으로 많이 들어 있다. 이탈리안파슬리와 컬리파슬리 모두 여러 요리에 사용하는 훌륭한 첨가물이다.

각광받는 라이코펜이 많은 체리 토마토

토마토는 케첩과 스파게티 소스 형태로 미국에서 감자 다음으로 많이 소비되는 채소다. 토마토는 생물학적으로 베리류이며 전립선암 예방 효과가 있는 라이코펜 성분 덕분에 최근 주목을 받았다. 라이코펜은 밝은 적색 색소이며 식물영양소다. 라이코펜은 토마토, 붉은 당근, 보라색 당근, 로즈힙스(비타민C 또한 많다)에 들어 있다. 라이코펜은 암세포 증식을 억제하고 혈관신생을 차단해 전립선암의 위험을 줄이는 것으로 밝혀졌다.[31] 토마토의 크기가 작고 붉은 색을 띨수록(보라색에 가까울 정도로), 식료품점에서 흔히 볼 수 있는 크고 맛이 없는 비프스테이크 품종[역주: 토마토의 한 품종]보다 라이코펜 함량이 훨씬 높다. 커렌트 토마토와 체리 토마토 품종이 가장 영양가가 높다. 체리 토마토는 큰 품종보다 탄수화물이 적으며 반컵(약 120밀리리터)에 탄수화물이 3g 밖에 들어 있지 않다.

차가버섯 차 : 하루에 한 컵이면 암을 예방할 수 있다

차가 버섯은 시베리아, 캐나다 북부, 알래스카 및 메인 주Maine와 버몬트Vermont를 포함한 미국 북부 같은 추운 지역의 자작나무에서 자라는 버섯이다. 시베리아 부족은 차가버섯을 갈아서 스튜, 수프나 매일 마시는 음료에 넣는다. 차가버섯은 퇴행성 질병을 예방하고 오래 살게 해주는 것으로 유명하며, 차가버섯을 매일 섭취하는 지역에서는 암 발병률이 낮거나 암이 전혀 발병하지 않기도 한다. 연구 결과, 항산화 효과, 혈당 저하, 면역체계 자극 등 차가버섯의 여러 효능 메커니즘이 밝혀졌다. 차가버섯은 강력한 항산화제로 작용하는 효소인 과산화물제거효소superoxide dismutase, SOD[역주: 장기나 혈액에서 초과산화물을 물H_2O 또는 과산화수소H_2O_2로 분해해주는 효소]를 매우 고농도로 함유한 것으로 알려져 있다. 또한 암 증식을 억제하고 전이를 막는 강력한 다당류인 베타글루칸도 매우 많이 함유하고 있다.[32] 차가버섯 전문가이자 베스트셀러 『숲 속에 치유가 있다The Cure Is in the Forest』의 저자인 카스 잉그램Cass Ingram 박사에 따르면, 차가버섯 차는 매일 섭취해야 한다. 잉그램 박사는 또한 차가 버섯의 유효 성분 흡수를 돕는 천연 항진균제인 야생 오레가노[역주: 지중해지역에 자생하는 식물로 주로 잎을 말려서 향신료로 쓴다. 항염, 향균 효과가 있는 것으로 알려져 있다]와 함께 차가버섯을 복용하라고 추천한다. 전통 음식을 짝지어 복용할 때 발휘되는 힘은 때때로 숨 막힐 듯 대단하다!

암이 생존하기에는 너무 뜨거운 '칠리 페퍼'

칠리 페퍼는 라틴어 캡시쿰Capsicum이라는 이름이 붙은 식품군에 속한다. 최근 연구에 따르면 캡사이신 성분은 특정 발암물질과 돌연변이에 대한 화학적 보호작용을 할 뿐 아니라 다른 항암 작용도 지원한다고 밝혀졌다. 특히, 칠리 페퍼는 혈관내피성장인자를 억제해, 암을 유발하는 혈관신생을 막을 수 있다.[33] 땀을 흘리게 하고 혈액 순환을 증가시키는 물질이 혈관신생을 억제한다는 말은 직관적으로는 거의 반대로 들리지만, 운동과 마찬가지로 혈관신생을 억제한다! 2015년 <영국의학저널British Medical Journal>은 30세에서 79세 사이의 남성 19만9293명과 여성 28만8082명을 대상으로 연구한 인구 기반 전향코호트연구의 결과를 발표했다. 매운 음식을 자주 섭취하면 암으로 사망할 위험이 14

퍼센트 낮아질 가능성이 있다는 것이다. 그 이유는 매운 음식의 항염증 효과 때문인 것으로 여겨진다.[34]

가장 매운 품종은 붉은 칠리, 하바네로, 스카치 보닛 고추다. 칠리 페퍼가 매우면 매울수록 더 많은 캡사이신을 함유한다. 해리사Harissa는 마늘과 올리브 오일을 더해 만든 매운 칠리소스로 북아프리카와 중동 요리에서 널리 사용된다. 해리사는 캡사이신이 풍부할 뿐만 아니라 캐러웨이 같은 강력한 항암 허브를 포함한다. 여러분의 삶에 작은 향신료를 더할 시간이다! 많이 먹으면 익숙해지며 잠시 후 다시 먹고 싶어진다. 우리는 매운 고추 중독을 진심으로 추천한다.

연골 : 뼈를 먹어 전이를 멈추기

이 장의 앞부분에서 암세포가 어떻게 주변 세포외기질 정글을 무너뜨려 전이하는지를 이야기했다. 주로 콜라겐으로 구성된 이 그물 모양의 외포외기질은 세포 증식과 분화를 조절해 암세포가 퍼지지 못하게 하는 구조적, 생화학적 발판이다.[35] 세포외기질은 또한 성장인자의 저장고로서 역할한다. 콜라겐이 풍부한 식품을 식이에 포함하면 퇴화된 세포외기질을 재생해 종양을 둘러쌀 수 있다.

그럼 콜라겐은 어디에서 생성되는가? 바로 뼈다. 100년 전까지, 인간은 뼈를 이런 저런 방식으로 먹었다. 동물의 어느 부분도 낭비하지 않았다. 동물의 모든 식용 부분을 먹었고 남은 뼈는 수프에 던졌다. 지금까지 얘기했듯 미국인 대부분은 동물의 근육만 먹는 반면, 뼈와 기관은 쓰레기통에 버린다. 하지만 글루코사민[역주: 포도당과 글루타민으로 구성된 연골 구성 성분으로 관절염치료제로 쓰인다]과 콘드로이친[역주: 연골의 구성 성분으로 관절과 연골의 물리적 충격을 줄여주는 효과가 있어 관절염 치료제로 쓰인다]은 관절염의 고통을 덜어주기 때문에 이 나라에서 가장 많이 섭취하는 보충제 중 하나다. 그렇다면 글루코사민과 콘드로이친을 음식으로 먹는 게 어떤가? 뼈 국물에 함유된 많은 양의 글루코사민과 콘드로이친 성분은 새로운 콜라겐이 성장하도록 자극하고 손상된 관절을 고치며 관절염을 완화해 통증과 염증을 줄일 수 있다. 글루코사민은 건강한 조직에는 거의 독성을 안 보이지만 몇 가지 악성 암세포에 독성이 있는 약으로도 알려져 있으며 결장암, 유방암 및 전립선암이 전이되지 않도록 막을 수 있다.[36] 신체는 콜라겐을 자연적으로 생성하는데 나이가 들수록 느려진다. 미네랄이 풍부한 뼈 국물을 식단에 첨가하면 세포외기질의 완전성을 유지하는 데 도움이 될 뿐만 아니라 3장에서 논의한 DNA 보호조치까지 된다. 페리틴 수치가 너무 높아 쇠고기 뼈 국물을 먹기 어려우면 생선 뼈 국물과 유기농으로 사육된 닭으로 만든 육수를 추천한다.

알로에 베라 주스 : 파괴된 혈소판의 진정제

불멸의 식물로 알려진 가시 있는 알로에 베라는 초기 이집트 시기인 6000년 전에도 사용됐다. 알로에 베라는 열대 기후에서 야생으로 자라며 농업과 약용으로 재배된다. 오늘날에는 햇볕에 화상을 입었을 때의 치료제로 가장 인기가 있지만, 알로에 베라 추출물은 강력한 항산화제로서 혈소판 응집과 혈관신생을 억제할 수 있다. 특히 불소 처리된 물로 샤워했다면 보습제로 사용할 수 있다. 알로에의 주요 구성 성분 중 하나인 알로인aloin은 암세포에서 혈관내피성장인자가 분비되지 않도록 억제하는 것으로 밝혀졌다.[37] 알로에를 내복하면 위염과 변비에 도움이 된다. 알로에에는 비타민, 효소 및 아미노산 등 해독과 면역을 증진하는 200가지가 넘는 생리활성 성분이 있다. 알로에 주스는 이름이 '주스'지만 과일 주스보다 탄수화물과 설탕이 훨씬 적다. 알로에 베라 주스 60g에는 2g의 탄수화물과 6g의 당이 들어 있다. 그럼에도 케톤산증 상태로 머무르려는 조정기에 알로에 베라 주스를 마시는 것이 좋다. 집에 알로에가 있다면 줄기에서 젤을 뽑아 물이나 녹차, 신선한 레몬주스, 사과 식초apple cider vinegar와 혼합해 강력한 음료를 만들 수 있다.

녹차 : 강력한 성장 억제제

녹차는 아마도 가장 잘 알려지고 널리 받아들여지는 항암 음료일 것이다. 녹차에서 함유된 카테킨[역주: 떫은 맛을 내는 타닌의 일종으로 특히 녹차의 타닌을 카테킨이라 부른다. 항산화효과, 항균, 항염 효과가 있으며 식물 유래성 항암물질로 가장 많이 연구된 물질이다]은 침윤과 자극을 막는 기능을 하며 가장 광범위하게 연구된 플라보노이드다. 2011년 <암과 전이Cancer and Metastasis> 저널은 '암과 전이: 녹차의 예방과 치료'라는 제목으로 녹차의 효과를 요약했다. 암의 침윤과 혈관신생을 억제하는 역할로서 녹차에 함유된 주요 카테킨인 에피갈로카테킨 갈레이트EGCG[역주: 에피갈로카테킨 갈레이트 혹은 카테킨은 녹차엽의 추출물인 폴리페놀의 일종으로 강력한 항암 및 항산화 작용을 하는 것으로 알려져 있다. 에피갈로카테킨 갈레이트의 항암 작용은 종양괴사인자 억제, STATs 억제, 프브로넥틴fibronectin, 라미닌laminin 활성화, EGFR 억제 등 다양한 경로로 일어난다. 방광암, 난소암, 췌장암, 폐암, 피부암, 위암, 대장암 등을 억제한다는 보고 논문이 있다. 한의학적으로 녹차는 냉기가 있어 몸이 차가운 체질의 경우(예를 들어 소음인, 태음인 한증)는 장복은 삼가야 하는 것으로 되어 있다]를 설명한 것이다. 이 논문은 에피갈로카테킨 갈레이트가 비타민C나 E보다 약 25배에서 100배 더 강력한 항산화 활동을 하며 암의 전이에 기여하는 신호 전달 경로를 완전히 조절하는 인자라고 설명했다.[38] 녹차에 대한 많은 연구가 진행되어 왔으며 이것만으로도 따로 장을 하나 만들 수 있을 정도다. 하지만 지금 당장은 종양과 전이를 막는 유력한 음료라고 알고 마시면 된다.

모든 차는 카멜리아 시넨시스camellia sinensis라는 상록 나무의 잎에서 나온다. 녹차, 홍차, 우롱차는 잎이 처리되는 방식으로 나눈 것이다. 녹차는 최소한으로 가공해 항산화성 폴리페놀을 대부분 제공한다. 녹차는 많은 양의 농약을 흡수할 수 있기 때문에 반드시 유기농 제품을 구입해야 한다. 전차sencha, 말차matcha, 옥로gyokuro 같은 일본 품종이 품질이 좋다. 이 중 옥로가 최고로 좋으며, 옥로는 잎의 플라보놀과 아미노산 함량을 높이기 위해 천천히 숙성시키는 짙은 녹색의 달콤한 차다.

녹차를 제대로 우려내려면 물이 거의 끓을 때까지 기다린 다음 약간 식혀서 차 위에 따르는 것이 좋다. 3분에서 10분 동안 담가서 카테킨이 추출돼 나온 다음 찻잎을 제거하라. 가능한 한 하루에 다섯 컵을 마실 것을 권장한다!

식물성 종양 침윤 억제제인 '인삼'

인삼은 파낙스[역주: 한국에서 재배하는 인삼], 시베리아[역주: 가시오가피], 아메리칸[역주: 화기삼] 세 종류가 있으며 각각 서로 다른 생리활성 특성이 있다. 인삼은 진세노사이드, 폴리사카라이드, 플라보노이드, 휘발성분, 아미노산 및 비타민 등 각종 활성 성분을 포함하고 있다.

이 세 종류 모두 피로가 많은 암환자의 에너지를 회복시키는 동시에 암의 침윤과 전이, 혈관신생을 억제하는 데 도움이 된다. 화기삼에는 인슐린에 영향을 미치고 혈당치를 낮추는 데 도움이 되는 진세노사이드가 함유돼 있다. 이들 화합물은 혈관신생을 억제하는 것으로 밝혀졌다. 또 인삼에는 면역체계에 긍정적 효과를 발휘하는 다당류가 함유돼 있어 화학요법의 효과를 배가시키고 부작용은 줄이기 위해 항암제와 함께 복용하도록 권장하고 있다. 인삼과 저용량 젬시타빈gemcitabine[역주: 대사저해제성 항암제로 분류되며 피리미딘 유사체로서 DNA 염기 중 피리미딘에 해당하는 시토신(C)과 티민(T)의 합성을 방해한다. 주로 비소세포 폐암, 췌장암, 방광암, 유방암, 난소암 등에 단독 혹은 타 항암제와 병용해 사용된다] 또는 사이클로포스파마이드cyclophosphamide[역주: 알킬화제성 항암제로 분류되며 세포의 DNA를 교차결합시켜 2중 나선 구조가 분리되지 못하게 함으로써 세포분열을 방해한다. 주로 악성림프종, 다발성골수종, 백혈병, 유방암, 난소암 등에 사용된다]를 병용하는 요법은 심각한 부작용 없이 혈관신생을 상당히 방해하는 효과가 있는 것으로 밝혀졌다.[39] 카페인이 없는 차를 찾는 사람에게 인삼차는 훌륭한 대체품이다.

전이를 진정시키는 '캐모마일'

캐모마일은 앞에 언급한 모든 음식과 마찬가지로 수천 년 동안 약으로 사용해 왔으며 고대 이집트인, 로마인, 그리스인도 먹었다. 체리 토마토와 마찬가지로 캐모마일은 세포성장을 억제하고, 암세포를 사멸시키며, 혈관신생을 저해하는 것으로 밝혀진 식물영양소인 아피지닌

apegine을 함유하고 있다. 또한 암세포와 미세환경과의 관계를 바꾸고 암세포가 포도당 섭취를 못하게 방해하며 진행을 느리게 하고 전이를 억제하는 작용을 한다. 캐모마일은 또한 소화 장애에 도움이 되고 이완하도록 도와준다. 이러한 음식과 허브, 국, 차의 효과는 고품질 유기농일 때 정말 대단해진다. 항상 티타임을 가져야 한다!

암의 성장과 확산 억제하기

혈관신생과 전이가 암의 가장 치명적인 두 가지 측면이라면 암에 대한 대사적인 접근이 중요한 보호 방법을 제공할 수 있다. 두 가지 과정 모두 염증, 탈수, 좌식 생활, 높은 구리 수준에 의해 주로 활성화된다. 후추, 차가버섯, 파슬리, 녹차, 뼈 국물 등을 정기적으로 섭취하면 암의 확산과 혈관신생을 막을 수 있다. 녹차와 매운 생선뼈 국물은 혈관신생과 전이를 막는 강력한 억제제다.

다음 장에서 이야기할 건강 영역인 호르몬은 암의 성장 및 확산과 관련이 있다. 현대 환경에는 유방암, 전립선암 그리고 다른 모든 암을 유발하는 환경 에스트로겐이 가득하다. 호르몬은 꼭 균형을 맞춰야 한다. 아마씨는 최고의 오메가3 지방산 공급원은 아니지만 호르몬을 균형 잡는 최고의 식품이다. 호르몬이 암과 관련해 어떤 역할을 하는지 그리고 가장 중요하게 어떻게 호르몬 균형을 이룰 것인가를 배워보자.

호르몬을 통제하는 것은 여러분의 생명을 통제하는 것과 같다.

- 베리 시어즈(Barry Sears)

미래의 의사는 더 이상 인간의 몸을 약으로 치료하지 않을 것이다.

오히려 영양소로 질병을 치료하고 예방할 것이다.

- 토마스 에디슨

10장

호르몬 균형

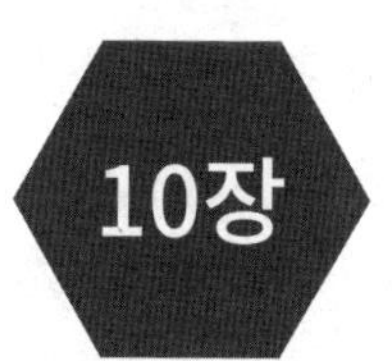

10장

호르몬은 우리를 즐겁게, 십대처럼 유쾌하게 만드는 일만 하지 않는다(폐경기 동안에는 그렇게 즐겁지도 않다). 호르몬은 평생 동안 자연적으로 변동하고 생장, 생식, 면역, 신진대사를 조절한다. 이러한 변동은 사춘기, 임신, 폐경 등의 단계가 있는 여성에서 더 두드러지지만 남성도 여성만큼 호르몬 불균형에 취약하다. 갱년기라고 불리는 남성폐경은 나이가 들어가면서 테스토스테론이 점진적으로 감소하면서 나타난다. 과체중인 남성은 또한 발기부전, 성욕감퇴, 전립선암 같은 에스트로겐 우세와 관련된 증상이 생기기 쉽다.[1] 여성이든 남성이든 호르몬의 강력한 영향에서 자유롭지 않다. 특히 얼마나 건강한지 여부에 관계없이 에스트로겐이 주도하는 생리적인 기복은 누구나 경험한다.

안타깝게도, 호르몬 관련 기관과 생식기관에 생기는 암은 우리 시대의 가장 흔한 암 중 하나다. 유방암과 전립선암은 현재 일곱 명 중 한명에게 영향을 미친다. 그러나 과도한 호르몬은 생식기관 암뿐 아니라 가장 흔한 유형의 암인 폐암을 비롯해 모든 유형의 암세포를 성장시킬 수 있다. 이 호르몬은 어디에서 오는 것인가? 우리의 몸이 아닌 외부에 공급원이 있다. 대부분의 음식과 일상생활에서 사용하는 많은 제품에 제노에스트로젠xenoestrogen[역주: 주로 여성의 생식계 발달에 영향을 미치는 에스트로젠인 17베타-에스트라디올17β-estradiol(E2)와 구조적으로 유사한 환경호르몬을 의미한다. 일반적으로 제노에스트로젠은 인체 내에서 내분비계를 교란시키며 DNA에 작용해 암을 유발하는 원인 물질이기도 하다. 특히 유방암이나 전립선암과의 관련성이 높은 것으로 밝혀졌다]이라는 합성 화학물질이 들어 있다. 이 화합물은 우리 몸에서 자연적으로 생기는 에스트로겐만큼 강하고, 때로는 더 강하다. 생식기 암은 호르몬과 내분비 교란 화학물질이 음식, 가정용품 및 호르몬 기반 약품에 사용할 수 있도록 허가되면서부터 급격히 늘어났다. 그 과정을 시간대별로 살펴보자.

1947년 성호르몬이 승인돼 가축 생산에 도입됐다. 1960에서는 피임약 사용이 승인됐다. 1945년 이후 수천 가지의 내분비 교란 화학물질이 환경으로 방출됐으며 이들 중 안전성 테스트를 마친 것은 5퍼센트 미만이다. 1950년부터 2000년까지 유방암의 비율이 60퍼센트 증가했으며 1973년부터 1991년까지 전립선암이 126퍼센트 증가했다. 고환암, 난소암, 자궁내막암의 비율도 지난 수십 년 동안 급속히 증가했다. 이처럼 짧은 시간에 발암율이 기하급수적으로 증가한 이유를 자세히 알아볼 것이다.

여드름, 자가면역 질환, 우울증, 불임, 갑상선 질환, 자궁내막증, 난소낭종, 불면증, 성욕감퇴, 성조숙증, 갱년기 증상, 체중 증가 같은 호르몬 불균형에 의한 징후와 증상은 현대 사회에 널리 퍼져 있다. 불임은 여섯 쌍 중 한 쌍의 부부에게 영향을 미친다. 갑상선 질환은 다섯 명 중 한 명의 여성에게 영향을 미친다. 여성 중 절반 이상이 폐경 증상을 보이고 있는데 이는 정상적인 현상이 아니다. 전형적으로 11세에 발달하던 유방은 현재 7세부터 발달하고 있으며, 심지어 3세부터 나타나는 경우도 종종 보고되고 있다. 호르몬 불균형과 암의 급증에 세심한 주의를 기울일 때다. 이 장에서 말하겠지만 유방암과 전립선암은 단순히 '불행' 탓에 걸리는 게 아니다. 이것은 우리 음식에 들어 있는 호르몬이 직접 영향을 미친 결과로 보는 편이 맞다. 특히 우리는 육류와 유제품, 물통에서 샴푸에 이르기까지 일상용품에서 발견되는 합성 호르몬 교란 화학물질에 매일 노출되고 있다. 피임에 사용하는 합성 및 생물학적 호르몬과 호르몬 대체 요법도 영향을 미친다. 여러분은 오늘 하루 동안 아마도 200종이 넘는 호르몬 교란 화학물질에 노출됐을 것이다.

호르몬은 매우 강력하게 암을 유발하기 때문에 서양의 종양학계에서는 일반적으로 호르몬 검사를 시행하고 이에 대항하는 약을 개발하고 있다. 그러나 이러한 호르몬 차단제를 구명 튜브로 사용해서는 에스트로겐 풀에 빠져서 익사 위기에 처해 있는 사람을 구할 수 없다. 암세포는 당만큼이나 호르몬을 좋아한다. 호르몬은 암세포를 자극해 암세포를 활성화하고 번창하게 한다. 유방암의 약 70퍼센트가 에스트로겐에 민감하며, 이는 에스트로겐이 암을 자라게 한다는 것을 의미한다. 본질적으로 에스트로겐의 역할은 세포가 증식하도록 하는 것이며, 호르몬 감수성이 없다고 진단된 암일지라도 모든 암세포는 에스트로겐의 영향으로 증식할 수 있다. 에스트로겐은 혈관신생을 유발하고 염증을 일으키며 신진대사를 조절한다.[2] 호르몬 균형을 유지하려면 영양요법 단계를 밟아나가면서 호르몬에 오염된 식품과 가정용품을 제거해야 한다.

하지만 호르몬 균형을 맞추는 데에는 많은 자각과 노력이 필요하다. 일상생활의 많은 부분이 에스트로겐에 과도하게 노출돼 있기 때문이다. 샤워하고, 머리를 감고, 냄새를 맡고, 피임약을 복용하며, 아침 식사로 요구르트를 먹는 단순한 일상생활만으로도 여러분의 에스트로겐 수치는 정상 범위를 벗어난다. 그러나 언제나 그렇듯이, 적절한 영양소를 섭취하고 생활 방식을 바꾸면 호르몬 균형을 찾기란 완전히 가능하다. 음식을 기반으로 한 여러 조합이 호르몬 균형을 맞추는 데 도움이 된다. 여기에 식물성 에스트로겐, 지방산, 특정 씨앗, 식물영양소, 허브, 특정 십자화과 식물 속 화합물을 적절히 사용하며, 설탕과 알코올을 줄여야 한다(이 장의 마지막 부분에서 자세히 설명한다). 호르몬 건강은 다른 모든 건강 영역과 마찬가지로 충실한 영양 상태에 전적으로 달려 있다.

이 장에서 우리는 호르몬이 신체에서 어떻게 작용하는지와 암에서의 역할, 무엇이 호르몬 균형을 고장 나게 하는지, 호르몬을 테스트하는 방법, 호르몬을 복원하는 검증된 계획을 설명한다. 우리는 여러분을 에스트로겐 풀에서 건져 호르몬 균형이라는 따뜻한 해변으로 데려가려고 한다.

호르몬과 암의 기본 원리

호르몬이란 단어는 그리스어로 '선동' 또는 '촉구'를 의미한다. 호르몬은 화학적 메신저로서 세포와 기관뿐 아니라 소화, 신진대사, 생식을 포함해 인체의 모든 과정을 통제하고 조절한다. 호르몬은 내분비선에서 생성되며 혈류를 타고 다양한 목적지로 이동한다. 모든 세포가 호르몬 순환에 노출돼 있지만, 모든 세포가 반응하는 것은 아니며 특정 호르몬 수용체가 있는 세포만 반응한다. 호르몬 수용체는 일치하는 호르몬을 만나면 열림 버튼을 누르는 차고 문과 같다고 생각할 수 있다. 호르몬이 차고에 들어가는 차처럼 세포의 수용체와 결합하면 세포의 행동을 변화시키는 생물학적 반응을 일으킨다. 예를 들어 에스트로겐이 세포의 에스트로겐 수용체와 결합하면 세포는 분열해 성장한다. 에스

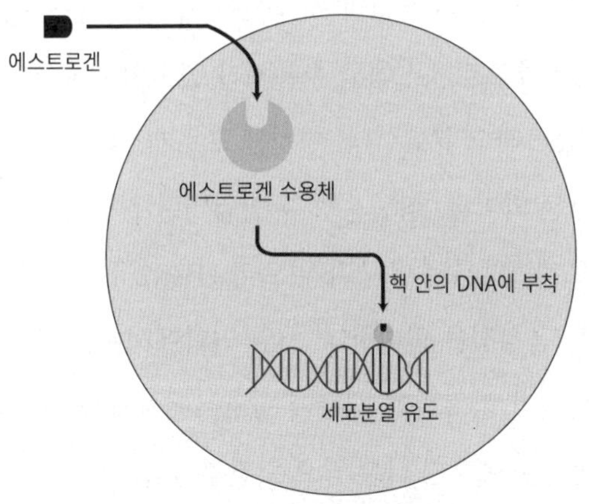

[역주: 여성의 난소나 부신, 혹은 지방조직에서 만들어진 에스트로겐은 혈류를 타고 돌아다니다가 세포막이나 세포 내부에 존재하는 에스트로겐 수용체에 결합하여 세포분열을 유도한다. 에스트로겐은 스테로이드성 호르몬이기 때문에 세포막을 쉽게 뚫고 들어와 핵까지 진입하여 DNA에 직접 작용하기도 한다.]

트로겐이 과다하다는 것은 너무 많이 성장한다는 것과 같으며 이것이 문제가 된다. 자궁내막, 유방, 난소, 신장, 뇌, 뼈, 심장, 소화관, 전립선의 세포는 모두 에스트로겐 수용체를 가지고 있다. 에스트로겐이 들어오면 이 조직의 세포는 성장하고 분열할 것이다.[3]

호르몬은 대부분의 신체 기능에 관여하기 때문에 암과 복잡하게 관련돼 있다는 점은 놀랄 일이 아니다. 에스트로겐과 여러 호르몬이 몇 가지 방식으로 암이 진행되도록 촉진한다. 그들은 암세포가 성장하고 분열하도록 자극하고 면역체계를 억제하며 염증을 촉진하고 종양으로 혈액을 더 보낸다. 놀랍게도 암세포는 그들 표면에 있는 인슐린 수용체뿐 아니라 호르몬 수용체의 수까지 결정할 수 있다.

유방암, 난소암, 전립선암을 제거하고 나면 종양조직에 호르몬 수용체가 있는지, 어떤 종류인지, 얼마나 많은지를 검사한다. 암세포에 에스트로겐 호르몬 수용체가 있는 경우 이 암은 에스트로겐 수용체 양성 또는 ER+라고 분류한다. 유방암 조직에서 에스트로겐의 농도는 24배나 높다. 암세포에 프로게스테론 수용체가 있으면 프로게스테론 수용체 양성 또는 PR+라고 분류한다. 이것은 프로게스테론이 암세포의 성장을 촉진한다는 의미다. '삼중음성' 유방암이란 진단은 종양에 에스트로겐이나 프로게스테론 수용체가 없으며 HER2 유전자(성장촉진유전자)에 대해서도 음성임을 의미한다. 서양 의학에서는 주로 호르몬 차단요법으로 유방암을 치료하기 때문에 항호르몬제제를 사용할 수 없는 삼중음성 유방암을 예후가 나쁜 암으로 간주한다.

선택적 에스트로겐 수용체 조절제selective estrogen receptor modulator, SERM[역주: 조직에 따라서 에스트로젠 작용제agonist로 작용하기도 하고 길항제antagonist로 작용하기 때문에 '선택적'이라 불린다. 대표적 약물로는 타목시펜tamoxifen과 랄록시펜raloxifene이 있으며 유방에서는 에스트로겐 길항제로 작용하는 반면 자궁이나 뼈에서는 에스트로젠 작용제로 작용한다]라고 부르는 항에스트로겐 제제는 암세포의 표면에서 에스트로겐 수용체를 차단 및 비활성화하는 방식으로 작동한다. 이러한 약물의 한 가지 예가 타목시펜[역주: 원래는 피임약으로 개발됐으나 유방암에서 항에스트로젠 효과가 있음이 알려진 이후 유방암 치료제로 쓰이고 있다. 세포질 내 에스트로겐과 경쟁적으로 결합하여 항종양 효과를 낸다. 반면에 자궁에서는 에스트로젠 작용제로 작용하여 자궁 내막세포의 증식을 일으켜 자궁출혈과 자궁내막암을 일으킬 수 있다]이다. 불행히도 타목시펜은 자궁암, 뇌졸중, 폐혈전을 유발하는 것으로 밝혀졌다.[4] 타목시펜이 1군 발암물질로 기재됐음에도 불구하고 여전히 유방암을 치료하는 최전선 치료제로 남아 있다. 더 좋은 방법이 있어야 한다.

남성 호르몬인 안드로젠adrogen은 전립선암 성장에 관여하고 있다. 안드로젠은 남자에게 남성성, 성적 발달, 남성으로서의 체격을 부여하는 스테로이드 호르몬이다. 테스토스테론testosterone, 안드로스텐디온androstenedione, 디하이드로에피안드로스테론dehydroepiandrosterone, DHEA 등을 포함한다. 안드로젠은 에스트로겐과 프로게스테론과 마찬가지로 안드로젠 수용체에 결합해 활성화됨으로써 정상세포와 전립선 암세포의 성장을 모두 촉진한다. 일단 활성화되면, 안드로젠 수용체는 전립선 세포를 자라게 하는 특정 유전자가 발현되도록 자극한다.[5] 암세포가 초기에 성장할 때는 상대적으로 높은 수준의 안드로젠이 필요하다. 이런 전립선암을 안드로젠 의존성 또는 안드로젠 민감성 전립선암이라고 부른다. 항안드로젠 호르몬 치료제는 안드로젠 수용체에 결합해 안드로젠에 민감한 전립선 암세포가 안드로젠을 섭취하지 못하도록 차단한다. 이 약의 예는 진행성 전립선암에 사용하는 플루타미드flutamide[역주: 비스테로이드성 항안드로젠 약물이다. 안드로젠 민감성 전립선암에서 테스토스테론과 디하이드로테스토스테론에 경쟁적으로 작용해 세포 증식을 억제한다]다. 이 약은 가끔 치명적인 간 손상을 일으키기도 한다.

이 약들은 SNPs, 대사 과정, 건강 영역 중 어떤 것도 개선하지 못한다. 대신 대부분 건강 영역을 악화한다. 우리가 무엇을 먹고 있는지, 우리가 어떻게 살아가고 있는지를 알아야 한다. 왜냐하면 이 두 가지 요소는 우리 몸에서 호르몬이 어떻게 만들어지고 사용되는지와 관련이 있기 때문이다. 에스트로겐 호르몬을 자세히 알아보자. 이 호르몬은 남성과 여성 모두에서 생산되고 우리 환경에 널리 퍼져 있는 호르몬으로서 암의 진행에 가장 큰 영향력을 행사하는 것이 명백하기 때문이다.

에스트로겐

많은 사람들이 에스트로겐을 단일 호르몬이라고 생각하지만 실제로 24종 이상의 서로 다른 유형의 에스트로겐 호르몬 분자를 지칭하는 말이다. 가장 일반적으로 알려진 것이 에스트론estrone, 에스트라디올estradiol, 에스트리올estriol이다. 에스트라디올은 임신하지 않은 여성에게 있는 에스트로겐의 주된 형태이며, 주로 난소에서 난자를 주기적으로 방출(배란)하는 데 도움을 준다. 에스트라디올은 모든 에스트로겐

중에 가장 강력하다. 즉, 세포 성장을 가장 많이 유발한다. 에스트론은 여성의 난소와 남성과 여성 모두의 지방세포에서 만들어지며 폐경기 여성에게 지배적인 에스트로겐이다. 에스트리올은 임신 중에 태반에서 대량으로 분비된다. 모든 에스트로겐은 콜레스테롤이 주 원료다. 콜레스테롤이 최종산물로 변화하는 과정 중에 DHEA와 프로게스테론, 테스토스테론, 다양한 형태의 에스트로겐 등이 나온다.

아로마타제aromatase[역주: 아로마타제는 지방조직, 뇌, 피부, 뼈 등에서 안드로젠을 에스트로젠으로 변환시키는 데 필요한 방향화효소芳香化酵素다. 즉, 테스토스테론이 유방암을 유발하는 에스트라디올로 변할 때 꼭 필요하다]는 남성과 여성 모두에서 안드로젠 호르몬을 에스트로겐으로 전환시키는 매우 중요한 효소다. 그래서 아로마타제 억제 약물은 에스트로겐 수용체에 양성인 암세포를 성장시키는 에스트로겐의 양을 줄인다. 이런 약물은 가치 있는 기능을 할 수도 있지만, 암을 처음부터 예방하거나 궁극적으로 암을 유발하는 메커니즘을 막는 데는 유용하지 않다. 우리가 매일 노출되는 에스트로겐의 양을 고려할 때, 그것은 아주 작은 마개로 나이아가라 폭포를 막으려는 것과 같다.

에스트로겐은 몸에서 자신의 임무를 완수한 후 간으로 보내져 대사되거나 비활성화되고 배설물이나 소변으로 배출된다. 이 바쁜 해독 기관은 호르몬 처리기이자 감독관이다. 간은 호르몬 수준을 조절하며 다양한 호르몬이 신체의 각 부위에서 적절히 기능하도록 지시한다. 신체가 과도한 독소에 노출되면 간은 호르몬을 신속하게 효율적으로 처리할 수 없게 되기 때문에 궁극적으로 호르몬 불균형이 초래된다. 해독에 문제가 생기면 호르몬이 부분적으로만 대사된다. 이는 찬장에 더러운 접시를 다시 넣어두는 꼴과 같다. 부분적으로 대사된 호르몬은 혈류로 돌아가서 세포의 수용체에 도달할 수 있지만 완전한 메시지를 전달할 수 없다. 차고 문을 열고 '불을 켜라'고 말하는 게 아니라 '담요를 켜라'고 말하는 것과 같다. 의도한 결과가 아닌 것이다. 간 기능을 최적화하고 통합적인 해독 전략을 짜는 것이 호르몬을 적절히 대사하는 필수 방편이라는 의미다.

에스트로겐 대사물과 십자화과 식물

간은 COMT 및 CYP1B1 등 특정 효소의 작용을 통해 에스트로겐을 에스트로겐 대사산물로 전환한다.[6] 이 호르몬의 분해 생성물, 즉 에스트로겐의 대사산물 세 가지는 2-하이드록시에스트론 2-hydroxyestrone, 4-하이드록시에스트론4-hydroxyestrone, 16-알파하이드록시에스트론16-alpha-hydroxyestrone이다. 1980년대 이후 2-하이드록시에스트론은 에스트로겐의 '좋은 형태' 또는 화학보호chemoprotective적인 형태로 여겨지는 반면, 16-알파하이드록시에스트론은 암 발생과 관련이 있는 것으로 여겨졌다. 16-알파하이드록시에스트론은 에스트라디올과 유사하게 조직을 자극하며 호르몬에 의존적인 암이나 다른 암세포까지 2-하이드록시에스트론보다 더 성장과 분열을 촉진한다. 대조적으로 2-히드록시에스트론은 에스트로겐 효과가 거의 없다. 이와는 반대로 몇 가지 논란에도 불구하고 유방암과 자궁경부암 등 에스트로겐에 민감한 암의 위험인자 여부는 16-알파하이드록시에스트론과 2-하이드록시에스트론의 비율에 달려 있다는 것이 입증됐다. 간단히 말해, 에스트로겐 대사 물질에 16-알파하이드록시에스트론보다 2-하이드록시에스트론가 더 많아야 암으로부터 안전하다. 무엇이 이렇게 조절할까? 그것은 십자화과 채소다.

십자화과 채소의 많은 활성 성분에는 인돌-3-카비놀indole-3-carbinol, I3C[역주: 브로콜리, 양배추, 케일 등과 같은 십자화과 식물에 다량 함유된 물질로 항산화, 항알러지, 항암효과가 있는 것으로 알려져 있다. 최근 연구에 의하면, 인돌-3-카비놀은 아플라톡신B1이 DNA와 결합하는 것을 방해해 간암의 전이를 억제하고 유방암에서는 에스트로젠 대사에 관여해 항호르몬 효과를 내는 것으로 알려져 있다. 또한 세포주기에서 G1기를 막아 S기로 넘어가지 못하게 하는 효과가 있다]과 다이인돌릴메테인diindolylmethane, DIM[역주: 인돌-3-카비놀의 소화 과정에서 합성되는 물질로서 여러 종류의 암에 대해 항암효과가 있다는 사실이 밝혀졌다. 특히 다이인돌릴메테인은 유방암세포주 실험에서 콩에 함유된 제니스테인genistein과 함께 투여 시 유방암세포의 세포자멸 효과를 배가시키는 것으로 나타났다]이 있다. 생리학적으로 다이인돌릴메테인은 주된 활성제이며 인돌-3-카비놀은 전구체다. 연구에 따르면 이들 화합물은 '나쁜' 16-알파하이드록시에스트론의 형성을 50퍼센트까지 낮추면서, '좋은' 2-하이드록시에스트론의 생산을 75퍼센트까지 늘린다.[7] 한 유방암 위험성 증가에 대한 위약 대조 이중 맹검 연구에서 인돌-3-카비놀을 4주 보충하고 소변에서 두 대사물질의 비율을 측정한 결과 유의미한 결과를 감지했다. 부작용이 없는 아주 인상적인 성과라고 할 수 있다.

인돌-3-카비놀은 브로콜리, 브뤼셀 싹, 양배추, 콜리플라워, 콜라드 그린(대형 양배추), 케일, 콜라비, 겨자채소, 무, 루타바가(순무의 일종), 순무를 비롯한 수많은 십자화과 채소에서 발견된다. 큰다닥냉이(물냉이와는 다른)와 겨자 채소에 함유량이 가장 많다. 인돌-3-카비놀은 이러한 음식물이 씹히고 나서 위산 작용에 의해 다이인돌릴메테인으로 전환될 때 방출된다.[8] 따라서 제산제를 사용하면 전환이 저해된다. 또한 위산은 연령과 스트레스에 따라 자연적으로 준다. 호르몬 균형을 맞추려면 소화 경로와 소화액 분비를 최적화해야 한다는 말이다. 자신에게 적합한 방식을 의사와 상의하는 편이 좋다.

호르몬 미신 타파 # 1 : 십자화과 채소와 갑상선 기능

1929년, 존스홉킨스대학의 연구원들이 양배추 사료로 토끼를 키웠는데 갑상선종(갑상선 확장)이 발생했다. 이 때문에 수십 년 동안 갑상선 문제를 앓고 있는 많은 사람에게 고이트로겐goitrogen[역주: 고이트로겐은 갑상선이 요오드를 흡수하지 못하게 해서 갑상선 호르몬의 생성을 방해하는 물질로 약품, 화학물질 및 식품에 존재한다]이 있는 십자화과 채소를 피하라고 잘못 권고했다. 십자화과 채소가 요오드 수치를 낮춘다는 잘못된 비난을 받아온 것이다.

80년 이상 갑상선을 연구한 결과를 분석해 보면, 양배추를 먹는다고 해서 갑상선종이 생기지 않는다는 사실을 확실히 알 수 있다. 십자화과 채소를 식탁에서 치우지 않기 바란다! 갑상선종과 일부 갑상선암은 자가면역 갑상선 질환인 하시모토 갑상선염과 갑상선종을 유발하는 생체이물goitrogenic xenobiotics로 인한 것이다.[9] 하시모토 갑상선염[역주: 자가면역질환의 일종으로 면역세포가 갑상선에 쌓여 갑상선염을 일으키고 갑상선 기능을 떨어뜨린다. 초기에는 갑상선 기능 항진증과 저하증 증상이 모두 나타날 수 있으나 결국에는 갑상선 기능 저하증으로 빠진다]은 모든 갑상선 기능 저하증 중 90퍼센트를 차지한다. 1952년에 나온 합성 화학물질인 과염소산염Perchlorate은 갑상선이 요오드를 흡수하지 못하게 방해함으로써 갑상선 기능을 떨어뜨리는 것으로 밝혀졌다. 벤조디아제핀, 칼슘 채널 차단제, 스테로이드, 레티노이드(합성 비타민A), 살충제 같은 약물도 갑상선 조절을 방해하는 원인이다.

십자화과 식물이 갑상선 질환에 악영향을 미친다는 잘못된 미신 탓에 호르몬 균형을 맞추려면 요오드 보충제를 복용해야 한다는 위험한 권고를 지속해왔다. 요오드는 종종 유방암 환자와 갑상선 기능이 저하된 환자에게 권장되지만, 실제로 우리 대부분은 요오드 초과 상태에 있음을 알아야 한다. 적절한 양의 요오드는 고품질의 바다 소금과 가끔씩 해조류를 섭취하는 것만으로도 충분히 얻을 수 있다. 곡물과 불소가 처리된 물(불소는 요오드와 경쟁한다)을 피하면 갑상선 기능도 크게 향상된다. 갑상선 기능 저하증 환자가 요오드를 과다 복용하다가는 자가면역 폭풍에 빠질 수 있다. 우리는 갑상선 질환자에게 요오드가 많은 음식을 식단에 추가하기 전에 갑상선 항체를 검사한다.

에스트로겐, 사과, 마이크로바이옴

우리는 1970년대부터 마이크로바이옴이 에스트로겐이 대사되는 방식에 영향을 미친다는 것을 알았다. 이 미생물군을 에스트로볼롬estrobolome이라고 부르는데 위장관 안에 있으며 에스트로겐 대사를 돕는 필수 효소를 생산하는 유익한 박테리아를 통칭한다. 에스트로볼롬이 건강한가의 문제는 2단계 간 해독 경로 중 하나인 글루크론산화glucuronidation[역주: 간에서 진행되는 2단계 해독과정 중의 하나로서 1단계 간 해독과정에서 나온 독성이 약해진 대사산물을 수용성 화합물과 결합해 체외로 배출하는 데 관여하는 작용]에도 영향을 미친다. 글루크론산화는 제노에스트로젠(합성 또는 천연), 인간 에스트로겐, 약물, 화학독소 등의 해독에 관여한다. 장내의 병원성 박테리아는 베타-글루쿠로니다제β-glucuronidasc라는 효소를 생산하는데 이 효소는 에스트로겐의 해독을 막고 호르몬이 체내로 재흡수 되도록 만든다. 이 때문에 모든 유형의 에스트로겐이 축적돼 과도한 수준까지 도달한다.

베타-글루쿠로니다제 수치가 높으면 다양한 암, 특히 유방과 전립선암, 결장암과 같은 호르몬 의존성 암에 걸릴 위험성이 높아진다. 다행스럽게도 영양소 해독제가 있다. 칼슘-D-글루카레이트Calcium-D-glucarate는 D-글루카민산D-glucaric acid의 칼슘염은 많은 과일과 채소에 함유돼 있다. 특히 사과에 가장 많이 함유돼 있다. 칼슘-D-글루카레이트는 글루크론산화가 잘되도록 하고 베타-글루쿠로니다제를 억제한다. 따라서 에스트로겐과 환경 독소를 배출하는 신체 능력을 향상시킬 수 있다.[10] 그러나 사과에 관한 몇 가지 중요한 점을 알아야 한다. 첫째, 붉은 사과보다 설탕이 적고 현대 품종보다 실질적으로 식물영양소가 많고 작은 녹색의 야생 사과crab apple[역주: 우리나라에서는 꽃사과 혹은 산사라고 한다]를 선택해야 한다. 둘째, 당을 피하고 섬유질이 주는 이점을 최대로 살리려면 육질보다 껍질을 섭취해야 한다. 대부분의 영양소와 섬유질이 껍질에 있기 때문이다. 마지막으로 상업적으로 재배된 사과에는 농약 잔류물이 있기 때문에 유기농 사과를 선택해야 한다. 작고 녹색인 야생 사과가 매우 강력하게 화학적으로 암을 예방한다!

프로게스테론과 콜레스테롤

모든 음이 양을 가지고 있듯이 에스트로겐이 음이라면 양에 해당하는 것은 프로게스테론이다. 프로게스테론은 에스트로겐에 대항하여 강력한 성장 효과로부터 신체를 보호한다. 에스트로겐 우세는 과도한 에스트로겐에 대항하기에 충분한 프로게스테론이 존재하지 않을 때 발생한다. 여성의 경우, 프로게스테론과 에스트로겐은 매달 생리주기마다 난소에서 만들어지는 주요 성 호르몬이다. 생리주기의 처음 14일 동안, 난소는 에스트로겐 분비를 점점 늘리고, 주기의 중간인 14일쯤에 두 개의 난소 중 하나가 배란해 난자를 방출한다. 배란 후 시기를 황체기라고 하며 프로게스테론이 조율한다. 이것은 신체와 지구가 관련된, 많은 자연적인 생체 리듬 중 하나다(한 달은 달이 지구 주위를 한 번 공전하는 데 걸리는 시간이다).

암에 관해서라면, 낮은 프로게스테론도 높은 에스트로겐과 마찬가지로 큰 문제다. 천연 프로게스테론이 낮은 수준일 때 유방암 위험성이 증가하는 관계를 연구한 가장 중요한 논문 중 하나가 1981년 <미국역학저널American Journal of Epidemiology>에 발표됐다. 이 연구는 임신에 어려움을 겪는 13세에서 33세 사이 1083명의 여성을 대상으로 실시됐다. 연구에 의하면, 프로게스테론 결핍인 불임 여성이 호르몬 문제가 없는 불임 여성보다 폐경기 이전 유방암에 걸릴 위험성이 500퍼센트 더 높았다. 게다가 프로게스테론 결핍인 여성은 모든 종류의 암으로 인한 사망 확률이 1000퍼센트 더 높았다.[11] 하지만 무엇이 프로게스테론을 낮추는가? 독성학 교과서에 따르면 살충제를 포함한 화학물질이 그 일을 한다.[12]

의사와 상담하고 검사해보고 프로게스테론 수치가 낮다고 판단되면 체이스트베리 차chasteberry tea를 고려해볼 만하다. 2500년 동안 사용된 체이스트베리는 바이텍스vitex라고도 불리며 중앙아시아와 지중해가 원산지인 작은 관목나무의 열매다. 연구 결과 에스트로겐을 줄이며 프로게스테론을 늘리는 효능이 입증됐다. 또한 비정상적인 생리주기를 정상화하고 월경전증후군PMS을 개선하는 효과도 있었다.

호르몬 SNPs 및 식이요법

5장에서 보았듯 간은 여러 해독 경로와 효소를 통해 호르몬과 많은 화학물질을 해독하는 중요한 역할을 담당한다. 우리는 호르몬 요법을 시행하기 전에 SNPs, 가족력, 호르몬 대사산물, 스테로이드 사용, 호르몬 차단 요법에 관련한 병력을 평가하지 않는 것은 잘못이라고 생각한다. 호르몬에 관해서는 절대적으로 고려해야 할 퍼즐 조각이 정말 많지만 유전자가 우선이다.

예를 들어 여러 SNPs가 에스트로겐 대사 및 해독에 중요한 역할을 한다. 우선, 아로마타제 효소는 CYP19 유전자에 들어 있는 지시사항에 의해 생산된다. 이 유전자에 SNPs가 있으면 에스트로겐 생산에 변동이 온다. 앞서 논의한 CYP1 해독효소는 에스트로겐 대사산물을 만드는 데 직접 관여하며 2-하이드록시에스트론보다 더 많은 16-알파하이드록시에스트론를 만들기도 한다. 이 CYP1 효소는 신체의 해독 능력과도 관련 있다(해독 계획을 시작하기 전에 항상 관련 SNPs를 조사하는 이유다). 구원은 음식에 있다. 다양한 식물과 식물영양소가 CYP1의 활성도를 바꾼다. 십자화과 채소와 레스베라트롤 함유 식품은 CYP1A1을 활성화하는 역할을 한다. 셀러리에 들어 있는 다른 화합물인 크리소에리올chrysoeriol은 CYP1B1을 억제하므로 특히 CYP1B1에 과민성이 있는 환자에게 적합하다.[13] CYP2 효소 계열에 SNPs가 있으면 케르세틴, 브로콜리, 로즈마리와 같은 식품 및 식물성 영양소가 도움이 된다.[14]

호르몬과 그 대사과정에 이전에 알던 것보다 더 많은 것이 있음을 알았을 것이다. 좋은 영양소에는 많은 효능이 있다. 게놈, 마이크로바이옴, 해독 시스템에 모두 호르몬이 복잡하게 관여한다. 필수적으로 호르몬 수치를 측정하고 모니터링해야 한다. 여성들 대부분은 에스트로겐 결핍이 아닌 과잉이기 때문에 종류에 관계없이 호르몬 요법을 받으려 한다면 먼저 의사와 상담해야 한다.

호르몬 테스트

특히 호르몬 대체 요법HRT을 고려하는 여성은 호르몬 수치를 검사해야 한다. 혈청, 소변, 타액을 이용한 세 가지 주요 검사 방법이 있다. 각 방법에는 장점과 단점이 있다. 혈청 검사는 호르몬을 측정하는 의료계의 표준 검사이며 여포자극호르몬FSH, 공복 시 인슐린, 갑상선 호르몬 같은 특정 호르몬 검사에 이상적이다. 그러나 에스트로겐, 프로게스테론, 테스토스테론 같은 성 호르몬은 혈청 검사로는 확실히 알 수 없다. 그 이유는 다음과 같다. 호르몬은 결합형과 자유형, 두 가지 유형이 있다. 호르몬의 약 95퍼센트는 단백질과 결합돼 있어 조직에서 사용할 수 없다. 나머지 5퍼센트의 호르몬은 결합되지 않아 활성 상태에 있고 조직에서 충분히 활용될 수 있다. 혈청 호르몬 검사는 결합 호르몬과 자유 호르몬의 차이를 구분하지 않기 때문에 종종 결합 호르몬까지 결과에 포함해 부정확한 결과를 내기도 한다. 따라서 실제 상태를 확인할 때 혈액 검사는 가장 좋은 방법이 아니다.

타액은 에스트로겐과 프로게스테론을 측정하는 측면에서 보자면 보다 나은 방법이다. 타액 검사는 자유 호르몬을 측정하므로 혈청보다 정확한 척도다. 소변을 이용한 호르몬 측정은 임상적으로는 덜 사용되지만 연구 현장에서는 꽤 흔하게 사용된다. 멜라토닌같이 깊은 수면 중에 분비되는 호르몬을 테스트할 때는 24시간 소변 수집(24시간 동안 컵에 오줌을 수집한다)이 선호된다. 소변으로 호르몬을 수집하는 장점은 2-하이드록시에스트론 및 16-하이드록시에스트론과 같은 호르몬 대사산물을 꽤 정확히 측정할 수 있다는 것이다. 외인성 에스트로겐 제제의 적절성과 안전성을 평가할 때 특히 중요하다.

3대 호르몬 교란 물질

전립선암, 유방암 그리고 다른 호르몬 관련 암이 증가함에도 불구하고 남성, 여성, 어린이 모두에게 심각한 내분비 교란을 일으키는 일상적인 식습관과 생활습관을 잘 모르고 있다. 우리는 환경에서 여러 가지 방식으로 에스트로겐에 노출되지만 다음 세 가지가 가장 일반적이다. 호르몬을 교란하는 화학물질을 피할 수 있는 지식과 도구를 갖고 다른 사람과 이 정보를 공유하기를 바란다. 그래야만 환경 에스트로겐이 연료를 공급해주는 암이 급격하게 증가하지 않도록 할 수 있다.

일상용품 속 환경 에스트로겐

미국인들은 피부크림, 면도크림, 거품목욕, 로션, 향수, 립스틱, 손톱광택제, 샤워젤, 메이크업 화장품, 샴푸, 헤어컬러용품, 탈취제, 자외선 차단제, 벌레 스프레이, 가정용 청소용품, 장난감, 옷, 생수, 정원 비료 등을 매일 사용한다. 이 제품은 모두 내분비 교란 물질을 함유하고 있다. 평균적으로 미국인은 매일 수백 가지의 화학물질에 노출된다. 1940년에서 1982년까지 석유 유래 화학물질의 생산량은 350퍼센트 증가했다. 이러한 유형의 화학물질을 제노에스트로젠, 생체이물, 제노호르몬, 외인성 호르몬 또는 기술적 용어로 '내분비계교란물질endocrine-disrupting chemicals, EDCs'이라고도 한다. 이것은 체내에서 에스트로겐을 흉내 내고 활동하는 합성 화학물질이며, 현대의 모든 제품에 널리 사용된다.

많은 종류의 화학물질이 내분비계교란물질로 간주되는데 그중에

플라스틱, 가소제, 살충제, 난연제가 있다. 독소와 마찬가지로 섭취, 흡입 그리고 피부를 통해 내분비계교란물질에 노출된다. 제노에스트로

표 10.1. 내분비교란물질, 노출원, 피하는 방법

화학물질	노출원	피하는 방법
비스페놀-A	플라스틱 물병, 컵, 종이 영수증, 캔 식품, 캔 음료, 치아 충전제, 플라스틱 식품 랩, 플라스틱으로 된 통에서 발효된 와인	물과 음식은 유리 용기 사용하기. 영수증 이메일로 받기. 모든 캔으로 된 식품과 음료 피하기. 치과의사와 상담하기. 와인제조사에 질의하기.
다이옥신	표백된 화장실 휴지, 흰 종이 냅킨과 종이 타월, 탐폰, 표백된 커피 필터, 비유기농 쇠고기와 유제품, 밀, 옥수수, 귀리, 쌀 등 곡물에 사용된 살충제, 손 세정제	표백하지 않은 종이 제품만 사용하기(특히 탐폰과 같이 인체 내에 사용하는 경우). 모든 곡물류 피하기(특히 비유기농으로 재배된 경우). 도둑들의 오일(6장 참조) 또는 자연산이면서 트리클로산(triclosan)이 없는 손 세정제 사용하기.
프탈레이트	합성 향기 제품(향수, 세제), 탈취 방향제, 샤워 커튼, 플라스틱 아기 장난감, 우비, 카펫, 정맥주사용 비닐용기 및 기타 의료장치	모든 종류의 합성 향기 제품 피하기. 플러그인 또는 자동차 탈취 방향제 사용하지 않기(대신 에센셜 오일 사용). 모든 플라스틱 아기 용품 피하기. 천연섬유 카펫 사용하기. 자연요법의사 지도하에 해독 프로토콜 실행하기.
과염소산염	식수(특히 네바다, 캘리포니아, 유타에서 높음), 로켓 연료 공장, 군사 작전, 불꽃놀이, 암석 발파, 담배와 감귤류에 사용되는 비료	물 여과를 위한 적극적인 조치(13장 참조). 유기농 과일과 채소만 먹을 것. 군사기지 근처에 산다면 2~3개월마다 해독 프로토콜 실행하기.
폴리브롬화디페닐에테르	눌러붙지 않는 팬, 아이들 파자마, 소파, 매트리스, 새 차, 비행기 좌석, 컴퓨터 모니터	스텐리스 조리용품으로 바꾸기. 유기농 면으로 된 아이들 파자마. 내연성 화학물질이 없는 제품 찾기. 비행기 이용시 씨브오일 이용하기.
글리콜 에테르, 2-부톡시에탄올, 메톡시디글리콜	청소 용품, 페인트, 액상 비누, 드라이클리닝 화학물질, 화이트보드 클리너, 화장품	무독성 청소 용품으로 대체하기. 페인트 작업시 방독마스크와 장갑 착용하기. 드라이클리닝된 옷을 입지 말기. 무독성 화장품 사용하기.
파라벤	삼푸, 컨디셔너, 로션, 자외선 차단제, 발한억제제	모든 개인용품에 대해 조사하고 파라벤이 없는 제품으로 바꾸기.

젠이 함유된 로션과 자외선 차단제를 바르면 이 화학물질이 혈류로 직접 흡수된다.

2013년 세계보건기구와 유엔은 "태아가 성장하는 기간과 사춘기 동안 내분비계교란물질에 노출되면 생식기 질환, 내분비 관련 암, ADHD와 같은 행동과 학습 장애, 감염, 천식, 비만, 당뇨에 걸릴 위험이 있다"고 결론 내렸다. 이러한 내분비계교란물질 중 일부는 오비소겐obesogens[역주: 지방 세포의 생산과 저장용량을 늘려 비만을 일으키는 화학물질]으로 분류돼 있는데, 이는 대사 과정에 혼란을 주고 일부 사람의 체중을 늘리는 경향이 있는 식이, 제약 및 산업 화학물이다. 예를 들어, 프탈레이트phthalate와 가소제plasticizer는 공기 청정제, 개인위생용품, 세탁세제 제품처럼 향기가 나는 제품에 들어 있는데 비만과 관련 있다. 오비소겐은 식욕과 포만감, 음식 선호, 에너지 대사에 관여하는 호르몬뿐 아니라 지방세포의 수와 크기에 영향을 줄 수 있다.[15]

표 10.1에서 우리는 이들 화학물질 몇 가지와 그 화학물질이 노출된 장소, 그리고 화학물질을 피하는 방법을 설명한다. 내분비계교란물질에 대한 더 많은 정보는 미국환경단체EWG, Safecosmetics.org, 내분비교란 익스체인지the Endocrine Disruption Exchange 및 사일런트 스프링 학회the Silent Spring Institute를 참조하면 된다.

이 목록은 우리가 일상 중에 얼마나 많은 호르몬 교란 화학물질에 노출돼 있는지 깨닫게 해준다. 물론 압도적이다. 그러나 한 번에 하나씩 제품을 교체하거나 집안의 각 방을 살펴보고 이러한 성분이 들어 있지 않은 브랜드로 세탁, 청소, 개인위생용품을 교체하기 시작하자. 다음으로 호르몬 관점에서 현대 식품을 살펴보자.

상업용 육류와 유제품

1950년대 이후 미국식품의약국은 육우 및 양을 대상으로 여섯 가지 성장 촉진 스테로이드 호르몬 제제를 사용해도 된다고 승인했다. 에스트로겐 같은 호르몬이나 항생제는 그런 일을 하기 때문에 성장 촉진제라고 불린다. 즉, 동물을 빨리 자라게 하는 것이다. 상업적 동물 생산에 사용되는 호르몬은 동물을 최대 50퍼센트 빠르게 성장시킬 수 있다. 승인된 호르몬은 에스트라디올, 프로게스테론, 테스토스테론과 에스트로겐 화합물인 제라놀zeranol, 안드로겐 트렌볼론 아세테이트androgen trenbolone acetate, 프로게스틴 멜레네스트롤 아세테이트progestin melengestrol acetate같은 합성 호르몬으로이 있다. 성장을 목적으로 사용된 최초의 합성 에스트로겐인 디에틸스틸베스트롤diethylstilbestrol, DES은 1940년에 육우에 사용해도 된다는 승인을 받았다. 전국 육우의 3분의 2는 디에틸스틸베스트롤 처방을 받았고 미국국립암센터는 1938년에서 1971년 사이에 미국에서 1000만 명이 디에틸스틸베스트롤에 노출된 것으로 추정한다.[16] 또한 이 기간 동안 유산을 예방한다는 목적으로 디에틸스틸베스트롤은 임산부에게도 처방되었으며, 그들과 자손의 암 발병률은 천정부지로 치솟았다. 이것이 잘 알려진 'DES 베이비' 유행병이다.

디에틸스틸베스트롤이 암을 유발하는 것으로 판명 나자 1972년에 소에서의 사용을 중단했다. 그러나 미국인은 여전히 상업적으로 사육된 고기로에서 나오는 여섯 가지 호르몬을 먹고 있다. 다른 국가에서는 암을 유발한다는 자체 분석 결과를 근거로 이 고기의 수입을 금지했다. 1981년 유럽연합(독일, 프랑스, 이탈리아 및 기타 7개국)은 합성 호르몬과 호르몬을 투여한 동물과 육류의 수입을 금지했다. '유럽연합의 공중보건 관련 수의적 측정위원회'는 "내분비, 발달, 면역, 신경생물학, 유전자독성, 암을 유발할 가능성이 있다. 육류 및 육류 제품에 소량의 잔류물만 있어도 위험하므로, 여섯 가지 물질 중 어느 것에 대해서도 임계치 수준을 설정할 수 없다"고 밝혔다.[17]

1999년 유럽연합 과학위원회는 미국이 소를 육성할 때 사용하는 에스트라디올이 '완전한 발암물질'이라는 증거를 발표했다. 보고서는 "에스트라디올에는 종양 발병과 종양 촉진 효과가 있다. 평범한 언어로 말하자면 성장 촉진제가 사용된 고기에 호르몬 잔류물이 아주 적게 남더라도 이를 섭취하면 암을 유발할 위험이 존재한다"[18]고 밝혔다. 심지어 미국에서는 라벨을 부착할 필요조차 없다! 다른 국가에서는 연구를 통해 동물 사육에 호르몬을 사용하면 암을 유발한다는 확실한 결론을 내렸음에도 불구하고 미국은 머리를 기만의 모래에 묻고 있다. '쇠고기에서의 에스트로겐 농도와 호르몬 의존성 암'이라는 제목으로 <종양학 저널Annals of Oncology>에 게재된 2009년 연구에서, 미국에서 자란 쇠고기는 일본 쇠고기보다 140배에서 600배 더 많은 에스트로겐을 함유하고 있다는 사실이 밝혀졌다. 이 연구는 "최근 호르몬 의존성 암의 증가는 일본의 미국산 쇠고기 소비 증가와 비례하며, 지난 25년 동안 호르몬 의존성은 5배 증가했는데, 유방암과 난소암은 4배, 자궁내막암은 8배 전립선암은 10배 증가했다"라는 결론을 내렸다.[19]

우유 생산량을 늘리는 가장 일반적인 방법은 유전적으로 조작된 인공 호르몬인 유전자 재조합 젖소 성장 호르몬recombinant bovine growth hormone, rBGH을 주입하는 것이다. 몬산토 제품인 rBGH는 1993년 식품의약국의 승인을 받았지만, 캐나다와 유럽연합은 인간과 소의 건강에 위험하다는 이유로 젖소에 사용하는 것을 금지했다. 한편 유기농이 아닌 곳에서 생산된 치즈, 요구르트, 아이스크림, 버터, 유청 단백질 또는 우유에서 나온 성분이 함유된 미국 제품에는 rBGH 및 기타 성장 촉진 호르몬이 들어 있을 가능성이 크다.

이 제품은 또한 인슐린 기능과 탄수화물 신진대사를 조절하는 호르몬인 인슐린유사성장인자-1을 더 많이 함유하고 있어서 뇌하수체가 세포 성장과 복제를 유도하는 것으로 밝혀졌다. 많은 연구진이 유방암, 전립선암, 대장암 위험성 증가와 인슐린유사성장인자-1 수치 증가가 관련이 있다고 밝혔다. 유방암 치료제인 타목시펜이 혈중 인슐린유사성장인자-1의 농도를 낮추는 작용을 하는 것을 보면 그 효과가 얼마나 강력한지 알 수 있다. 실제로, 인슐린유사성장인자-1은 삼중음성 암과 난소암 대부분의 가장 중요한 요인으로 간주된다. 현재 인슐린유사성장인자-1 수준이 높다면, 상업적으로 기른 동물과 유제품 섭취를 중단해야 한다. 매우 깨끗한 육류(100퍼센트 목장에서 자란 유기농)를 먹었는데도 인슐린유사성장인자-1 수치가 여전히 높다면, 육식 소비를 식단의 약 5퍼센트에서 10퍼센트 이하로 크게 줄이고, 인슐린유사성장인자-1 수치가 떨어질 때까지 달걀, 생선, 닭뼈 국물 위주로 먹어야 한다. 유기농 라벨이 붙지 않았거나 호르몬으로 사육된 고기, 우유 또는 우유 부산물을 먹거나 마시는 일은 없어야 한다.

호르몬 대체요법 및 피임약

호르몬 대체요법과 경구 피임약은 널리 연구된 외인성

호르몬이다. 둘 다 유방암, 난소암, 자궁경부암, 자궁내막암, 간암, 대장암 등 다양한 암의 위험도를 높이는 것으로 밝혀졌다. 사실 호르몬 대체요법과 피임약은 모두 국제암연구소가 1군 발암물질로 분류했다! 16만 명이 넘는 여성을 포함한 메타 분석 결과, 호르몬 대체요법을 받은 기간과 유방암 발병에는 서로 상관관계가 있다는 것을 보여주었다.[20] 2008년 미국국립보건원은 장기간의 복합적인 호르몬 치료는 폐경 후 여성에게 주는 이익보다 위험이 더 크다고 결론 내렸다. 호르몬 대체요법을 병용한 여성은 위약을 받은 집단보다 침윤성 유방암에 걸릴 확률이 25퍼센트 높았고, 림프절로 전이된 암이 78퍼센트 더 많았으며, 사망률이 거의 두 배나 높았다.[21] 호르몬 요법은 인간에게 매우 생소한 것임을 기억해야 한다.

오늘날 폐경기 미국 여성 중 약 5분의 1이 홍조, 야간 발한, 질 건조와 같은 증상을 치료하려고 호르몬 대체요법을 선택한다. 어떤 이유에서인지, 우리는 폐경기를 질병처럼 취급한다. 실제로 베이비 붐 세대에서 나타나는 이러한 증상은 1970년대에 시작된 저지방 식이요법 때문에 나타난 직접적인 결과다(에스트로겐은 콜레스테롤에서 만들어지며, 우리가 저지방 식이요법을 따를 경우에는 이러한 호르몬을 만들 수 없다는 것을 기억하자). 갱년기 증상은 이 장의 끝에서 개괄하는 방법으로 쉽게 해결할 수 있다. 갱년기 증상을 줄이는 가장 효과적인 방법 중 하나는 케톤생성 식이요법을 따르는 것이다.

생동일성 호르몬bioidentical hormone[역주: 체내에서 분비되는 호르몬과 분자적, 화학적 구조가 동일한 호르몬]은 더 나을 게 없지만, 많은 사람들이 자연스럽고 건강하다고 잘못 생각한다. 이 호르몬은 우리 몸의 호르몬과 매우 흡사해 신체가 '다른' 것으로 인식하지 못한다. 이것이 자가면역 문제가 남성보다 여성에게 더 흔한 이유다. 생동일성 호르몬의 또 다른 문제점은 우리 자신의 호르몬보다 더 효율적이고 비가역적으로 결합한다는 것이다. 결론은 생동일성 호르몬이 합성 호르몬보다 더 안전하지도 않고 더 자연스러운 것도 아니라는 것이다. 두말할 필요 없이, 호르몬 요법으로 인체 기능에 영향을 줄 것이 아니라 호르몬 대사와 10가지 건강 영역으로 우리의 관심과 치료 방향을 돌려야 한다.

호르몬 스펙트럼의 반대쪽에는 10대 소녀가 있다. 피임약과 호르몬 성분 루프를 유일한 피임법으로 알고 있다. 다시 말해 보자면, 에스트로겐-프로게스테론 복합 피임약은 국제암연구센터에서 1군 발암물질로 규정됐다. 그럼에도 불구하고, 톰슨 로이터Thomson Reuters의 연구에 따르면, 피임약을 사용하는 10대 소녀의 수는 2002년에서 2009년 사이에 50퍼센트나 증가했다. 오늘날 13세부터 18세 사이의 미국인 소녀 5명 중 1명, 250만 명의 10대가 피임약을 복용하고 있으며, 피임약을 복용하기 시작하는 나이는 12살 이하로 점점 내려오고 있다.

누바링: 치명적인 선택?

이 글을 카렌과 에리카 랑하트에 바친다

나샤 박사의 소중한 친구인 카렌 랑하트를 기리고 싶다. 카렌의 딸인 에리카는 누바링NuvaRing[역주: 질 내에 삽입하는 호르몬 방출 피임기구]에게 살해된 것이다. 누바링은 두 종류의 여성 호르몬인 에스트로겐과 에토노게스트렐(프로게스틴)을 함유하고 있다. 에리카는 폐색전증을 앓았고 2011년 추수감사절에 사망했다. 의사들은 이러한 폐색전증은 이 피임기구를 사용한 직접적인 결과라고 말했다. 안타깝게도 카렌은 이 피임기구의 위험성을 알리고 대중에게 힘을 주고자 식품의약국과 힘든 싸움을 벌이다가 2016년 1월 8일 자살했다. 누바링은 시장에 남아 있다. 에리카의 이야기와 그녀가 선택한 피임 방법 등을 자세히 알아보고 싶다면 다음 웹 사이트를 방문하기 바란다.

www.informedchoiceforamerika.com

젊은 여성에게 도움이 되는 임신을 예방할 수 있는 비호르몬 치료법이 있다. 가임기 인지법fertility awareness method, FAM은 생리 주기를 놓치지 않게 하면서 임신을 자연스럽게 예방하는 방법이다. 자연 가족계획 또는 리듬 방법이라고도 불리는 가임기 인지법은 여성의 생리 주기 동안 가임기와 불임기를 예측하는 방법이다. 가임기 인지법은 체온과 자궁경부의 위치 같은 신체 징후를 기반 지식으로 사용한다. <옥스퍼드 저널Oxford Journal>에 발표된 2006년 연구에 따르면, 가임기 인지법을 13주기 동안 사용했을 때 여성 100명당 1.8명만 의도하지 않은 임신을 경험했다. 가임기 인지법은 효과적이고 무독성이다. 또 다른 옵션은 구리를 함유한 루프다. 우리는 항상 구리 수준을 먼저 테스트하고 구리가 아연을 고갈시키므로 아연 보충제을 섭취하도록 한다.

지금까지 3대 호르몬 교란 물질(또 다른 납치범들이 많이 있지만 이 책의 공간은 한정돼 있다!)에서 보았듯이, 우리는 환경 에스트로겐에 완전히 포격당하고 있다. 우리가 먹는 음식부터 먹는 약, 몸에 넣은 제품까지 에스트로겐은 어디에나 있으며 암을 유발한다. 제품의 라벨을 읽고 개인위생용품과 청소용 제품을 교체하자. 유기농과 목장에서 자란 동물의 육류를 구입하자. 자연요법으로 호르몬 순환을 시작하자. 이렇게 하면 수치가 역전되기 시작할 것이다. 이제 우리가 균형을 잡기 위해 무엇을 할 수 있는지 알아보자.

심층영양으로 호르몬 균형 잡기

호르몬 수준의 균형을 유지하고자 한다면 식단을 최적화하고 내분비계를 교란시키는 제품을 피해야 한다. 식이요법과 생활방식 변화는 내분비계교란물질에 덜 노출되고 그 영향을 줄이는 가장 효과적인 방법이다. 실제로, 식이요법은 신체가 에스트로겐을 적절히 대사하도록 돕는 유일한 방법이며 호르몬 불균형을 해소하는 부작용 없는 방법이다. 여기에 힘을 더 실어줄 수 있는 방법은 무엇이 있을까?

우리는 이미 사과가 마이크로바이옴에게 주는 이익과 콜레스테롤 수준을 최적화해주는 방목된 유기농 달걀 같은 건강한 지방에 초점을 맞추었다. 또한 간은 호르몬 대사 및 해독에 중요한 역할을 하기 때문에 사우나와 단식과 같은 해독이 매우 중요하다는 것도 배웠다. 우리는 인돌-3-카비놀과 그 유도체인 다이인돌릴메테인을 함유하고 있는 십자화과 식물이 어떻게 강력히 호르몬을 조절하고 암을 화학적으로 예방하는지를 얘기했다. 십자화과 식물을 9분에서 15분 동안 끓일 경우

전체 인돌-3-카비놀 함량이 18퍼센트에서 59퍼센트 감소한다는 것을 알아둘 필요가 있다. 수증기를 이용해 찌는 방법처럼 물을 덜 사용하는 조리 방법이 손실을 줄인다. 익히지 않은 십자화과 식물을 먹는 것이 이상적이다. 불행하게도, 발효는 배추속Brassica 식물의 인돌-3-카비놀의 농도를 떨어뜨릴 수 있으므로 뱃속에 가스가 차는 경향이 있다면 가볍게 찌거나 데치는 편이 사우어크라우트[역주: 잘게 썬 양배추를 발효시켜 만든 독일식 양배추 절임 요리]를 만드는 것보다 낫다.[22]

이 섹션에서는 씨앗을 기반으로 호르몬 균형을 잡는 규칙을 살펴보고 콩을 비롯한 식물성 에스트로겐 식품의 혼란스러운 역할을 정리한다. 우리는 또한 강력한 에스트로겐 차단제인 로즈마리를 알아보는데 1군 발암물질인 타목시펜보다 안전하면서도 강력한 효과를 낸다. 강력히 호르몬 균형을 잡아주는 또 다른 식품과 식물영양소는 아마flax와 플라보놀flavonol이다. 그럼 시작해보자!

식물성 에스트로겐 이해하기

300종 이상의 식물에서 발견된 160종 이상의 식물 화합물이 에스트로겐과 유사한 역할을 한다. 식물성 에스트로겐은 약한 형태의 에스트로겐이며, 인간 에스트로겐 중 활성이 가장 적은 에스트리올estriol과 같은 작용을 하며, 에스트라디올estradiol만큼 자극적이지 않다.[23] 식물성 에스트로겐은 수용체에 결합하고 신호를 전달함으로써 인체 에스트로겐과 같은 방식으로 작동한다. 그러나 식물성 에스트로겐은 서양 의학계로부터 오인받고 있다. 영양 치료사인 켈리는 프로게스테론이 증가할 수 있다며 참마와 고구마 섭취를 피하라고 의사에게 조언을 들은 환자를 셀 수 없이 보았다. 이것은 잘못된 말이다. 슈퍼마켓 참마와 야생 참마는 완전히 다른 식물군에 속하며 슈퍼마켓 참마는 호르몬에 전혀 영향을 미치지 않는다. 야생 참마는 다년생 덩굴로서 일반적으로 섭취하지는 않지만 국소 크림 형태로 사용한다. 우리는 또한 의사들이 SNPs나 건강 영역을 먼저 평가하지 않고 호르몬 요법으로 야생 참마 크림을 처방하는 바람에 암이 재발한 환자도 보았다. 식물은 강력한 약물이기 때문에 생물학적으로 매우 개인화된 섬세한 방법으로 접근해야 한다.

진화론적 관점에서 볼 때, 인간은 수천 년 동안 식물성 에스트로겐을 섭취했다. 따라서 이러한 천연 화합물은 자연스럽게 식생활의 일부로 남았다. 에스트로겐 문제는 식물에 있는 것이 아니라 화학물질에 있다. 자연적으로 발생하는 식물성 에스트로겐과 균형 잡힌 식단을 취하면 호르몬 균형이 잡힐 것이다. 식물성 에스트로겐을 함유한 보충제와 허브를 대량으로 활용하기 시작할 때다. 식물성 에스트로겐은 다음과 같은 다양한 메커니즘을 통해 암을 예방하고 치료한다는 연구 결과가 있다.

- 세포사멸 유도
- '나쁜' 에스트로겐 대사 물질의 생성을 줄임
- 혈관신생을 막는 잠재력
- 천연 에스트로겐 수용체 조절 작용
- 방사선 치료 효과 제고
- 종양 성장과 침윤, 전이 억제

- 아로마타제 효소 억제
- 항암제에 대한 저항성 감소
- 암 재발 감소
- 에스트로겐 생산 감소

그래서 식물성 에스트로겐이란 정확히 무엇인가? 식물성 에스트로겐은 다섯 가지 주요 카테고리로 나눌 수 있다. 이소플라본isoflavone, 리그난lignan, 쿠메스탄coumestan, 플라보놀flavonol, 스틸벤stilbene이 그것이다.[24] 이 범주 각각에는 수백 가지 하위 범주 화합물이 있다. 역학 조사 결과 식물성 에스트로겐을 많이 섭취한 사람은 유방암, 전립선암, 결장암 같은 여러 가지 암 발생률이 낮았다.[25] 우리는 각각을 자세히 살펴볼 것이다. 가장 논란이 되는 식물성 에스트로겐인 콩부터 시작하자.

이소플라본과 콩 논쟁

600여 종의 이소플라본이 발견되었지만 제니스테인genistein, 다이드제인daidzein, 이퀄equol이 가장 잘 알려져 있고 많이 연구돼 있다. 이소플라본은 대두, 특히 유기농으로 발효된 된장과 낫토에서 주로 발견된다. 발효는 이소플라본의 생체 이용률을 높인다. 제니스테인과 다이드제인은 건포도currant와 개암풀psoralea[역주: 한방에서는 보골지라고 부른다]에 높은 농도로 함유돼 있다.[27] 이퀄은 모든 이소플라본 중에서 가장 강력하지만 음식에서 나온 것이 아니다. 그것은 다이드제인을 장내 세균이 대사할 때 생성되는 최종 생성물이다. 이퀄은 항산화 작용을 하며 에스트로겐 수용체에 더 친화적이고 항안드로젠 성질이 있어서 다른 모든 이소플라본보다 우수하다. 그러나 올바른 장내 미생물이 없다면 이퀄을 형성할 수 없다.

콩을 먹을지 말지는 생체적으로 매우 개별적인 사안이다. 오직 30퍼센트에서 40퍼센트의 성인만 콩을 섭취한 후에 이퀄을 생산할 수 있다. 이러한 사람만 콩을 섭취해서 이득을 얻을 가능성이 높다. 다시 말하지만, 이퀄 생산 능력은 이퀄을 형성하는 박테리아 유무에 달려 있으며, 소수의 사람만이 생체 내에서 화학적 변화를 일으킬 수 있는 소화관 박테리아(슬랙키아slackia)를 가지고 있다. 이것이 콩을 먹었을 때 이득이 있는지 말하기 복잡한 이유다. 이퀄을 생산할 수 있는 사람의 비율은 백인보다 아시아 인구에서 더 높다. 미국 백인 인구의 30퍼센트에서 40퍼센트만이 다이드제인을 이퀄로 전환할 수 있는데 아시아계 미국인은 40퍼센트에서 60퍼센트가 전환할 수 있다. 또한 해조류를 섭취하면 이퀄 생산을 촉진한다는 것도 밝혀졌다. 따라서 아시아 식단에 해조류를 더하면 식물성 에스트로겐의 장내 전환을 촉진할 수 있다.[29]

콩을 주제로 삼을 때 고려해야 할 또 다른 중요한 점은 바로 그 유형type이다. 두부, 템페tempeh[역주: 인도네사이의 콩 발효 음식], 된장 형태로 콩을 발효시킨 아시아 전통 콩 제품을 1일 2회 섭취하면 암 예방 효과가 있는 것으로 나타났다. 콩 단백질, 두유, 콩을 기반으로 만든 채식 햄버거, 두부 핫도그, 토프키Tofurkey[역주: 두부를 이용해 만든 칠면조 고기 대용 식품], 이소플라본 보충제 등 콩 제품은 몇 배나 더 높은 수준의 제니스테인을 함유하고 에스트로겐 효과를 높인다. 미국인은 콩을 대량 섭취함으로써 전통적인 아시안 식단을 섭취하는 사람보다 훨씬 높은 수준으로 이소플라본에 노출되고 있다. 게다가 콩은 고대 인간이 소비한 음식이 아니다. 콩 재배는 농업혁명 기간에 시작돼 1700년대 중반까지는 유럽으로 옮겨 가지 않았다. 콩은 실제로 많은 양의 렉틴을 함유하고 있는 현대 식품이다(제7장에서 '면역계를 공격하는 범인 #1' 참조). 요약하면, 이러한 모든 요인 때문에 우리는 거의 콩을 추천하지 않는다. [역주: 역자는 저자의 이러한 결론에 동의하지 않는다. 콩에 함유된 이소플라본과 암의 상관관계를 규명한 초기 연구에서는 이소플라본이 암을 유발하거나 증식시키는 위험인자로 작용하는 것으로 나타났다. 하지만 최근에 이루어진 다수의 연구에 의하면 콩의 이소플라본이 여러 종류의 암에 항암효과를 내며 특히 호르몬 관련 유방암에서도 전이와 재발 확률을 낮추는 것으로 나타났다. 또한, 이소플라본과 타목시펜을 복용 중인 아시아 여성의 유방암 재발 관계를 규명한 연구 논문에 의하면, 이소플라본을 많이 복용한 군이 그렇지 않은 군보다 재발률이 약 50

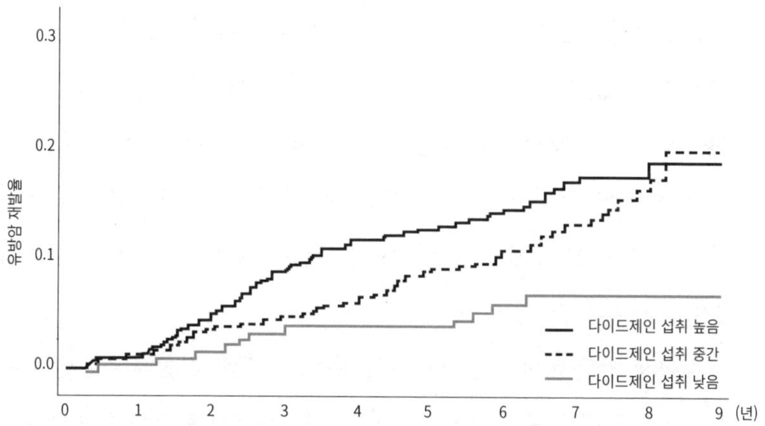

[역주: 콩의 다이드제인 섭취량에 따른, 타목시펜을 복용 중인 폐경기 유방암 환자의 재발율. 1997년~2000년 사이에 유방암진단을 받고 치료를 완료한 2,280명의 유방암환자를 평균 6.31년간 추척관찰한 결과, 콩에 함유된 이소플라본인 다이드제인을 많이 섭취한 군이 그렇지 않은 군에 비해 재발율이 시간이 감에 따라 2배 이상 감소함을 확인할 수 있다. 출처: Breast Cancer Res Treat(2009) 118:395~405]

퍼센트 이상 낮은 것으로 나타났다. 이러한 연구 결과를 종합해보면 콩의 이소플라본은 항암효과가 높은 천연 화합물로 추정되며 특히 아시아인은 콩을 많이 섭취하길 추천한다.] 호르몬 균형을 위해 우리가 권장하는 것은 아마씨다.

참깨와 아마는 빠르게 호르몬 균형을 조절한다

리그난Lignans은 식물성 에스트로겐의 다섯 가지 주요 부류 중 하나이며 다양한 식물성 식품에 존재한다. 아마씨, 참깨, 컬리 케일에 가장 함유량이 높다. 섭취되고 나면, 리그난 전구체는 마이크로바이옴이 생물학적 활성 식물성 에스트로겐인 엔테로리그난, 엔테로디올 및 엔테로락톤으로 전환한다. 일부 연구에서는 아마씨가 타목시펜처럼 유방암의 재발을 줄이는 데 효과적이며 유방암의 성장을 늦추는 것으로 밝혀졌다. 한 연구에서는 유방암 수술을 기다리고 있는 여성 32명을 무작위로 추출해 25g의 아마씨을 함유하거나, 함유하지 않은 머핀을 매일 섭취하게 했다. 수술 후 암 조직을 분석한 결과, 아마씨를 함유한 머핀을 먹은 그룹에서 종양 성장 마커가 30퍼센트에서 71퍼센트 감소했으며 대조군에서는 변화가 없었다. 21개 연구를 종합적으로 검토한 결과, 폐경기 여성 중에 리그난을 많이 섭취한 그룹은 유방암에 걸릴 확률이 유의미하게 낮았다.[30]

갈아서 만든 아마씨는 창자에서 에스트로겐과 결합해 일부만 대사된 에스트로겐을 제거한다. 아마씨 리그난은 남성 호르몬 수용체에 결합해 테스토스테론이 잘 제거될 수 있도록 하며 전립선암 예방과 관리에도 도움이 된다. 갓 분쇄된 아마씨를 보충한 후에 엔테로리그난 농도가 최고에 도달했음을 주목하라. 아마 오일과 통 아마씨는 그다지 효과가 없다. 갓 분쇄된 아마씨는 매우 쉽게 산화된다(산소에 노출되면 사과 육질이 갈색으로 변했음을 기억하자). 다섯 시간 이상 보관하거나 요리에 사용해서는 안 된다. 차가운 음료나 스무디에 추가하거나 샐러드 위에 뿌리는 것이 좋다.

두 번째로 리그난을 많이 함유한 재료는 참깨다. 참깨 리그난은 세사민sesamin과 세사몰린sesamolin이라고 하며, 대사산물은 엔테로디올enterodiol과 세사몰sesamol이다. 참깨는 에스트로겐 활성 측면에서 분쇄된 아마씨와 동등한 효능이 있는 것으로 평가된다. 참깨는 인류가 먹은 가장 오래된 음식 중 하나로 간주되며, 참깨 리그난과 비타민E가 상호작용해 '항노화 시너지 효과'를 낸다. 한 일본인의 연구에 따르면, 참깨는 면역조절 작용과 항암 작용을 한다.[31] 참깨는 아마씨처럼 산화되기 쉽기 때문에 고온에서 조리하면 안 된다.

호르몬 균형을 위한 씨앗 주기

영양소와 허브를 사용하는 자연요법계에서, 호르몬 균형에 씨앗 주기를 도입하는 방법은 남성과 여성 모두에게 유용하고 자연스러운 접근법이다. 씨앗 주기 규칙은 특정 시간 동안 특정 씨앗을 사용해 에스트로겐과 프로게스테론의 균형을 맞춘다는 것이다. 초승달(남성용) 또는 월경(여성용) 후 첫 2주간 호박씨와 아마씨 조합을 섭취하면 이 달에 발생하는 여분의 에스트로겐을 해독하는 데 도움이 된다. 28일 주기의 후반에 사용하는 해바라기씨와 참깨 조합은 셀레늄이 풍부해 프로게스테론 생산을 촉진한다. 씨앗

주기가 작동하는 방법은 다음과 같다.

1일부터 14일 : 분쇄된 아마씨 1큰술과 분쇄된 호박씨 1큰술을 매일 먹는다.

15일부터 28일 : 분쇄된 해바라기씨 1큰술과 분쇄된 참깨 1큰술을 매일 먹는다.

씨앗은 절구와 막자, 커피 분쇄기 또는 푸드 프로세서로 갈아서 스무디 또는 샐러드 같은 찬 음식에 첨가하거나 물과 혼합할 수 있다(13장 '호르몬 균형'의 조리법 참조).

2주간의 난포기 단계 동안은 해바라기씨와 참깨를 피하고, 2주간의 황체기 동안은 아마씨와 호박씨를 피한다. 또한 1일에서 14일 사이에는 생선기름, 15일에서 28일 사이에는 달맞이꽃 오일을 첨가해 지방산의 균형을 잡을 수 있다.

쿠메스탄과 플라보놀: 호르몬 균형을 잡아주는 슈퍼스타

쿠메스트롤coumestrol을 포함한 쿠메스탄coumestan은 다양한 식물에서 찾을 수 있다. 쿠메스탄이 가장 많은 식재료는 붉은 클로버 싹, 시금치, 브뤼셀 싹이다. 레드 클로버와 그 속에 들어 있는 식물성 에스트로겐은 폐경기 증상을 완화하는 것으로 잘 알려져 있으며 난소를 포함한 세 가지 암세포주가 성장하지 못하게 강력히 억제하는 효과가 있다. 레드 클로버는 강력한 효과가 있으므로 의사와 긴밀히 상의해 신체 반응을 모니터링해야 한다.

플라보놀은 카카오 함량이 높은(85퍼센트 이상) 초콜릿, 양파, 골파, 케일, 크랜베리, 로메인 양상추 및 순무 잎과 같은 다양한 식품에 고농도로 함유돼 있는 식물영양소다. 연구에 따르면 플라보놀을 섭취하면 유방암과 췌장암 위험이 감소한다. 플라보놀을 더 많이 섭취하면 난소암의 위험도도 낮아진다. 플라보놀에는 쿼세틴quercetin, 미리세틴myricetin, 캄페롤kaempferol과 같은 화합물이 포함돼 있다. <암연구Cancer Research>지에 게재된 2004년 연구에 따르면 캄페롤은 여러 화학요법에 대항하는 유방암의 저항성을 역전시키는 데 도움이 된다. 이것은 화학요법에 저항성이 있는 사람들에게 희망을 주는 연구다. 캄페롤을 가장 많이 함유하고 있는 케일을 먹는 행위는 신체가 일반적인 암치료에 더 잘 반응하도록 돕는 것이다. 영양소 치료법은 모든 사람의 암치료 계획에 당연히 포함돼야 한다.

호르몬 약초: 로즈마리와 백리향

오랫동안 신성한 식물로 여겨진 로즈마리는 호르몬 균형을 촉진함은 물론 몇 가지 다른 항암 특성이 있다. 러트거스Rutgers대학의 연구에 따르면 로즈마리는 공격적인 에스트로겐 유형을 차단하는 간 효소를 자극함으로써 에스트로겐 호르몬이 활성화되지 못하게 하는 효능이 있다. 로즈마리가 2퍼센트 함유된 식단을 짜면 2단계 해독과정인 글루크론산화가 증가해 에스트로겐 제거에 도움이 되는 것으로 나타났다. 로즈마리의 독특한 산화방지제인 카르노산carnosic acid, 카르노졸carnosol, 로즈마린산rosmarinic acid은 육류를 고온에서 요리할 때 형성돼 암을 유발하는 헤테로사이클릭아민heterocyclic amine, HCA을 차단한다. 사실, 한 연구에 따르면 햄버거에 로즈마리 추출물을 첨가하면 헤테로사이클릭아민 수치가 현저하게 감소하거나 심지어 사라졌다. 이것은 가정에서 키우고 일 년 내내 즐길 수 있는 훌륭한 약초다!

백리향thyme(타임, 그리스어의 '훈증'을 뜻하는 thymon에서 유래)은 백 가지 이상의 품종이 있다. 그 활성 화합물 중 하나가 모노터핀monoterpene이라 불리는 식물영양소다. 모노터핀은 DNA를 보호하고 간암, 혈액암, 피부암, 자궁암에 항암 효과가 있는 것으로 밝혀졌다. 그리고 백리향의 이점은 거기에서 멈추지 않는다. <영양과 암>지에 게재된 2012년 연구에 따르면, 백리향은 유의미하게 유방암세포를 공격하는 세포독성을 유발한다.[33] 저자들은 백리향을 "새로운 유방암 치료제가 될 수 있는 후보"라고 결론지었다. 일 년 내내 갓 채취한 허브를 계란, 볶음 요리 및 기타 요리에 첨가할 수 있다. 우리가 이 책 전체에서 보여주듯이, 약초가 없는 식사는 완전하지 않다. 신선한 백리향과 쓴맛이 나는 토닉 같은 허브를 따뜻한 레몬차에 곁들여보자.

호르몬 생체리듬 균형 잡기

당신의 호르몬이 균형을 잃었다면 숨겨진 메시지가 무엇인지 스스로 물어볼 필요가 있다. 여성(및 남성)의 전형적인 호르몬 순환 기간은 달의 공전 주기인 28일이다. 인간은 밤이 가장 밝은 보름달 기간에 생식과 배란 능력이 최고조에 도달하도록 설계됐다. 생식력은 생리 기간과 밤이 어두운 초승달이 뜰 때 가장 낮다. 남성 생식력 또한 자연적으로 여성의 뒤를 따름으로써 번식 가능성을 높인다. 놀랍지 않은가? 선천적인 이러한 생체리듬이 있으므로 호르몬 균형을 잡는 자연스러운 방법인 달 목욕을 권한다. 달 목욕은 보름달 동안 벌거벗은 채로 바깥에 누워 있는 것으로서 임신도 촉진하는 호르몬 조절 요법이다.

외부 환경과 내부 환경은 큰 연계성이 있으므로 바깥에서 더 많은 시간을 보내는 것이 중요하다. 다음 장에서 우리의 자연적인 생체 리듬을 복원하고 스트레스를 줄이는 작업에 깊숙히 들어간다. 이는 호르몬 균형과 밀접하게 관련돼 있다. 우리는 특히 한 가지 호르몬, 즉 코티솔이 암에 미치는 영향을 논의한다. 암을 유발하는 모든 식이요법과 환경 요인을 알면 알수록 이 책을 읽는 것이 스트레스일 수도 있지만 절망할 필요는 없다. 다음 두 장에서 우리는 휴식과 스트레스 해소, 그리고 건강 영역 중 정서적 영역에서 균형을 잡는 작업에 중점을 둔다. 심호흡하고 나아가 보자!

자극과 반응 사이에 존재하는 공간.

그 공간에는 우리의 자유와 반응을 선택할 수 있는 힘이 있다.

우리의 반응은 성장과 행복이다.

- 빅터 프랭클, 오스트리아 신경과와 정신과 전문의, 홀로 코스트 생존자,

그리고 의미치료(logotherapy)의 창시자

환경은 빛과 음식, 스트레스를 통해 호르몬을 생산하는 유전자의 스위치를 켠다. 반대로 성장과 죽음, 복원을 위한 다른 스위치를 껐다 켰다 할 수 있다.

- T.S. 윌리(T.S. Wiley),

『조명 끄기 : 수면, 당분 그리고 생존(light out: sleep, sugar, and survival)』의 저자

11장

스트레스와 24시간 주기 리듬

- 자연 주기를 회복하고 평온함게 도달하기

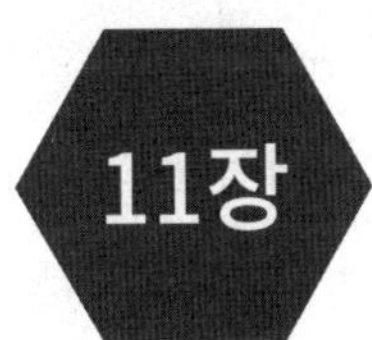

스트레스는 상상할 수 있는 것 중 가장 강력한 발암물질이다. 염증과 혈당을 증가시키며 면역체계를 무너뜨린다. 신체나 정신이 스트레스를 받으면 전이와 혈관신생이 촉진된다. 그러나 정서적, 물리적, 화학적 형태의 많은 만성 스트레스는 현대 생활에서 떼어낼 수 없다. 고혈당 식사는 몸에서 만성 스트레스 반응을 일으키는데 이는 독소에 지속적으로 노출되는 것과 같다. 오늘날 일상에서 겪는 지속적인 스트레스와 압박은 일반적인 일이다. 그런 일상이 된 스트레스는 우리 선조가 곰을 만나거나 독초를 먹었을 때 겪은 간헐적인 육체적 스트레스와는 거리가 있다. 이는 호르메시스hormesis[역주: 인체에 유해한 물질이라도 소량이면 인체에 좋은 효과를 줄 수 있다는 것. 저용량의 방사선이 면역체계를 자극할 수 있다는 것이 대표적인 예다]라 불리는 개념인데 동종요법의 기본 개념이 되었다. 호르메시스는 독성 식물 같은 환경 스트레스, 또는 케톤증

같은 대사 스트레스에 낮은 수준으로 노출시키면서 유리한 생물학적 반응을 유도할 수 있다는 아이디어다. 그러나 요즈음 사람들은 낮은 강도의 '좋은' 스트레스를 넘어서는 스트레스를 받는다. 2015년 미국심리학협회는 미국인 4명 중 1명이 고도의 스트레스를 받고 있다고 보고했다.[1] 여러분이나 주변의 누군가가 암에 걸렸다면 그것 자체만으로도 대단한 스트레스일 것이다.

모든 종류의 스트레스는 기본 스트레스 호르몬인 코티졸을 생성함은 물론 복잡한 대사 경로를 유발한다. 코티졸은 수면-기상 주기 등 많은 정상적인 신체기능을 조절한다. 그러나 코티졸이 지나치게 분비되면 암이 진행되는 여러 측면, 주로 전이를 촉진한다.[2] 현대 생활에서 받는 스트레스는 수면 호르몬이라 불리는 또 다른 강력한 항암 호르몬인 멜라토닌을 상당히 고갈시킨다. 멜라토닌에 대한 2015년의 메타연구는 멜라토닌이 화학요법의 부작용을 줄일 뿐 아니라 암세포를 제거하는 데도 효과적이라고 결론지었다.[3] 불행히도, 스크린(TV와 컴퓨터, 스마트 폰) 중독은 화학적으로 암을 예방하는 호르몬인 멜라토닌을 억제한다. 밝은 인공조명은 2군 발암물질이며 멜라토닌 수치를 낮춘다.[4] 우리는 지구의 주기에서 유래한 생체시계의 자연적 일주기 리듬에서 멀리 떨어지고 있다. 한의학계가 오래 전에 인식한 이 불균형이 이제 암이라는 거대한 대사장애를 일으키고 있다.

음식 관점에서 보면, 스트레스는 설탕, 고탄수화물, 저지방 다이어트 및 농약과 인공색소 등 여러 가지 요인에서 유발된다. 곡물, 콩류, 유제품, 설탕 등 면역반응을 유발하는 음식을 먹으면 코티졸이 만성적으로 올라간다. 우리 몸과 마음은 모두 만성적인 스트레스를 받고 있으며 그것은 만성 염증만큼 파괴적이다. 하지만 이 모든 스트레스에도 불구하고 2015년에 미국인 55퍼센트는 유급휴가를 가지 않았다.[5] 무엇이 잘못된 걸까?

수년간 의사들은 "스트레스를 줄이세요"라고 수백만의 미국인에게 무뚝뚝하게 말해왔다. 하지만 효과는 없었으며 스트레스는 여전히 미국인의 첫 번째 주요 사망 원인인 심장질환을 유발한다고 간주되고 있다. 스트레스와 설탕, 합성 호르몬, 독소 노출은 우리를 천천히 죽이고 있다. 좋은 소식은 이 모두를 피할 수 있다는 것이다. 이 장에서는 스트레스 반응의 메커니즘과 스트레스가 암에 어떻게 기여하는지 살펴본다. 우리는 스트레스 요인, 특히 식품에 기반을 둔 요인을 확인하겠다. 우리는 바이오리듬, 수면, 멜라토닌도 집중적으로 다룬다.

우리의 대사적 접근 방식은 미량영양소와 특정 식물영양소, 계절에 맞게 먹기, 단식 그리고 강장 기능이 있는 약초로 부신[역주: 부신은 신장 위에 붙어 있는 기관으로 스트레스를 받으면, 만성 스트레스 대응 호르몬인 코티졸과 급성 스트레스 대응 호르몬인 아드레날린을 분비한다]을 건강하게 하는 작업에 초점을 맞추고 있다. 우리는 본질적으로 건강을 결정하는 요인과 조화를 이루라고 강조한다. 수천 년 동안 아유르베다와 한의학은 이 조화에 초점을 맞춰왔다. 우리는 세포시계와 일치하는 시간 내에 식사하라고 권장한다. 그리고 당연히 모든 종류의 스크린(TV, 핸드폰, 노트북 등)에서 벗어나길 바란다. 스크린에서 벗어나는 것이 건강에 결정짓는 요인이다. 스트레스를 받으며, 자연적인 생체 리듬에 맞지 않게 살고, 잠을 자지 않는 것은 완전히 암을 유발하는 행동이다. 실제로 하룻밤만 잠을 자지 않아도 생체시계가 바뀌고, 면역체계, 내분비계, 자율

신경계에 중요한 변화가 생긴다.[6] 이제 스트레스를 받을 때 몸에서 일어나는 일과 그 반응이 어떻게 암의 진행에 영향을 주는지 살펴보도록 하자.

스트레스에 대한 신체의 반응

여러분은 호랑이로부터 도망가는 육체적인 반응인 '투쟁 또는 도피'에 대해 듣거나 경험해봤을 것이다. 오늘날에는 호랑이 대신 큰 빚을 지거나 교통사고를 당할 때 그런 반응이 나타난다. '투쟁 또는 도피' 반응은 교감신경계의 반응이다. 반대 반응인 '휴식과 소화'는 부교감 신경계의 반응으로 이완과 휴식, 조정 기간에 활성화된다. 투쟁 또는 도피라는 급격한 스트레스 반응기에 일어나는 현상 몇 가지는 다음과 같다. 심장박동수가 증가하고 혈압이 상승하며 혈관이 수축되고 간에서 포도당이 방출되고 소화가 억제되며 장이 움직이지 않고 발기도 안 된다.

이런 모든 반응을 코티졸을 포함한 스트레스 호르몬이 지시한다. 코티졸은 성호르몬을 만드는 주요 분자인 콜레스테롤에서 만들어진다. 스트레스가 많은 동안에는 빠르게 뛸 수 있을 만큼 호흡 속도를 증가시키는 일이 중요해진다. 따라서 스트레스가 높아진 환경에서는 심장 박동과 호흡 속도를 증가시키는 스트레스 호르몬 합성이 증가하는 반면 성호르몬 합성은 감소하게 된다. 차에 깔린 아기를 구하려고 차를 들어올린 어머니의 그 초인적인 힘을 생각해보자(이는 전문적으로는 히스테리성 힘이라 부르는데, 정상이라고 볼 수 없는 극한 강도를 나타낸다). 사람들이 죽음의 위험에 처했을 때 발생하는 스트레스 호르몬이 얼마나 강력한지를 보여주는 예다. 아기가 안전해지면 엄마의 부교감 반응이 이어지고 혈압이 떨어지며, 심박동수가 감소하고, 장의 운동성이 증가하며, 위액 분비가 증가하고, 성호르몬이 다시 생성된다. 그러니 서양에서는 스트레스 수준이 너무 높고 여러 요인이 있기 때문에, 하루 종일 자동차를 들어 아기를 구하려 하는 꼴이다. 많은 사람들이 지쳐 있는데 이는 부신피로에 기인하는 것이고, 전문적으로는 시상하부-뇌하수체-부신HPA 축 조절장애다.

스트레스 반응은 주로 HPA 축, 즉 세 가지 내분비선 간의 직접적인 영향과 상호 피드백 작용의 복잡한 조합에 의해 일어난다. 또한 HPA 축의 상호작용은 소화, 면역, 신경, 대사, 생식 등 많은 신체시스템을 조절한다. 뇌에 위치한 시상하부는 자율신경계와 뇌하수체의 활동을 조절하며 체온, 갈증, 배고픔을 조절하고 수면과 감정 활동에 관여한다. 뇌하수체는 뇌의 바닥에 뼈 구조로 감싸인 완두콩 크기의 분비샘이다. 뇌하수체는 중앙 제어 분비샘으로 간주되며, 갑상선자극 호르몬을 포함해 성장유발 호르몬을 만든다.

화학물질에 대한 노출이든 정신적 또는 물리적 요인이든 스트레스 상황에 직면하면, 부신은 즉시 코티졸의 생산을 늘린다. 코티졸은 스트레스에 반응해 체내에서 일어나는 많은 변화에 영향을 미치거나 조절하기 때문에 스트레스 호르몬이라고 부른다. 그뿐 아니라 건강한 혈당 수준을 유지하는데 필요한 지방, 단백질, 탄수화물 대사에도 영향을 준다. 또한 코티졸은 면역 반응과 염증 반응에도 영향을 준다. 심장과 혈관의 탄력과 수축에도 영향을 줘 혈압도 조절한다. 코티졸은 중추 신경계 활성화에도 관여하며 그 밖에도 많은 인체대사에 관여한다. 이런 여러 작용을 하므로 스트레스가 심장마비를 일으키는 것은 당연하다! [역주: 상심증후군은 가까운 사람이 사망했을 때 급격히 심장에 문제가 생기는 것을 말한다. 스트레스 호르몬은 심장에 무리를 주기 때문에 급격히 상심증후군이 생기기도 하고 화병이 생기기도 한다.] 부신이 지속적으로 과로하고 코티졸 수준이 너무 높아지면 사람들은 만성적으로 초조하고 피곤하다고 느낀다. 여러분은 그 느낌을 알 것이다. 완전히 탈진돼서 침대에 들어가 있지만 정신은 완전히 깨어 있는 그 느낌!

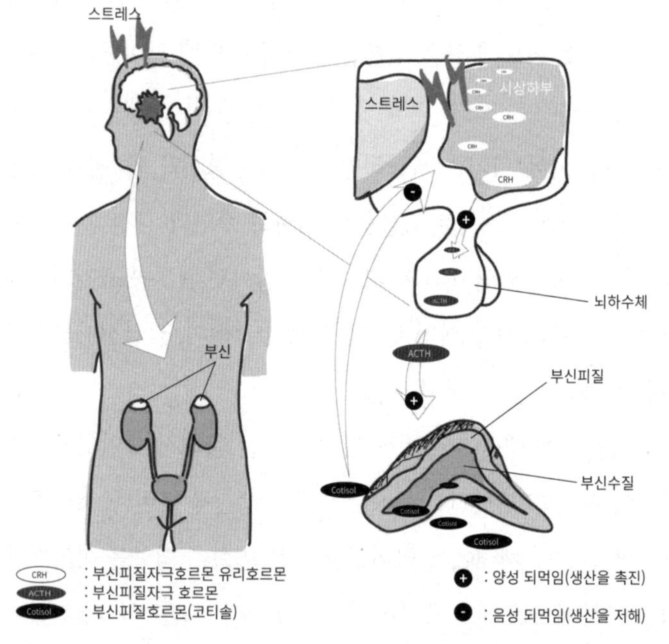

출처: 보건복지부, 국립보건연구원, 대한의학회

[역주: 스트레스를 받으면 시상하부-뇌하수체-부신 축 즉 HPA 축인 Hypothalamus-Pituitary gland-Adrenal glands이 반응을 해 만성스트레스 대응호르몬인 코티졸과 급성 스트레스 대응 호르몬인 아드레날린을 분비한다]

부신은 신장 위에 모자처럼 놓여 있는 두 개의 삼각형 모양의 분비선이다. 코티졸, 프로게스테론, DHEA를 포함해 30에서 60개의 호르몬을 생산하고 있다. 부신은 또한 적은 양의 성호르몬을 생성해 폐경 후 여성에서 에스트로겐 생산을 대신한다. 많은 여성에게 갱년기 증상이 생기는 가장 큰 이유는 장기간의 스트레스다. 갱년기 여성의 부신은 수년간의 스트레스에 지쳐 에스트로겐과 프로게스테론을 생산하는 데 필요한 '진액'이 없어진다. 폐경기를 부신의 관점에서 본다면, 호르몬 대체요법은 매우 비합리적이다. 우리는 무엇보다 부신을 도와야 한다.

코티졸 분비가 장기간 활성화되면 발생하는 HPA 축 조절장애 및 관련된 대사불균형의 증상은 다음과 같다. 피곤해지고, 소금을 갈망하며, 성욕이 떨어지고, 갑상선 장애가 생기고, 스트레스를 다루기 어려워지며, 우울증이 생기고, 생리전증후군 및 임신 문제가 생기며, 서 있으면 어지러워지고, 집중력이 떨어지고, 삶의 즐거움과 행복이 줄어들고, 불안해지며, 혈당 조절이 악화되고, 인슐린저항성이 생겨 당뇨병이 증가하고, 불임과 내장지방이 생기며, 면역이 떨어지고 암이 생긴다. 코티졸 분비가 증가하면 갑상선활성호르몬 변환 효소를 억제해 대사를 크게 늦추고 체중이 늘어난다. 여성이 체중 감량을 하려고 무엇을 시도해도 안 되는 경우는, 일반적으로 높은 스트레스가 그 원인이다. 코티졸 분비가 많을 때는 신진대사가 멈추기 때문에 체중감량은 대사적으로 불가능하다. 부신이 끊임없이 경계하고 있으면 뇌하수체가 과로해 활동이 둔해진다. 결과적으로, 여성의 생식기관에서는 프로게스테론이, 남성의 생식기관에서는 테스토스테론이 적게 나오며 불임이 유행하게 된다. 게다가 코티졸이 지속적으로 높으면 간이 에스트로겐을 잘 해독하지 못하게 된다. 에스트로겐이 지나치게 풍부해지고 유독한 형태로 혈류로 다시 들어가 순환한다. 만성 스트레스로 생기는 유독한 에스트로겐은 신체를 아수라장으로 만들어 결국 암을 유발한다.

스트레스와 암

암 발병률, 진행률, 사망률은 스트레스와 24시간 주기의 휴식 및 활동 주기장애와 직접 관련돼 있다. 잠을 안 자거나 과도하게 TV, 핸드폰 등 스크린을 보거나, 야외에서 시간을 적게 보내거나 계절을 벗어난 음식을 먹는 등의 행위로 만성 스트레스에 빠져 살면 생체리듬이 깨져 멜라토닌과 코티졸 장애가 생긴다. 코티졸과 송과선 호르몬인 멜라토닌에 혼란이 생기면 암발생 위험이 기하급수적으로 증가한다. 만성 스트레스는 인슐린 저항성을 유발하고, 인슐린유사성장인자-1과 염증을 늘리며, 면역체계를 약화하고, 마이크로바이옴을 바꾸며, 혈관신생과 전이를 촉진한다.[7] 전이는 마치 암의 '투쟁 또는 도피' 반응과 같다. 스트레스는 호르몬, 소화기, 염증 및 면역 기능에 영향을 미치며 이 모두가 발암 과정에 영향을 미치기 때문에 스트레스가 암의 성장과 전파를 촉진한다는 것은 놀라운 일이 아니다.[8]

특히, 코티졸은 양이 많을 때는 면역 기능을 억제해 NK세포 활동을 최대 50퍼센트까지 떨어뜨린다.[9] 스트레스는 또한 장투과성을 유도해

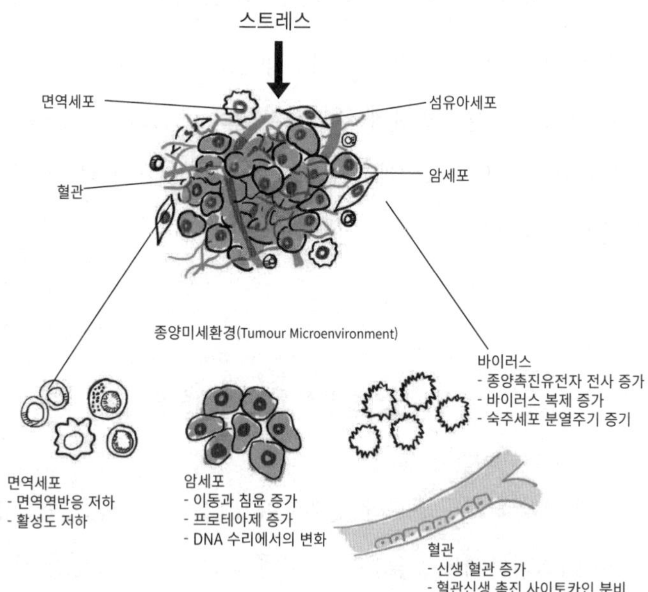

[역주: 스트레스 관련 인자들이 종양미세환경에 끼치는 영향. Antoni MH 외, 'The influence of bio-behavioural factors on tumour biology: pathways and mechanisms', 2006에서 인용]

세균과 항원이 장상피 장벽epithelial barrier을 넘으므로 점막 면역반응이 활발해진다. 스트레스는 또한 세균의 다양성을 줄여 마이크로바이옴의 조성을 바꾼다. 신진대사의 관점에서 볼 때, 높은 코티졸 수치는 혈당 균형에 큰 타격을 준다. 스트레스를 받는 동안 코티졸은 간에 저장된 단백질을 이용해 필요한 포도당을 몸에 공급할 수 있다(이를 포도당 신생과정이라고 한다). 그러나 코티졸이 장기간 높아져 있으면 지속적으로 과도한 포도당을 생산해 혈당을 높인다. 그리고 암세포는 포도당 소비를 늘리는 능력이 있어 스트레스가 높으면 암이 진행되는 데 필요한 연료를 주는 꼴이다(바르부르크 효과를 떠올려 보라). 스트레스 호르몬 수치가 높으면 인슐린 저항성이 높아진다. 암이 진행되는 과정에서 인슐린은 세포증식을 촉진하고 세포자살을 억제한다. 당은 암을 무적으로 만들고 코티졸은 암에게 부서지지 않는 방패를 제공한다.

그러면 이 모든 스트레스의 요인은 무엇일까? 몇몇 원인을 보고 여러분은 놀랄지도 모른다.

스트레스 요인의 유형

수년에 걸쳐 우리는 스트레스 수준이 낮다는 환자 리포트를 많이 봤지만, 아이러니하게도 그들은 최고 수준의 스트레스 요인을 가지고 있었다. 우리 대부분은 환경 독소, 신진대사 독소의 형태로 하루 종일 스트레스에 노출되지만, 그에 대해 별로 생각하지 않는다. 스트레스는 정신적/정서적, 육체적/신진대사적, 화학적인 세 가지의 기본 형태로 나뉜다. 정신적/정서적 범주의 스트레스 요안은 슬픔, 두려움, 분노 같은 강한 감정과 관련돼 있어 쉽게 알아볼 수 있다. 감정적 스트레스 요인은 다음과 같다. 일에서의 압박, 돈 걱정, 가족 문제, 이혼, 투옥, 배우자의 사망, 학대, 방치, 이사, 실직, 자녀 양육, 또는 책 저술 등. 만성 통증, 장애 및 암과 같은 건강 문제는 스트레스를 많이 유발한다. 2015년에 보고된 바로는 미국인의 67퍼센트가 적어도 하나의 만성질환을 가지고 있다.

즉 매우 아픈 사람들이 많이 돌아다니고 있는 것이다. 사랑하는 사람이 암에 걸려 돌보는 일 역시 엄청난 스트레스를 준다. 일부 연구는 암 진단이 환자보다 가족에게 더 큰 영향을 미칠 수 있으며, 이는 간병인이 질병에 걸리는 확률이 증가하는 것과 관련이 있음을 발견했다.[11] 물론 우리 대부분은 이런 감정적인 스트레스 요인이 언제 우리 삶에 영향을 미칠지 알 수 있다. 반면에 화학적 스트레스 요인에는 주목하지 않을 가능성이 더 크다.

독성 스트레스 요인

5장에서 자세히 논의했듯, 우리는 매일 독성에 노출된다. 살충제, 제초제, 방부제, 중금속, 세제, 개인위생용품, 공기 중의 화학물질, 흡연, 처방전 및 마약류에 노출되면 산화 스트레스 반응이 나타난다. 현재 시장에는 620가지 활성성분을 함유한 농약이 2만 가지가 넘게 나와 있다. 인식하지 못할 수 있지만 여러분이 유기농이 아닌 사과를 먹을 경우, 발암물질 여섯 가지를 포함해 마흔일곱 종의 농약을 동시에 먹고 있는 것이다.[12] 유기농 방식이 아닌 농산물은 해독 시스템과 면역체계에 산화 스트레스를 만들어 독성부하를 늘린다. 살충제 같은 독소는 활성산소종 같은 위험한 자유라디칼을 만든다. 산화 스트레스는 미토콘드리아를 손상시키고 염증을 일으키는데 우리는 염증이 어떻게 암 발생에 기여하는지 이미 알고 있다. 암은 매우 압도적인 것이지만 우리는 먹고 마시는 음식과 음료를 아주 자세히 살피는 작업부터 시작해야 한다. 유기 농산물이 아닌 농산물은 문자 그대로 유독한 살충제로 코팅돼 있다. 그렇다. 샐러드조차 스트레스 유발 요인이 될 수 있다. 따라서 야생동식물, 유기농 및 생체활성이 있는 음식을 먹기를 강력한 스트레스 감소 활동으로 간주해야 한다.

세 번째 범주인 육체적/신진대사적 스트레스는 우리 조상이 다루어야 했던 일차적인 스트레스 요인이었다. 역사적으로 우리는 음식이 없으면 건강에 좋은 '스트레스'를 주는 케톤증에 빠진다. 또한 탈수되거나 잘못된 식물을 먹거나 사자에게서 도망칠 때 피곤해지거나 감염이 생길수도 있다.

이런 대사적이며 단기간인 스트레스 요인은 실제로는 아이러니하게도 면역체계를 개선하기도 한다. 항원에 대한 기억을 하고 죽거나 기능을 상실한 면역세포를 제거해 면역체계를 안정화하기 때문이다. 하지만 오늘날 이런 육체적/신진대사적 스트레스는 그 성격이 과거와 같지 않다. 우선, 울트라 마라톤 같은 과한 운동은 산화 스트레스를 높이고 지속적으로 코티졸을 늘린다. 비행기에서 일부러 뛰어내리는 것과 같은 이런 유형의 운동은 진화적인 스트레스의 일부가 아니다.

이 관찰은 약 2600년경 중국에서 작성된 『황제내경The Yellow Emperor's Classic of Medicine』[역주: 한의학의 고전의서 중 대표적인 경전으로 여겨지는 의서로 '소문'과 '영추'로 이뤄져 있다. 이 책에서 언급된 자연에 가까운 삶을 살아야 한다는 내용은 주로 '소문'에 실려 있으며, '영추'에는 인체에 대한 해부학적인 내용과 침구에 대한 내용이 담겨 있어 침구학의 원류로 불린다]까지 거슬러 올라간다. 책에는 건강과 장수하려면 "정기적으로 균형 잡힌 식단을 먹고 정시에 일어나고 자며, 몸과 마음을 압박하지 않고 온갖 종류의 지나친 방종을 자제해야 한다"고 말했다.[13] 또 사람들에게 더 단순하고 자연스러운 삶의 방식인 '도'를 수련하길 권장했다. 이는 현대 미국 사회에서 아주 낯설어 보이는 개념이다.

이제 여러분은 당과 고열량이 모든 건강 영역에 문제를 일으키며 스트레스도 예외는 아니라는 것을 알았을 것이다. 오늘날 우리는 음식이 부족하기는커녕 칼로리 과잉 시대에 살고 있다. 우리는 조상들이 1년 내내 섭취했던 설탕보다 많은 양을 30분 안에 먹어치울 수 있다 코티졸의 주요 기능이 인슐린의 균형을 잡는 것이기 때문에 인슐린이 만성적으로 높으면 코티졸도 높다. 성인이 하루에 30g 이상의 당을 먹는다면 다른 스트레스 요인이 없어도 만성 스트레스를 겪으며 사는 것과 같다. 아이들을 위해 특별히 참고할 만한 사항을 말하자면 더 적게 먹는 것이 항상 좋다. 아이들은 더 적게 먹는 것이 자연스럽다. 아이들은 배고프지만 먹고 싶어 하지 않는 시기를 보내는데 이는 진화론적인 패턴이다. 부모로서, 아이들이 배고파 하지 않으면 억지로 먹이지 않도록 하라! 특히 아이가 아플 때는 더욱 억지로 먹이지 말아야 한다. 사실, 2016년의 연구에 따르면 간헐적 단식은 일반적인 유형의 소아 백혈병인 급성 림프구성 백혈병의 발생과 진행을 늦춘다.[14]

두 번째 음식스트레스로는 알레르기 유발 식품의 과다섭취를 들 수 있다. 대략 10명 중 1명은 음식 알레르기가 있고, 100명 중 1명은 셀리악 병이 있다. 음식 알레르기 비율은 급증하고 있고 진단되지 않는 것도 많아지고 있다. 일부 의사는 진단되지 않은 증상의 주요 원인이 음식 알레르기라 생각하고, 미국인 중 60퍼센트는 진단되지 않는 증상으로 고통받고 있다고 추측한다. 음식 알레르기와 연관된 증상으로는 갑상선 기능 저하증, 행동 장애, 우울증 등이 있다. 글리아딘, 카제인, 콩, 달걀, 땅콩, 인공색소 등에 대한 식품 민감성은 부신을 만성적인 스트레스 반응 상태로 만든다.

앞서 언급했듯이, 알레르기 유발 물질이 몸에 들어오면 신체는 코티졸이 관여해 염증과 암 전이를 유발하는 히스타민을 생성한다. 더 많은 히스타민이 방출될수록 염증 반응을 조절하는 코티졸이 더 많이 필요하며, 더 많은 코티졸을 생산하려고 부신이 더 힘들어진다. 부신의 일이 힘들수록 더 피로해지고 코티졸이 적어지기 때문에 히스타민이 조직에 더 많은 염증을 일으킬 수 있다. 이제 여러분은 왜 그렇게 많은 사람들이 계절 알레르기 때문에 고통받는지 알 수 있다. 여러분이 감기로 훌쩍거린다면 여러분은 높은 스트레스를 받았을 가능성이 있으며, 이때가 여러분의 식단을 점검할 때다.

음식 알레르기가 증가하는 주원인으로는 다양하게 먹지 않는 음식과 그 속에 첨가된 많은 양의 방부제, 안정제, 인공 착색제 및 향료 때문이다. 이들이 마이크로바이옴에 문제를 일으켜 알레르기를 유발한다. 다른 요인에는 유전학적인 영향, 소화불량, 장벽의 치밀성 부족, 스트레스를 받으면서 먹는 식사 등이 포함된다. 수년에 걸쳐 우리 환자들은 글루텐이나 유제품에 대한 심각한 불내성증[역주: 인체가 특정 음식 또는 음식의 성분을 분해 또는 잘 소화하지 못해 발생한다. 불내성은 또한 특정 식품 첨가물에 대한 인체의 반응일 수도 있다. 음식 불내성은 면역체계가 관여하지 않으며, 대부분 유당, 글루텐, 방부제, 첨가제 및 티라민(굳은 고기, 오래된 치즈, 훈제한 물고기에 공통적으로 함유됨)으로 인한 것이 가장 일반적이다]을 보여왔다. 하지만 암이 전이되거나 국소에 머무르며 제어되는 차이를 만드는 코티졸 양을 결정하는 것은 여러분이다. 즉, 코티졸을 유발할 만한 알레르기 유발 음식, 불내성증 유발 음식을 어떻게 조심할지 여러분에게 달렸다.

마지막 음식 스트레스로는 저지방 식이요법을 들 수 있다. 저지방

식이요법보다 부신을 피로하게 하는 것은 없다. 스트레스 호르몬과 성호르몬 모두 콜레스테롤에서 생성된다. 콜레스테롤이 불충분한 상태에서 만성 스트레스를 받으면 인체가 성호르몬을 생산하지 못하게 된다. 이러한 일련의 사태는 프레그놀론 강탈pregnenolone steal을 일으킨다. 프레그네놀론은 콜레스테롤로 만든 스테로이드이며 프로게스테론, 안드로겐, 에스트로겐 그리고 코티졸을 포함한 대부분의 스테로이드 호르몬의 전구체다. 스트레스를 받으면, 프레그네놀론이 에스트로겐 생산보다 코티졸 생산에 더 사용된다. 그래서 불임과 조기폐경, 호르몬 불균형, 생리전증후군을 유발한다. 또한 폐경기를 유발하는데 폐경기 여성 10명 중 한 명은 호르몬 대체요법을 받는다. 계란, 양고기, 간 같은 콜레스테롤이 많은 음식을 피하는 것은 좋은 생각이 아니다. 지방은 우리의 친구이며, 항상 그래 왔고, 앞으로도 그럴 것이다.

코티졸이 균형에서 벗어나면 가장 오래된 인류의 휴식 활동인 잠을 방해한다.

잠 : 생명의 특효약

잠은 살아가는 기본 조건이지만 6000만 명 이상의 미국인이 자다 네 시간만에 깨서 한두 시간 동안은 잠들기 힘들다고 말하거나 불면증 같은 수면 문제를 토로한다. 이런 일이 익숙한 사람은, 여러분 혼자가 아니다. 이는 가장 흔하게 보고되는 수면장애다. 전반적인 수면 지속시간은 20세기 후반 동안 최대 두 시간까지 감소했다. 오늘날 많은 사람들이 밤에 단지 5시간에서 6시간만 침대에 누워 있다. 불면을 겪는 수백만 명은 잠을 자기 위해서라면 무엇이든 할 의향이 있을 것이다. 수면부족은 너무 끔찍해 고문 방법으로도 사용된다. 불행히도, 서양 의학이 불면을 해결하는 방식은 마약이다. 가장 흔히 처방되는 수면제인 졸피뎀은 중독성이 있다. 2012년 <영국의학저널>에 발표된 연구에 의하면 정기적으로 수면제를 복용하는 사람들이 2년 반 동안 다섯 배나 많이 사망했다. 졸피뎀은 또한 암을 유발할 수도 있다.[15] 암은 잠을 자지 않는 사람들, 특히 교대 근무자와 종종 시간대를 횡단해 비행하는 사람들에게 더 위험하다. 2007년 국제암연구센터는 교대 근무가 인간에게 암을 일으킬 가능성이 있다고 결론을 내렸다(2군 발암물질).

적절한 수면시간은 어른은 8시간이며 아이들은 12시간이다. 잠을 잘 때 호르몬이 분비되고, 조직이 성장하고 복구되며, 신경경로가 재생되고, 해독되며, 면역체계가 보충된다. 그리고 아마 짐작하겠지만 수면은 인슐린에 반응하는 신체에 영향을 미친다. 이틀만 잠을 잘 자지 못해도 인슐린유사성장인자-1 수치가 높아질 수 있다.[16] 수면부족은 포만감 호르몬인 렙틴을 줄이고 식욕촉진 호르몬인 그렐린을 늘린다. 즉, 잠이 부족하면 식욕이 당기고 살이 찔 수 있다. 게다가 그렐린은 암의 진행과 성장, 세포자살, 세포 침윤과 이동과 관련이 있다. 잠을 안 자면 암이 유발된다. 그런데 왜 그렇게 많은 이들이 잠을 충분히 자지 못할까?

이전 장에서 논의한 건강 영역과 관련된 많은 조건도 불면증의 주요 원인이다. 알레르기, 천식, 위산 역류 같은 위장장애, 호르몬 불균형, 혈당 불균형, 독성 과부하, 관절염 및 만성 통증은 모두 불면증에 기여한다.[18] 수면 장애가 있는 경우 혈당 조절, 해독, 호르몬 균형 재조정, 염증 줄이기가 최우선이 돼야 한다. 우리의 접근법은 암에 관련한 건강 영역을 다룰 뿐 아니라 수면문제가 있는 사람의 여러 만성질환을 관리하는 데도 도움이 된다. 모든 만성질환에서 적절한 수면이 가장 중요하다. '수면 위생'을 잘 실천하면 완전히 편안한 밤을 보낼 수 있다. 저녁을 일찍 먹고, 술이나 카페인 같은 기타 각성제를 저녁에는 피하고, 운동을 하며, 규칙적인 취침 시간을 정하고, 매일 밤 같은 시간에 잠자리에 들며, 침대에서는 일하지 말고, 침실을 오아시스처럼 편안한 공간으로 꾸며보라. 이 모든 게 밤에 잘 자기 위한 과정으로 이미 입증된 방법들이다. 멋지지 않은가?

코티졸은 우리가 낮에 먹은 음식량에 빠르게 반응하며, 고당분 식단을 섭취하면 더 나빠진다. 코티졸은 주기적으로 생산되며 아침에 가장

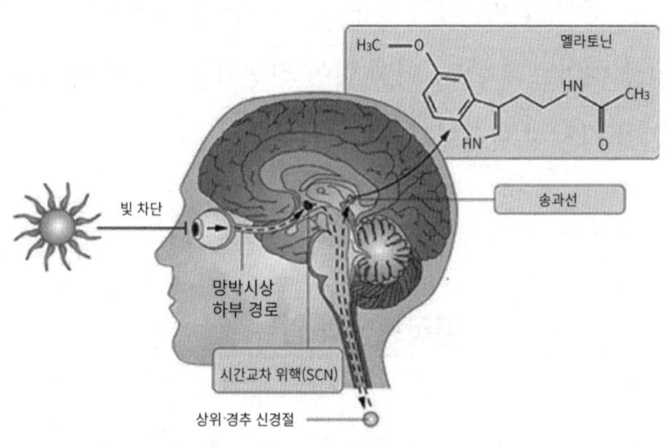

[역주: 면역계를 활성화시키는 멜라토닌은 빛이 차단되어야 분비되므로 잘 때 암막커튼 등을 이용해 빛을 완전히 차단한 후 자야하며 불이나 TV를 켜놓고 자는 것은 금물이다. 또한 낮에 햇볕을 많이 쬐어야 밤에 멜라토닌으로 바뀌는 세로토닌이 많이 나오게 된다.]

높고 밤에 가장 낮아야 한다. 코티졸 리듬 장애가 발생하면 몸이 불편해지고 밤에는 불면증이 생긴다. 오후에 아이스크림을 먹으면 인슐린뿐 아니라 코티졸도 급격히 과분비돼 잠들기 더 힘들어진다. 혈당 수치는 일반적으로 이른 아침 시간대에 가장 낮다. 하지만 HPA 축 불균형으로 코티졸이 밤 동안에 충분한 혈당치를 유지하지 못하면 배고파서 깬다. 포도당 수치가 낮으면 내부에 알람을 울려 잠에서 깨어나 포도당을 재공급 하려 한다. 한밤중에 일어나서 먹는 습관은 부신조절장애의 특징이다.

혈당불균형으로 인한 불면증이 유행하는 두 번째 주된 이유는 하루 동안 자연광에 충분히 노출되지 못하고 TV, 컴퓨터 및 휴대폰의 인공조명에 너무 많이 노출되기 때문이다. 빛이 있는 낮에 깨어 있고 어두운 밤에 자는 것은 자연스러운 삶의 일부분인데 현대의 라이프스타일에서는 완전히 방해받고 있다. 그 결과 인체가 생산하는 가장 강력한 항암 호르몬인 멜리토닌이 적게 나온다. TV 등 인공화면을 보는 시간이 멜라토닌을 메마르게 한다. 이제 암이 진행되는 과정에서 멜라토닌이 맡은 역할을 자세히 살펴보자.

멜라토닌과 암

멜라토닌은 뇌의 송과선에서 만들어지는 호르몬이다. 송과선은 일반적으로 낮에는 활동하지 않고, 해가 지고 어두워지면 생성되기 시작한다. 밤에는 혈중 멜라토닌 수치가 약 12시간 동안 상승된 채 유지되는 반면 코티졸 수치는 낮다. 대조적으로 낮 동안의 멜라토닌은 간신히 감지할 수 있는 정도다. 정상적인 일광 시간 이외에 밝은 실내조명과 인공조명에 노출되면 멜라토닌 분비가 감소한다. 이는 암과 관련해 우려되는 사항이다. 멜라토닌은 종양 억제 유전자를 발현시켜 암의 혈관신생을 억제하고, 뇌혈관장벽을 통과할 수 있는 강력한 항암 및 항산화 성분이다.[19] 면역체계에는 또한 충분한 양의 멜라토닌이 필요하다. 여러 연구에서 멜라토닌에 의해 영향받는 생식 호르몬인 프로락틴이 적어도 어둠 속에서 여섯 시간은 분비돼야 T세포와 NK세포의 기능이 유지된다고 보고한다.

하지만 여섯 시간 이하로 자면 이 활동이 방해받는다. 멜라토닌이 3시간 30분 정도 분비돼야 프로락틴이 생산되기 시작된다.[20] 추가 연구에서는 야간 시간, 특히 밤에 교대 근무하며 인공조명에 노출된 여성의 유방암 발생률이 높은 것으로 나타났다. 따라서 멜라토닌을 복용하거나 화학요법과 병용하면 암이 줄어들고 부작용이 감소하는 것은 당연하다. 전기 불빛은 1800년대 초반에 발명된 것임을 기억하라. 그전 200만 년 동안 인류가 본 것은 빛은 햇빛과 횃불 같은 불빛뿐이었다. 이제는 많은 사람이 햇빛과 불빛을 못보고 있고 결과적으로 멜라토닌 수치가 감소하고 있다. 자연광 노출이 없어지면서 멜라토닌이 줄어드는 것은 암의 진행에 기여하는 현대 라이프스타일에 대한 후성 유전적 반응이다.

나샤 박사는 암환자에게 하루 20mg에서 40mg 정도로 높은 용량의 멜라토닌을 섭취하라고 권한다. 멜라토닌은 호르몬이며, 오용은 다른 호르몬 기능을 손상시킬 수 있어 의료인의 감독하에 복용해야 한다. 멜라토닌은 매우 강력하고 독성 없는 암치료법으로 부상하고 있다. 멜라토닌의 기전에 대한 수백 가지의 백서가 있다. 하루에 0.5mg에서 3mg의 저용량 멜라토닌은 수면주기에 영향을 미치지만 10mg 이상의 농도, 특히 매일 20mg에서 40mg 정도의 농도는 24시간 주기와 혈관신생에 영향을 미친다. 또한 천연 아로마타제 억제제[역주: 에스트로겐 합성에 주요한 역할을 하는 효소인 아로마타제를 저해하는 약물]로 작용해 많은 화학치료의 효과를 높이고, 건강한 세포를 보호하면서, 암세포를 방사선에 민감하게 만들고, 화학치료 독성으로부터 보호한다.[22] 멜라토닌 보충제를 먹는 것이 한 방법이지만, 식이요법과 생활방식이 균형을 이룰 때 후생유전학과 건강 역역에 커다란 변화가 일어난다. 마법의 약은 없다! 사실, 지구의 자연 리듬과 극도로 맞지 않게 살아가는 방식은 몸에서 암을 촉진하는 가장 큰 요소다. 지난 250년 동안 인류는 지구와의 복잡한 관계를 거의 끊어 버렸고, 커다란 손해를 보고 있다.

잘못한 것은 우리의 생체 리듬에 맞선 것

자연의 법칙을 어기면 어떤 형태로든 질병이 발생한다. 한의학과 자연의학에서 잘 정립된 자연 법칙은 살아가는 모두에게 필요한 건강을 결정하는 요소다. 이런 고대의 건강 접근법은 생명이 자연 법칙에 부합하지 않을 때 암과 같은 불균형이 뒤따를 수 있다고 경고한다. 여기에는 다음이 포함된다.

- **호흡과 신선한 공기**: 우리는 숨 쉬지 않고는 단 3분도 살 수 없다. 스트레스를 받으면 호흡이 짧아지고 긴장돼 순환이 방해받는다. 우리는 또한 많은 공기 독소에 노출돼 있다.
- **깨끗한 물과 탈수에서 벗어나기**: 물이 없으면, 우리는 단지 3일에서 5일만 버틸 수 있다. 탈수는 몸에 있는 독소 과부하를 유발한다. 하지만 우리가 먹는 물에는 많은 발암물질이 포함돼 있다. 대부분의 미국인은 탈수상태다.
- **수면과 정상적인 생체 리듬**: 밤 10시에서 아침 7시까지 적어도 8시간에서 10시간 동안 잠자기는 신진대사 과정에 중요하다. 그 시간 외에 잠을 자면, 인체의 핵심 시스템이 중단될 수 있다. 극단적인 경우 사람은 11일에서 30개월 정도는 잠을 자지 않고 살 수 있다는 연구가 있기는 하다.[23]
- **휴식 및 레크리에이션**: 휴식 시간은 코티졸 수준을 떨어뜨린다. 어린이가 놀듯이 놀면 행복감이 올라간다. 기쁨과 행복을 경험하는 것은 건강에 중요하다.
- **햇빛**: 지난 세기까지, 사람들은 태양에서 비타민D를 얻었다. 많은 사람들이 대부분 밖에서 일했다. 앞서 언급한 것처럼, 비타민D에는 중요한 항암 효과가 많다.
- **태양, 달, 그리고 라이프 사이클**: 과거에는 시간에 따라 식단을 바꿨다. 겨울 대부분 동안에는 단식 상태였고, 이는 케톤생성 식이를 하는 것과 같았다. 여름에는 더 많은 탄수화물을 먹곤 했다. 우리는 이 시스템을 중단해버렸고 더 이상 계절에 맞게 먹지 않는다.

- **자연의 힘에 노출되고 자연을 접하기**: 다양한 온도, 비, 바람에 노출되는 것은 좋은 생리적인 스트레스 요인이다. 에스트로겐으로 가득 차 있는 봄과 여름에는 뜨거워질 필요가 있다. 또한 탄수화물이 사라져 인슐린과 에스트로겐 수치가 감소할 때인 겨울에는 차가워질 필요가 있다. 난방기기와 에어컨으로 우리는 이 리듬을 파괴했으며, 지금 우리의 몸은 영원한 여름에 살고 있다.
- **가이아 이론**(또는 가이아의 원칙): 가이아 이론은 인간이 자가조절을 유지하려면 지구에 있는 유기적인 환경과 상호작용해야 한다고 주장한다. 자가조절은 지구에 있는 생명체가 최적의 상태를 유지하도록 하는 복잡한 시스템이다. 이는 우리 마이크로바이옴이 어떻게 번성하며 섭취한 음식에 어떻게 영향 받는지를 보면 증명된다.
- **영양과 소화**: 음식을 먹지 않고 40일 정도 지나면 우리는 죽는다. 우리의 유전체와 몸은 식사가 제공하는 영양분에 의존한다. 그런데 우리는 그 구성을 근본적으로 바꿔왔다.

보시다시피, 건강을 좌우하는 이런 사항을 현대 서구에서는 따르기 힘들다. 서구 의학체계는 암을 단순히 우연히 발생하는 현상으로 간주한다. 반면, 자연의학은 자연의 치유 능력을 중요하게 생각한다. 실제로 암은 자연 세계에는 나타나지 않으며 주로 인간과 그들의 애완동물에게만 발병한다. 이것은 무슨 뜻일까? 건강의 어느 부분에든 불균형이 존재한다는 것을 의미한다.

생각해 보라. 웃거나, 진심으로 행복하다고 느끼거나, 푹 쉬거나, 즐겁게 보내거나, 실외에서 잔 게 언제였는가? 또한 맨발로 땅위를 걷거나 1.7리터 이상 물을 마시거나, TV나 핸드폰 같은 스크린을 하루 종일 안보거나, 영양분이 가득한 식사를 하거나 10종류 이상의 채소를 먹어본 마지막이 언제였는가? 배고프거나 축축한 느낌이 들거나 추운 느낌이 든 게 언제였는가? 평균적으로 오늘날 아이들은 평균적으로 약 30분 정도만을 밖에서 보낸다. 5분의 1은 야외활동을 전혀 하지 않는다. 이는 수감자의 야외활동 시간보다 적다.

우리는 지구의 자연적인 24시간 리듬과 더 이상 분리되기 힘들 정도로 분리돼 있다. 우리는 하루 종일 컴퓨터를 보고 야외에서 적게 시간을 보내고 너무 늦게까지 자지 않고 깨어 있고 하루 종일 같은 온도를 유지하고 있다. 우리는 고혈당, 고칼로리 음식을 일 년 내내 먹는다. 우리에게 필요한 건 현대의 삶에서 겪는 여러 가지 노출을 줄이는 것이다. 소음, 독소, 통근, 현대음식, 직장에서의 부담감, 적거나 방해받으며 자는 잠, 돈 걱정, 휴식과 놀이가 없는 삶, 빛 공해, TV 같은 스크린을 보는 시간, 당분이 많은 음식, 유사 에스트로겐에 대한 노출 등등. 우리 선조로부터 받은 DNA는 우리가 현대생활을 하느라 정신없이 바쁠 때 문제를 일으킬 것이다.

내부 시계와 간헐적 단식

끊임없이 급하게 움직이는 현대생활을 대표하는, 기계식 시계가 1656

년에야 발명됐다는 사실을 알고 있는가? 그 전에 인간은 일단위, 월단위, 연단위의 패턴에 따라 진화했다. 사실, 과학자는 신체의 모든 세포가 시계임을 발견했다. 완전히 독립적인 시계 자체인 인간은 수면과 각성 같은 정상적인 매일의 사건을 처리하는 정교하고 정확한 내부 생체 시계를 가지고 있다. 우리의 생체 리듬은 초기의 삶부터 점진적으로 적응해 왔다.[24] 이 '시계 유전자'의 발견은 하루 주기에 맞춰 유전자가 발현한다는 사실을 깨닫게 했다.

실제로, 유전자는 환경 신호에 유도돼 리드미컬하게 발현된다. 어떤 유전자는 낮에, 어떤 유전자는 밤에 켜지도록 돼 있다. 인간의 몸은 정말 놀랍다. 일주기日週期 리듬의 붕괴가 암과 관련돼 있고 암에 걸렸을 때 나타나는 비정상적인 신진대사가 일주기 시계가 고장난 결과일 수 있다는 역학과 유전적 증거가 쌓여 있다.[25] 자정까지 깨서 컵케이크를 먹고 쇼 프로그램을 보는 것은 여러분의 유전자에 위험한 메시지를 던져주는 행동이다.

세포 시계뿐 아니라, 마이크로바이옴도 우리의 일주기 리듬 조절에 참여한다. 장내 미생물은 일주기 시계 유전자의 발현에 영향을 주는 대사산물을 일주기 패턴으로 만들어 간 같은 장기에 관여한다. 시카고대학 메디컬 센터의 연구자들은 미생물이 우리가 어떤 음식을 언제, 어떻게 먹는지 안다는 것을 발견했다.

그리고 미생물들은 "우리의 신진대사 주기를 조절하는 네트워크에 영향을 주는 대사 신호를 생성한다"라는 사실이 2015년 <사이언티스트>에서 유진 창 대표 연구자에 의해 발표되었다. "서양식 식단은 이 미생물의 신호를 변경하여 일주기 리듬의 기능을 방해한다."라는 연구

결과로, 식습관이 일주기 리듬을 크게 교란시키는 주요 요인임이 밝혀졌다. 지구에서 식량을 조절할 수 있게 된 것은 겨우 1만5000년 전에 시작되었으며, 어떤 생물 종도 인간처럼 노력, 계절, 경쟁, 자연재해 등을 무시하고 무제한의 탄수화물을 확보한 적은 없다. 이러한 배경이 간헐적 단식의 효과를 지속적으로 강조하는 연구와 이야기들의 근거가 된다.

단식은 일주기 리듬을 다시 회복하는 데 도움이 된다. 단식은 급성 면역반응이나 염증반응처럼 좋은 스트레스 요인으로 작용한다. 단식은 인슐린에 대한 반응성을 높이고 유전적 손상에 대비한 세포방어를 활성화한다. 예를 들어, 하루 8시간 동안 기름진 음식으로 배를 채운 뒤 나머지 시간은 단식한 쥐는 비만이 되지도 않았고 고위험의 인슐린 수치를 보이지도 않았다.

진화론적 관점에서 볼 때, 하루 세 끼 식사는 이상한 현대의 발명품이다. 우리는 너무 많이, 너무 자주 먹는다. 우리 조상은 안정적으로 음식을 구하기 힘들어 단식을 자주 할 수밖에 없었다. 이는 오늘날 사람들한테는 매우 낯선 일이다. 이 진화적 압력은 학습과 기억 영역이 확장된 뇌를 가진 유전자를 선택하게 했고, 이로써 음식을 찾아 생존할 가능성이 높아졌다. 주기적으로 단식을 하거나 낮 시간에 8시간 안에만 음식을 먹으면 암의 위험이 낮아지고 체중이 감소한다. 오전 7시에 아침을 먹었으면 3시 이후에는 먹어서는 안 된다. 한번 시도해 보라.

스트레스와 일주기 리듬의 불균형 측정 방법

코티졸 수준과 일주기 리듬이 불균형한지 측정하는 한 가지 방법은 부신 스트레스 지수를 측정하는 것이다. 이는 다른 스트레스 마커와 함께 하루 동안의 코티졸 수준을 보는 것으로 코티졸 조절장애의 정도를 알 수 있는 타액 검사다. 유전자 측정 중에는 특히 COMT 효소(카테콜-O-메틸전달효소)를 보는 방법도 있는데, COMT 효소는 에스트로겐과 코티졸 같은 카테콜아민 호르몬을 분해하기 때문에 매우 중요하다. COMT 효소의 유전자 다형성은 여러 정신질환 및 특정 암에 연결돼 있다. 다행히, 마그네슘과 비타민C는 COMT 효소에 SNPs가 있는 사람에게 도움이 된다.

스트레스 감소와 바이오리듬 복원의 대사적 접근

우선, 우리는 신체적, 정신적, 도덕적인 면에서 자연과 가까워지고 자연과 조화된 생활을 시작해야 한다. 과잉된 삶은 암에 기여하는 삶이다. 자극도 너무 많고 음식도 너무 많다. 지난 삼십 년을 돌아보라. 예전 TV 프로그램과 요즈음 TV 프로그램은 자극량이 다르다. 우리는 아이들이 왜 잠을 자지 않는지 궁금해한다. 우리는 지속적으로 자극의 폭격을 맞고 있으며 그 해독제는 자연적인 평안함이다. 우리는 만성적인 TV, 컴퓨터, 핸드폰 보기를 멈추고 밖으로 나가야 한다. 캠핑, 밖에서 놀기, 여행은 단지 재미만 주는 것이 아니며, 암 예방과 관리에 필요하다. 4일간 낮과 밤을 구석기인을 흉내 내 적당히 운동하고 예전 방식으로 먹으면 인슐린 같은 몇몇 신진대사를 알려주는 마커가 상당히 향상된다.[26] 앉아서 생활하는 방식은 흡연 다음으로 건강에 악영향을 미친다. 우리 몸이 다이옥신으로 코팅된 종이를 말아 태우는 담배연기를 흡입하도록 설계된 게 아니듯이 컴퓨터 앞에서 앉아 있도록 설계된 것도 아니다. 평온함, 평화로움, 조용함, 고요함을 장려하는 생활 스타일로 접근해야 한다.

야외활동으로 건강 영역의 초점을 맞춤과 동시에 스트레스와 관련해서는 부신의 건강을 회복시키는 데 집중해야 한다. 이는 특정한 영양소와 강장 기능이 있는 약초를 이용해 코티졸의 균형을 잡음으로써 가능하다. 라이프사이클의 견지에서 우리는 계절별로 다른 음식을 먹는 데 초점을 맞추고 있다. 마지막으로 스트레스를 치료하는 가장 흥미롭고 새로운 접근법 중 하나는 의도적으로 화학적 보호 작용을 하는 식물 영양소를 먹어서 스트레스를 이끌어내는 것이다. 다음에 우리는 호르메시스라는 개념을 조금 더 탐구해보도록 하겠다.

호르메시스와 적응형 스트레스 반응

호르메시스는 간헐적인 스트레스에 대한 세포와 조직의 적응 반응이다. 호르메시스는 또한 스트레스에 대한 적응 반응을 유발하거나 미리 조건화하는 것이다. 이는 많은 양이라면 피해를 주는 화학제제나 환경요소에 일부러 저용량으로 노출돼 세포나 조직이 적응할 수 있도록 이로운 효과를 유도하는 과정으로 정의한다. 식이 에너지 제한(단식)과 일부 식물영양소에 적게 노출되는 것이 호르메시스의 예다. 이런 작은 스트레스 요인에 반응해 세포는 보호와 복원 작용을 하는 단백질 생산량을 늘린다. 여기에 성장 인자와 간 해독 2단계에 관여하는 항산화효소인 과산화물제거효소와 글루타치온 퍼록시다제가 있다.[27] 식물영양소가 적절한 스트레스 반응stress response을 보일 만한 신호경로를 활성화해 유익한 효과를 낸다는 증거도 있다. 적포도와 피스타치오에서 발견되는 레스베라트롤, 꽃양배추 같은 십자화과 채소에서 발견되는 설포라판, 강황에서 발견되는 커큐민, 매운 고추에서 발견되는 캡사이신, 마늘에서 발견되는 알리신 같은 식물영양소는 이러한 스트레스 반응 경로를 활성화해 세포를 스트레스로부터 보호하는 데 도움을 준다.[28]

이 호르메시스라는 현상은 건강을 결정하는 필수 요인 중 하나였던 가이아 원리를 다시 떠올리게 한다. 유해하고 쓴맛이 나는 화학물질을 생산하는 식물에게는 생존이라는 혜택을 주었고, 이런 식물영양소를 견디는 사람에게는 영양소라는 이익을 주었다. 결론적으로 맛이 더 쓰면 쓸수록, 화학물질로부터 보호하는 반응은 강해진다. 채소, 향신료, 차에 존재하는 다양한 식물영양소는 스트레스 반응 및 인간이 잠재적으로 독성이 있는 식물을 섭취할 수 있도록 해주는 해독 효소를 획득하도록 해준다.[29] 그리고 이 쓴 맛에 대한 내성은 기호식품에서 요양원에 이르기까지 인류와 함께한다. 수세기 동안 인도의 아유르베다 의학은 당뇨병을 예방하고 치료하는 기능성 식품으로 여주bitter melon를 권장한다. 여주는 멜론이라기보다 오이처럼 생겼고 맛도 그렇다. 혈당강하 효과가 있는 것으로 확인된 샤란틴을 포함해 항당뇨성 물질을 적어도 세 가지 이상 함유하고 있다. 놀랄 것도 없이, 여주 추출물은 세포 자살과 세포주기 정지cell cycle arrest를 유도해 암세포의 성장을 억제한다.[30] 여주에 대한 더 좋은 소식은 여주의 GI 지수가 낮다는 것이다. 여주 1컵에는 1g 미만의 당분과 3g의 탄수화물이 들어 있다. 민들레, 예루살렘 아티초크, 아루굴라를 포함해 이전 장에서 논의된 다른 쓴 음식도 호르메시스 반응을 유도하는 데 도움이 된다.

쓴 음식을 한의학에서는 심장과 연결한다. 쓴 음식은 열을 처리하고 심장을 차갑게 하는 데 도움이 된다. 스트레스는 일반적으로 심장병과 연관돼 있기 때문에, 쓴 음식이 더 많은 지지를 얻고 있다. 우리는 식단에 쓴맛을 첨가하라고 추천한다. 특히 쓴맛은 케톤 식이로 전환할 때 소화를 도울 수 있다. 이제까지 우리는 단식과 쓴 음식으로 몸을 보호하는 건강한 스트레스를 자극하는 방법을 이야기했다. 이제는 어떻게 과로한 부신을 도울지 알아보자.

[역자노트: 스트레스 솔루션]

미국의 심장 전문 연구 기관인 '하트매스 연구소'에서 발행한 『스트레스 솔루션』에 심장과 스트레스의 관계가 아주 자세히 나와 있다. 핵심 기전은 스트레스→부신 호르몬분비→심장 자극이다. 스트레스와 심장과의 관계를 말해주는 대표적인 예로는 가까운 사람이 사망했을 경우나, 대규모 재난 지역 등에서 스트레스를 받은 사람들의 심장 기능이 급격히 악화되는 '상심증후군'이 있다.

주요한 부신 영양소: 비타민C와 E, 마그네슘

부신 연쇄반응adrenal cascade에는 주요한 세 가지 미량영양소인 비타민C와 E, 그리고 마그네슘이 연관돼 있다. 우리는 7장에서 비타민C를 자세하게 논했는데, 비타민C는 부신을 돕는 다양한 활동을 한다. 사실, 비타민C는 부신 대사에 관여하는 가장 중요한 비타민이다. 코티졸이 더 많이 생산될수록 더 많은 비타민C가 사용되는데, 이는 왜 사람들이 종종 스트레스를 경험한 이후에 아픈지 설명한다. 비타민C는 부신에서 항산화 작용을 한다. 수용성인 비타민C는 몸에서 쉽게 사용할 수 있어서 하루에 여러 번 소비되는데, 특히 스트레스가 높은 시간에 그렇다. 비타민C가 풍부하고 다양한 음식에는 파슬리, 아이리시 해초Irish moss seaweed, 쇠비름나물 그리고 보리지starflower가 있다. 보리지는 오이와 비슷한 맛이 나는 지중해산 일년생 허브다. 잎과 꽃 모두 먹을 수 있으며, 매력적인 샐러드를 만들 수도 있다. 보리지는 약초상에서 오랜 동안 부신 치료제(강장제)로 사용해 왔다

뿔가사리irish moss는 북대서양 조간대에서 자라는 붉은색 바다 채소다. 뿔가사리에서 추출한 카라기닌carrageenan은 전 세계적으로 많은 음식과 화장품의 증점제thickening agent[역주: 점도를 높여주는 첨가물]로 사용되고 있다. 카라기닌이 포함된 해초는 여러 나라에서 식품을 만드는 과정에서 젤을 만들 때 사용하는데, 현대 가공식품에 사용하는 정제 카라기닌은 소화에 문제를 일으켜 2016년 말에 유기농 식품성분 승인 목록에서 제외됐다. 이 예에서 우리는 상호작용할 때 가치 있던 전체식품whole food이 현대 가공과정을 거치며 특정 성분을 추출하면 어떻게 독

성을 띠는지를 알 수 있다. 이 사례에서는 카라기닌이 비타민C와 분리됐다. 식품을 분리해서 섭취하기 보다는 전체식품을 섭취해야 한다. 우리는 전체식품 형태로 뿔가사리를 섭취하지 않는 한 식품첨가물인 카라기닌을 피하라고 권고한다.

요점은, 전체 해초는 항암작용이 있고 케톤생성 식단이라는 것이다. 수세기 동안 일본과 중국에서 김, 미역, 대황, 다시마 같은 재료는 암을 치료하는 약재로 사용돼 왔다. 왜냐하면 이들 재료는 항암, 항산화, 항염증 및 당뇨병 치료 효과가 있기 때문이다.[31] 이들 재료는 비타민, 미네랄 그리고 불포화 지방산이 많아 영양이 풍부하고 혈당이 낮으며, 비피더스균과 젖산균 같은 유익한 마이크로바이옴을 자극한다. 초밥을 만들 때 사용하는 김은 완벽한 케토 또띠아 재료다. 탄수화물을 1g만 포함하고 있기 때문이다.

부신을 지원하는 또 다른 미량 영양소는 토코페놀과 토코트리에놀을 포함한 지용성 비타민인 비타민E다. 비타민E는 부신과 여러 곳에서 활성산소 분자를 중화한다. 만일 통제되지 않으면, 부신 호르몬은 부신조직을 손상시키는 활성산소를 생성한다. 또한 비타민E는 부신 연쇄반응 중에 일어나는 서로 다른 여섯 개의 효소 반응에 필요하다. 비타민E가 풍부한 최고의 식품재료는 해바라기 씨와 순무, 겨자다.

8장에서 마그네슘에 대해 논의했지만, 부신과 관련해서 마그네슘을 추가로 언급해한다. 마그네슘은 부신에서 점화플러그 역할을 하며, 코티졸 같은 호르몬 생산에 필요하다. 조개, 근대, 코코아 가루와 해바라기씨 및 참깨에 마그네슘이 풍부하다.

강장 약초의 힘

수천 년 동안 암에 접근하는 한의학의 핵심 방법은 약초를 사용한 것이었다. 우리는 약초의 강력한 항암 및 예방 효과를 더 많이 연구해야 하는데, 우리가 이미 발견한 것이 굉장하기 때문이다. 강장 약초는 '특정 스트레스가 아닌 대부분의 스트레스에 저항할 수 있는 상태'를 강화해주는 약용 식물이다. 강장제는 항피로 작용, 항염증 작용같이 스트레스로부터 보호해주는 효능이 있다. 또한 강장제는 HPA 축을 정상화하면서 회복 활동을 한다.[32] 강장제로 작용하는 몇 가지 약초가 있지만 인삼, 홍경천, 홀리바질, 아슈와간다ashwaganda와 감초뿌리 등 다섯 가지가 가장 강한 강장제라 할 수 있다. 이런 약초는 항스트레스 효과뿐 아니라, 바르부르크 효과를 포함해 암의 공통 특징cancer hallmarks에 매우 강력한 영향을 미친다. 한 예로, 홍경천은 방광암의 성장을 막고 면역 기능을 지원하면서 항우울 효과가 있다.[33] 여기서 가장 중요한 것은 홍경천은 차나 음료 형태로 입을 통해 복용할 수 있다는 것이다. 우리 모두는 매일 홍경천을 마셔야 한다!

인삼 중에 가장 기본적인 유형인 파낙스, 아메리칸, 시베리아 인삼은 모든 강장제 중에서도 가장 강력하다. 인삼은 바이러스성 스트레스에 대한 내성을 높이고 면역기능을 개선하며, 여러 연구를 통해 암과 연관된 피로를 줄일 수 있다는 사실이 밝혀졌다. 파낙스 인삼의 진세노사이드ginsenosides는 세포독성이 있어 암세포의 세포사멸을 유도하는 것으로 알려졌다.[34] 인삼차 한 잔으로 놀랄 만한 것을 얻을 수 있다.

아유르베다 교과서를 보면 홀리바질(또한 툴시tulsi)이 약초의 중심이며 식물형태로 현신한 여신으로서 '최고의 작품'이라고 표현돼 있다. 홀리바질은 인도에서 가장 소중하고 치유력이 좋은 식물 중 하나라 할 수 있다. 또한 홀리바질은 혈당을 정상화하고 위점막을 강화하는 것으로 알려져 있다. 민트의 일종인 홀리바질은 암세포의 증식과 이동, 침윤을 억제하는 항암물질을 함유하고 있이 췌장암세포의 세포사멸을 유도한다 .[35]

감초는 부신을 돕는 약초 중 가장 잘 알려진 것이다. 감초는 에너지와 활력을 높이고 자연스럽게 코티졸 균형을 유지하도록 도와준다. 감초는 순환하는 코티졸의 반감기를 늘려 부신을 더 많이 쉬도록 해준다. 감초에서 나오는 리그난은 에스트로겐 대사에 영향을 미친다. 에스트로겐 수치가 높아지면 리그난은 에스트로겐 활동을 억제하고 에스트로겐 수치가 낮아지면 에스트로겐 반응을 강화한다. 호르몬 도우미라 부를 만하다. 이 활동은 중요한데, 지난 장에서 배운 것처럼 부신이 고갈된 사람은 종종 에스트로겐 대사에 변화가 일어나기 때문이다. 감초는 부신이 고갈되는 마지막 단계에 있는 사람들에게 가장 좋다. 부신이 피로한 사람이 감초차를 하루 종일 마시면 스트레스 반응을 관리할 수 있다. 특히 조용하게 호흡하고 명상하면서 차를 마시는 것이 좋다.

계절음식과 야생음식 먹기

실내에서 많은 시간을 보내는 환경 이외에도, 인간의 생체리듬에 가장 큰 변화는 준 요인은 계절음식과 야생음식[역주: 자극적인 조미료나 양념을 사용해 만든 음식이 아닌 자연 그대로 본연의 맛을 살린 건강한 음식들. 진달래, 산채비빔밥, 진흙통닭구이, 통벌집구이, 애벌레볶음 등 자연에서 바로 얻은 신선한 재료들로 만든 음식들]을 먹지 않은 것이다. 약 1만5000년 전만 해도, 영구적인 집이나 마을은 거의 없었다. 우리는 동물과 마찬가지로 역사의 99퍼센트를 유목민으로 살았고 계절에 따른 이주패턴을 따랐다. 지역에 필요로 하는 식물과 동물이 없어지면, 우리는 이동했다. 시간이 지나면서 우리는 많은 서식지에 적응할 수 있게 됐고 서로 다른 음식을 조합해 지속가능한 식단을 만들 수 있었다. 계절이 변하면 음식재료도 바뀌는데, 이는 왜 우리가 계절에 따른 식단을 따라야 하는지를 알려준다. 흥미로운 점은 계절에 따라 재료의 성분함량이 변한다는 것이다.[36] 지구의 동식물은 지구의 자연적인 생체리듬과 조화를 이루며 살아간다. 인간과 식물, 동물은 모두 수백만 년 동안 적응과 진화가 만들어낸 산물이다. 인간, 즉 우리의 유전자는 대부분 우리가 존재해온 시기 동안 계절 음식과 그에 따라 달라지는 영양성분을 섭취해 왔다.

지구는 매년 태양 주위를 돌며 계절의 다양성을 만든다. 많은 지역에서 어두운 색에 맛이 쓰며 잎이 많은 채소를 첫 번째 봄 음식으로 삼는다. 호르몬에 기반을 두고 자연이 공급해주는 식물영양소다. 봄이면 식물은 새롭게 발아하는 싹, 새싹, 나뭇잎에 직접 영양분을 공급한다. 이처럼 쓴 채소는 긴 겨울을 주로 케톤증 상태로 보낸 인간에게 식물영양소가 고농축된 탄수화물을 공급할 뿐만 아니라 간의 해독과정을 자극한다. 봄은 언제나 새로움의 시간으로, 간이 겨울철 동안 케톤을 생산한 이후에도 꼭 필요한 시기다. 겨울철에는 낮 시간이 짧아서,

인간은 음식을 만드는 데 시간을 덜 사용하고 저녁시간에는 굶었다. 반대로, 여름은 풍요의 시간이다. 활동할 수 있는 일광시간이 더 길기 때문에, 많은 양의 포도당을 모을 수 있었다. 가을이 되면, 우리는 느려지고 우리의 몸은 생존을 위해 더 많은 칼로리를 필요로 한다. 식물은 영양분과 당분을 뿌리나 다른 내부 저장소로 돌려보냄으로써 휴면 상태를 준비한다. 당연히 우리 조상들은 겨울철에는 케톤형 식단을, 여름에는 높은 탄수화물이나 채소중심의 식단으로 바꾸었다.

즉, 모든 계절에 맞는 하나의 식단은 없으며 계절에 따라서 그리고 지역에서 얻을 수 있는 음식에 따라 식단을 바꿔야 한다. 먼 지역에서 오거나 잘 익기 전에 수확되는 음식은 우리의 면역체계가 절실하게 필요로 하는 영양분의 일부와 지역이나 야생음식에서 발견할 수 있는 영양분 중 일부만을 가지고 있다.[37] 영양소 고갈은 몸에 엄청난 스트레스를 주며, 이는 암으로 이어질 수 있다. 오늘날은 필요한 영양분 모두를 얻을 수 있다(마이크로바이옴을 우호적인 박테리아로 채우려고 손을 더러운 곳에 넣거나 야생음식을 딸 필요는 없다). 우리는 계절에 따라 가능한 음식을 조절하고 그에 따라 식단을 순환하라고 환자들을 격려한다.

스트레스 줄이기 연습

현대 생활은 모든 것이 과잉돼 있다. 인류가 존재하던 대부분 동안, 인간에게는 소유물이 없었다. 우리는 어디든 갈 수 있었고 그 밖의 물건은 단지 추가 수하물로 생각했다. 오늘날 우리는 큰 집과 자동차 그리고 초대형 물건을 소유하고 있다. 이런 현대생활은 우리의 몸과 마음에 큰 스트레스를 준다. 이렇게 말하는 나 또한 집과 자동차를 가지고 있으니 오해하지는 마라. 모든 소유를 없애야 한다는 것은 아니다. 암은 우리가 자연 법칙에 따라 생활하지 않고 있다고 말해주는 메신저라고 할 수 있다. 그리고 현대 생활이 안락함과 달콤함을 제공하더라도 많은 사람이 슬프고 불안해하며, 우울하고 외롭다. 슬프게도 우울증 비율이 급증하고 있는데, 특히 어린이 사이에서 그렇다. 사고와 암 다음으로, 자살은 15세와 24세 연령집단의 세 번째 사망원인이며, 십대의 20퍼센트 정도가 우울증을 경험한다. 우울증은 대부분의 암환자에게 영향을 미치는데, 긍정적인 상태를 유지면서 수개월 혹은 수년의 치료와 검사, 부작용을 견디기란 어려운 일이다.

우울증은 심지어 행복한 사람조차 삶이 살아갈 가치가 없다고 생각하게 만든다. 에너지가 사라지면 한때 즐거워하던 것들에서도 아무런 느낌을 얻지 못한다. 현대 식단과 라이프스타일은 새로 등장한 마약같이 많은 사람들을 완전히 무감각하게 만든다. 우리가 건강을 결정하는 필수 요인을 놓치는 것처럼, 많은 사람이 감정과의 연계, 그리고 목적을 잃어버렸다. 만성적인 스트레스, 특히 식단이 주는 스트레스는 무감각의 주요한 원인이다. 우리는 다음 장에서 정신적·감정적 웰빙 요소를 탐색하고자 한다. 알게 되겠지만 마음 상태가 전부이며, 유전자뿐 아니라 건강 영역에도 큰 영향을 미친다.

그러나 걱정하지 마라. 여기에는 기분을 좋게 해주는 음식과 심신의학적 접근법, 족집게처럼 작용하는 칸나비노이드가 있다. 암이 있건 없건 상관없이, 이 해결법들은 절망의 그늘에 머물러 있는 사람을 삶이 제공하는 따뜻한 햇살 속으로 보낼 수 있다. 암을 예방하고 극복하려는 마음의 힘은 당신이 가진 가장 강력한 도구다. 이를 갈고 닦는 방법을 배워보자.

질병이 여러분의 정신적 여정의 일부라면,

정신이 변화를 일으키기 전까지는 어떤 의학적 치료로도 병을 고칠 수 없다.

- 캐롤라인 미스(Caroline Myss),

『영혼의 해부(Anatomy of the Spirit)』 중에서

세상 모든 것이 에너지이며 그것이 전부다.

원하는 현실과 주파수를 맞추면 그 원하는 현실을 얻을 수밖에 없다.

반드시 그렇게 된다.

이는 철학이 아니라 물리학이다.

- 앨버트 아인슈타인

12장

정신적, 정서적 웰빙

- 가장 강력한 치료약 만들기

12장

감정과 사고 패턴은 음식 다음으로 후성유전자를 조절하는 요인이다. 우리의 마음은 좋든 나쁘든 우리 문제를 바꿀 수 있다. 하지만 자신의 사고 패턴은 자신만의 책임이 아니다. 과도한 스트레스 반응을 보이는 아기는 스트레스에 노출됐거나, 정서적인 보살핌이 부족했거나 하는 이유가 있다. 최근 연구에서 어머니의 양육 특징까지 포함해 후성유전학적인 지표를 후손에 전달할 수 있다는 것이 밝혀졌다.[1] 그렇다. 자신이 이런 감정 상태가 된 이유가 부모님 때문이라며 일부 비난할 수 있지만 우리는 자신의 부정적인 사고 패턴을 완전히 재구성할 수 있는 능력 또한 갖고 있다. 우리의 삶이나 질병에 대해 다른 사람들을 비난할 수는 없다. 긍정적인 생각을 이용하면 치료에 몸이 잘 반응하게 하거나, 암을 자발적으로 줄어들게 하거나, 치료 없이도 암 발병 사례 중 20퍼센트 이상이 이루는 관해에 도달할 수 있다.[2] 『치유혁명Mind Over

Medicine』의 저자인 리사 란킨Lissa Rankin 박사는 가짜 약을 복용한 환자의 약 80퍼센트는 마음의 힘만을 사용해 스스로를 치료한다고 말한다. 약보다 마음이 우선이라는 것은 맞는 말이다. 수학자이자 철학자인 데카르트Rene Descartes가 마음과 몸을 분리해 패러다임을 바꾼 1600년대 이래로, 우리는 두 가지를 다시 붙이려고 노력해 왔다. 마음의 도움 없이는 진정으로 몸을 고칠 수 없다.

정신적·정서적 건강이라는 건강 영역은 일반적으로 다루기 어려워하는 분야다. 간단히 "기분은 어떠신가요?" 또는 "지금 행복하신가요?"라는 질문만으로도 어떤 사람에게는 상당히 깊은 감동을 줄 수 있다. 우리는 재교육과 조언 그리고 웹 세미나 등을 진행하면서 정신적·정서적 영역을 이야기하면 포기하는 경향을 보이는 환자가 있음을 알았다. 이들은 대체로 다른 모든 분야는 완벽한 사람들이다. 이 환자들은 보충제를 부지런히 섭취하고 정기적으로 운동하며 식습관을 재검토한다. 그러나 이 환자들의 검사수치나 나타나는 증상 그리고 질병이 진행되는 경과를 보면 다른 무엇이 진행되고 있음을 알 수 있다. 환자가 마음과 몸의 연결을 깨닫지 못한다면 마치 문을 닫은 다음 그 닫힌 문에 커다란 스포트라이트를 비추는 상황과 같다. 이는 치유가 이루어지려면 일종의 감정적 변화에 완전히 참여해야 한다는 것을 의미한다. 어떤 사람은 그것을 암보다도 무서워한다.

하지만 정서적인 건강을 다루거나 다루지 않는다는 것은 수직과 수평의 차이만큼 커다란 차이를 낳는다. 정서적인 불편함은 건강을 회복하려는 사람에게 커다란 장애물이다. 치료 여정 중 어떤 시점에서 특정 질환 지표가 멈춰 있거나 일부 증상이 남아 있을 수 있다. 또는 질병이

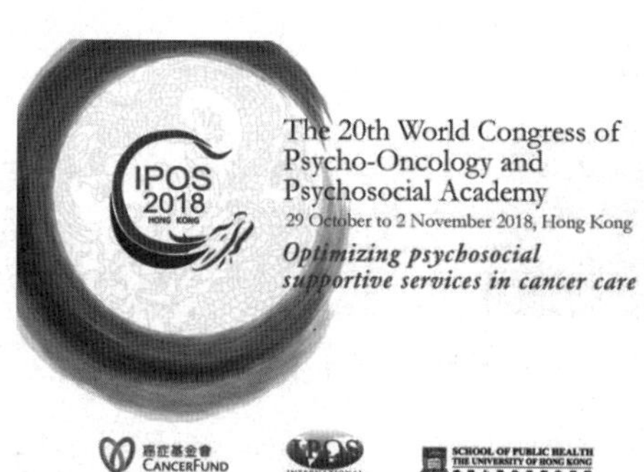

[역주: 2018년 국제정신종양학 학술대회 포스터. 국제정신종양학회International Psycho-Oncolody Society는 1984년 창립되었으며 2018년 20회째 세계학술대회를 진행할만큼 암과 정신심리분야의 연관성은 깊이 연구되어 오고 있다.]

오랫동안 나았다가 재발할 수도 있다. 이는 어떻게 된 일일까? 아마도 정신-육체 사이에 요인이 있을 가능성이 높다. 어쩌면 여러분은 관계에 갇혀 있거나, 직장에서 불행하거나, 중독으로 고생하거나, 결코 해결되지 않은 관계나, 과거의 정신적인 충격이 있을 수도 있다. 이런 문제를 다루지 않는다면 가장 지성적이고 전인적인 치료 전략에 반하는 것이다.

암 진단은 두려운 것이지만 그것은 여러분의 삶을 전체적으로 바꾸라는 요청이다. 이 변화는 식단, 허브, 물뿐 아니라 존재의 모든 방식을 포함한다. 이러한 모든 외부적인 조정은 가구를 재배치하는 것과 같다. 잠재의식을 탐구하지 않으면 무의미하거나 정체된 상태에 머무를 것이다. 단순히 외형만 바꾼다면 오래된 자아에게 게임할 수 있는 새로운 도구를 제공한 것뿐이다. 질병에 걸린 이후 인터넷에서 증상을 장시간 검색하듯이, 과로 습관은 다시 반복될 수 있다. 식단을 바꾸는 것은 가족 간의 긴장을 촉발하는 계기가 될 수도 있다. 몇 주 동안 규칙적으로

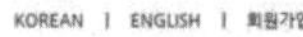

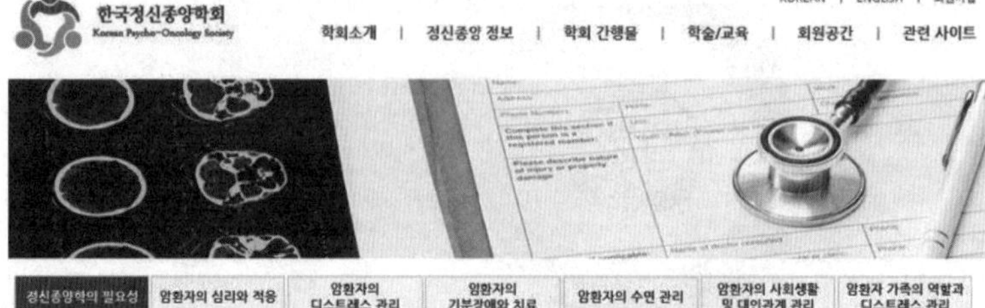

[역주: 한국정신종양학회 홈페이지. 암환자의 정신심리적인 문제는 암치료 분야에서 뒤늦게 주목받고 있는 분야다. 한국에서도 2005년 정신종양연구회가 결성되었다가 2014년 한국정신종양학회가 창립돼 관련 연구와 임상을 진행하고 있다. 정신종양학의 분야로는 암환자의 심리와 적응, 디스트레스(불안, 우울) 관리, 기분장애, 수면관리, 사회생활 및 대인관계 관리, 암환자 가족의 역할과 디스트레스 관리를 언급하고 있다.]

운동하겠지만, 의사와의 약속을 지키기에는 너무 바빠서 앉아서 생활하는 라이프스타일로 돌아올 수도 있다. 건강에 해로운 정신과 행동 패턴이 바뀌지 않으면 암치료 분야에서 거의 진전하지 못할 것이다. 이는 나샤 박사가 수천 번을 목격한 것이다.

암 진단을 받으면 충격을 받겠지만 그리 놀라운 일이 아닐 수도 있다. 『터닝포인트로서의 암Cancer as Turning Point』를 쓴 심리학자 로렌스 러샨Lawrence LeShan은 암을 진단받기 전에, 종종 6개월에서 2년 전에 중요한 계기 또는 '결정타'가 나타난다는 것을 발견했다. 암은 수년 전에 일어난 심리적인 불균형에서 일어난다고들 말한다. 늘 고조된 정서 상태에 있으면 지난 장에서 보았듯이 질병이 살 만한 번식지를 조성하게 된다. 실제로 몸의 스트레스 반응과 불안, 두려움, 죄책감, 분노 그리고 슬픔의 감정은 면역계를 약화하고 치유를 방해하며 심지어 질병을 일으키는데, 이를 연구하는 '정신신경면역학psychoneuroimmunology'이 있다. 이 분야는 분자생물학자이자 『감정의 분자Molecules of Emotion』의 저자인 캔다스 퍼트Candace Pert 박사가 확립됐다. 퍼트는 특정 단백질과 면역 사이토카인이 뇌와 신체 사이의 의사소통을 촉진하고 통합한다는 것을 발견했다. 간단히, 우리 몸이 우리의 생각을 반영한다고 결론지었다. 이 개념을 확인한 다른 사람도 있다.

독일 의사 리케 게르트 하머Rykc Geerd Hamer는 암이 갈등과 관련해 장기나 조직을 제어하는 뇌의 특정 영역과 관련이 있다고 주장했다. 논쟁의 여지가 있지만 그는 잘 연구된 이론을 통해 암은 사랑하는 사람의 상실이나 이혼 같은 예기치 않은 충격 경험에서 비롯된다고 주장한다. 『치유의 예술: 내면의 지혜와 스스로 치유할 수 있는 잠재력 찾기The Art of Healing: Uncovering Your Inner Wisdom and Potential for Self-Healing』의 저자인 버니 시걸Bernie Siegel은 환자가 질병과 치료를 주제로 그린 그림을 보고 그들이 치료에 어떻게 반응하는지 밝혀냈다. 그는 그 그림이 치유와 치료 결과에 긍정적 또는 부정적으로 영향을 주는 믿음과 태도를 드러낸다고 믿는다. 칼 사이먼튼O. Carl Simonton 박사는 국제적으로 유명한 종양 전문 의사이자 『마음 의술Getting Well Again』의 저자다. 심리사회적 종양학 분야의 선구자로서의 통찰력과 연구 결과에 따르면, 형상화와 신념 체계를 이용해 말기 암 환자가 누릴 삶의 질과 양을 향상시킬 수 있을 뿐 아니라 암을 낫게 해줄 수도 있다.

요지는 우리가 사고 패턴을 암 예후와 연결하는 최초의 사람들이 아니라는 것이다. 여러분이 집중하는 것은 현실이 된다. 다큐멘터리 <연결: 여러분의 몸을 염두에 두라The Connection: Mind Your Body>를 아직 보지 않았다면 이제 볼 시간이다. 명성 높은 과학자, 연구자와 의사들이 명상 같은 마음과 몸을 연결하는 치료행위가 화학요법, 방사선, 수술

만큼이나 강력하다고 말하는 것을 들어봐야 한다. 이 장에서는 신경전달물질의 불균형, 유전적 SNPs, 내장-뇌 연결 그리고 음식같이 정서에 영향을 미치는 여러 요인을 이야기한다. 우리는 한의학적 관점에서도 갈망과 그 의미를 설명할 것이다. 우리의 균형 찾기 접근법은 사회적 연결과 우리 자신에 대한 이해에 초점을 맞추고 있다. 우리는 뇌와 미토콘드리아 건강에 필수인 비타민B의 역할을 말할 것이다. 칸나비노이드가 우울증과 암 모두에 미치는 놀라운 영향을 탐구하는 새로운 과학 분야도 논의한다. 이 장은 문자 그대로 대사적 접근법의 핵심이다. 다른 아홉 개의 건강 영역은 마음이 따라오지 않으면 향상되지 않는다. 승리하리라고 완전히 신뢰해야 한다.

정서에 영향을 미치는 요소

교육이 여러분의 마음속에 부정적인 사고 패턴을 각인시켰을지도 모르지만, 정신 혹은 정서에 압박을 가하는 다른 요인도 있을 것이다. 여러분은 괜찮은 어린 시절을 보내고 나서 평범한 인생 후반기를 보내고 있을 수 있다. 또는 매우 행복하고 균형 잡힌 감각을 가지고 있을지도 모르지만, 이 장에서 설명하는 정서적 도구를 사용해 우울증을 예방하고 치유 여정에 힘을 보태고 싶을 수도 있다. 정서적 건강에 주의를 기울이는 것은 우리 모두에게 항상 중요하다. 앞선 장에서 보았듯이 스트레스는 어디에나 있다. 우울증도 마찬가지다. 왜 그럴까? 여러 면에서 우리는 과거 어느 때보다 더 '연결되어 있으며' 끊임없이 잊힐까 봐 두려워하고 있다. 그러나 이렇게 자료가 풍부한 시대임에도 우리 중 많은 사람이 과거 어느 때보다도 외로움을 겪고 있고 고립되어 불안해한다. 기분 장애mood disorder를 앓는 사람의 수는 사상 최대이며, 미국에서는 1880만 명이 우울증으로 고통받고 있고 1900만 명이 불안에 시달리고 있다. 즉, 약 열 명의 미국인 중 한 명은 우울증이나 불안 장애로 고통받고 있다. 우울증은 현재 전 세계적으로 장애의 주된 원인이며 제약업계에 연간 500억 달러 이상의 수입을 안기고 있다. 그러나 우울증이나 불안이 얼마나 심각하든지, 또는 화학 작용이나 환경에 좌우되는지에 상관없이, 일반적인 치료 방법은 약을 처방하는 것이다. 하지만 약리학에 초점을 둔 현재의 모델은 허약한 정신 건강 문제를 부분만 해결할 수 있다.

그 사이 영양정신의학 연구 분야에서 식단의 질 및 영양결핍과 정신 건강 간에 관계가 있다는 증거가 눈덩이처럼 불어났다. 우리는 암과 마찬가지로 우울증도 우연히 발생하는 것이 아니라는 것을 알았다. 이는 현대식 식단의 결과다. 고려해야 할 많은 요인이 있지만 서양 의학은 우리가 왜 이처럼 우울한 건지를 잘 모른다. 건강 영역 10가지 중 하나에라도 영향을 미치면 마음과 정서에도 영향을 미치게 된다. 음식 알레르기와 과민성, 소화 불량, 산화 스트레스, 미토콘드리아 장애, 정서적 스트레스, 호르몬 불균형, 독소, 영양결핍, 약물, 염증, 감염, 만성 스크린 중독, 그리고 건강을 결정하는 필수 요인으로부터 이탈한 것 대부분이 우리의 정서에 영향을 준다.

우리는 소셜미디어에 오래된 친구가 보이면 '연결되어 있다'고 생각하지만, 이 '연결'은 우리의 진화와는 완전히 불일치하는 현대적 요소다. 페이스북, 리얼리티 TV, 비디오 게임 등은 우리의 정서적인 건강 영역을 안절부절 못하게 한다. 사람들은 더 이상 서로 이야기하지 않고 화면만 보고 있다. 만약 좀 더 나아지지 않는다면, 행복감은 계속 떨어질 것이다. 실제로 최근 설문 조사에 따르면 다섯 명 중 한 명이 소셜미디어 사용 때문에 우울하다고 느끼는 것으로 나타났다. 이제 생물학적 수준에서 행복을 조절하는 것, 즉 신경전달물질에 대해 알아보자.

신경전달물질: 행복의 분자

신경전달물질은 호르몬과 비슷하다. 그것은 한 뉴런에서 다음 뉴런으로 신호를 전달하는 화학적인 전달자다. 뉴런은 뇌와 신체의 다른 부분 사이에서 메시지를 전달하는 신경세포이며 신경계의 기본 단위다(부교감과 교감신경). 행복과 관련된 두 가지 주요 신경전달물질은 도파민과 세로토닌이다. 세로토닌은 기분, 식욕, 수면 같은 기능을 제어하는 데 도움을 준다. 우울증을 앓고 있는 사람들은 종종 세로토닌 수준이 정상보다 낮다. 따라서 가장 일반적으로 처방되는 항우울제는 '선택적 세로토닌 재흡수 저해제SSRI'인 플루옥세틴(프로작Proxac)이다. SSRI는 뇌에서 세로토닌을 재흡수하지 못하게 해 신체에서 더 많은 세로토닌을 이용할 수 있도록 한다. 두뇌는 필수 아미노산인 트립토판(칠면조를 먹고 나서 졸리다는 이야기로 유명)에서 세로토닌을 만든다. 세로토닌은 또한 몸의 천연 '수면제'인 멜라토닌의 전구체이기도 하다. 트립토판은 세로토닌을 만든다. 세로토닌은 멜라토닌을 만든다. 식이 단백질이나 세로토닌이 부족하다면 식단에 엘크 고기와 유기농 달걀을 추가해 정서 건강에 도움을 줄 수 있다.

도파민은 뇌에서 정보 흐름을 제어하고 생각, 감정, 기억 그리고 보상 시스템에 연결된다. 도파민을 생산하는 데 문제가 생기면 파킨슨병 같은 운동 장애를 일으킬 수 있다. 도파민 결핍으로 인한 우울증은 저에너지, 의욕상실 같은 특징을 보이며 중독과 관련이 있다. 설탕을 먹으면 도파민을 방출하기 때문에 코카인처럼 행복감이 느껴지는데 글자 그대로 중독성이 있다.[4] 그러나 시간이 지남에 따라 부신과 코티졸이 그랬던 것처럼 만성적인 도파민 활성화는 결국 피로와 우울증으로 이어진다. 좋은 소식은 도파민 수치를 낮지 않게 관리할 수 있다는 것이다(녹차의 폴리페놀은 도파민 수치를 올리는 데 도움이 된다). 기분에 관해서라면, 유전자를 생각해볼 수도 있다. 신경전달물질을 조절하는 유전자에 SNPs가 있다면 우리가 미소 짓거나 눈살을 찌푸리는 데에 큰 영향을 미칠 수 있다. 영양 치료로 이를 고칠 수 있지만, 먼저 자신이 갖고 있는 SNPs가 무엇인지 알아야 한다.

감정의 유전학

비타민D 수치가 낮으면 면역계의 많은 작용에 영향을 끼치는 것은 물론, 우울증도 유발할 수 있다. 세로토닌 수치도 비타민D처럼 빛의 양에 따라 늘었다 줄었다 한다. 이것이 우리가 계절성 우울증을 경험하는 이유다. 비타민D는 트립토판을 세로토닌으로 전환하도록 조절한다.[5]

따라서 하루 종일 칠면조를 먹더라도, 비타민D 수용체가 부족하거나(미국인의 90퍼센트 이상이 그렇다) 비타민D 수용체에 SNPs가 있다면 많은 세로토닌을 만들지 못한다. 3장에서 논의된 MTHFR SNPs가 있는 사람은 도파민이 적기 때문에 심각하고 만성적인 정신질환을 앓을 위험이 더 높다.[6] 1960년대의 연구를 봐도 도파민 수치가 낮고 우울증이 있는 환자가 엽산 결핍일 확률이 높았다. MTHFR SNPs가 이 중요한 영양소의 사용을 억제한다는 것을 기억해야 한다.[7]

모노아민산화효소MAOA를 담당하는 유전자에 있는 SNPs는 신체가 신경전달물질인 세로토닌과 도파민을 분해하는 속도에 영향을 미칠 수 있다. 모노아민산화효소를 전사 또는 전사 유전자라고 하는데, 그 유전자를 알아야 항우울제가 효과가 있는지 혹은 엉뚱한 부작용을 내는지 이유를 알 수 있다. 또 두뇌에서 COMT 효소는 신경전달물질을 파괴하는 것을 돕고 뇌를 통해 이동하는 경로를 따르라고 도파민에 지시한다. COMT 유전자의 변이는 양극성 장애, 공황 장애, 불안, 강박 장애, 섭식 장애 및 주의력 결핍 과다 활동 장애 같은 정신질환과 관련이 있다.[8]

유전자 평가는 우울증, 중독, 기타 정서 및 인지 장애를 알 수 있는 열쇠다. 항우울제는 우울증을 없애지 못한다. 영양소를 고려하지 않고 우울증에서 벗어나려 노력한 사람이 있다면 그의 이야기를 들어보라. 우울증이 발생하는 이유를 유전적 수준에서 알아내면 심층영양을 활용해 후성 유전학 수준에서 우울증을 완화하는 적절한 도구를 제공할 수 있다. 우리 유전자가 성격에 영향을 줄 수 있고, 그 성격이 암에 기여한다는 사실은 명백하다.

C 유형의 성격

건강에 해로운 식이요법과 생활양식이 암으로 이어지듯이 해로운 성격도 암의 발전과 관련 있다. 생물행동적인biobehavioral 종양 전문의는 분노 또는 증오와 같은 독한 정서를 지속하는 습관을 암을 유발하는 요인 중 상위권으로 뽑았다. C 유형[역주: 여기서 말하는 C 유형은 1928년 미국 컬럼비아 대학 심리학 교수인 윌리엄 몰턴 마스턴이 개발한 것으로 인간이 환경을 어떻게 인식하는가 또는 그 환경 속에서 자기 개인의 힘을 어떻게 인식하는가를 연구해 주도형Dominance, 사교형Influence, 안정형Steadiness, 신중형Conscientiousness 등 DISC 네 가지 유형으로 나누었는데 이 중 C유형을 말한다]이라고 알려진 추가 특성은 다음과 같다.

- 지나치게 양심적이며 책임감을 느낀다
- 다른 사람들의 짐을 나눠들려 한다
- 개인 간의 경계가 애매하다
- 다른 사람들을 기쁘게 하고 싶은 욕망이 있다
- 행동 전에 승인을 필요로 한다
- 분노, 분개, 적개심 같은 독성 감정을 내재화하고 표현하기 어려워한다
- 스트레스에 낮은 임계값을 가지고 있다[9]

그렇다면 어떻게 이 성격을 버릴 수 있을까? 자신의 감정을 표현하고, 목적을 찾고, 새로운 꿈과 삶의 이유를 창조해야 한다. 단호하게 더

이상 타협하지 않음으로써 시작하자. 여러분은 항공기 안전에 관한 이야기를 들었을 것이다. 다른 사람을 돌보기 전에 먼저 산소마스크를 착용하자. 다른 사람의 생각을 걱정하지 말자. 나약해지는 훈련을 하자. 본래 자신의 모습을 찾아보자. 더 이상 성장하지 못하게 막는 관계를 끊자. 죽음만이 어려운 상황에서 벗어날 수 있는 유일한 방법은 아니라는 것을 깨닫자. 합리성, 취약함, 용기를 탐구하는 브레네 브라운Brené Brown 박사의 연구는 진정한 자아를 재발견할 수 있는 훌륭한 도구를 제공한다. 그녀의 책 『대담하게 맞서기Daring Greatly』는 C 유형의 패턴과 특성을 가진 사람이라면 꼭 읽어야 할 책이다.

나샤 박사가 수년 동안 관찰해 본 결과, C 유형의 사람은 올바른 지원을 받지 못했고, 진정으로 진실을 말하지 못하며, 다른 사람을 해치거나 실망시킬까봐 두려워 자신의 본래의 모습을 보지 못하거나, 다른 사람의 생각에 대해 걱정하다가 쉽게 좌절한다. 이 말에 공감한다면, 여러분은 혼자가 아니라는 것을 깨닫고, 자신이 변화할 수 있다는 것을 알고 있는 것이다. 자신의 생각이나 감정을 괴롭히는 것이 있다면 그것들을 꺼내서 적어보자. 정서적인 해독emotional detox은 정서적인 자유를 만든다.

모든 사람은 자신의 이야기를 가지고 있다. 시간이 지남에 따라 행복하고 슬픈 사건이 모여 적절하게 흘러나오지 않으면 신체적, 정신적 고통을 야기할 수 있다. 수천 년을 이어온 한의학 속에 정서와 암을 연결하는 지혜가 있었다. 예를 들어, 유방암은 일반적으로 엄마나 자녀 관련 문제에서 시작될 수 있으며, 난소암은 성적 학대 또는 관계의 배반으로부터 시작될 수 있고, 폐암은 비극적인 상실에서 시작될 수 있다. 스트레스 없는 삶을 살아갈 만큼 운이 좋았다고 해도, 암 진단과 치료는 종종 환자와 보호자 모두에게 외상 후 스트레스 장애PTSD를 유발한다. 암환자들은 어떤 희망도 없이 무력감을 느낄 수 있고, 확실히 이는 우울증으로 이어질 수 있다. 이 모든 것은 트라우마와 정서적 불균형을 일으키는 중요한 요인이다. 무기력함은 실제로 종양 진행 속도를 높이고 재발을 촉진할 수 있다.[10] 암으로 진단된 모든 환자의 70퍼센트가 재발할 것이라고 추정하고 있다. 우리는 감정적인 불협화음이 이러한 재발의 원인이 되는 경우가 있다고 본다.

우리는 불편함을 느낄지도 모르는 곳으로 뛰어드는 행위가 모든 일의 기초가 되고 회복을 방해하는 문을 모두 여는 계기가 되길 바란다.

우리는 식이요법 진행, 보충제 프로그램, 환경 점검, 훌륭한 의료 팀, 모든 의료 검사를 실행하면서 최상의 상태 유지할 수 있는지 체크했다. 이제 마지막 경계를 넘어갈 때다. 이제 여러분의 생각을 체크해보자. 니네베Nineveh의 성 이삭이 말한 것처럼 "너와 네 영혼에 뛰어들면 네가 올라갈 계단을 발견할 것이다." 하지만 올라가기 전에 우리의 감정을 통제하는 또 다른 체계인 내장기관을 검토해 보자.

두 번째 두뇌

마이클 게르손Michael Gershon 박사의 획기적인 연구와 함께 1999년에 출판된 『두 번째 두뇌Second Brain』라는 저서는 내장-뇌 축gut-brain axis이라는 개념을 개척했다. '내장이 느낀다'거나 '위장을 아프게 하는 생각'

같은 문구는 감정을 육체적 반응과 얼마나 쉽게 연관시키는지 보여주는 예다. '내장-뇌 축'은 뇌의 감정과 인지의 중추를 내장 기능과 연결하는 양방향 의사소통 수단이다. 연구에서 장내 미생물이 이러한 의사소통 라인에 깊은 영향을 줄 수 있다는 것을 발견하는 성과를 냈다. 게다가, 연구자들은 신경 계통의 세균 번식이 신경 계통의 발달과 성숙에 중요하다는 것을 보여주었다.[11] 또한 항생제 사용같이 미생물을 위협하면 우리의 행복도 위협받을 수 있음을 다시 생각해보아야 한다. 프로바이오틱스 보충으로 건강 영역 사이의 점들을 연결하기 시작했을 때, 우울증 점수가 50퍼센트 감소하고 불안 점수가 55퍼센트 향상된다는 임상시험 결과는 놀라운 일이 아니다.[12]

도파민의 약 50퍼센트와 세로토닌의 약 90퍼센트가 장에서 유래하기 때문에, "내가 먹는 것이 곧 나 자신"일뿐만 아니라 "내가 먹는 것이 내가 생각하고 느끼는 것"이라는 말도 놀랍지 않다. 설탕, 글리포세이트, 비스테로이드성 소염제, 염증성 지방의 일일 복용량을 줄이면 우리의 미생물이 급격히 바뀌며 세로토닌 수치에 직접적인 영향을 준다. 우울증 또한 나쁜 식단에 반응하는 장내 박테리아가 만든, 염증성 독소인 리포다당류lipopolysaccharides, LPS의 수준과 관련돼 있다. 장염은 또한 파킨슨병 같은 신경 퇴행성 질환과 관련돼 있다.[13] 현대식 식단이 우리에게 불리하게 작용한다는 증거는 어디에나 있고, 배가 독성 음식으로 가득하면, 우리의 마음도 마찬가지가 된다.

독성 식품: A2 Daily

매우 감정적인 개인 경험과 독성이 있는 식습관이 조합되면 기분장애가 만들어진다. 바라건대 여러분은 유전자와 내장이 우리의 사고를 만들어낸다는 것과 우울증은 '머리에만 있는 것'이 아님을 깨달아야 한다. 신경 학자이자 『그레인 브레인』과 『장내세균 혁명Brain Maker』의 저자인 데이비드 펄머터 박사를 비롯한 많은 전문가들은 두 가지 특정 식품군을 뇌 건강을 방해하는 식품으로 규정했다. 이는 곡물과 유제품인데, 많은 미국인에게 제공되는 곡물과 유제품은 면역 반응을 일으키고 내장-뇌 축에 염증을 유발함으로써 신체의 치유 능력을 떨어뜨릴 수 있다. 지금까지 우리는 밀 글루텐과 모든 곡류가 면역계와 혈당에 장애를 일으키는 매개체임을 많이 이야기했는데 여기에도 적용된다. 글루텐은 우울증과 조현병의 주요 원인임이 확인됐다. 여러 연구에서 글루텐을 제외한 후 조현병 증상이 '완전한 관해는 못 되더라도 극적으로 감소'했음을 밝혔다.[14] 우리가 충분히 말하지 않았던가? 식단에서 곡물을 제거하자!

글루텐은 무엇이고, 왜 우리는 그것을 피해야 하는가?

빵을 부풀어 오르게 하고 구운 식품과 많은 가공 식품에 쫄깃하고 탄력 있는 질감을 주는 글루텐은 글리아딘gliadin과 글루테닌glutenin이라는 두 개의 작은 단백질이 결합해 만들어진 단백질이다. 모든 곡물 중 밀에 글루텐이 가장 많으며 10퍼센트에서 15퍼센트 정도 함유돼 있다. 나머지는 전분이다. 밀과 가까운 곡물일수록 글루텐 함량이 높다. 곡물에는 호밀, 보리, 벌거bulgur, 듀럼durum, 카무트kamut, 세몰리나semolina, 라이밀triticale 그리고 스펠트밀spelt이 포함된다. 물과 혼합하거나 발아시키면 글루텐을 펩타이드로 분해하므로 소화를 도와주는 효소 작용을 시작하지만 글루텐을 제거해주지는 못한다. 스펠트밀이나 에스키엘ezekiel과 같은 곡물 빵은 여전히 글루텐을 함유하고 있으며, 단 한 조각에 15g 이상의 탄수화물을 함할 수 있다.

<뉴잉글랜드의학저널The New England Journal of Medicine>의 리뷰 논문에는 글루텐을 섭취함으로써 생기는 것으로 생각되는 55가지 질병이 나열되어 있는데 골다공증, 과민성 장 질환, 염증성 장 질환, 빈혈, 암, 피로, 구강 궤양, 류마티스 관절염, 루푸스, 다발성 경화증과 거의 모든 자가면역 질환이 포함된다. 글루텐은 또한 불안, 우울증, 조현병, 치매, 편두통, 간질 및 신경 병증(신경 손상)을 비롯한 많은 정신과 및 신경계 질환과 관련 있다. 또한 자폐증, 심장병 및 불임과 관련 있다. 글루텐 민감성은 성인과 어린이 모두에게 영향을 줄 수 있으며 유럽의 백인, 주로 아일랜드 출신에서 볼 수 있다. 글루텐 제외 식이요법을 따르길 원한다면 영양 치료사와 함께 하는 것이 좋다. 저자가 개발한 사이트인 glutenfreedomproject.com을 포함한 온라인 자료도 있다.

유제품을 아무런 문제없이 먹을 수 있는 사람도 있지만, 기분장애가 있는 사람은 증상이나 질병 지표가 개선되는지 보기 위해 3개월

동안 식이에서 제외하는 편이 좋다(시스템에서 제외하는 데 이처럼 오랜 시간이 걸린다). 3장에서 보았듯이, 카제인은 젖소 종류에서 발견되는 주요 단백질이다. 카제인 단백질은 암소의 종류에 따라 A1 또는 A2 두 가지 형태로 나뉜다. A2 단백질은 저지Jersey, 건지Guernsey 및 노르망디Normande 품종 우유에 많다. 그러나 A1 카제인이 나오는 홀스타인Holstein 품종이 우유를 조금 더 생산한다. 더 많은 우유는 농부에게 더 많은 돈을 의미하기 때문에 오늘날 상업적으로 기르는 젖소의 90퍼센트 이상이 홀스타인 품종이다. 문제는 많은 사람들이 A2 형은 소화할 수 있지만 A1 형은 소화할 수 없다는 것이다. 키스 우드포드Keith Woodford 교수는 자신의 책 『우유 속의 악마: 병과 건강 그리고 A1, A2 우유의 정치』에서 이를 설명했다. 우드포드는 A1 단백질이 1형 당뇨병을 비롯해 질병과 연결됐다는 100가지 이상의 연구 결과를

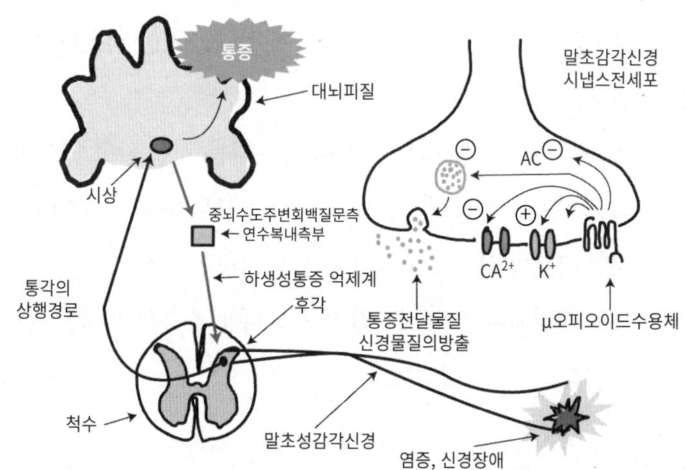

[역주: 마약성 진통제의 통증억제 기전. 신경장애와 염증 등에 의해 발생하는 통증자극은 척수후각의 말초신경과 척수신경 간의 시냅스 전달을 제어하는 하행성 통증억제계를 통해 통증을 조절하고 있다. 그림은 오피오이드계 진통제가 작용하는 μ오피오이드 수용체의 작용 기전을 보여준다. 후쿠다 카즈노리 블로그 참고]

발견했다. A2가 아닌 A1 카세인이 소화되면 베타-카소모르핀-7Beta-casomorphin-7(모르핀과 유사한 구조의 마약성 진통물질)이 방출되고 이는 전립선암과 관련이 있다.[16] 베타-카소모르핀-7은 오피오이드 대사 경로를 활성화함으로써 혈관신생을 자극하는 효능이 있다. 식품과 농부에 대해 알 수 있는 방법은 현지 치즈 제조사에 우유를 생산하는 소의 종류를 물어보는 것이다. 여러분의 건강이 여기에 달려 있다.

글루텐과 유제품 이외에 향정신성 약물이나 기타 약물 사용에 따른 영양 결핍 또한 우울증에 관련 있다. 예를 들면, 코엔자임큐10, 마그네슘, 오메가3 지방산, 멜라토닌, 비타민B_2, 비타민D, 비타민B_6, 비타민B_{12}, 엽산의 결핍 등이 있다. 우리는 다른 건강 영역 및 대사와 관련해 이들 중 대부분을 언급했으며 마지막에는 비타민B_6를 더 자세히 이야기할 것이다. 정신 건강에 문제를 일으키는 가장 흔한 원인은 영양실조, 독성 식품 섭취, 유전체임이 분명해지고 있다. 기존 치료법은 처음부터 불균형의 근본 원인이 열악한 식단에 있다는 것을 인식하지 못함으로써 건강 영역을 더 파괴해 왔다.

많은 사람들이 우리가 먹는 음식이 나쁘다는 것을 알고 있지만 계속해서 되돌아간다. 잠시 설탕을 피하겠지만 사무실에서 기분 나쁜 하루를 보내면 바로 원상태로 되돌아온다. 왜냐하면 음식 중독이란 실제로 존재하고 해결되지 않은 정서적 불균형 때문에 음식에 대한 갈망이 생기는 것이다. 갈망이 실제로 우리에게 말하려 하는 것을 자세히 살펴보자.

갈망의 진정한 메시지

호르몬 이상, 스트레스 상태, 피로, 슬픔, 화남, 외로움, 통증이 있을 때 무엇에 기댈 수 있을까? 음식이다! 그러나 음식에 대한 갈망이 우리를 브로콜리로 이끌지 않는 이유는 무엇인가?

우리가 이 감정적인 순간에 갈망하는 것은 실제로 건강 영역의 어떤 요소가 균형을 이루지 못했는지에 대한 단서다. 갈망은 어떤 건강 영역이 무시됐는지 알려주는 내부 단서다. 그러나 슬프게도, 우리는 내적 경고를 무시하거나 억제하라고 배웠다. 우리는 발열에 아세트아미노펜, 두통에 이부프로펜, 통풍에 알로푸리놀, 우울증에 플루옥세틴을 사용한다. 그 약이 증상을 완화할까? 그렇다. 그러나 그것들이 건강 영역을 개선하고, 불균형을 교정하며, 치료에 방해가 되는 장애물을 제거하는가? 별로 그렇지 않다.

우리는 감정을 표현하기보다 음식이나 술과 함께 안으로 집어넣는 경향이 있다. 우리의 마음은 이것을 '위로'와 '성취'로 해석한다. 예를 들어, 우리는 바삭바삭한 음식에는 똑같이 갈망을 느낀다. 사각사각한 소리는 주의가 필요하거나 누군가에게 쏘아붙이고 싶지만 자제하는 외침일 수 있다. 그래서 우리는 칩이나 크래커를 우걱우걱 씹어 먹는다. 우리의 마음과 몸을 재결합시키고 심층적인 치유 과정을 시작하려면, 우리는 먼저 그 두 가지가 하나라는 것을 알아야 한다. 육체적 고통이 몸에 주의를 기울이는 신호인 것과 마찬가지로 정신적 고통도 신체 내의 불균형에서 기인한다. 확실히 많은 경우 우리의 음식에 대한 갈망은 합당하다. 스트레스를 받으면 여분의 단백질이 필요할 수도 있고,

탈수 증상이 생기면 더 많은 소금이 필요할 수도 있다. 그러나 더 일반적으로, 우리의 갈망은 감정적인 사건이나 외상을 억제함으로써 촉발된다.

한의학계에서 음식, 향료, 내장기관, 감정, 계절, 주기 그리고 자연의 요소는 서로 깊이 관계되어 있고 모두 건강과 '불편감' 사이의 패턴을 밝히는 요인이다. 한약에는 다섯 가지 맛이 있다. 쓴맛, 신맛, 단맛, 매운맛, 짠맛이 그것이다. 심장, 간, 비장, 폐, 신장은 이 다섯 가지 맛과 연결돼 있으며, 특별한 갈망은 주의와 교정이 필요한 장기와 감정 간의 불균형과 관련이 있다. 불균형은 해부학적, 생리적, 생화학적, 심리적, 정신적 또는 감정적일 수 있으며, 이러한 맛에 기초한 식품과 허브는 조화를 회복할 수 있다.

단 것에 대한 갈망(Sweet Cravings)

단맛에 대한 갈망에는 탄수화물이 관여돼 있다. 탄산음료와 캔디바뿐 아니라 빵, 파스타, 칩, 과일, 감자가 포함된다. 이러한 갈망은 저에너지 상태를 의미한다. 당에 대한 갈망은 우리 미토콘드리아가 고통 받고 있음을 말해준다. 그들은 더 많은 ATP(신체의 에너지 대사에 관여하는 분자)를 생산하고자 연료를 구걸하고 있다. 당은 ATP를 만들 수 있지만, 신체가 지방을 기본 연료로 사용한 경우보다 효율적이지 않으며 결과적으로 생산된 ATP 분자 수가 더 적다. 당은 빠른 속도로 흥분시켜 주지만 곧이어 빠르게 가라앉힌다. 이 때문에 고조된 상태를 유지하려고 더 많은 당을 찾게 된다. 심지어 피로가 지속되는 상태에서도 말이다.

지방은 내장, 원소 또는 맛과 관계가 없지만 지방에 대한 갈망은 다른 유형의 메시지를 알린다는 점이 흥미롭다. 지방은 다섯 가지의 맛 중 어느 것에서도 얻을 수 있다. 달콤한 아이스크림, 짭짤한 프라이드 치킨, 케피어, 씁쓸한 라드에 볶은 짙은 녹색 채소, 매운 치폴레 마요네즈에서 얻을 수 있다. 기름에 튀긴 음식이나 수소가 함유된 기름이 든 칩, 가공된 땅콩버터 또는 콩으로 만든 마요네즈 같은 '가짜 지방'에 손을 뻗는 행동은 충족되지 않는 내면의 갈망을 만족시키려 하는 것이다. 가짜 지방이 과도해지면 소화가 안 되고 간에서 담즙이 잘 방출되지 않아 복부 가스가 증가하고 복부의 오른쪽 상부에서 통증 및 활동 부진이 나타난다. 본질적으로 내면의 갈망은 가치 부족에 대한 느낌으로 이어지는 큰 가스 거품이 되고 자아와 다른 사람들과의 연결이 끊어지는 느낌을 갖게 한다. 때때로 이러한 갈망을 견과류와 씨앗과 같은 '건강에 좋은' 지방을 먹는다고 합리화하기도 한다. 우리는 많은 사람들이 저탄수화물 또는 케톤생성 식이요법을 시작했을 때 '땅콩마을'로 뛰어드는 것을 목격한다. 패턴은 반복될 것이다. 우리는 왜 하루 종일 땅콩버터를 배부를 만큼 먹으려 하는지 알아볼 필요가 있다. 이것이 진정한 영양 결핍인지는 의문의 여지가 있다. 무엇을 간절히 원하는가?

단 것에 대한 갈망과 관련된 주요 감정은 단절이다. 우리가 세상에 나올 때 맛보는 첫 맛은 단맛이다. 모유에 갈락토오스가 들어 있기 때문이다. 어머니와 아이 사이의 초기 연결은 성스러운 것이기 때문에 우리 모두가 단 것을 좋아하는 게 우연이 아니다. 그러나 그 연결이 어떤 식으로든 상실되거나 손상된 경우를 상상해보자. 아마도 엄마가 모유 수유를 할 수 없었거나, 몹시 영양실조를 겪는 바람에 엄마의 건강 영역 불균형이 아이에게 영향을 끼쳤거나, 아이의 삶 속에 학대하는 사람이 있었거나, 엄마가 아이를 돌보지 못한 경우가 있을 수 있다. 이 모든 것이 자신을 위로하고 치료하는 데 설탕을 사용하는 장기 행동 패턴으로 이어질 수 있다. 어떤 수준이든 외상을 경험한 사람에게 당은 종종 즐거움을 가져다주는 유일한 것이다. 그러나 슬프게도 그 순간은 지속되지 않으며 감정적인 차원에서 다루어지지 않는 한 외상은 우리의 생물학적 특성에 깊숙이 박혀 있게 된다. 하나의 중독이 다른 것을 대체한다. 회복 중인 알코올 중독자는 종종 당, 니코틴, 그리고 다른 도파민 자극에 의존한다. 이것은 수평 이동이다. 심층적인 연구에서는 수직적 이동이 필요하다고 말한다. 패턴을 진정으로 치유하는 변화를 만들려면 인지 행동 치료, 탈감작과 재처리를 위한 안구 운동EMDR: Eye Movement Desensitization & Reprocessing[역주: EMDR은 미국의 심리학자 프랜신 샤피로Francine Shapiro가 개발한 정신치료 방법의 하나로 여러 가지 고민을 하면서 공원을 산책하다가 우연히 눈을 빨리 움직이니까 부정적이고 기분 나쁜 고민들이 사라지는 경험을 하고 나서 개발했다. 내담자들은 확인된 부정적인 정보를 마음속에 그리며 전문가의 손가락을 따라 안구운동을 하게 된다. 한국EMDR협회 참고], 긴장 및 외상 완화 연습, 마음챙김에 기반을 둔 스트레스 감소[역주: 마음챙김이란 위빠사나 명상에서 유래한 용어로 "매 순간 순간의 알아차림"을 말한다. MBSR의 창시자인 잔 카밧진Jon Kabat-Zinn 박사가 명상에서 치료적인 요소들을 추출해 만든 치료 프로그램이다], 바이오피드백, 심리치료 등 진지한 노력이 필요하다. 베셀 반 더 콜크Bessel van der Kolk는 그의 훌륭한 책인 『몸은 기억한다The Body Keeps Score』에서 외상 개념과 그 치료 방법을 깊이 파고들었다.

한의학에서 달콤한 맛은 비장, 위장, 토土와 관련이 있다. 이것은 우리가 음식, 사고, 공기 및 물의 형태로 정보를 도입, 변환, 운송 및 흡수하는 방법과 관련된다. 그것은 보살핌, 양육, 삶의 터전과 관계가 있는데, 여러분이 지구를 생각할 때 떠오르는 모든 것이라고 할 수 있다. 어머니와의 관계가 어려우며 영양분을 공급하지 않고 여행을 많이 하고(비행기 여행), 지나치게 많은 생각 또는 잔걱정을 많이 하는 경우에 비장과 족양명위경[역주: 인체의 12경락 중 하나다. 손발에 각각 6개씩 배속되어 있으며 태양, 양명, 소양, 태음, 소음, 궐음 등의 성질과 장기의 이름이 매칭되어 이름이 정해졌다. 수태음폐경, 수양명대장경, 족양명위경, 족태음비경, 수소음심경, 수태양소장경, 족태양방광경, 족소음신경, 수궐음심포경, 수소양삼초경, 족소양담경, 족궐음간경이며 상부소화기와 관련된 경락으로 족태음비경, 족양명위경이 있다]이 손상된다. 당에 대한 갈망은 비장이 약하고 단 것에 중독돼 있다는 신호다. 당은 불량배처럼 행동하기 때문에 여기에 간까지 개입하면 비장에 더욱 큰 압력을 주게 돼 피로감, 부종, 불규칙한 배변 습관 그리고 체중 증가로 이어진다. 정서적·정신적 침체, 부적절한 식사, 부족한 수면 패턴은 간의 신진대사와 활동에 영향을 주어 좌절, 과민 반응, 분노, 새벽 1시부터 3시까지 잠에서 깨기, 인대 손상, 무릎 통증 등이 나타난다. 우리는 간혹 감정적 침체와 스트레스를 낮추려고 술을 마시는데, 이는 간장에 더 많은 부담을 주고 비장을 고갈시킨다.

이 악순환은 깨뜨릴 수 있다. 단맛에 대한 추구를 만족시키는 다른 활동과 음식을 찾는 데에 초점을 맞추어야 한다. 돌외gynostemma, 감초, 툴시tulsi, 시나몬, 바닐라 같은 식물은 전부 자연적으로 감미로운 맛이 있고 차로 마시거나 스무디에 첨가할 수 있다. 코코넛은 어떤 형태든 천연의 달콤한 향기를 제공하는 음식이며 완전히 케톤식이 친화적이다. 단맛을 찾는 환자를 위한 나샤 박사의 경험법칙은 큰 컵으로 물 한 잔을 마시고 15분간 기다리는 것이다. 만약 여전히 달콤함을 원한다면, 시나몬를 넣은 코코넛 오일 한 작은술을 먹고, 약간의 마카다미아 견과류, 완숙 계란 혹은 육포를 먹는다. 그리고 15분간 더 기다려본다. 아직도 달콤한 것을 갈망한다면, 좀 더 먹는다(85퍼센트 이상의 코코아가 함유된 다크초콜렛 또는 다크베리 4분의 1컵 정도를 의미한다). 그런 다음 과식하지 않도록 산책을 시작하자. 운동은 엔돌핀을 방출해 단 것에 대한 중독을 조절한다. 그러나 가장 중요한 것은 자연, 좋아하는 것들, 자기 내부에서(M&M 초콜릿이 들어 있는 가방이 아닌) 삶의 단맛을 찾아내는 것이다. 더 알고자 한다면 정서적인 영양 세계에서 15년 넘게 고전으로 남아 있는 마크 데이빗Marc David의 『자양분이 있는 지혜Nourishing Wisdom』를 참고하자.

소금에 대한 갈망(Salt Cravings)

소금을 갈망하는가? 이 갈망은 신장, 부신 및 수분 균형과 관련이 있다. 스트레스, 특히 만성 스트레스의 영향으로 부신이 고갈돼 체내 나트륨을 보존하는 호르몬인 알도스테론의 생산이 중단된 상태이기도 하다. 부신의 주된 임무는 우리 내부와 외부 환경의 신호에 반응해 스트레스 호르몬을 분비하는 것이다. 수水는 화火를 약화하고 평화와 신뢰를 회복해 준다. 신장은 우리 몸 안에서 정수 필터와 같은 역할을 하기 때문에 한의학에서 수水로 간주된다. 두려움과 불안감이 우리를 압도할 때 그것은 에너지적으로나 생리학적으로 신장을 고갈시키며 허리 통증, 불안, 강렬한 갈증, 과민증, 냉증, 기억력 부족, 발기 부전, 새치, 빈뇨와 같은 증상을 유발할 수 있다.

한의학적 관점에서 볼 때 소금에 대한 갈망은 침체된 신체를 완화하는 데 도움이 되며, 세포와 조직에 수분을 공급하고 아드레날린을 강화하는 데 도움이 될 것이다. 그러나 과도한 소금, 특히 합성 요오드화된 소금은 마음과 몸을 경직되게 한다. 따라서 유동성fluidity의 균형을 유지하는 것이 중요하다. 많은 사람들이 알고 있는 것처럼 소금을 두려워할 필요는 없다. 소금은 우리의 식단에서 중요하다. 핵심은 품질이다. 요오드화하거나 표백하지 않은 히말라야, 켈틱, 또는 리얼 솔트Real Salt(암염 브랜드)를 선택하자. 우리 중 대부분은 소금을 제한할 필요가 없으며, 특히 케톤생성 식이요법(실제로 나트륨, 칼륨, 마그네슘, 아연과 같은 미네랄이 더 필요하다)를 따르는 경우도 마찬가지다. 신장을 정화하려면 바다 소금 한 스푼과 베이킹파우더 한 스푼을 매일 4분의 1컵의 물에 첨가하자. 코코넛 아미노스[역주: 코코넛 아미노스는 코코넛 나무 진액으로 간장과 매우 흡사하지만 콩으로 발효하지 않았고 염분이 낮으며 17가지 아미노산이 들어 있는 양념이다]는 뼈를 고아낸 국물과 마찬가지로 품질 좋은 나트륨을 제공하는 또 다른 원천으로서 전해질을 안정화하고 신장 균형을 회복시키는 일련의 미네랄을 제공한다.

신 맛에 대한 갈망

몸과 마음을 진정시키는 신맛은 분노와 우울 같은 간의 에너지를 몸 밖으로 내보내는 것으로 여긴다. 그것은 목木으로 표현된다. 음식부터 환경 독소까지, 현대 생활과 관계된 많은 것들이 중요한 기관이자 거대한 여과기인 간에 들러붙기 때문에 침체나 불편함에 빠지기 쉽다. 족궐음간경은 감정을 담당하므로 간헐적으로 매우 혼잡해질 때 우리는 매우 비합리적인 행동을 한다. 분노, 폭력, 긴장 등 오늘날 둘러보면 우리 문화에 존재하는 많은 것을 볼 수 있다. 간이 균형을 이루면 우리 몸이 해독되므로 침체된 감각을 극복할 수 있다. 사과 사이다 식초, 매실 식초, 레몬, 발효 절임 같은 것들에서 신맛을 얻을 수 있다. 다음번에 언쟁할 일이 생기면 잠시 멈추고 숨을 쉬고 나서 사과 사이다 식초 또는 날 것을 발효시킨 피클즙을 마시자.

매운 맛에 대한 갈망

마지막으로 매운 맛은 몸에서 차가운 기운과 바람을 없애주며 폐의 에너지와 관련이 있다. 폐는 슬픔, 상실, 금金과 연관이 있다. 폐 기능 장애는 알레르기 증상, 기침, 신체 통증, 발한 부족, 호흡 곤란 등으로 나타날 수 있다. 많은 사람들이 아플 때 생강, 마늘, 후추, 양파가 들어 있는 매운 스프를 먹는다. 이 모든 것은 한의학에서 '폐 음식'에 해당한다. 스트레스와 관련한 음식에 대한 갈망을 알아보면 정신적, 정서적 변동의 주요 원인과 그것이 건강 영역의 나머지 부분과 어떻게 연관 있는지를 찾을 수 있다. 수천 년 동안 아유르베다와 한의학 의사들은 기분, 음식, 내장계, 전기 전도도와 저항을 건강 영역 불균형과 연관 지었다. 이 관점은 인생에서 드라마를 자주 연출하는 무의식적인 신념과 메커니즘을 발견할 수 있는 또 다른 방법이다.

실험실 테스트로 감정 측정

갑상선 기능이 떨어지면 우울증, 불안, 피로가 나타날 수 있다. 갑상선 항체를 검사하는 갑상선 패널thyroid panel은 좋은 선택이다. 기분에 불균형이 있으면, MTHFR이나 비타민D 수용체에 SNPs가 있는지 알아보는 유전적 위험 평가를 받아보라고 권유한다. 마지막으로, 셀리악병[역주: 소장 점막 내 섬모가 소실되거나 변형되어 영양소의 흡수 장애가 생기는 질병이며 밀, 귀리, 오트밀, 보리 등에 함유된 글루텐 단백질에 대한 알레르기 반응으로 일어나는 자가면역 질환으로 알려져 있다]은 유병율이 높고 우울증과 관련성이 있기 때문에 이를 테스트하려면 의사와 이야기해보는 것이 좋다. 지금까지 보았을 때 사이렉스 연구소Cyrex Laboratories가 가장 종합적인 셀리악병 테스트를 제공해준다. [역주: 국내에서는 2014년 6월 대한소화기내과 학회지에 서울성모병원 소화기내과 최명규 교수가 보고한 환자가 첫 번째 환자이며, 한국인에게 셀리악병은 많지 않은 것으로 보고되고 있다.]

대사적으로 정신-몸에 접근하기

우리가 사람들에게 묻고 싶은 한 가지 질문은, 여러분을 움직이게 하는 것이 무엇인가라는 것이다. 바쁘고 스트레스가 많은, 그리고 소셜미디어가 결합된 현대의 삶에서 많은 사람이 실제로 즐겨야 할 활동과 사람들에게서 멀어졌다. 하지만 생각해보자. 하루 종일 여러분이 해야 할 일이 없다면 무엇을 할 것인가? 어떤 취미를 즐길 것인가? 여러분의 삶의 의미와 목적은 무엇인가? 암은 이것을 찾을 수 있는 기회이자 소속, 열정, 진실을 되찾고 두 발로 뛰어들 수 있는 기회다. 암 진단은 여러분에게 가장 중요한 것이 무엇인지 정말로 빠르고 명확하게 알려준다.

삶의 끝에 다가서는 사람들의 공통된 주제는 사랑하는 사람들과 더 많은 시간을 보내고 싶어 한다는 것이다. 심연에 더 가까이 다가갈 때, 문제라고 생각하던 모든 것은 녹아 없어지고 사랑만 남는다. 나샤 박사는 육체적인 형태에서 정신적인 형태로 옮겨가는 사람을 수백 명 목격했으며, 그 덕분에 두려움은 사라지고 평화로움을 되찾았다. 사랑은 두려움에 대한 해독제다. 두려움은 다른 사람을 사랑하지 못하도록 하며, 자가면역에 열성적으로 빠지게 한다. 그러나 사랑은 두려움을 극복한다. 사랑의 화학물질이 몸 전체에 퍼지면 우리는 자신과 다른 사람이 깊이 연결되어 있으므로 안전하고 믿을 만하다고 느끼며 어떤 역경에도 맞설 수 있게 된다. 우리가 수십 년 동안 취해 온 암과 '싸우고', '투쟁하고', '죽이려던' 접근법을 다시 생각해야 한다. 왜냐하면 암은 우리 자신이기 때문에, 우리는 우리 자신과 싸우고 있는 것이기 때문이다. 암이 여러분에게 하는 말을 듣는 것이 종종 가장 강력한 치료제다. 암은 자신을 사랑하라는 외침이며, 주변과 연결하라는 외침이며, 제대로 된 영양분을 달라는 외침이다.

여러분이 내면을 더 깊이 들여다보려 한다면, 켈리 브로간Kelly Brogan의 『스스로의 마음A Mind of Your Own』, 로렌스 르샨의 『터닝포인트로서의 암』, 브루스 립턴의 『당신의 주인은 DNA가 아니다』, 리 포트슨Leigh Fortson의 『포옹, 해방, 치유Embrace, Release, Heal』 등의 책은 억압된 문제, 믿음, 인식을 밝히는 데 도움이 될 것이다. 명상, 기도, 후원

그룹으로부터 얻을 수 있는 자양분인 주변과의 연결의 중요성을 간과해선 안 된다. 자신이 하고 싶은 말만하고 뒤로 물러나 있지 말자. 연구에 따르면, 치료에 적극적인 환자들, 즉 질문을 하고, 두 번째와 세 번째 의견까지 청취하고, 그들의 필요성과 관심사에 목소리를 높이며, 지원 시스템을 갖춘 환자는 수동적인 환자보다 생존율과 회복율이 높았다. 우리는 또한 암이 그 사람의 정체성이 되는 것을 보았다. 이런 일이 일어나지 않도록 하자. 여러분은 병 이상의 것을 가지고 있으니 아무리 내재적으로 해야 할 일이 많다고 해도 그것에 자신을 완전히 소모하지 말자. 숨을 쉬거나, 미소 짓고, 지옥에 있다고 느껴지더라도 더욱 웃고, 햇살을 느끼는 시간을 갖자. 왜냐하면, 사람들이 말하듯이, 어떻게 될지는 두고 봐야 한다. 그러니 즐기자. 여기 여러분이 정신적·정서적 건강함을 얻는 데 도움을 주는 대안이 있다.

뇌를 위한 비타민B: 미토콘드리아의 요구 조건과 천연 신경안정제

비타민B_{12}와 엽산을 비롯한 비타민B군이 건강 영역에 어떤 기여를 하는지는 이미 이야기했다. 그럼에도 비타민B가 계속 나오는 이유가 있다. 비타민B는 신체가 탄수화물을 포도당으로 전환시키고 지방과 단백질을 대사하는 것을 돕는다. 또한 신체가 스트레스에 반응하는 것을 도우며 세포 스트레스를 예방하는 데도 관련돼 있다. 비타민B 중 여덟 종류는 미토콘드리아 기능을 유지하는 데 필수이며, 미토콘드리아는 그중 일부가 결핍되면 기능이 제한된다.[8] 이것이 의미하는 바는 비타민B가 없으면 신진대사와 미토콘드리아 기능이 떨어진다는 것이다. 미토콘드리아 기능 장애는 우울증 같은 기분장애와 비정상적인 뇌 기능과 관련이 있다는 증거가 있다.[19] 우울증은 암과 마찬가지로 대사성 미토콘드리아 질환이므로 식이요법으로 치료하면 성공적으로 극복할 수 있다.

신진대사에 필수적이기도 하지만 개별 비타민B는 또한 신경전달물질 생산에도 관여한다. 비타민B_6는 도파민, 세로토닌, 감마아미노부티르산GABA이라고 하는 아미노산 신경전달물질을 생산하는 데 필요하다. 감마아미노부티르산은 이완을 촉진하고 스트레스와 불안을 줄인다. 감마아미노부티르산은 '불안 아미노산'으로 널리 알려져 있으며 우리 신체 내에 있는 신경안정제인 바륨의 또 다른 버전이다. 약을 먹기보다 참치, 닭고기, 피망, 순무 채소, 표고버섯, 시금치 등 비타민B_6가 많이 함유된 음식을 섭취하는 편이 더 좋다.

운동을 잊지 마라: 운동은 기분을 좋게 한다

운동은 활용할 수 있는 방법 중 가장 강력하고 자연적인 기분 향상 방법이다. 많은 임상 연구에서 운동은 미토콘드리아가 잘 기능하도록 하는 한편 항우울증 효과가 있음을 분명히 보여준다. 이러한 연구에서 운동, 스포츠 및 기타 신체 활동에 더 활발히 참여하면 불안, 우울증 및 불쾌함을 느끼는 증상이 감소한다고 보여준다. 이 효과는 기분과 직접 관련이 있는 엔돌핀 증가가 원인일 수 있다. 사실 일부 연구자는 약물 치료보다 운동이 우울증에 더 효과적이라고 말한다. 자연 속 산책, 요가, 태극권, 기공과 같은 회복 운동에 초점을 맞추면 기분을 균형 잡는 데 도움이 된다.

칸나비노이드

믿을 수 없을 만큼 중요한 체내 칸나비노이드 시스템endocannabinoid system, ECS과 이것이 건강 영역에 미치는 영향도 놓칠 수 없다. 사실 이 책의 두 번째 판을 선보일 때쯤에는 체내 칸나비노이드 시스템은 아마도 그 자체로 건강 영역이 될 것이다! 체내 칸나비노이드 시스템은 모든 포유류의 뇌, 신경계, 면역계에 있는 칸나비노이드 수용체 그룹을 말한다. 칸나비노이드는 ECS:CB1과 CB2의 두 종류의 수용체를 활성화하는 화합물이다. CB1 수용체는 신경계, 뇌 그리고 신경 말단에, CB2 수용체는 주로 면역계 내에 위치해 있다. 체내 칸나비노이드 시스템을 목표로 삼으면 항염증, 항악액질, 신진대사, 통증 관리, 항발작 및 수면 촉진 효과를 낼 수 있다. 생물학적인 수준에서 칸나비노이드는 종양 세포의 세포자살을 유도하고 혈관신생과 종양 세포 이동을 억제해 전이를 막는 효과가 있다.[20]

대마초는 선사 시대부터 섬유, 식품, 기름 및 의약품을 만드는 원천이었다. 마리화나라고도 알려진 칸나비사티바Cannabissativa 식물에는 480가지가 넘는 천연 성분이 있으며 이 중 100가지가 넘는 성분이 칸

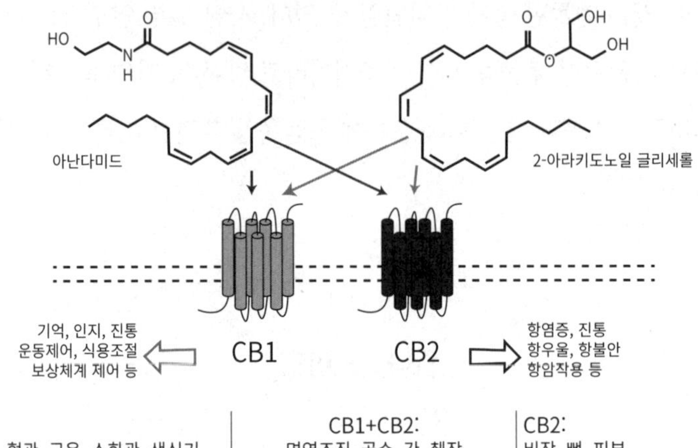

[역주: 체내 칸나비노이드인 아난다미드 및 2-아라키도노일 글리세롤은 다양한 장기에 분포하고 있는 칸나비노이드 수용체 CB1과 CB2에 작용하여 다양한 효과를 발휘한다. 후쿠다 카즈노리 블로그 참고]

나비노이드cannabinoids로 분류된다.[21] 이것들 중 가장 잘 알려지고 연구된 것은 델타-9-테트라히드로카나비놀delta-9-tetrahydrocannabinol로 THC라고 알려져 있다. THC는 CB1사이트를 활성화하는데, 이것이 대마초가 정신적 증상을 야기하는, 가장 관련성 있는 원인이다. 임상적으로 보자면, 마약 같은 부작용이 없는 통증 조절 작용 및 구역질 방지 효과가 가장 두드러진다. 그리고 더 중요한 것은 오피오이드 같은 증식 효과가 보이지 않는다는 것이다. 수술을 마친 환자와 만성 암환자의 통증을 완화하는 데 사용하는 오피오이드 제제는 실제로 여러 연구에서 종양의 성장과 전이를 자극하는 것으로 밝혀졌다.[22]

그러나 대마초는 THC보다 훨씬 더 많은 의학적 이득이 있다. THC는 좋은 것이지만 정신에 작용하는 부작용 때문에 중단할 수밖에 없다. 두 번째로 흔한 칸나비노이드이며 향정신성 활성이 거의 또는 전혀 없

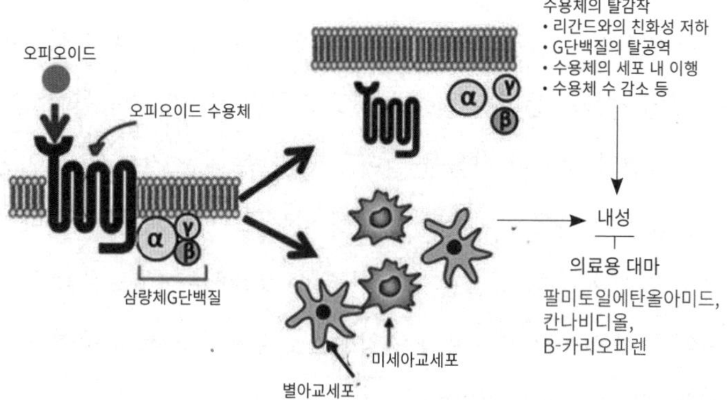

[역주: 마약성 진통제의 내성과 대마의 역할. 오피오이드 수용체가 장기간 자극되면 점차 내성이 생겨, 동일한 진통효과를 얻으려면 더 많은 양이 필요하게 된다. 이는 수용체의 탈감작에 의한 것이며, 중뇌 회백질 영역과 척수후각 미세아교세포와 별아교세포의 활성화 등에 의해 통증 억제 계통이 억제되어 오피오이드 진통제의 효과가 떨어진다는 보고도 있다. 대마는 이 마약성 진통제의 내성을 억제하는 효과가 있어 마약성 진통제와 대마를 병용하면 내성이 생기지 않는 양으로 진통효과를 얻을수 있는 것으로 보고되고 있다. 후쿠다 카즈노리 블로그 참고]

지만 상당히 강력한 항염증 효과를 가지고 있는 칸나비디올cannabidiol, CBD을 알아 보자. 비장spleen에 가장 많은 CB2 수용체는 칸나비디올에 의해 활성화되는 면역계다. 칸나비디올은 유방암, 뇌암, 폐암, 결장암 같은 암의 성장을 선택적으로 강력하게 억제하는 것으로 밝혀졌다.[23] 연구 결과에 의하면 암치료제로서 효능이 있고 수천 건의 부작용을 완화하는 효능도 있다.

대마초는 1900년대 초, 불법 약물이 되기 전에 수천 년 동안 약으로 사용됐다.[24] 마리화나를 약으로 금지하는 것은 수익에 초점을 맞춘 서구의학계가 특허를 얻을 수 있는 약만 선호하다가 어떻게 천연 화합물에 생채기를 냈는지를 보여주는 완벽한 예다. 이 책의 발간 시점에도 수십 년 동안 이루어진 수천 건의 연구결과가 칸나비디올의 효능을 증명하고 있음에도 불구하고 칸나비디올을 연구 목적으로만 사용할 수 있는 불법 약물과 동일한 범주에 넣고 의학적 가치가 없음을 주장하는 식품의약청과 지루한 싸움을 벌이고 있다. 우리는 기록 역사 이전에, 최소한 6만 년 전에 이미 천연 재료를 약으로 사용했음을 기억해야 한다.[25] 인간이 사용한 식물은 우리가 계속 생존하는 데 도움을 주었다. 반면에 합성 약물은 부작용과 영양실조로 우리를 서서히 죽이고 있다. 결정은 여러분에게 달려 있다.

이제 대마초가 정신 건강과 어떻게 관련돼 있는지 궁금할 것이다. 현대의 정신 및 정서적 문제가 불완전한 칸나비노이드 시스템ECS 때문이라는 많은 증거와 임상 경험이 있다. 환자가 임상적으로 엔도칸나비노이드 결핍증(그렇다, 이는 문제가 된다)일 때, 섬유근육통에서 편두통까지, 그리고 불안에서 우울증과 수면 장애까지 증상이 나타날 수 있다. 이는 만성 스트레스와 당 섭취 때문에 종종 악화된다.[26] 심리적 불균형이 있다면, CBD 중심적인 치료법이 불안, 우울증 및 불면증에 가장 많은 효과가 클 것이다. 하지만 우리가 각각 고유한 미생물과 후성 지문을 갖고 있는 것과 마찬가지로, 우리는 각각 고유한 엔도칸나비노이드 지문을 갖고 있다. 이는 환자에게 적합한 비율을 찾을 때 임상 대마초 전문가에게 테스트받고 지침을 받아야 한다는 의미다. CBD 계획은 유용한 자원이다.

CBD 함량이 높고 THC가 낮을수록 정신 활동성이 낮으므로(마약에 덜 취한다는 것을 의미한다), 암 관련 불안이나 우울 장애가 있다면 CBD 전용 치료제로부터 더 많은 혜택을 얻을 것이다. 통증이 있거나 식욕이 없을 경우 매우 적은 양의 THC도 효능을 발휘할 것이다. CBD의 면역 조절 효과에 대한 의학적 연구는 폭발적으로 증가하고 있으며, 이 책을 읽고 있을 때쯤에는 더 많이 알게 될 것이다. 예를 들어, 정신 활동에 관련이 없고, 항염증 및 통증 완화 특징을 가지고 있는 칸나바이크로민 cannabichromene, CBC[역주: 칸나바이크로민은 대마초에서 발견되는 113종의 칸나비노이드 중 하나인데 그 양이 많고, 칸나비노이드 수용체인 CB1, CB2와도 반응할 뿐만 아니라 통증수용체인 TRPV1과 냉각수용체인 TRPA1과도 반응하는 것으로 알려져 주목을 끌고 있다]에 대한 연구를 계속 주목해 보라. 칸나바이크로민은 특히 흥미롭다!

음식-기분 일기 쓰기

아는 것은 모든 것이다. 음식-기분 일기를 쓰면 여러분이 먹는 것과 먹는 이유 사이에 연관성을 만드는 작업에 도움이 된다. 여러분이 먹은 것이 무엇인지, 하루 중 언제인지, 왜 먹었는지(배고파서, 지쳐서, 지루해서)를 기록하자. 소화 여부(가스, 팽만, 경련, 증상없음), 장의 변화(소화되지 않은 음식, 무른 변 또는 변비, 치질), 수면 패턴(밤에 땀남, 잠에 들거나 유지하기 어려움), 에너지 레벨(식사를 한 직후에 낮잠을 자고 싶거나, 후에 불안감을 느끼는지), 신체적 증상(관절통, 두통, 피부 발진), 또 여러분이 어떻게 느끼고 생각하는지를 일기에 남겨두자. 정신적으로 더 민감했는가? 평화와 만족감을 느꼈는가? 아니면 걱정스럽고 불안감을 느끼고 있는가? 글로포세이트로 흠뻑 적신 시리얼 한 그릇을 먹었는데 가스가 차고 피로감을 느끼며 만족스럽지 않아서 한 시간 내에 더 많은 탄수화물을 섭취했는가? 신선한 채소를 듬뿍 넣은 진한 수제 닭고기 스프가 몸을 달래주고 따뜻하게 해줘서 만족감을 느꼈는가? 여러분은 세포의 이야기를 다시 듣기 시작할 것이다. 여러분은 세포가 여러분에게 하려는 말에 경의를 표하고 듣기 시작할 것이다.

몇 주 동안 이러한 패턴을 관찰하면 많은 가치 있는 데이터를 얻을 수 있다. 시간이 지남에 따라 신체 증상과 감정 증상을 연결하기 시작할 것이다. 이 둘은 떼어낼 수 없는 관계다. 음식-기분 일기에 먹는 것 이외에 다음 사항도 기록하자. 집에서 무슨 일이 일어나고 있는가? 지지를 받고 있다고 느끼는가? 여러분은 스스로를 돌보면서 사랑하는 사람을 배려하는 사람인가? 현재나 어린 시절에 트라우마가 있는가? 명상을 하거나 정신적인 연습을 하는가? 자신의 목적을 위해 살고 있는가? 이런 질문에 대한 답이 어떻게 표현되고 억압되는지는 종종 음식-기분과 관련해 나타난다. 일기를 쓰는 과정은 내재된 감정을 발산하고 자신이 느끼는 바를 인식할 수 있고, 음식과 술에 의존해 자가 치료하고 있는지 알 수 있다.

음식에 대한 정서적인 유대감 조성하기

아유르베다 의학[역주: 인도의 전통의학. 삶의 지혜 또는 생명과학이라는 뜻이며, 삶을 육체, 감각 기관, 정신과 영혼의 조합으로 정의한다. 위키백과 참고]은 식물을 심고, 수확하고, 준비하는 마음 상태가 영양소 섭취와 건강, 활력에 영향을 준다고 주장한다. 지역 농부와 교류하고, 직접 음식 재료를 기르고, 요리하는 과정이 주는 더없는 행복을 느껴보자. 접시에 담긴 음식이 도달하기까지의 모든 과정과 연결되는 것이 좋다. 모든 것이 연결에 관한 것이다. 이 책에서 우리가 제시한 식이요법을 따르면 감정은 자연스럽게 균형을 이루기 시작할 것이다. 물론 우리는 마술 같은 해결책을 약속하지는 않는다. 그러나 수년간 많은 환자가 글루텐 섭취를 중단하면서 항우울제를 끊을 수 있었다(하지만 영양 관리와 함께 이루어져야 하기 때문에 항상 주치의와 상의해야 한다). 간단히 말해서, 음식은 기분을 조절한다.

아마도 다음에 해야 할 일이 궁금할 것이다. 식료품점에 가거나 치료 프로그램을 예약하자. 이미 알고 있듯이 종합하고 소화해야 할 많은 정보가 있다. 스트레스 받지 말고 한 번에 한 걸음씩 내딛자. 이 장을 읽은 후 여러분은 우선 집중할 필요가 있는 부분이 감정이라는 것을 깨달았을 것이다. 우리가 환자에게 무엇이 자신의 암을 유발했는지 추측해보라고 물어보았을 때, 환자 대부분은 감정적이거나 스트레스를 주는 사건을 가리켰다. 우리는 여러분이 이 과정에 전념하기를 권한다.

마지막 장인 다음 장에서는 이 모든 것을 주방으로 가져와 수년간 환자와 함께 사용해온 전략과 치료 단계를 알려준다. 또한 여러분의 시작을 돕고자 각 건강 영역 챕터에서 논의한 음식의 10가지 조리법을 알려준다. 이제 개념에서 요리로 옮겨간다. 암에 대한 대사적 접근의 핵심인 주방으로 가보자.

여러분이 먹은 음식은 가장 안전하면서도 효과적인 약이 될 수 있는 동시에 치명적인 독이 될 수도 있다.

- 앤 위그모어(Ann Wigmotr),

히포크라테스 건강센터(Hippocrates Health Institute) 창립자

건강한 음식을 충분히 섭취하지 못하면, 사고가 제대로 이루어지지 않고 잠도 잘 오지 않으며 사랑도 제대로 나누지 못한다.

- 버지니아 울프

13장

주방에서 건강 영역 10가지를 실천하기

13장

지금까지 우리는 건강 영역 10가지와 관련된 많은 정보를 다루었다. 아마도 정보가 워낙 많기 때문에 여러분의 머릿속에서 정리되지 않은 채로 어지럽게 맴돌고 있을지도 모른다. 구슬이 서말이라도 꿰어야 보배라는 말이 있다. 이 책에서 제공하는 정보를 잘 가다듬어 실생활에 하나씩 적용할 필요가 있다. 그중 건강 영역 10가지는 음식 섭취와 관련이 깊기 때문에 주방에서 적용할 수 있는 구체적인 방법을 하나씩 살펴보기로 하겠다. 우리가 제안한 모든 방법을 한꺼번에 실행에 옮겨도 좋고 한 번에 한 걸음씩 나아가도 좋다. 어떠한 접근법이 본인에게 유리할지 곰곰이 생각해 보고 실행에 옮기면 된다. 여기에 옳고 그름은 없다. 이 책에서 제시하는 방법론을 어떻게 실행에 옮길지를 가지고 스트레스 받을 필요는 없다.

주방에서 건강 영역 10가지를 실천하기

준비됐다면 지금부터 가정의 약국이라 불리는 주방으로 들어가 보도록 하자. 히포크라테스가 말한 것처럼 주방은 맞춤형 개인 약국이다. 우리 목표는 환자 개개인에게 알맞은 식이요법을 추천하고 교육하는 것이다. 맛 좋고 먹었을 때 기분까지 좋다면 금상첨화가 아니겠는가? 이 장에서는 여러분이 올바른 식이요법을 하도록 도와줄 몇 가지 전략과 핵심 원칙을 설명하겠다. 각 건강 영역마다 최적화된 10가지의 조리법을 이 장의 끝부분에 공개할 것이다. 이 장을 모두 읽었다면 여러분은 자신의 몸을 고칠 수 있는 최고의 의사가 돼 있을 것이다. 지금부터 이 새로운 식이요법 여행을 시작해 보도록 하자. 여러분이 식이요법을 하기 전에 기억해야할 실용적인 팁을 먼저 알아보겠다.

시작하면서

식이요법을 실생활에 적용할 때 가장 중요한 것은 스트레스를 받지 않는 것이다. 새로운 식이요법을 지루한 과정으로 여기면 실패하기 쉽다. 재미있는 놀이라고 생각하자. 케톤 식이 식단을 만드는 과정을 재미있는 요리 수업이라고 생각하자. 주위 환자와 함께 시작하는 것도 좋은 방법이다. 서로 조리법을 교환하고 각자가 만든 케톤 식이 식단을 나누어 먹는 것도 좋다. 케톤 식이가 암치료에 유익하다고 해도 본인이 스트레스로 받아들이면 그 효과는 기대하기 어렵다.

나샤 박사는 케톤 식이요법을 하면서 환자의 몸이 어떻게 반응하는지를 점검하고자 진행성 암환자를 대상으로 매월 실험실을 운영하고 있다. 그녀는 케톤 식이요법을 병행하려는 환자에게 동기를 부여하려고 매일 혈당과 케톤체 검사를 진행한다. 그러나 이러한 테스트는 필수가 아니며 케톤 식이요법이 원활히 진행된다고 생각한다면 굳이 매일 테스트 받을 필요는 없다. 또 다른 동기 부여 방법으로 여러분이 케톤 식이요법을 한다는 사실을 주위 사람들에게 알리는 것이 있다. 케톤 식이요법은 환자 본인만 열심히 한다고 성공할 수 있는 것이 아니다. 가족 구성원이 환자가 케톤 식이요법을 차질 없이 진행할 수 있도록 도와주는 것이 무엇보다 중요하다. 가족으로부터 응원을 받고 있다는 기분이 환자의 마음을 긍정적인 방향으로 유도할 수 있기 때문이다. 주위를 둘러보면 많은 사람들이 여러분에게 도움을 주고자 한다는 사실을 알 수 있다. 그들에게 도움의 손길을 뻗는 것도 좋은 방법이다. 인터넷 카페나 동호회를 이용해도 좋고 지역사회 커뮤니티를 이용해도 좋다. 자신의 영양치료 계획을 많은 사람에게 알려주고 다른 사람이 하고 있는 영양치료 계획을 벤치마킹 하는 것도 좋은 방법이다.

일곱 가지 P

일곱 가지 P를 절대 잊지 말자. Prior planning prevents piss-poor performance(미리 계획하면 망치는 걸 예방할 수 있다). 영양치료를 병행하려면 구체적인 계획을 철저하게 세울 필요가 있다. 그렇지 않으면 영양치료를 시작한 지 얼마 지나지 않아 배가 고파지거나 신경이 곤두서며 좌절하기 쉽다. 식사 계획을 세워라. 처음 영양치료를 시작한다면 한 달 혹은 한 주의 식사계획을 세우기 어려울 것이다. 그렇다면 최소한 하루 계획이라도 세우도록 한다. 일반적으로 새로운 습관이 몸에 배는데 약 3개월이 걸린다고 한다. 그러니 너무 조급해하지 말자. 조금씩 익숙해지면 일주일에 한 번씩 메모장에 앞으로의 1주일간 어떤 음식을 해 먹을지 계획을 세워보자. 사람들 대부분은 아침 식사로 한 가지 혹은 두 가지의 음식을 섭취하지만 가능하면 계절에 따라 여러 음식을 골고루 섭취하는 편이 좋다. 1주일간 세운 메뉴 계획에 따라서 음식 쇼핑 목록을 만들어 보자.

케톤 식이요법 혹은 구석기 다이어트와 관련된 요리책이나 인터넷에 공개된 조리법을 참고하는 것도 좋다. <구석기 매거진Paleo Magazine>에는 암환자에게 필요한 정보와 함께 생활 수칙이 자세히 게재돼 있으니 관심이 있다면 정기 구독도 추천한다. 케톤 식이와 구석기 다이어트에 관련된 사이트 혹은 개인 블로그는 수없이 많이 있으니 선별해 참고하도록 한다. 개인이 블로그를 운영하는 것도 영양치료를 성공적으로 이끄는 중요한 요소일 수 있다. 지금까지 진행해온 영양치료 결과를 블로그나 소셜미디어에 올려 데이터를 쌓아보도록 하자.

주방 청소와 음식 배치(주방 디톡스)

주방 디톡스에서 우선 해야 할 것은 냉장고, 냉동고 및 식료품 저장실 정리다. 일단 주방에 들어가서 냉장고와 냉동고 그리고 식료품 저장실의 모든 음식을 꺼내 놓자. 음식 저장소가 모두 비워지면 무독성 세제로 냉장고, 냉동고, 식료품 저장실을 깨끗이 청소한다. 그런 다음 필요한 음식과 불필요한 음식을 선별하도록 한다. 불필요한 음식은 버리거나 주위 사람에게 주도록 하며 필요한 음식은 라벨이 붙은 정해진 음식 용기에 넣어서 보관하도록 한다. 어떠한 음식을 취사선택해야 할지는 다음 규칙을 따르도록 한다. ① 5가지 이상의 재료로 구성된 포장 식품은 버린다. ② 음식 후면에 붙은 라벨을 자세히 읽어 보고, 발음하기 어렵거나 모르는 음식은 버리도록 한다. 예를 들면, 읽어도 이해하기 어려운 화학 명칭, 방부제 명칭, 첨가제 명칭 등이 그것이다. 버릴 식료품을 어떤 식료품으로 대체해야 할지 목록을 작성하는 과정도 필요하다. 예를 들면 액상과당이 함유된 케첩은 무가당 버전으로 교체한다.

냉장고와 냉동고에 쌓인 음식을 제거하시오

소다 및 설탕 음료 : 여기에는 과일 주스, 비타민 음료, 알코올, 다이어트 음료 등이 포함된다. 설탕 음료는 체중 증가의 가장 큰 원인이며 당뇨병을 유발하고 암세포의 주 에너지원으로 작용한다.

비 유기농 혹은 사료를 먹여 키운 육류와 유제품 : 유제품을 비롯한 모든 동물성 음식은 자연 상태에서 자란 그대로를 섭취해야 한다. 즉, 사료를 먹이거나 항생제, 호르몬제를 투여한 가축으로부터 얻은 동물성 음식은 피해야 한다. 또한, 가공 과정에서 질산염 등이 첨가된 베이컨이나 소시지 같은 동물성 음식도 반드시 피해야 한다.

가공 식품 : 비스킷, 베이글, 피자, 빵 등의 기성제품은 가공식품에 포함된다. 또한 다섯 개 이상의 재료가 들어간 음식이나 라벨에 쓰인 재료가 읽어도 알 수 없는 것이라면 가공식품에 해당된다. 라벨에 쓰인 재료 중 글루텐, 콩, 옥수수, MSG, 설탕 또는 방부제가 들어간 조미료가 함유돼 있다면 섭취하지 말도록 한다.

가공 유제품 및 계란 : 유기농이 아닌 유제품에는 인공 성장호르몬이 함유돼 있으며 이 물질은 암과 밀접한 관련이 있다. 목초지에서 키운 젖소에는 오메가3 지방산이 많이 함유된 반면, 사료를 먹여 키운 젖소에는 염증성 지방인 오메가6 지방산이 많이 함유돼 있다. 유제품이나 계란을 구입할 때는 목초지에서 키우거나 유기농으로 키운 가축으로부터 얻은 것인지 확인해야 한다. 가공 유제품에는 우유와 계란뿐 아니라 치즈, 버터, 요구르트 등도 포함된다. [역주: 국내에는 목초지에서 키운 소고기를 구하기 어려웠으나 최근 호주산 천연 소고기가 들어오면서 일부 가능해지고 있다. 호주산 소고기 중 목초지에서 키운 등급인 S등급, A등급 소고기를 구해서 먹을 수 있다. 육질이 부드러운 S등급을 권장한다. GF등급은 Grain Fed 등급으로 옥수수 사료로 키운 소고기이며 권장하지 않는다. 돼지는 방목으로 키운 제주 흑돼지 등을 이용할 수 있으며 초은농장 같은 친환경 사육법으로 키운 돼지고기도 추천한다. 닭이나 달걀은 '방목'으로 검색하면 가격이 비싸지만 구할 수 있다.]

비 유기농 채소와 과일 : 채소와 과일은 유기농 농법으로 수확한 제품을 구입하도록 한다.

식료품 저장실에 쌓인 음식을 제거하시오

정제된 밀가루 또는 포장 식품 : 여기에는 흰 밀가루, 감자 전분, 옥수수 전분, 흰 쌀가루 등이 포함된다. 또한 모든 박스형 시리얼, 파스타, 크래커, 쿠키 등도 포함된다.

글루텐과 곡물 : 밀, 보리, 호밀, 귀리, 옥수수, 흰 쌀 등이 포함된다. 또한 파스타, 과자, 빵도 여기에 포함된다.

설탕과 단 음식 : 흰 설탕, 갈색 설탕, 아가베, 옥수수 시럽, 사탕수수 시럽, 가공 꿀, 쿠키, 사탕, 패스트리, 스낵바, 그라놀라 바 및 설탕 첨가 시리얼 등 모든 단 음식은 여기에 포함된다.

콩 및 콩 제품 : 유기농이든 발효식품이든 콩은 유전자 조작 제품이며 렉틴을 함유하고 있다. 이러한 유전자 조작 콩과 렉틴은 원치 않는 면역효과를 나타낼 수 있다. 콩은 일반적으로 전분이 풍부하며 렉틴이 함유되어 있기 때문에 소화하기 어려운 점이 있다. [역주: 우리나라에서 콩을 먹지 않는 것은 현실적으로 어려우며 동물성 단백질의 대체제로 가장 무난하기 때문에 콩은 섭취해도 좋다. 권장할 수 있는 방법은 조합농장에서 키운 콩을 재료로 장류를 만들어 파는 한살림을 활용해 GMO 종자를 거르는 것이다. 한 살림은 GMO 검사를 가장 강력하게 하는 업체이며 GMO표기 운동, 우리종자 살리기 운동 등에도 적극적으로 임하고 있다.]

염증 유발성 오일 : 카놀라, 옥수수, 대두, 홍화씨유 및 일반적인 요리용 스프레이 오일이 여기에 포함된다(대부분은 유전자 조작이다). [역주: 오일로 가장 추천할 수 있는 것은 오메가3 함량이 60퍼센트 이상인 들기름이다. 들기름은 열에도 어느 정도 강하기 때문에 볶음, 무침, 조림 등에 활용할 수 있다. 다만 들기름은 산패돼기 쉽기 때문에 시원한 곳에 보관하고 조금씩 구입할 필요가 있다. 튀김요리를 할 때는 끓는점이 200도 이상으로 높은 미강유(현미유)을 활용해도 좋다]

독성물질 없는 주방 만들기

주방을 깨끗이 비운 후 몸에 해로운 음식과 이로운 음식을 선별해 잘 정리했다면, 지금부터는 독성 물질이 주방에 있는지 살펴봐야 한다. 우선 플라스틱 용기, 플라스틱 백, 비닐, 랩 같은 식품 저장 용기에는 비스페놀A 및 발암성 화학물질과 내분비 교란 화학물질이 있을 수 있다. 따라서 플라스틱 식품 저장 용기는 유리 용기로 바꾸고 플라스틱 백 같은 포장제품 대신 알루미늄 호일을 사용하도록 한다.

싱크대 아래에 있는 청소 용품에도 독성 물질이 포함되어 있는지 잘 살펴봐야 한다. 5장에서 알아본 것처럼 청소용품은 가정에서 찾을 수 있는 가장 유독한 화학물질이다. 세정제에는 디에탄올아민, 트리에탄올아민, 1,4-다이옥산 같은 호르몬 교란 물질이 함유돼 있을 가능성이 높다. 이러한 화학물질은 단순히 인체 호르몬에만 악영향을 끼치는 것을 넘어 암을 유발할 수도 있다. 가정용 세정제로는 식초, 레몬 주스,

표 13.1 섭취하지 말아야 할 식재료

재료	함유된 식품 & 인체에 미치는 부정적 영향
인공감미료 (사카린, 아스파탐, 아세설팜 칼륨, 스쿠랄로스)	요거트, 소다, 무설탕이라고 적힌 상품, 검 등. 신장, 간 및 뇌에 악영향을 끼칠 수 있음, FDA에 보고된 음식으로 인한 질병노출 사례 중 96퍼센트와 관련이 있음. 두통, 불안, 발작, 과민성대장증후군 등을 유발할 수 있음
인공색소	사탕, 시리얼, 청량음료, 맥앤치즈, 패스트리 등, 청색염료(#1), 적색염료(#3), 황색염료(#6)는 갑상선암을 비롯한 대부분의 암과 행동장애를 유발할 수 있음
인공유화제	두 개의 서로 섞이지 않는 유기 액체를 잘 섞이도록 하는 첨가물로 대부분의 가공식품에 사용된다. 예로, 모노글리세라이드나 디글리세라이드, 콩레시틴SoyLecithin 등이 있다
인공향료	대부분의 포장식품과 같은 가공 음식에서 발견된다. 인공향료는 자연적인 풍미를 모방한 화학 혼합물이며 수백 가지의 화합물의 조합으로 만들 수 있다.
방부제 (BHT, BHA, TBHO)	시리얼, 검, 감자칩 등과 같은 식품에서 발견된다. 신경계통에 영향을 끼치고 행동 장애를 일으키며 암을 유발할 수도 있다.
액상과당(HFCS)	케첩, 샐러드 드레싱, 프로스팅frosting(케잌등에 설탕을 입히는 것) 재료에 거의 대부분 함유되어 있다. 액상과당은 혈당을 급격히 올리며 비만과 당뇨의 주원인물질로 알려져 있다.
인공조미료(MSG)	수프, 샐러드 드레싱, 칩, 냉동 식품 및 레스토랑에서 음식의 풍미를 향상시키기 위해서 사용하는 아미노산. 세포를 손상시키고 두통, 시력감퇴, 피로감 등을 유발할 수 있다
천연향료	포장 식품에서 주로 발견된다. 건강 기능 식품에도 함유될 수 있으며, 소고기나 동물성 유지 및 MSG 등이 이에 해당한다. 천연향료는 미국에서 정부의 통제를 받지 않기 때문에 더욱 위험할 수 있다.
반경화유, 트랜스지방, 정제 식물성 지방	식품의 저장 기간을 늘리려고 사용한다. 세포에 직접 악영향을 끼치기 때문에 인체에 매우 위험한 물질이다. 과자, 튀긴 음식, 포장식품, 크래커 등에 함유되어 있다. 심장질환이 발생할 위험성이 높아지고 호르몬 균형을 방해하며 염증을 유발하고 비만의 원인이 된다.
브롬산칼륨 (Potassium bromate)	식품첨가물로 사용되는 산화제로서 주로 빵을 만드는 데 사용된다. 발암성이 있으며 신경 독성이 있다.
벤조산나트륨 (Sodium benzoate)	과일 파이, 잼, 음료 및 조미료에 일반적으로 사용되는 방부제다. 발암물질로 알려져 있으며 비타민C와 함께 섭취하면 그 악영향이 줄어든다.
질산나트륨 (Sodium nitrate)	베이컨, 햄, 핫도그 등의 가공육에 사용되는 방부제다. 일단 인간의 소화기 시스템에 들어가면 발암가능성이 매우 높아진다. 국제암연구소는 질산나트륨이 함유된 가공육을 1군 발암물질로 지정했다.
설탕, 사탕수수 슈가 (Cane Sugar), 사탕수수 쥬스 (Cane Juice), 가공첨가당	과일 주스, 패스트리, 단백질 바, 조미료 등에 함유돼 있다. 가공 당분이 첨가된 음식은 비만의 주원인이며 당뇨병, 심장병, 암과 같은 대사질환에도 악영향을 끼친다

베이킹소다, 액상 카스티야 비누(예를 들면 닥터브로너스Dr. Bronner's 제품), 식물성 에센셜 오일 등을 사용하도록 한다. 세정제를 사용할 때는 가능한 식물을 기반으로 만들어지고 생분해가 되는 제품을 사용한다.

다음은 냄비와 프라이팬이다. 테플론teflon이라 불리는 합성 고분자 물질은 프라이팬 코팅제인데 음식이 눌러 붙지 않아 편리하지만 독성이 매우 높다. 이런 프라이팬을 고온으로 달구면 코팅된 합성 고분자에서 유독성 화학물질이 배출된다. 이 유독성 물질은 콜레스테롤 수치를 높이고 갑상선 호르몬을 교란하며 간질환을 일으킨다. 신생아에게 저체중을 유발하고 인체 면역력을 떨어뜨린다. 이러한 기능성 프라이팬 대신 주철 혹은 스테인리스로 만들어진 프라이팬을 사용하도록 한다.

우리가 매일 마시는 물도 독성 성분에 노출될 가능성이 높다. 실제로 항생제, 항균제, 에스트로겐성 스테로이드, 항우울제, 칼슘채널 차단제, 기타 화학 약물 등 100여 가지의 화학물질이 일반 식수에서 확인됐다. 우리는 가정용 활성탄 필터 혹은 역삼투압 필터 정수기를 추천한다. 이러한 필터는 마시는 물뿐 아니라 몸을 씻는 용도인 샤워기 헤드에도 사용하도록 한다. 또한 대부분의 플라스틱 물병에는 비스페놀A가 포함돼 있으므로 물을 담아 보관하는 용기로는 스테인리스나 유리 제품을 사용하도록 한다.

올바른 주방 가전제품을 갖추면 요리가 훨씬 쉬워질 뿐 아니라 건강에도 이롭다. 주방용 가전제품으로 다음과 같은 것을 추천한다.

- 푸드 프로세서 : 믹싱, 그레이팅Grating, 슬라이싱 및 파쇄용
- 고출력 블렌더 : 바이타믹스Vitamix나 닌자Ninja 제품 같이 기본적으

로 섬유질이 풍부한 주스를 만들 수 있으며 너트밀크, 너트 버터 등도 함께 만들 수 있는 착즙기 [역주: 폐암 3기를 야채주스로 극복한 대만 의사인 오영지가 쓴 『신이 내려준 파이토주스』를 참고하라. 오영지는 핵심 성분은 껍질, 줄기, 씨앗 등에 있으며 이 성분을 제대로 추출하려면 3마력 이상의 고출력 블렌더가 필요하다고 이야기하고 있다. 미국제품으로 바이타믹스가 있으며 한국제품으로는 3.2마력인 리큅 RPM LB-32HP 등이 있다.]

- 건조기 : 너트와 씨앗, 그라놀라, 채소, 과육 등을 건조할 수 있는 기구
- 크록팟Crock Pot : 저온으로 장시간 요리하는 기구로서 슬로우 쿠커라고 부른다.
- 재활용 박스와 음식물 처리기 : 지구를 위해 주방, 차고 또는 베란다에 유리, 캔, 플라스틱 및 종이를 분류할 수 있는 공간을 만들도록 한다. 또한 음식물 처리기를 이용해 음식물 쓰레기 배출을 되도록 줄이고 퇴비로 재사용될 수 있도록 한다.

냉장고, 냉동고, 음식 보관실을 건강한 음식으로 채우기

식료품점에 갈 때마다 무엇을 사야 할지 망설여지기 일쑤다. 앞으로는 신선한 유기농 채소, 달지 않은 과일, 신선한 허브를 꼭 구입하도록 한다. 앞으로 우리가 해야 할 식이요법 대부분을 이 음식물로 구성해야 한다. 가장 이상적으로는 십자화과 채소(브로콜리, 브뤼셀 싹, 양배추), 암녹색 이파리 채소(케일, 시금치, 콜라드), 양파(마늘, 리크, 차이브) 그리

고 기타 채소로 냉장고의 대부분을 채우도록 한다. 유기농 베리와 녹색 사과는 당부하지수(GI 지수)가 낮은 대표적인 과일이기 때문에 자주 구매하도록 하자. 육류는 유기농 제품만 구입한다. 소고기, 돼지고기, 닭고기 등 원재료는 목초지에서 풀을 방목하여 키웠는지 확인한 후 선별해서 구입한다. 베이컨과 소시지 같은 가공육도 마찬가지다. 아질산염이 포함되지 않은 유기농 가공육을 구입한다. 생선이나 조개류 등 수산물도 방부제가 포함되지 않는 제품을 구입한다.

설탕, 소금 등과 같은 일반적인 조미료 대신 천연 조미료를 구매한다. 사우어크라우트, 김치, 유기농 머스터드, 코코넛 아미노스, 올리브, 팔레오 마요paleo mayo, 서양 고추냉이(호스래디시), 케이퍼, 햇볕에 말린 토마토 등은 훌륭한 음식 재료다. 씨앗이나 견과류는 신선도를 보존하기 위해 유리병에 넣어 냉동실에 보관한다. 피칸, 호두, 마카다미아, 브라질 넛, 아몬드, 치아씨, 아마씨 등의 견과류 및 씨앗은 항암 효과가 우수하니 자주 섭취해야 한다. 올리브, 코코넛, 아보카도 및 MCT(중쇄중성지방) 오일은 사과 식초, 다진 마늘 및 허브와 함께 요리하면 훌륭한 드레싱 재료가 된다. 이들 오일은 염증을 일으키지 않는 오메가3 지방산이 다량 함유돼 있어 암환자의 만성 염증을 예방하는 데 탁월한 효과가 있다. 모든 음료는 유리병에 담아 보관토록 한다. 당연히 콜라, 사이다 같은 달콤한 탄산음료는 마시면 안 되며, 가공 오렌지 주스도 당분이 많이 들어 있으니 피한다. 대신에 탄산수, 홈메이드 차, 콤부차kombucha, 수제 견과류 차, 강황과 같은 한방차 등을 유리 병기에 담에서 음료수로 섭취한다.

통조림 식재료는 가능하면 피하는 것이 좋으나, 코코넛 밀크(카라기

난이 포함되지 않은 캔), 참치, 정어리, 무설탕 파스타 소스 및 올리브 정도는 통조림으로 보관해도 큰 무리가 없다. 말린 허브, 향신료, 버섯, 차는 반드시 구비해두어야 한다. 녹차, 바질, 오레가노, 강황, 커민, 카레, 고수, 월계수 잎, 타임, 로즈마리, 시나몬, 육두구, 고추(고춧가루), 타라곤 등의 약재는 여러분의 건강을 책임져줄 주요한 항목이니 반드시 깨끗한 공간에 보관한다. 베이킹소다, 바닐라, 코코아 닙, 코코넛 가루 등의 베이킹 용 식재료도 구비해둔다. 해조류 또한 반드시 구비해둬야 할 중요한 식재료다. 김, 미역, 아라메, 파래, 다시마 등은 단백질이 풍부할 뿐 아니라 항암성분이 다량 함유돼 있기 때문에 식단을 구성할 때 빼놓지 말아야 할 품목이다. 이러한 해조류는 그냥 요리해 먹어도 좋지만 스프에 넣어서 먹으면 더욱 좋다. 지금까지 어떠한 음식을 구매

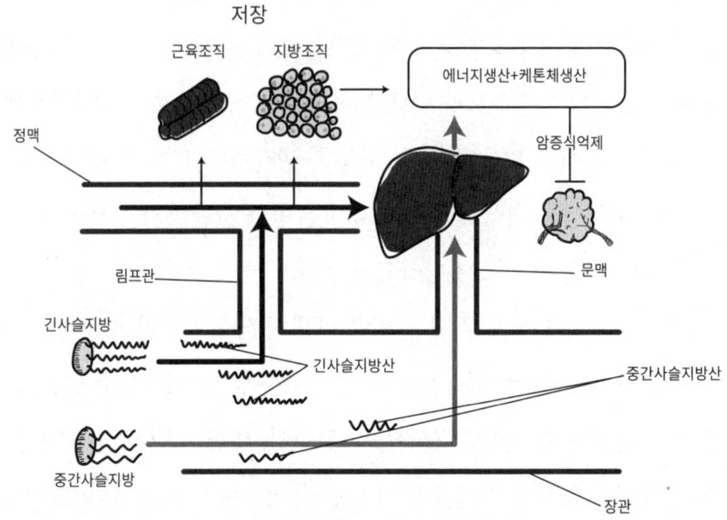

[역주: 중간사슬지방산인 MCT 오일은 간문맥으로 직접 흡수돼 빠르게 에너지와 케톤체 생산에 쓰이게 된다. 후쿠다 카즈노리 블로그 참고]

해서 보관해두어야 할지 알아보았다. 위에서 소개한 음식은 모두 저혈당 음식이면서 동시에 케톤체를 형성하도록 도와주는 항암 식재료다. 섭취해야 할 식재료를 구비했다면, 지금부터는 어떻게 식단을 구성해야 하는지 구체적인 방안을 자세히 알아보도록 하자.

대사적 관점에서 바라본 식이요법

지금까지 우리는 섭취해야 할 올바른 식단과 피해야 할 음식을 구체적으로 논의했다. 이를 종합해보면 올바른 식이요법이란 간헐적 단식과 저혈당 케톤 식이요법으로 귀결된다. 몸에 이로운 음식을 섭취함으로써 얻는 이득보다 몸에 해로운 음식을 피함으로써 얻을 수 있는 이득이 더 크다. 그래서 식이요법을 바꿀 때 성공하는 비결은 섭취해야 하는 음식이 아니라 피해야 할 음식에 초점을 맞추는 것이다. 그러나 이러한 전략이 몸에는 이롭겠으나 반대로 여러분을 힘들게 할 것이 분명하다. 먹고 싶은 음식을 먹을 수 없는 고통은 생각보다 크기 때문이다. 하지만 여러분은 암을 극복하려는 의지가 분명한 사람이기 때문에 슬기롭게 극복해 나갈 수 있을 것이라고 믿는다.

단 하나의 슈퍼푸드로 모든 암을 예방하거나 치료할 수는 없다. 요즘 광고를 보면 단 하나의 음식이 마치 모든 암을 치료할 수 있는 것처럼 주장한다. 이는 단연코 불가능한 일이다. 또한 개인은 각기 다른 독특한 유전적 특징을 가지고 있기 때문에 타인에게 효과적이었다 해도 나에게는 효과적이지 않을 수 있다. 그렇기 때문에 남들이 하는 식이요법을 그대로 따라 하기보다 본인에게 가장 알맞은 식이요법을 스스로 찾아야 한다.

대사적 관점에서 바라본 식이요법에는 세 가지 중요한 핵심 원칙이 있다. 저혈당 음식(GI 수치가 낮은 음식), 고품질 음식, 식물영양소가 풍부한 제철 음식이 그것이다. 이 세 가지 수칙을 지키면서 반드시 병행해야 할 것이 설탕 섭취를 줄이는 일이다. 설탕과 탄수화물 섭취를 끊는 것은 마치 마약중독자가 마약을 끊는 것과 같다. 그러므로 시작과 동시에 무리한 식이요법 계획을 짜기보다 단계적으로 진행할 필요가 있다. 지금부터 천천히 알아보도록 하자

저혈당 음식 섭취를 위한 단계적 접근법

저혈당 음식 섭취의 최우선 과제는 채소와 저당 과일을 제외한 모든 탄수화물을 제한하는 것이다. 우리는 진행성 암환자에게 저혈당 식이치료인 케톤 식이치료를 적극적으로 권하고 있다. 위에서 말한 바와 같이 특정 음식 섭취를 제한한다는 것은 생각보다 많은 스트레스를 준다. 그러기 때문에 한 번에 모든 탄수화물을 제한하면 식이요법을 처음 하는 환자에게 고통과 좌절을 안겨줄 뿐이다. 우리는 암환자가 편안하게 식이치료를 할 수 있도록 도와주는 3단계의 케톤 식이요법 과정을 만들었다. 3단계 중 어떤 단계를 먼저 취할지는 중요하지 않다. 동시에 진행해도 좋고 일부 단계만 먼저 진행해도 좋다.

첫 번째 단계는 '백색가루'인 설탕을 섭취하지 않는 것이다.

두 번째 단계는 글루텐 함유 곡물을 제한하는 것이다. 글루텐은 혈당을 높이며 유전자와 면역계의 균형을 무너뜨리고 염증을 일으키는 등 인체에 부정적인 영향을 끼친다. 통밀 빵 두 조각을 먹는 것은 설탕 2큰술을 먹는 것과 같다.

세 번째 단계는 콩과 식물을 비롯한 모든 곡물을 제한하고 채소로 대체하는 것이다. 케톤 식이요법은 초기 암환자와 재발을 방지하고자 하는 암환자에게 훌륭한 치료 전략이다. 이 세 가지 단계 중 여러분이 가장 편안하다고 느끼는 단계부터 시행하도록 한다. 각 단계별 구체적 접근법을 알아보도록 하자.

1단계 :백색가루(설탕)을 섭취하지 않기

만약 여러분이 케톤 식이요법을 처음 해보거나, 평범한 미국 식단을 먹었거나, 혈당장애가 있거나, 케톤 식이요법을 해야겠다는 동기와 의지가 낮은 사람이라면 1단계부터 시작하길 추천한다. 식단에서 음식을 빼는 것이 너무 힘들다면, 건강에 좋지 않은 음식을 보관하는 공간을 없애고 채소를 보관하는 공간을 넓히도록 한다. 1단계를 지속하다 보면 자신도 모르게 설탕이 저장 공간에 놓여 있기도 하다. 그렇다고 좌절할 필요는 없다. 설탕을 끊는 것은 마약을 끊는 것처럼 어렵기 때문에 긴 시간이 필요하다.

1단계에서 켈리는 환자에게 첫 3일 동안 설탕 섭취량을 기록하도록 지시한다. 이 기간 동안 기존에 해오던 식단을 특별히 변경할 필요는 없다. 여러분이 사용하는 식재료의 모든 라벨을 읽고 하루에 얼마나 많은 양의 설탕을 섭취하는지 계산한 후 기록한다. 여기에는 일반 공산품뿐 아니라 커피와 과일도 포함된다. 일단 여러분이 하루에 섭취하는 설탕 양이 가늠된다면 일주일마다 섭취량을 10퍼센트에서 20퍼센트씩 감량한다. 따라서 하루에 설탕을 150g 섭취한다면 7일 이내에 120g 이하로 섭취량을 낮추어야 한다. 최종적으로는 설탕 섭취량을 20g에서 40g 이하로 낮추도록 한다. 천천히 설탕 양을 줄이면 피로, 두통, 과민 반응 및 기타 불쾌한 증상을 포함한 부작용을 줄일 수 있다. 약 3주에서 1개월가량 설탕 섭취를 계획대로 줄이는 데 성공한다면 그 이후부터는 설탕 금단 증상이 많이 나타나지 않을 것이다. 지금까지 우리가 본 많은 환자가 1단계를 별 무리 없이 진행했다는 사실이 이를 입증한다. 1단계를 성공적으로 진행하고 나면 여러분의 입맛이 자기도 모르게 변화했음을 느낄 것이다. 정제된 밀가루와 정제된 당이 포함된 사탕, 케이크, 쿠키, 아이스크림, 탄산음료를 멀리하는 것부터 시작해라. 백색가루를 섭취하지 않는 습관을 기르는 몇 가지 추가 정보를 아래에 제시했으니 참고하기 바란다.

설탕을 함유한 음식을 집에 보관하지 않는다. 알코올 중독 환자가 술을 끊으려면 첫 번째 해야 할 일이 술을 집에 보관하지 않는 것이다. 눈앞에 단 음식이 있으면 달콤함의 유혹에 넘어갈 수 있으니 이를 사전에 차단해야 한다.

옥수수가 들어간 음식은 먹지 않는다. 가공식품에 함유된 설탕의 상당량이 옥수수 가루에서 나온다는 사실을 알고 있는가? 옥수수캔뿐 아니라 라벨에 옥수수가 함유된 음식은 사지 않도록 한다.

단백질을 가능한 많이 섭취하도록 한다. 단백질 섭취는 혈당을 안정화해줄 뿐만 아니라 설탕 금단 증상을 줄이는 데 도움을 준다. 또한 단백질은 행복 호르몬이라고 세로토닌 같은 신경전달 물질을 합성하고 소화가 잘되도록 도와주는 여러 효소를 합성하는 데도 쓰인다. 아침 식사로 계란이나 사골 육수(곰탕, 설렁탕)에 김치를 먹는 한식은 좋다. 김치에 익숙하지 않은 미국인이라면 아침식사로 양질의 고기와 채소 또는 견과류와 씨잇으로 만든 그래놀라를 먹는 것도 좋은 방법이다. 이에 관련된 조리법은 이 장의 마지막에 수록해 놓았으니 참고하기 바란다.

2단계 : 글루텐 함유 곡물 먹지 않기

여러분이 백색가루로부터 벗어난 식단을 성공적으로 유지했다면 이제부터는 2단계를 준비하도록 한다. 간혹 환자로부터 얼마 동안 글루텐이나 설탕이 함유 곡물을 제외해야 하는지를 문의받는다. 대답은 '영원히'다. 백색가루 금단증상을 슬기롭게 극복했다면 글루텐 프리 식단을 유지하는 것도 충분히 성공할 수 있다. 글루텐이 함유된

표 13.2 피해야 할 1단계 음식과 대용식품

고혈당 음식	대용식품
시럽, 크림, 설탕 등이 함유된 커피	코코넛 밀크, 바닐라 추출물, 시나몬을 섞어 풍미를 더한 유기농 커피
도넛 또는 패스트리	아몬드 가루로 만든 머핀 또는 코코넛 가루로 만든 팬케이크
사탕	딸기를 첨가한 코코아 닙 또는 코코넛 휘핑 크림
아이스크림	무가당 아몬드 우유, 베리, 브라질 너트, 얼음, 나한과, 유청으로 만든 쉐이크

참고 : 마크 하이먼Mark Hyman 박사가 저술한 『혈당해법The Blood Sugar Solution』과 샐리 팔론Sally Fallon이 저술한 『영양 전통Nourishing Traditions』을 참고하기 바란다.

음식은 주로 탄수화물인데 그중에서도 현대인이 가장 많이 섭취하고 있는 것이 밀가루다. 따라서 글루텐 함유음식을 피하려면 우선적으로 시작해야 할 부분이 밀가루 섭취를 안 하는 것이다.

글루텐 프리 식단 : 해야 할 것과 하지 말아야 할 것

글루텐 프리 식단을 처음 접하는 사람은 본인이 잘해낼 수 있을지가 막연히 걱정될 것이다. 그만큼 현대인은 글루텐 함유 식단에 젖어 있기 때문이다. 글루텐이 함유된 식단을 나열하다 보면, 아마도 여러분은 "도대체 먹을 것이 없잖아요!"라고 반문할 것이다. 하지만 실제로 살펴보면 그렇지 않다. 여러분이 마트에 가서 식료품을 고를 때는 반드시 제품 뒷면에 쓰인 라벨을 읽어야 한다. 글루텐은 여러분이 예기치 않던 음식에도 다량 함유돼 있다. 예를 들면, 겨자, 간장, 가공육 등에도 글루텐이 함유돼 있다. 만약 어떠한 재료가 함유돼 있는지 정확히 확인할 수 없는 경우에는 식료품 제조업체에 문의해 글루텐 포함 유무를 확인할 필요가 있다. 과일, 채소, 생선, 견과류, 씨앗 등은 글루텐이 포함되지 않은 대표적인 음식이다.

다음으로, 글루텐 프리 식단을 만들려면 어떻게 요리해야 하는지 알아야 한다. 적절한 요리법을 배우면 자연스럽게 글루텐 프리 식단을 따라갈 수 있다. 요리 수업을 듣거나 개인 요리사를 고용하는 것도 좋은 방법이다.

마지막으로, 여러분의 인식 전환이 필요하다. 글루텐이 함유된 음식은 설탕처럼 강한 중독성이 있다. 글루텐 섭취를 갑자기 끊어버리면 짜증이 날 수도 있고 심지어 우울증에 빠질 수도 있다. 긍정적인 마음가

짐은 2단계를 성공적으로 이끌 수 있는 가장 기본 조건이다. 2단계를 진행하다 보면 누구에게나 힘든 때가 온다. 그럴 때는 건강한 미래의 자신을 떠올려 보도록 한다. 글루텐 프리 음식을 먹는 것이 여러분을 괴롭히는 게 아니라 즐거움을 주는 것이라는 생각을 갖도록 해야 한다.

외식

식이요법을 시작하는 환자 대부분 가장 어려워하는 부분이 외식이다. 식이요법을 하는 와중에 외식을 해야 하는 상황이 벌어지면, 외식 전에 집에서 음식을 만들어 먹고 밖에 나가서는 최소한의 음식만을 섭취하는 것이 최선이다. 외식 약속이 있으면, 집을 나서기 전에 항상 해오던 식이요법대로 음식을 만들어 먹고 밖에서는 차 정도만 마시도록 한다. 만약, 밖에서 음식을 함께 먹어야만 하는 상황이라면 글루텐을 함유하고 있는 음식은 주문하지 않도록 한다. 예를 들면, 파스타. 빵, 많은 소스가 곁들어진 음식은 가능한 피하도록 한다. 방문할 음식점 홈페이지를 사전에 검색해 보는 것도 좋다. 어떤 메뉴를 판매하고 있는지 확인하고 본인이 선택할 음식을 사전에 결정하는 습관을 갖도록 한다.

3단계 : 팔레오 식단, 저혈당 식단, 영양이 풍부한 식단

2단계에서 3단계로 옮기는 것은 현대의 잘못된 식단에서 자연적인 식단으로 옮기는 것과 같다. 우리 조상들이 해오던 식단 혹은 우리의 유전자에 가장 어울리는 식단이라고 봐도 크게 다름이 없다. 3단계 식단은 인간에게 어울리는 가장 자연적인 식단으로서 농업의 출현 이후 도입된 음식은 배제한다. 이 단계는 암뿐 아니라 모든 만

표 13.3 피해야 할 2단계 음식과 대용식품

글루텐 함유 음식	대용식품
시리얼 또는 오트밀	견과류와 씨앗으로 만든 그래놀라(이장의 마지막에 소개한 조리법을 참고)
베이글 또는 토스트	코코넛 또는 아몬드 가루로 만든 토르티아 혹은 김밥
피자	피자 크러스트를 너트류와 씨앗, 콜리플라워, 가지, 치즈를 넣어 만들면 맛과 영양이 훌륭하다
파스타	스파이럴라이저spiralizer를 이용한 채소면.

참고 : 윌리암 데이비스William Davis박사가 저술한 『밀가루 똥배Wheat Belly』와 데이비드 펄머터가 저술한 『그레인 브레인』을 참고하기 바란다.

성 질환을 치료하는 데 효과적인 식이치료법이라 봐도 된다. 3단계 식단은 모든 콩(렌틸콩, 병아리콩, 검은콩 등), 정제된 설탕과 유제품, 가공식품, 모든 곡물을 배제한다. 대신, 채식을 기본으로 양질의 단백질과 지방을 주음식원에 포함한다.

3단계 식단에서는 채소 섭취를 많이 해야 한다. 실제로 하루에 적어도 10가지 이상의 채소를 섭취해야 한다. 여기에는 시금치와 케일 같은 암녹색 채소, 브로콜리와 양배추와 같은 십자화과 채소, 마늘과 양파 또는 샬롯, 버섯, 발효 채소, 블랙베리 같은 어두운 색의 베리류, 가지, 아티초크, 피망, 아스파라거스, 토마토 등이 포함된다. 3단계에서 반드시 기억해야 할 점은 탄수화물이 적은 채소나 과일만 섭취한다는 점이다. 탄수화물 함량이 높은 감자나 단 과일은 식단에서 배제한다. 베리류, 쓴 멜론, 풋사과 같은 달지 않은 과일을 선택한다.

3단계 식단의 또 다른 특징은 섬유질을 매우 많이 포함한다는 점이다. 환자 대부분이 3단계 식단을 시행하면서 공통적으로 겪는 변화는 체중감소다. 이러한 신체 변화가 여러분과 가족을 걱정스럽게 할지도 모르겠지만, 3단계에서 나타나는 체중감소는 악액질로 나타나는 체중

감소와는 근본적으로 다르기 때문에 걱정하지 않아도 된다. 3단계 식단을 성공적으로 해낼 자신이 없다면, 다이엔 산필리포Diane Sanfilippo가 저술한 『21일 슈가 디톡스21 Day Sugar Detox』와 제인 바셀레미Jane Barthelemy가 저술한 『굿모닝 팔레오Good Morning Paleo』라는 요리책을 참고하기 바란다. 두 책에는 3단계 식단을 시작하는 데 도움이 되는 많은 팁을 소개하고 있다.

앞에서 언급했듯이 3단계 식단은 많은 채소로 구성된다. 따라서 채소를 이용해 만들 수 있는 요리를 알아두면 식이치료를 보다 재미있고 성공적으로 해낼 수 있다. 예로, 콜리플라워는 쌀을 대신하는 재료로 사용될 수 있으며 스파게티 스쿼시(국수호박)와 애호박은 면 대신 사용할 수 있다. 육류와 어류 등 동물성 단백질을 섭취할 때는 다량의 샐러드와 함께 먹고 채소로 만든 다양한 소스를 함께 곁들이면 더욱 좋다. 버섯이나 아티초크를 이용한 소스는 향기롭고 건강에도 이로우니 여러 가지 버전으로 만들어 보고 여러분의 입맛에 맞는 소스를 개발해 본다. 옥수수 전분이 아닌 양배추 잎을 이용한 타코, 호박으로 만든 라자냐, 아시아인들이 주로 요리해먹는 콩나물 볶음 등도 훌륭한 식단이 될 수 있다.

채소는 가능하다면 집에서 직접 길러보는 것을 추천한다. 마당이나 옥상 혹은 베란다에 텃밭을 만들어 여러 가지 채소를 길러본다. 본인이 직접 키운 채소가 자라는 모습을 보는 것만으로도 심리적으로 유익하며 무엇보다 가장 안전하고 건강한 먹거리가 될 수 있다. 자가면역 식단을 병행해야 하는 경우가 아니라면 너트 가루를 요리에 애용하는 것도 추천한다. 아몬드, 헤이즐넛, 밤, 해바라기씨, 코코넛 가루 등을 이용해 머핀, 빵 케이크 등 모든 종류의 구운 과자요리를 만들 수 있다. 또한 너트 가루는 생선이나 치킨 튀김옷으로 훌륭하다. 너트 가루를 이용한 음식에 단맛을 가미하고 싶다면 신선한 스테비아 잎, 나한과monk fruit, 치커리 뿌리, 풋사과 소스, 마누카 꿀 등을 넣어 준다. 이러한 감미료는 인공 감미료에 비해 당이 적고 맛이 풍부하며 건강에 이로운 비타민과 미네랄 그리고 식물영양소가 함께 함유되어 있다.

만약 3단계까지 성공적으로 진행했다면, 본격적인 케톤 식이요법으로 이어져도 크게 어렵지 않을 것이다(케톤 식이요법에 관한 자세한 사항은 4장을 참조하기 바란다). 4장을 비롯해 이 책 대부분에서 언급했듯이 암을 대사적인 관점에서 치료할 수 있는 가장 근본적인 방법은 케톤 식이요법이다. 케톤 식이요법은 혈당을 낮추고 면역기능을 강화하며 염증을 줄이고 암 전이를 억제한다. 반드시 위에서 언급한 1단계, 2단계, 3단계 식이요법을 성공적으로 이끌어 내고 궁극적으로는 케톤 식이요법을 진행하길 바란다.

인간에게 가장 자연스러운 음식, 유기농 음식을 섭취하자

대사적 관점에서 바라본 식이치료의 두 번째 핵심 원칙은 유기농 음식만 섭취하는 것이다. 유기농 음식에는 채소, 과일, 생선, 고기, 유제품 등 우리가 먹는 모든 음식이 포함된다. 문제는 유기농 음식이 일반 음식에 비해 비용이 많이 든다는 점이다. 1985년과 2000년 사이에 과일과 채소 가격은 두 배가 됐고 생선은 30퍼센트가 비싸진 반면 과자는

25퍼센트 줄었고 탄산 음료는 66퍼센트 저렴해졌다. 정부 보조금 때문에 브로콜리가 닥터페퍼보다 비싸졌다. 참으로 어이없는 일이다. 현실이 어떻든 우리는 건강을 위해 음식에 더 많은 예산을 투자해야 한다. “의류와 음식 중 어느 것이 여러분에게 더 중요합니까?”라고 묻는다면 거의 대부분이 음식이라고 답할 것이다. 여러분도 그렇게 생각한다면 유기농 식자재를 구매하는 데 인색해지지 말자. 지금 이 책을 읽는 독자에게 우선순위는 건강이다. 만약 여러분이 건강을 되찾고자 엄청난 돈을 의료비에 지출하고 있다면, 더욱 유기농 식자재를 구매하고 고품질 음식을 사먹는 데 돈을 아껴서는 안 된다. 여러분이 먹고 마시는 음식이야말로 그 어떤 의약품보다 강력한 치료효과를 내기 때문이다.

이 책 전체에 걸쳐서 말했듯이, 우리가 먹는 육류 대부분은 심각하게 오염돼 있다. 소와 돼지, 닭 등 가축 대부분은 성장 호르몬과 항생제에 지속적으로 노출되며 유전자 조작 사료만 먹고 자라기 때문에 염증을 일으키는 오메가6 지방산 함량이 매우 높다. 반드시 100퍼센트 목초지에서 방목해 키운 가축 고기만 섭취해야 한다. 그게 어렵다면 차라리 육식을 안 하는 편이 건강에 이로울 수 있다. 단순한 육류만의 문제가 아니다. 여러분이 즐기는 계란과 치즈 같은 낙농제품도 유기농만을 섭취해야 한다. 여러분이 섭취하는 모든 동물성 음식이나 동물성 부산물은 유기농인지를 반드시 확인하기 바란다. 참고로, 혈청 페리틴 수치가 정상 범위보다 높게 나왔다면, 붉은색 고기는 여러분의 식단에서 빼야 한다. 이 외에도 각 개인에 따라 식단에 반드시 포함하거나 포함하지 말아야 할 사항이 있으니 여러분의 주치의와 면밀한 상담을 받도록 한다.

채소와 당 함량이 낮은 과일 섭취가 암 예방에 도움이 된다는 사실은 이미 수많은 연구 결과로 밝혀졌다. 200가지가 넘는 역학조사 결과를 보면, 채소와 과일 섭취량이 적은 사람일수록 암에 걸릴 확률이 높았다. 이는 암환자가 채소나 과일을 섭취하지 않으면 암치료에 불리하다고 해석해도 크게 틀리지 않다. 실제로, 주로 채소나 과일에 존재하는 미량의 영양소가 체내로 흡수되지 못하면 DNA 복구와 면역 기능이 저하된다. 문제는 우리가 먹는 대부분의 육류와 마찬가지로 채소나 과일도 유기농 제품만을 구매해야 한다는 것이다. 육류가 성장호르몬과 항생제에 노출돼 있다면 채소와 과일은 제초제나 살충제 같은 농약에 노출되어 있다. 농약은 세계보건기구 산하 국제암연구소에서 지정한 1군 발암물질이 많이 함유돼 있는 독극물이다. 2012년 미국 소아과학회는 뇌종양, 급성 림프구성 백혈병, IQ 감소 그리고 ADHD와 자폐증 같은 소아의 행동 발달 장애가 농약과 관련돼 있으며 소아가 농약에 노출되지 않도록 촉구하는 성명서를 발표했다.[2]

농약이 건강에 미치는 악영향이 매우 크다는 사실이 공식 문서로 발표됐음에도 불구하고 최근 몇 십 년 동안 농약 사용률은 감소하기는커녕 약 25퍼센트가 증가했다. 450톤 이상의 농약이 미국의 농장, 숲, 잔디, 정원 및 골프장에 매년 뿌려지고 있다. 농약 독성에 지속적으로 노출되면 유전자에 돌연변이가 발생할 위험성이 증가하고 면역기능이 저하되며 산화적 스트레스 반응이 유발돼 염증이 지속적으로 발생한다. 이러한 위험성을 제거하려면 자연적으로 생산된 유기농 제품을 선택적으로 구매하고 섭취하는 길 이외에는 다른 방법이 없다.

제철 음식

계절에 따라서 식단 구성을 조금씩 달리 하는 것도 식이치료로서 좋은 방법 중 하나다. 지역 사회에서 재배하는 제철음식이 어떤 것이 있는지 알아보고 구매하는 습관을 들여야 한다. 여름에는 생선, 계란, 채소, 과일 비중을 식단에서 좀 더 늘리도록 한다. 가을에는 마당에서 키운 십자화과 채소와 함께 붉은 고기나 가금류 섭취를 늘린다. 겨울은 케톤체 형성을 최대한으로 늘리고 간헐적 단식을 반복하는 시기다. 케톤체 형성이 최대로 늘어나면 당분에 대한 갈망이 자동적으로 높아진다. 과자와 같은 단 음식의 유혹으로부터 슬기롭게 빠져나가야 한다. 봄은 겨우내 케톤형성 식이에 집중한 몸을 리셋하는 시기다. 봄채소나 나물류를 최대한 많이 섭취해 겨우내 섭취한 고지방 식이로부터 쌓인 독소를 해독하는 데 집중한다.

양파, 마늘, 강황, 생선, 버섯, 녹차, 브로콜리, 파슬리, 암녹색 채소 등에는 강력한 항암성분이 함유돼 있으므로 최소 매일 한 번씩은 섭취하도록 한다. 재밌는 사실은 제철에 수확된 식재료일수록 항암성분의 농도가 더 높다는 것이다. 또한 항암 효과가 있는 미량 성분은 높은 온도에서 가열하면 그 효과가 상쇄되므로 조리할 때 최고 온도는 150도가 넘어가지 않도록 한다.

지금까지 대사적 관점에서 바라본 식이치료를 구체적으로 알아보았다. 지금부터는 각 장에서 언급한 내용을 간단하게 요약하고 각 건강 영역에 가장 알맞은 항암 조리법을 살펴보겠다. 앞으로 소개할 조리법은 암을 극복하도록 도와주는 가장 강력한 음식 치료임을 알아야 한다.

후성유전학

우리는 10가지의 건강 영역을 말하는 각 챕터에서 아미노산과 엽산의 균형을 유지하는 데 십자화과 채소 섭취가 얼마나 중요한지 알아보았다. 십자화과 채소와 같은 식품 공급원은 DNA 합성과 안정에 관여하고 DNA 메틸화를 조절해 후성유전에도 직접 관여 한다. 후성유전학 파트에서 제시할 항암 조리법은 항암성분을 다량 함유한 재료만 선별해 만든 샐러드 요리다. 사실, 후성유전학 파트에서 소개할 항암 조리법은 일반적으로 중동지역에서 즐겨먹는 요리인데 중동 요리는 주재료로 불거bulgur를 이용한다. 하지만 이 책에서는 곡물인 밀 대신 십자화과 채소와 콜리플라워를 주재료로 사용한다. 또 다른 주재료로서, 콜리플라워와 함께 첨가되는 파슬리는 아피게닌apigenin이라는 강력한 항암성분을 함유하고 있다. 그 외에도 다량의 항암 성분 재료가 함유돼 있으니 맘껏 즐기길 바란다.

해바라기씨와 파슬리를 곁들인 콜리플라워 타볼리(Tabouli)
콜리플라워 1/2개 저온압착 엑스트라 버진 올리브 오일 3큰술 바다 소금 1작은술 파슬리 2컵 스칼리온(봄양파) 2개 마늘 2쪽 레몬 제스트 3작은술 레몬즙 3큰술 강황 3큰술 MCT 오일 3큰술 빻은 붉은 고추 1/4작은술 체리토마토 1컵 해바라기씨 1컵 후추 1작은술

콜리플라워를 강판에 갈면 쌀과 같은 형태가 되는데, 그것을 큰 그릇에 옮겨 담고 올리브 오일과 소금을 첨가한다. 푸드 프로세서에 파슬리, 에파소떼(명아주의 일종) 또는 민트, 파, 마늘, 레몬 제스트, 레몬즙, 강황, MCT 오일을 함께 넣고 너무 곱지 않을 정도로 갈아준

다. 잘게 갈린 재료를 콜리 플라워가 담긴 그릇에 옮겨 담고 여기에 붉은 고추를 잘게 썰어 넣고 저어준다. 토마토와 해바라기씨를 넣고 마지막으로 후추와 소금을 기호에 맞게 첨가한다.

혈당

이 장에서는 고혈당이 암을 비롯한 대부분의 대사질환에 악영향을 끼친다는 점을 자세히 알아보았다. 따라서 혈중 당농도를 떨어뜨리는 식이치료로 케톤 식이요법을 제시했다. 케톤 식이요법은 탄수화물처럼 혈당을 높이는 음식을 줄이고 염증을 일으키지 않는 오메가3 지방산이 풍부한 음식을 섭취해 혈중 케톤체의 양을 높이는 식이치료다. 케톤 식이요법의 약 75퍼센트가 오일, 견과류, 씨앗, 지방이 많은 생선, 아보카도 코코넛 등과 같은 지방이 많은 식재료로 구성되어 있다. 아침식사로 토스트와 시리얼을 먹는 데 길들여진 현대 미국인이 케톤 식이치료에서 가장 어려워하는 부분이 아침식사 구성이다. 미국인 대부분은 아침부터 기름진 음식을 먹는 데 익숙해 있지 않다. 이런 분에게 해결책으로 제시한 항암 조리법이 시나몬 케톤 그라놀라cinnamon keto granola다. 그라놀라는 지방질이 풍부하고 항암 효과가 있는 식물영양소가 다량 함유돼 있는 너트다. 시나몬은 혈당을 원활하게 조절하는 효능이 있다. 이 조리법은 한 번에 대량으로 만들 수 있기 때문에 충분히 만들어 보관하기에도 좋고 간식용으로도 좋다.

견과류를 12시간가량 물에 담가 둔다. 피칸과 브라질너트를 꺼내 그

시나몬 케토 그라놀라 (Cinnamon Keto Granola)
파인 너트 1/4컵 피칸 1/4컵 브라질너트 1/4컵 바닐라 익스트랙 1큰술 MCT 오일 1/4컵 시나몬 3큰술 아마씨 2큰술

릇에 넣고 MCT 오일과 시나몬, 바닐라 익스트랙을 첨가해 잘 혼합한다. 오븐을 140도로 예열한다. 혼합 견과류를 베이킹 트레이 위에 얇게 펴 바른다. 견과류를 5분에서 10분 간격으로 뒤집어 주면서 약 35분에서 45분 정도 구워주면 충분히 바삭해진다. 파인 너트와 아마씨를 믹서기로 갈아 오븐에서 꺼낸 견과류 위에 뿌리고 그 위에 코코넛 크림과 약간의 블루베리를 얹으면 항암 조리법 완성이다.

독소

5장에서 우리는 체내에 축적된 발암물질을 해독하는 방법으로 단식과 사우나를 알아보았다. 간은 대표적인 해독 기관으로서 간으로 유입된 독소는 1단계와 2단계 해독 과정을 거친다. 각 단계별로 해독에 반드시 필요한 단백질이 있다는 것도 자세히 알아보았다. 또한 독소를 해독하는 작용이 탁월한 생약도 알아보았는데, 민들레 잎과 밀크시슬이 대표적인 예다. 독소 파트에서 소개할 항암 조리법은 간 해독에 필요한 단백질을 다량 함유한 생선뼈를 우린 국물에 새싹과 브로콜리를 첨가한 음식이다.

수프를 끓일 냄비에 올리브 오일을 넣고 가열한다. 샬롯 또는 양파를 썰어 넣고 저어주면서 5분에서 7분 동안 가열하면 부드러워진다. 여기에 생선뼈(혹은 닭뼈)를 우려낸 국물을 넣는다. 서서히 가열해 끓기 시작하면 중간 불로 줄여서 5분간 더 가열한다. 불을 끈 후, 여기에 타임과 채소류를 넣고 충분히 저어주고 약 10분간 뚜껑을 닫지 않은 채 식힌다. 충분히 식으면 믹서기에 수프를 붓고 아보카도를 넣어 퓨레 형태가 될 때까지 갈아준다. 취향에 따라 소금과 후추를 첨가한다. 마지막으로 새싹 채소를 뿌려주고 먹음직스럽고 예쁘게 장식한다.

새싹 수프(Spring Green Soup)

저온압착 엑스트라 버진 올리브 오일 2큰술
샬롯 2개 또는 붉은 양파 작은 것 1개
생선뼈
혹은 유기농으로 기른 닭 뼈를 우려낸 국물 3컵
민들레 잎 1컵
비트 잎 1컵
신선한 타임 혹은 말린 타임
아보카도 1개
브로콜리 1/2컵
바다 소금과 후추

마이크로바이옴

6장에서 배웠듯이 장내 환경을 책임지고 있는 마이크로바이옴은 인체 면역계와 밀접한 연관이 있으면서도 동시에 다른 건강 영역에도 영향을 끼친다. 안타깝게도 우리가 즐겨먹는 현대 식단은 마이크로바이옴에 악영향을 끼친다. 반면에 현대인이 잘 섭취하지 않는 음식 중 하나인 식이섬유는 마이크로바이옴 생태계를 건강하게 만들어주는 최고의 음식이다. 마이크로바이옴 파트에서 소개할 항암 조리법은 여러분의 장내 환경을 최적으로 개선해주는 섬유소가 풍부한 아침식사다.

오븐을 약 150도 정도로 예열한다. MCT 오일을 바른 아스파라거스

아스파라거스 그리고 리크 프리타타 (Asparagus and Leek Frittata)
중간크기의 리크 1개 아스파라거스 1컵 MCT 오일 4큰술 붉은 양파 1/2컵 마카다미아 너트 3/4컵 신선한 바질 잎 1/4컵 강황가루 1큰술 유기농으로 기른 닭이 낳은 달걀 10개 바다 소금과 후추

와 리크를 어슷 썰어 프라이팬에 놓고 숨이 죽고 부드러워질 때까지 익힌다. 푸드 프로세서에 양파와 마카다미아 너트를 넣고 갈아준 후, 강황가루와 바질로 버무린다. 큰 그릇에 날계란을 넣고 휘젓는다. 기름을 두른 프라이팬에 잘 갈아진 너트를 균등하게 깔고 그 위에 익힌 아스파라거스와 리크를 올려놓는다. 그 위에 준비한 날계란을 넓게 휘두른다. 여기에 기호에 맞게 소금이나 후추를 첨가해도 된다. 이렇게 준비한 프라이팬을 미리 예열해둔 오븐에 넣고 45분에서 50분 정도 구워준다. 워터 크레스Water cress 샐러드나 발효 살사와 함께 먹으면 더욱 풍미가 더욱 좋다.

면역계

감기에 걸리거나 몸이 아파서 식욕이 없고 소화력도 떨어질 때 항상 떠올리는 메뉴가 있다. 닭고기 수프다. 면역계 파트에서 소개할 항암 조리법은 유기농으로 키운 닭 뼈를 구입해 우려낸 국물이 주재료다. 여기에 강력한 면역증강 작용을 하는 버섯과 김, 미역과 같은 해초 그리고 무, 마늘을 첨가한다. 뼈를 우려낸 국물과 녹차는 면역을 높이는 탁월한 음식임을 기억하길 바란다.

수프를 끓일 냄비에 코코넛 오일을 두르고 가열한다. 냄비가 어느 정도 달궈지면 샬롯과 마늘을 넣고 부드러워질 때까지 가열한다. 버섯은 먹기 좋은 크기로 잘라 익은 샬롯과 마늘이 담긴 냄비에 넣는다. 생강과 무는 얇게 썰어서 냄비에 넣는다. 10~15분 정도 가열하면 모든 재료가 부드럽게 익는다. 여기에 유기농 닭 뼈를 우린 국물과 미역을 첨가한다. 약 10분 정도 더 끓인 후 마지막으로 레몬즙과 레몬 제스트를 넣어 완성한다.

맘마미아 버섯 치킨 면역 수프 (Mama Mia Mushroom Chicken Immune Soup)
코코넛 오일 2큰술 샬롯 1개 마늘 12쪽 약용버섯(표고버섯, 잎새버섯, 사자갈기 버섯 등) 2컵 생강 2~3큰술 무 1개 유기농으로 키운 닭 뼈를 우려낸 국물 4컵 미역 1/2컵 레몬 1개 분량의 즙과 레몬 제스트

염증과 산화 스트레스

염증과 산화 스트레스 파트에서는 염증 억제 효과가 있는 오메가3 지방산을 되도록 많이 섭취하고 반대로 염증 유발 물질인 오메가6 지방산은 섭취하지 않아야 한다고 배웠다. 오메가3 지방산이 많이 함유된 대표적 음식으로는 자연산 정어리와 연어를 들 수 있으며 오메가6 지방산이 많이 함유된 음식으로는 콩기름과 같은 일부 식물성 지방을 들 수 있다. 사실 환자에게 정어리를 먹이는 것이 쉬운 일이 아니다. 자칫 잘못 요리하면 생선 특유의 비린 맛 때문에 입맛에 맞지 않을 수 있기 때문이다. 그러나 샐러드 형태로 요리하면 정어리 특유의 비린 맛은 사라지고 참치와 비슷한 맛과 식감을 낼 수 있다. 이 항암 조리법은 요리

케이퍼 정어리 샐러드
(Sardine Salad with Capers)

자연산 정어리 캔 700g
케이퍼 1/4컵
곱게 간 호스래디쉬 2큰술
칼라마타 올리브(Kalamata Olive) 1/4컵
홈메이드 마요네즈 1/3컵
말린 딜 2큰술
양파 1/4컵
적상추 또는 미역

에 서툴더라도 쉽고 간단히 만들 수 있는 장점이 있다.

캔에서 정어리만 취하고 남은 국물은 버린다. 큰 그릇에 정어리와 조리법에 포함된 모든 재료를 넣고 골고루 섞는다. 붉은 양상추와 미역을 깨끗이 씻어 정어리 샐러드를 올려놓고 쌈을 싸서 먹으면 더욱 맛이 있다.

혈관신생과 순환, 전이

9장에서는 녹차의 효능을 자세히 알아보았다. 하루에 여러 잔의 녹차를 마시도록 노력해야 한다. 이번에 소개할 항암 조리법은 두 가지의 매우 강력한 항암식품이 주재료로 들어간다. 바로, 녹차와 자연산 생선이다. 녹차를 넣은 생선조림은 아시아 전역에서 흔히 볼 수 있는 요리 중 하나다. 코코넛 아미노스coconut aminos는 맛이 좋고 글루텐이 포함되어 있지 않으며 짭짤한 맛을 내기 때문에 간장 대용으로 사용한다. 참기름은 고소한 맛과 향이 있어 이 요리에 오리엔탈 느낌을 더해준다. 고수와 브로콜리를 첨가하면 해독 효과가 덧붙여지기 때문에 완벽한 항암 조리법으로 손색이 없다.

따뜻한 녹차에 마늘, 생강, 라임, 참기름, 코코넛 아미노스를 넣고 잘 섞어준다. 큰 냄비에 올리브오일을 두르고 저온으로 가열한다. 냄비가 가열되면 연어를 올려놓고 약 5분간 굽는다. 녹차 혼합물을 연어 위에 천천히 붓고 약불로 줄인 후 뚜껑을 닫은 채로 8분에서 10분 정도 끓인다. 연어를 냄비에서 건져 접시 위에 올려놓고 기호에 맞춰 소금과 후추를 뿌려준다. 마지막으로 냄비에 남아 있는 녹차 국물을 연어 위에 적당량 뿌리고 고수, 바질, 브로콜리로 장식한다.

오리엔탈 녹차 생선 조림

코끼리 마늘 6쪽(잘 빻는다)
생강 4쪽(1센티미터 두께로 썬 생강)
얇게 썬 라임 4개
참기름 1작은술
코코넛 아미노스 1큰술
미지근한 마차 2컵
익스트라 버진 올리브유 1큰술
자연산 연어 혹은 광어 저민살 700g
바다 소금과 흑후추
다진 고수잎 1/4컵
다진 신선한 바질 1/4컵
브로콜리 싹 1/4컵

호르몬 균형

호르몬 균형을 다룬 장에서 알아본 바와 같이, 에스트로겐 과다 생성은 여성과 남성 모두에서 암을 유발하는 주요한 원인이다. 에스트로겐은 암이 증식하는 데 필요한 연료와 같다. 씨앗 사이클링은 호르몬을 균형 있게 유지하는 데 도움이 되는 방법이다. 씨앗 사이클링이란 호르몬 균형을 유지하고

씨앗 싸이클링 페스토 김말이 (Seed Cycling Pesto Nori Wraps)

첫 15일 조리법

아마씨 1/3컵
호박씨 1/3컵
바질 2컵
루콜라 1컵
마늘 1쪽
레몬쥬스 1큰술
엑스트라 버진 올리브 오일 1/4컵
미역
바다 소금과 후추

두 번째 15일 조리법

해바라기씨 1/2컵
참깨 1/2컵
마늘 2쪽
케일 2컵
바질 1컵
붉은 고추 1/2~1작은술
엑스트라 버진 올리브 오일 1/3~1/2컵
미역
바다 소금과 후추

자 오일과 비타민 그리고 여러 가지 영양소를 함유하고 있는 씨앗을 여성의 생리 주기 혹은 계절에 따라 다르게 섭취하는 것이다. 각각의 씨앗에 함유된 여러 영양소는 특정 호르몬을 생성하거나 억제하는데 도움을 준다. 일반적으로 권장되는 섭취 방법은 매월 첫 15일 동안 아마씨와 호박씨를 섭취하고, 마지막 15일 동안 참깨와 해바라기 씨앗을 섭취하는 것이다.

신선한 바질, 마늘, 잣, 파메르산 치즈, 올리브 오일 등으로 만든 페스토에 씨앗을 넣고 잘 섞는다. 김 위에 페스토와 잘 섞인 씨앗을 엷게 바르고 돌돌 말아 김밥처럼 먹는다.

스트레스와 생체리듬

스트레스는 동서고금 남녀노소를 막론하고 가장 보편적으로 인체에 영향을 끼치는 병의 원인이다. 또한 지금까지 언급한 모든 건강 영역에도 영향을 미친다. 스트레스에 지속적으로 노출되면 인체 생리주기가 헝클어진다. 그 때문에 호르몬과 자율신경계가 정상적으로 작동하지 않게 되고 결국 불면, 식욕부진, 소화불량, 불안과 같은 증상으로 이어진다. 낮 시간 동안 야외 활동을 즐기거나 볕이 드는 곳에서 식사하면 큰 도움이 된다. 헝클어진 생리주기를 정상화하는 데 도움을 주는 한약을 골라서 섭취하면 증상을 개선하는 데 효과가 있다. 단식도 생리주기를 정상화하는 데 효과적인데, 단식 기간 동안 칼로리나 설탕 또는 탄수화물이 전혀 들어 있지 않은 생약차를 자주 마시도록 한다. 이 방법은 우리가 가장 선호하는 식이 치료요법 중 하나로 몸속에 남아 있는 독소를 배출하고 새롭게 정상화시키는 효과가 탁월하기 때문이다. 한약은 엉클어진 HPA 축(시상하부-뇌하수체-부신 축)을 정상화하므로 스트레스 때문에 과부화가 걸린 부신을 원상태로 돌려놓는 데 매우 효과적이다. 이러한 효과가 있는 한약재가 여럿 있으니 한의사 같은 전문가의 도움을 받도록 한다.

단식과 함께하는 한약차
인삼 28g 홍경천(rhodiola) 28g 바질 28g 황기 28g 사과 식초 2큰술 끓는 물 1리터

별도의 티백에 담아 보관해둔 한약재를 골라 큰 티백에 넣고 식초를 조금 첨가한 후 뜨거운 물에 넣는다(티백에서 내용물이 흘러나오지 않게 입구를 실로 잘 묶어야 한다). 12시간 동안 담가둔 후 약재가 담긴 티백은 꺼내고 우러난 한약차를 유리용기에 부어 냉장 보관한다. 36시간 동안 틈나는 대로 마신다.

정신적, 정서적 웰빙

달콤한 것을 싫어하는 사람이 있을까? 아마도 모두 달콤한 음식을 원할 것이다. 달콤함을 갈망하는 것은 인간의 본성에 가깝다. 그러나 여기에는 중용이 필요하다. 초콜릿의 원료인 코코아는 마법의 묘약이라고 불러도 될 만큼 항암 효과가 크다. 또한 코코아는 강력한 항산화 효능이 있기 때문에 염증을 예방해 준다. 설탕 섭취를 제한하는 항암 식

초콜렛 칠리 라벤터 케이크
(Chocolate Chili Lavender Cake)

나한과 2/3컵
라벤더 오일 8방울
고춧가루 1/2작은술
시나몬 1/2작은술
젤라틴 파우더 1/2작은술
코코넛 오일 280g
코코넛 파우더 1과1/2 컵
유기농으로 기른 닭이 낳은 달걀 8개
바다 소금

이치료를 하면서 정신적으로 스트레스를 받는다면 코코아로 만든 초콜릿을 조금씩 섭취하길 바란다. 단, 천연 코코아 분말로 만든 초콜릿만을 섭취해야 한다. 초콜릿에 라벤더 같은 천연 오일이나 향신료를 첨가하면 혈관신생을 억제하는 효과가 있으며 동시에 스트레스로 긴장된 심신을 노곤하게 풀어줄 수 있다. 무엇보다 향이 풍요롭고 설탕 함유가 거의 없다.

모든 재료를 푸드 프로세서에 넣고 갈아준다. 넓은 팬에 코코넛 오일을 두르고 그 위에 프로세서로 갈아둔 재료를 넓게 붓는다. 140도로 가열된 오븐에 팬을 넣고 약 45분 정도 굽는다. 팬을 흔들었을 때 흔들리지 않을 정도로 충분히 구워졌으면 오븐에서 꺼내 식힌다. 기호에 따라 신선한 베리류나 코코넛 크림을 올려 먹으면 더욱 좋다.

감사의 말 : 모든 분들을 위한 글

우리는 독자 여러분 모두에게 여러분의 치유 여행에서 최고의 행운을 빌어 주고 싶습니다. 암을 예방하고 암환자의 삶의 질을 향상시키는 것을 돕기 위해 이 책에는 30여년에 걸친 경험과 연구가 함께 실려 있습니다. 우리는 종양학 영양 요법이라는 새로운 분야가 제공하는 가능성에 대해 벅찬 기분을 느낍니다. 읽어 주셔서 감사합니다. 이 여정을 위해 저희를 지지해 주시고 격려해 주신 모든 분들께 감사드립니다.

제스로부터

남편 데이브에게 이 책을 쓰는데 필요한 시간, 공간 및 격려를 해줘 감사드립니다. 당신 없이는 이 책을 쓰는 게 불가능했을 겁니다. 또한 가족인 수잔, 아비, 션, 브룩, 톰, 키트, 짐 및 친구들에게도 감사드립니다. 여러분 중 일부는 대사적 접근 또는 케톤생성식이가 무엇인지 몰랐을 텐데도 참아주셔서 감사드립니다.

마케나Makenna, 놀라운 편집자이자 책의 산파가 되어 주셔서 정말로 감사합니다. 그것은 고통스럽고 아름다운 출간의 경험이었고 당신이 그렇게 만들었습니다!

나는 이 책을 쓰는 동안 돌아가신 아버지께 영원히 감사드리며 이 책을 바칩니다. 여러분이 사랑하는 사람의 머리맡에서 죽어가고 있는 동안에 암에 관한 책을 쓰는 경험을 묘사할 단어는 없습니다. 비극적인 진단에도 불구하고 의욕적이고 긍정적인 자세를 유지하는 것이 무엇을 의미하는지 보여주셔서 감사합니다.

나샤 박사님, 이 건강 영역 기반의 접근 방식을 개발하는 데 수년간의 경험, 지혜 및 헌신에 감사드립니다. 저는 박사님의 진실을 말하는 용기와 믿을 수 없는 지성과 아버지의 죽음과 죽음의 과정에서 계속 집필하도록 박사님이 주신 도움과 동기 부여에 대해 영원히 경의를 표합니다. 저는 또한 음식이 건강에서 차지하는 역할을 탐구하는 데 많은 시간을 쏟아주신 연구원들에게 많은 감사를 드립니다. 계속 연구해 주셨으면 좋겠습니다.

이러한 신진대사 접근법을 구현하고 실천하는 모든 고객에게 : 모든 암의 관해는 많은 희망과 긍지를 불러옵니다.

마지막으로, 내 딸 페퍼에게 감사한다. 많은 밤을 페퍼 너를 재우는 것을 놓쳤고 많은 토요일에 함께 놀지도 못했다는 것을 알고 있다. 하지만 페퍼 너를 위한 일이었다. 너와 다음 세대를 위해, 암 없는 세상을 만들기 위해 노력하도록 동기를 부여해줘 고맙다.

나샤 박사로부터

제 인생에 기여한 분들과 이 책을 저술하도록 기여한 소수의 분들께만 감사하다고 말씀을 드리기는 매우 어렵습니다. 모든 인간의 경험이 저에게 영향을 끼쳤고 어떤 식으로든 저에게 각인시켰다고 과장 없이 말씀드릴 수 있을 거 같습니다. 저는 지역 사회 속에서 잘 살아가고 있습니다. 저는 주변 분들의 친절한 행동에 감명을 받았습니다.

가장 간단한 제스처인 미소가 누군가의 하루를 바꿀 수도 있다고 생각합니다. 저는 수년 후에도 얼굴을 기억할 수 있는 기이한 능력을 가지고 있습니다. 식료품 가게의 검사원, 비행기에 탔던 사람, 컨퍼런스에 참석했던 동료들의 얼굴을 기억합니다.

우리가 눈을 마주치거나 의사소통할 때조차도, 저는 그 경험의 작은 부분을 간직합니다. 그들이 제 모습을 되돌아보는 것처럼 도전적인 순간조차도 그렇습니다. 제 삶에는 누군가가 궤도를 변경해 새로운 길을 제안한 순간들이 분명히 있었습니다. 그 길은 명쾌하거나 쉽지 않을 수도 있었고, 그 길 중 일부는 많은 오지여행을 필요로 했습니다!

하지만 여러분, 그런 길들이야말로 그 자체의 치유력, 자기 탐험, 더 깊은 연결, 그리고 여정을 유지할 영감을 제공했습니다.

내가 사랑하는 붉은 머리의 전사 스티브 오터스버그에게. 22살의 남자가 이 세상에서 한발짝 떨어져 있는 여자와 사랑에 빠질 수 있을까요? 저와 사랑에 빠지고 항상 제 뒤를 지켜봐 주셔서 감사합니다. 당신은 이 이야기를 누구보다도 잘 알고 있을 겁니다. 당신이 저와 함께 25년 넘게 함께 살아오셨으니 말입니다. 제 멘토인 루이스 에드워즈에게 저는 영원히 감사드립니다.

에드워즈는 자연 요법의 불꽃을 몸의 모든 세포에 지니고 있고, 의대가 저에게서 그 불꽃을 약화시키려 할 때 저의 안전한 안식처였습니다. 다른 사람들과 달리 저의 생각을 살찌우고 평생 학습자의 경향을 고취시키는 의학 분야의 많은 놀라운 치료사, 선생님, 멘토들에게 감사드립니다.

저의 환자분들께 감사드립니다. 이미 암을 극복해 잘 살고 있는 분들과 다음 모험을 시작한 분들 모두에게 감사드립니다. 우리가 함께했던 여러 해의 시간들과 제가 두려워했던 여러분의 이야기들, 여러분이 제게 가르쳐주신 놀라운 일들, 여러분의 삶에서 가장 친밀한 순간에 여러분의 세상의 일부가 될 수 있도록 허락해주신 선물같은 모든 일들에 매우 깊은 감사를 드립니다.

여러 해 동안 나를 지켜 온 나의 사랑하는 친구들에게 : 친구들아 내가 품고 있는 열정으로 내 자신의 촛불을 끌 수 있을까 봐 걱정했던 것을 알고있어. 그리고 나를 끝까지 믿어주고 응원해주고 같이 웃고 울어줘서 고마워.

언젠가는 제 충고를 따를지도 모르는 어머님께 : 언제나 남의 일에 참견하는 것을 꺼려하지 않는 사나운 여성으로 저를 키우신 어머님께 감사드립니다.

그리고 마지막으로, 암에게 감사드립니다. 제가 암에 걸리지 않았더라면 저는 이 책을 쓰지 않았을 것입니다. 암투병이라는 배움의 길을 통해 제 자신의 건강역역 10가지의 문제를 계속 살펴 점검함으로써, 저는 오래토록 활기차게 최적의 삶을 살 수 있었습니다. 감사드립니다.

모든 이에게 축복을! 나샤와 제스가

듀랑고, 콜로라도에서 2017년 1월에

참고 문헌 및 출처

『대사치료 암을 굶겨 죽이다』의 참고 문헌 및 출처는 QR을 통해 웹페이지에서 확인하실 수 있습니다.